Manuel de chirurgie

(Volume II)

Extrémités—Tête—Cou.

Alexander Miles, Alexis Thomson

Writat

Cette édition parue en 2024

ISBN : 9789359943404

Publié par
Writat
email : info@writat.com

Contenu

CHAPITRE I
LES BLESSURES DES OS

- <u>Contusions</u>
- - <u>Blessures</u>
- — <u>FRACTURES</u> :
- *<u>Pathologique</u>* ;
- *<u>Traumatique</u>* ;
- *<u>Variétés</u>*
- — <u>Fractures simples</u>
- — <u>Fractures composées</u>
- — <u>Réparation des fractures</u>
- — <u>Interférence avec la réparation</u>
- — <u>Fractures par balle</u>
- — <u>SÉPARATION DES ÉPIPHYSES</u> .

Les blessures auxquelles un os est sujet sont les contusions, les plaies ouvertes et les fractures.

Les contusions osseuses sont presque nécessairement associées à une blessure similaire des parties molles sus-jacentes. Le degré le plus léger consiste en une contusion du périoste, qui se soulève de l'os par un épanchement de sang, constituant un *hématome du périoste* . Celui-ci peut être résorbé ou donner lieu à un épaississement persistant de l'os – *nœud traumatique* .

Les blessures ouvertes des os des variétés incisées et contusées sont généralement produites par des sabres, des haches, des couteaux de boucher, des faux ou des scies circulaires. Les blessures perforantes sont causées par des baïonnettes, des flèches ou d'autres instruments pointus. Elles sont toutes équivalentes à des fractures composées et incomplètes.

FRACTURES

Une fracture peut être définie comme une solution brutale dans la continuité d'un os.

FRACTURES PATHOLOGIQUES

Une fracture pathologique a pour cause première un état pathologique de l'os, qui permet son effondrement sous l'application d'une force qui serait insuffisante pour briser un os sain. On ne saurait trop insister sur le fait que lorsqu'un os s'avère avoir été brisé par un léger degré de violence, il faut soupçonner la présence d'un état pathologique et procéder à un examen attentif aux rayons X et par d'autres moyens, avant d'arriver. à une conclusion quant à la cause de la fracture. De nombreux cas ont été enregistrés dans lesquels un tel accident a d'abord attiré l'attention sur la présence d'une nouvelle croissance ou d'une autre lésion grave dans l'os. Les affections suivantes, qui sont plus amplement décrites dans le cas des maladies des os, peuvent être mentionnées comme causes de fractures pathologiques.

L'atrophie osseuse peut être telle chez les personnes âgées ou chez celles qui ont été alitées pendant de longues périodes, qu'une légère violence suffit à déterminer une fracture. Ceci se produit le plus souvent au niveau du col du fémur chez les femmes âgées, le simple coincement du pied dans les couvertures pendant que la malade se retourne dans son lit suffit parfois à faire céder l'os. L'atrophie due à la pression d'un anévrisme ou d'une tumeur simple peut éroder toute l'épaisseur d'un os, ou l'amincir au point qu'une légère force suffit pour le briser. Dans la paralysie générale et dans les stades avancés de l'ataxie locomotrice et d'autres maladies chroniques du système nerveux, une atrophie de tous les os se produit parfois, et peut aller jusqu'à ce que de multiples fractures soient provoquées par des causes relativement légères. Ils surviennent le plus souvent dans les côtes ou les os longs des membres, ne sont pas accompagnés de douleur et s'unissent généralement de manière satisfaisante, bien qu'avec une quantité excessive de callosités. Le personnel soignant et les infirmières, en particulier dans les asiles, doivent être avertis de ne pas recourir à la force lorsqu'ils manipulent de tels patients, car ils pourraient alors être injustement blâmés pour avoir causé ces fractures.

Parmi les maladies qui affectent le squelette dans son ensemble et fragilisent anormalement les os, les plus importantes sont le rachitisme, l'ostéomalacie et l'ostéomyélite fibreuse. Dans ces conditions, de multiples fractures pathologiques peuvent survenir et elles ont tendance à guérir avec une déformation considérable. Dans l'ostéomalacie, les os sont profondément altérés, mais ils sont plus sujets à se plier qu'à se briser ; dans le rachitisme, la responsabilité est envers les fractures du bâton vert.

Parmi les maladies affectant les os individuels et les prédisposant à la fracture, on peut citer l'ostéomyélite suppurée, les kystes hydatiques, la tuberculose, les gommes syphilitiques et diverses formes de nouvelle croissance, en particulier le sarcome et le cancer secondaire. Il n'est pas rare que la rupture soudaine de l'os soit le premier indice de la présence d'une nouvelle croissance. Chez l'adolescent, l'ostéomyélite fibreuse affectant un seul os et chez l'adulte, le cancer secondaire, sont les causes locales de fracture pathologique les plus fréquentes.

Les fractures intra-utérines et les fractures survenant *lors de l'accouchement* sont généralement associées à une certaine forme de violence, mais dans la majorité des cas, le fœtus est sujet à une maladie constitutionnelle qui fragilise excessivement les os.

FRACTURES TRAUMATIQUES

Les fractures traumatiques sont généralement le résultat d'une force importante agissant de l'extérieur, bien qu'elles soient parfois produites par une contraction musculaire.

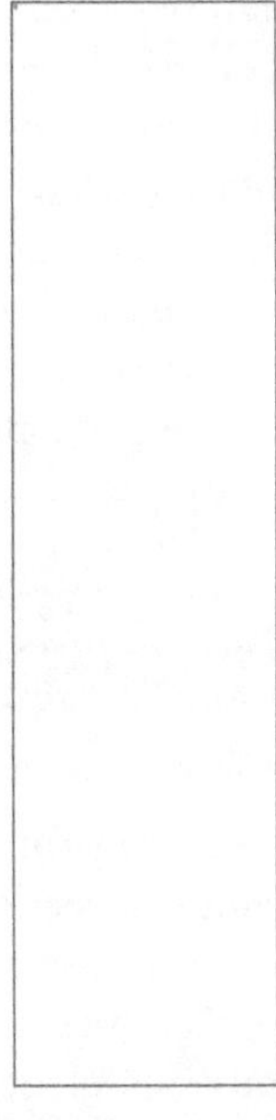

FIG. 1. —fracture multiple des deux os de la jambe.

Lorsque l'os cède au point d'impact de la force, la violence est dite *directe* , et il en résulte une « fracture par compression », la ligne de fracture étant en règle générale transversale. Les parties molles recouvrant la fracture sont plus ou moins endommagées selon le poids et la forme du corps impactant. La fracture des deux os de la jambe due au passage d'une roue sur le membre, la fracture de la diaphyse du cubitus suite à un coup dirigé vers la tête et la fracture d'une côte suite à un coup de pied sont des exemples illustratifs de fractures par voie directe. violence.

Lorsque la force est transmise à distance au siège de la fracture, la violence est dite *indirecte* et l'os est brisé par « torsion » ou par « flexion ». Dans de tels cas, l'os cède à son point le plus faible et la ligne de fracture tend à être oblique. Ainsi, les deux os de la jambe sont fréquemment brisés par une personne sautant d'une hauteur et atterrissant sur les pieds, le tibia se cassant dans son tiers inférieur et le péroné à un niveau supérieur. Les fractures de la clavicule dans son tiers moyen, ou du radius à son extrémité inférieure, par chute sur la main tendue, sont des accidents courants produits par des violences indirectes. Les côtes peuvent aussi être brisées par violence indirecte, comme lorsque la poitrine est écrasée antéro-postérieurement et que les os cèdent près de leurs angles. Dans les fractures par violence indirecte, les parties molles ne souffrent pas de la violence qui provoque la fracture, mais elles peuvent être blessées par déplacement des fragments.

Dans les fractures par *action musculaire*, l'os est brisé par « traction » ou « déchirure ». La contraction soudaine et violente d'un muscle peut arracher une épiphyse, comme la tête du péroné, l'épine iliaque antéro-supérieure ou l'apophyse coronoïde de l'ulna ; ou un processus osseux peut être séparé, comme, par exemple, la tubérosité du calcanéum, le processus coracoïde de la scapula ou le plus gros tubercule (grande tubérosité) de l' humérus. Les os longs peuvent également être brisés par l'action musculaire. La clavicule s'est brisée lors de l'action de balancer un bâton, l'humérus lors du lancement d'une pierre et le fémur lorsqu'un coup de pied a manqué son objet. Des fractures de côtes sont survenues lors de quintes de toux et lors d'efforts violents de parturition.

Avant de conclure qu'une fracture donnée est le résultat d'une action musculaire, il est nécessaire d'exclure la présence de l'une des pathologies conduisant à une fracture pathologique.

Bien que la force agissant sur l'os soit le principal facteur de production de fractures, certains facteurs subsidiaires doivent être pris en compte. L'âge du patient est donc important. Pendant la petite enfance et la petite enfance, les fractures sont moins fréquentes qu'à toute autre période de la vie et sont généralement transversales, incomplètes et de la nature des courbures. Au cours de la vie adulte, notamment entre trente et quarante ans, la fréquence des fractures atteint son maximum. Chez les personnes âgées, quoique les os deviennent plus fragiles à cause des espaces médullaires intérieurs plus grands et remplis de graisse, les fractures sont moins fréquentes, sans doute parce que les vieillards sont moins exposés aux violences susceptibles de produire des fractures.

Les hommes, en raison de la nature de leurs occupations et de leurs loisirs, subissent des fractures plus fréquemment que les femmes ; Cependant, à un âge avancé, les fractures sont plus fréquentes chez les femmes que chez les hommes, en partie parce que leurs os sont plus susceptibles d'être le siège d'une atrophie graisseuse due à la sénilité et à la maladie, et en partie à cause de leurs vêtements (une jupe longue) qui les exposent davantage. à des chutes inattendues ou soudaines.

Variétés cliniques de fractures. — La subdivision la plus importante des fractures est celle en simples et composées.

Dans une fracture *simple* ou sous-cutanée, il n'y a aucune communication, directe ou indirecte, entre les extrémités cassées de l' os et la surface de la peau. En revanche, dans une fracture *ouverte ou ouverte, une telle communication existe et, en fournissant un moyen d'entrée aux bactéries, elle peut augmenter considérablement la gravité de la blessure.*

Une simple fracture peut se compliquer de l'existence d'une plaie des parties molles, qui ne communique cependant pas avec l'os cassé.

Les fractures, qu'elles soient simples ou composées, appartiennent à d'autres groupes cliniques, selon (1) le degré de dommage causé à l'os, (2) la direction de la fracture et (3) la position relative des fragments.

(1) *Selon le degré de dommage causé à l'os.* —Une fracture peut être incomplète, par exemple dans *les fractures du bâton vert* , qui ne surviennent que chez les jeunes - généralement âgés de moins de douze ans - alors que les os sont encore mous et flexibles. Ils résultent d'une flexion forcée de l'os, le tissu osseux de la convexité de la courbe cédant, tandis que celui de la concavité est comprimé. La clavicule et les os de l'avant-bras sont ceux qui sont le plus souvent le siège de fractures du bâton vert (Fig. 41). *Des fissures* se produisent sur les os plats du crâne, les os pelviens et l'omoplate ; ou en association avec d'autres fractures des os longs, lorsqu'elles touchent souvent les surfaces articulaires. *Les dépressions* ou les indentations sont plus courantes dans les os du crâne.

L'os au siège de la fracture peut être brisé en plusieurs morceaux, constituant une fracture *comminutive* . Cela résulte généralement de graves violences directes, telles que celles subies lors d'accidents ferroviaires ou de machines, ainsi que lors de blessures par balle (Fig. 2).

FIG. 2. —Radiogramme d'une fracture comminutive des deux os de l'avant-bras.

sous-périostées sont celles dans lesquelles, bien que l'os soit complètement brisé, le périoste reste intact. Celles-ci sont fréquentes chez les enfants et, comme le périoste épais empêche tout déplacement, l'existence d'une fracture peut être négligée, même dans un os aussi gros que le fémur.

FIG. 3. —Montrant (1) fracture oblique du tibia ; (2) Fracture oblique
avec séparation partielle de l'épiphyse de l'extrémité supérieure du
péroné ; (3) Fracture incomplète du péroné dans le tiers supérieur.
Résultat d'un accident ferroviaire. Garçon æt. 16.

Un os peut être brisé à plusieurs endroits, constituant une fracture *multiple (*
Fig. 1).

La séparation des processus osseux , tels que le processus coracoïde, l'épicondyle
de l'humérus ou la tubérosité du calcanéum, peut résulter d'une action
musculaire ou d'une violence directe. *La séparation des épiphyses* sera envisagée
plus tard.

(2) *Selon le sens de la rupture.* — Les fractures *transversales* sont celles dans
lesquelles l'os cède plus ou moins exactement perpendiculairement à son
grand axe. Celles-ci résultent généralement de violences directes ou de
pressions de bout en bout. Les fractures *longitudinales* s'étendant sur la plus
grande partie de la longueur d'un os long sont extrêmement rares. Les
fractures *obliques* sont fréquentes et résultent généralement d'une violence
indirecte, d'une flexion ou d'une torsion (Fig. 3). Les fractures *en spirale*
résultent d'une torsion forcée d'un os long et se rencontrent le plus souvent
au niveau du tibia, du fémur et de l'humérus.

(3) *Selon la position relative des fragments.* — L'os peut être complètement brisé,
mais ses extrémités restent en apposition, auquel cas on dit qu'il *n'y a pas de
déplacement* . Il peut y avoir un déplacement *angulaire* , par exemple dans le cas
d'une fracture du bâton vert. Dans les fractures transversales de la rotule ou
de l'olécrane, il y a souvent *distraction* ou arrachement des fragments (Fig. 35
). Les extrémités cassées, notamment dans les fractures obliques, peuvent se
chevaucher et provoquer ainsi un raccourcissement du membre (Fig. 2).
Lorsqu'un fragment est sollicité par des muscles puissants, un déplacement
rotatoire peut avoir lieu, comme dans une fracture du radius au-dessus de
l'insertion du rond pronateur, ou du fémur juste en dessous du petit
trochanter. Les fragments peuvent être *déprimés* , comme dans les os plats du
crâne ou les os nasaux. Aux extrémités annulées des os longs, notamment à
l'extrémité supérieure du fémur et de l'humérus, ainsi qu'à l'extrémité
inférieure du radius, il n'est pas rare qu'un fragment soit *impacté* ou coincé
dans la substance de l'autre (Fig. 28). .

Causes du déplacement. — Les facteurs qui influencent le déplacement sont
principalement mécaniques dans leur action. La direction et la nature de la
fracture jouent donc un rôle important. Les fractures transversales aux
extrémités grossièrement dentelées sont moins susceptibles de se déplacer
que celles qui sont obliques avec des surfaces lisses. La direction de la force
causale est également un facteur dominant pour déterminer la direction dans
laquelle l'un ou les deux fragments seront déplacés. La gravité, agissant

principalement sur le fragment distal, joue également un rôle dans la détermination du déplacement, par exemple dans les fractures de la cuisse ou de la jambe, où le segment inférieur du membre roule vers l'extérieur, et dans les fractures de la diaphyse de la clavicule. , où le poids du bras porte l'épaule vers le bas, vers l'avant et médialement. Après que la rupture a eu lieu et que la force a cessé d'agir, le déplacement peut être produit par une manipulation brutale de la part de ceux qui prodiguent les premiers soins, par l'application négligente ou inappropriée d'attelles ou de bandages, ou par le poids des draps.

Dans certaines situations, la contraction de groupes de muscles non opposés ou inégalement opposés joue un rôle dans la détermination du déplacement. Par exemple, dans les fractures immédiatement sous le petit trochanter du fémur, l'ilio-psoas a tendance à incliner le fragment supérieur vers l'avant et latéralement ; dans les fractures supra-condyliennes du fémur, les muscles du mollet tirent le fragment inférieur vers l'espace poplité ; et en cas de fracture de l'humérus au-dessus de l'insertion deltoïde, les muscles insérés dans le sillon intertuberculaire (bicipital) adduitent le fragment supérieur.

RÉPARATION DES BLESSURES OSSEUSES

Dans une *fracture simple,* les vaisseaux du périoste et de la moelle étant déchirés en même temps que l'os se brise, le sang s'écoule et se coagule autour et entre les fragments. Ce caillot est bientôt imprégné de vaisseaux sanguins nouvellement formés, ainsi que de leucocytes et de fibroblastes, ces derniers étant issus de la prolifération des cellules de la moelle et du périoste. Le tissu de granulation ainsi formé ressemble en tout point à celui décrit dans la réparation d'autres tissus, sauf que les fibroblastes, étant la progéniture des cellules qui forment normalement l'os, assument les fonctions d' *ostéoblastes* et procèdent à la formation de l'os. L'os nouveau peut être formé soit par une transformation directe du tissu fibreux en tissu osseux, les ostéoblastes se disposant concentriquement dans les recoins des anses capillaires et sécrétant une matrice homogène dans laquelle les sels de chaux se déposent rapidement ; ou bien il peut y avoir un stade intermédiaire de formation du cartilage, notamment chez les sujets jeunes et dans les cas où les fragments ne sont pas complètement immobilisés. L'os nouvellement formé est d'abord disposé en petites masses ou sous forme de bâtonnets qui s'unissent les uns aux autres pour former un réseau d'os spongieux dont les mailles contiennent de la moelle.

FIG. 4. —Excès de cals après fracture composée des os de l'avant-bras.

Le matériau réparateur, constitué de tissu de granulation en cours de transformation en os, est appelé *cal* , en raison de son caractère dur et inflexible. Dans une fracture d'un os long, ce qui entoure les fragments est appelé cal *externe* ou *enveloppant* , et peut être assimilé à la masse de soudure qui entoure la jonction des tuyaux dans les travaux de plomberie ; celui qui occupe la position du canal médullaire s'appelle cal *interne* ou *médullaire* ; et celui qui intervient entre les fragments et maintient la continuité du tissu cortical compact de la diaphyse est appelé *cal intermédiaire* . Ce cal intermédiaire est la seule partie permanente du matériau réparateur, le cal externe et interne n'étant que temporaire et étant en grande partie réabsorbé par l'intermédiaire de cellules géantes.

Les fragments ou éclats d'os détachés sont généralement inclus dans le cal et finissent par être incorporés dans le nouvel os qui comble l'espace.

Au fil du temps, tout l'os excédentaire est éliminé, le canal médullaire se reforme, le jeune os spongieux du cal intermédiaire devient de plus en plus compact, et ainsi la disposition architecturale originale de l'os peut être fidèlement reproduite. Toutefois, si l'apposition n'est pas parfaite, une partie du nouvel os est nécessaire en permanence et une partie de l'ancien os est absorbée afin de répondre à la contrainte physiologique modifiée sur l'os résultant de la modification de sa forme architecturale. En cas de déplacement majeur, même l'os cortical dense intervenant entre le canal médullaire des deux fragments est finalement absorbé et la continuité du canal médullaire est reproduite.

La quantité de cals produite lors de la réparation d'une fracture donnée est plus grande lorsque le mouvement est autorisé entre les extrémités cassées. Elle est également influencée par le caractère de l'os impliqué, étant moins dans les os entièrement ossifiés en membrane, comme les os plats du crâne, que dans ceux principalement ossifiés en cartilage.

Si les fragments sont largement séparés les uns des autres, ou si un tissu, tel qu'un muscle, intervient entre eux, les cals peuvent ne pas être en mesure de provoquer une union osseuse entre les fragments, ce qui entraîne *une non-union* .

Les os divisés au cours d'une opération, par exemple lors d'une ostéotomie pour un genou cagneux ou d'une résection en coin pour une jambe arquée, sont réparés par le même procédé que les fractures.

Excès de callosités. — Dans les fractures comminutives et dans les fractures où il y a beaucoup de déplacement, la quantité de cals est excessive, mais cela est nécessaire pour assurer la stabilité. Dans les fractures situées à proximité de grosses articulations, comme la hanche ou le coude, la formation de cals est parfois excessive et les masses saillantes d'os nouveau restreignent les mouvements de l'articulation. Lorsque des cals exubérants se forment entre les os lors de fractures de l'avant-bras, la pronation et la supination peuvent être perturbées (Fig. 4). Certains troncs nerveux, comme le radial (musculo-spiral) au milieu du bras, ou le cubital au niveau de l'articulation du coude, peuvent être inclus ou pressés par les cals.

Absorption des callosités. — Il arrive quelquefois que lorsqu'une maladie infectieuse aiguë, notamment celle des exanthèmes, survient pendant qu'une fracture se répare, le cal formé se ramollit et se résorbe. Cela peut se produire des semaines ou même des mois après que l'os s'est uni, avec pour résultat que les fragments redeviennent mobiles, et il peut s'écouler un temps considérable avant que l'union ait finalement lieu.

Tumeurs de callosités. — Les tumeurs, telles que les chondromes et les sarcomes, et les kystes qui sont probablement de la même nature que ceux rencontrés dans l'ostéomyélite fibreuse, sont susceptibles de se produire dans les cals ou au siège d'anciennes fractures, mais les preuves jusqu'à présent ne sont pas concluantes quant à la relation causale entre la blessure et la nouvelle croissance. Elles sont traitées de la même manière que les tumeurs survenant indépendamment d'une fracture.

FIG. 5. — Fractures multiples des deux os de l'avant-bras montrant une mauvaise union.

Fracture mal unie—Mal-Union. — La consolidation avec déplacement marqué des fragments est plus fréquente dans les fractures mal soignées, comme par exemple celles qui surviennent chez les marins en mer ; et dans les cas où la fragmentation était si grande qu'une apposition précise était rendue impossible. Cela peut aussi provenir d'une réduction imparfaite, ou du fait que l'appareil employé permettait un déplacement secondaire. L'agitation du patient due à l'intraitabilité, au delirium tremens ou à la manie, est la cause de cals vicieux dans certains cas ; parfois, cela est dû au fait que le patient était censé mourir d'une autre lésion et que la fracture n'avait pas été traitée.

La nécessité ou non de tenter d'améliorer la situation dépend en grande partie du degré de déformation et du degré d'interférence avec la fonction.

Lorsqu'une intervention est nécessaire, si le cal n'est pas encore solidement consolidé, il peut être possible, sous anesthésie, de plier l'os en position ou de le casser à nouveau, soit avec les mains, soit au moyen d'un dispositif mécanique puissant connu. comme un ostéoclaste. Mais dans la majorité des cas, une opération ouverte donne des résultats plus sûrs et plus satisfaisants. Lorsque la déformation est relativement légère, l'os est divisé avec un ostéotome et redressé ; lorsqu'il y a une courbure ou un angle marqué, on retire une cale de la convexité, comme dans l'opération de la jambe arquée. Pour maintenir les fragments en apposition, il peut être nécessaire d'utiliser des chevilles, des plaques, des greffes osseuses ou d'autres moyens mécaniques. Des attelles et des extensions sont ensuite appliquées, et la condition est traitée de la même manière qu'une fracture ouverte.

Union retardée. — Au moment où l'union doit être ferme et solide, on peut constater que les fragments ne sont unis que par un cal cartilagineux mou, qui, pendant une période prolongée, ne peut subir aucune autre modification, de sorte que le membre reste incapable de supporter du poids ou autrement. remplir ses fonctions. La période normale requise pour l'union peut être prolongée pour diverses causes. Le plus important d'entre eux est la débilité générale, mais la présence de rachitisme ou de tuberculose, ou d'une maladie infectieuse aiguë intercurrente, peut retarder le processus de réparation. L'influence de la syphilis, sauf sous sa forme gommeuse, dans l'interférence avec la consolidation est douteuse. L' influence de la vieillesse en tant que facteur retardant l'union a été surestimée ; dans la grande majorité des cas, les fractures des personnes âgées s'agglutinent aussi rapidement et aussi fermement que celles qui surviennent à d'autres époques de la vie.

Traitement. — L'état général du malade doit être amélioré par des régimes et des toniques. L'une des méthodes les plus sûres pour hâter la consolidation dans ces cas consiste à provoquer une hyperhémie passive du membre selon la méthode préconisée par Bier, et ce plan doit toujours être essayé en premier lieu. Un bandage élastique est appliqué au-dessus du siège de la fracture, suffisamment serré pour congestionner le membre au-delà, et, pour concentrer la congestion au voisinage de la fracture, un bandage ordinaire doit être appliqué depuis l'extrémité distale jusqu'à quelques centimètres de la fracture. . L'hyperhémie doit être maintenue plusieurs heures (six à douze) par jour. Un appareil doit être réglé pour permettre au patient de sortir à l'air libre et, en cas de fracture du membre inférieur, le patient doit se déplacer avec des béquilles dans les intervalles, en mettant son poids sur l'os fracturé. Cette méthode de traitement doit être poursuivie pendant trois ou quatre semaines et le membre doit être massé quotidiennement pendant que le bandage constricteur est retiré.

Parmi les autres méthodes recommandées figurent l'injection entre les fragments d'huile de térébenthine (Mikulicz), d'une certaine quantité de sang du malade (Schmieden), ou d'alcool et d'iode ; le frottement forcé des extrémités l'une contre l'autre, sous anesthésie si nécessaire ; et l'administration d'extrait de thyréoïde. Si ces méthodes échouent, le cas doit être traité comme un cas de fracture non unifiée. En règle générale, une union satisfaisante est finalement obtenue, même si cela demande beaucoup de patience.

Non syndiqué. — Parfois, les fragments s'unissent par une bande dense de tissu fibreux, et le processus de réparation ne va pas plus loin : *union fibreuse* . C'est fréquemment le cas des fractures de la rotule, de l'olécrane et de la partie étroite du col du fémur.

Fausse articulation : pseudarthrose. — Dans de rares cas, les extrémités des fragments s'arrondissent et se recouvrent d'une couche de cartilage. Autour de leurs extrémités se forme une capsule de tissus fibreux, sur la face interne de laquelle se développe une couche d'endothélium qui sécrète un liquide semblable à une synovie. On le rencontre principalement dans l'humérus et dans la clavicule.

Échec de l'union – « Fracture non unie ». —Comme le temps nécessaire à la consolidation varie considérablement selon les os et que l'ossification peut finalement survenir après avoir été retardée de plusieurs mois, on ne peut pas dire qu'une fracture n'a pas réussi à se réunir tant que la période moyenne n'a pas été dépassée depuis longtemps et qu'il n'y a toujours aucune preuve de fusion des fragments. Dans ces conditions, l'échec de consolidation est une complication rare des fractures. Chez l'adulte, on la rencontre le plus souvent au niveau de l'humérus, du radius et du cubitus (Fig. 6), ainsi que du fémur ; chez les enfants dans les os de la jambe et de l'avant-bras.

FIG. 6. —Radiogramme d'une fracture non unie de la tige de l'ulna d'une durée de quinze ans.

Sur un radiogramme, les os situés à proximité de la fracture, en particulier le fragment distal, projettent une ombre relativement faible et il peut même y avoir un espace dégagé entre les fragments. Lorsque les parties sont exposées par l'opération, l'os se révèle mou et spongieux et les extrémités des fragments sont raréfiées et atrophiées ; parfois ils sont pointus, et parfois l'absorption s'est produite à tel point qu'il existe un espace entre les fragments. L'os est facilement pénétré par un poinçon et si l'on tente d'appliquer des plaques, les vis ne parviennent pas à mordre. Ces changements sont plus marqués dans le fragment distal.

Le manque de consolidation est évidemment dû à une activité défectueuse des cellules osseuses situées au voisinage de la fracture. Cela peut résulter d'une dyscrasie constitutionnelle ou être associé à un apport sanguin défectueux, comme lorsque l'artère nutritive est lésée. Une interférence avec l'innervation trophique peut jouer un rôle, comme le rapporte Bognaud dans lequel des fractures de la jambe n'ont pas pu être consolidées après des lésions de la moelle épinière provoquant une paraplégie. La pathologie a été attribuée à des causes locales, telles que l'interposition de muscles ou d'autres tissus mous entre les fragments, ou à la présence d'un fragment d'os séparé ou d'un séquestre suite à une suppuration. D'après notre expérience, de tels facteurs sont rarement présents.

En cas d'échec du traitement préconisé en cas de retard de consolidation, il faut recourir à l'opération, le procédé le plus satisfaisant étant la pose d'un greffon osseux sous forme d'attelle intra-médullaire. Dans certains cas rencontrés dans les os de la jambe chez l'enfant, le degré d'atrophie des os est tel qu'il a été nécessaire de les amputer après l'échec de tentatives répétées pour obtenir la consolidation par des mesures opératoires.

Dans le tibia, nous avons constaté qu'avec la double scie électrique, on pouvait couper rapidement et avec précision une tige d'os, s'étendant bien au-dessus comme au-dessous du site de fracture, mais inégalement dans les deux directions ; la tige est ensuite réinsérée dans la gouttière d'où elle a été prise *avec les extrémités inversées* , de sorte qu'un pont osseux solide soit formé au siège de la pseudarthrose.

CARACTÉRISTIQUES CLINIQUES DES FRACTURES SIMPLES

En premier lieu, il convient d'enquêter sur l' *historique de l'accident* , en prêtant attention à la nature de la violence - s'il s'agit d'un coup, d'une torsion, d'une déchirure ou d'un écrasement, et si la violence a été appliquée directement ou indirectement. Le degré de violence peut souvent être jugé approximativement d'après l'instrument qui l'inflige, qu'il s'agisse, par exemple, d'un poing, d'un bâton, d'une roue de charrette ou d'une pièce de machinerie lourde. La position du membre au moment de la blessure ; si les muscles étaient préparés pour faire face au coup ou s'ils étaient relâchés et pris au dépourvu ; et les sensations du patient à ce moment-là, comme la sensation d'un craquement ou d'un déchirement, peuvent toutes fournir des informations utiles aux fins du diagnostic.

Signes de fracture. — Les signes les plus caractéristiques de fracture sont une mobilité anormale, une déformation et une crépitation.

Une mobilité anormale — c'est-à-dire un mouvement entre deux segments d'un membre à un endroit où le mouvement ne se produit normalement pas — peut être évidente lorsque le patient tente d'utiliser son membre, ou ne peut être provoquée que lorsque les fragments sont saisis et déplacés dans des directions opposées. directions. *La déformation* , ou la pièce « hors emboutissage » par rapport au côté normal, varie avec l'emplacement et la direction de la cassure et dépend du degré de déplacement des fragments. *Crepitus* est le nom appliqué au réseau ou au cliquetis particulier qui peut être entendu ou ressenti lorsque les surfaces fracturées sont mises en contact les unes avec les autres.

La présence de ces trois signes en association suffit à prouver l'existence d'une fracture, mais l'absence d'un ou plusieurs d'entre eux ne remet pas en cause ce diagnostic. Il y a certaines erreurs contre lesquelles il faut se prémunir. Par exemple, une fracture peut exister mais une mobilité anormale peut ne pas être présente, parce que les os sont impactés les uns sur les autres ou parce que la fracture est incomplète. Encore une fois, la tension extrême des tissus enflés recouvrant la fracture peut empêcher la reconnaissance du mouvement entre les fragments. La déformation peut également être absente, comme par exemple lorsqu'il n'y a pas de déplacement des fragments, ou lorsqu'un seul des deux os parallèles est cassé, comme dans la jambe ou l'avant-bras. De même, les crépitements peuvent être absents en cas d'impaction, lorsque les fragments se chevauchent complètement ou sont séparés par un intervalle, ou lorsque des tissus mous, tels qu'un périoste ou un muscle déchiré, sont interposés entre eux. Une sensation simulant une crépitation peut être ressentie à la palpation d'une partie dans laquelle du sang a été extravasé ou qui est le siège d'un emphysème sous-cutané. Les craquements qui accompagnent les mouvements dans certaines formes de ténosynovites et d'arthrites chroniques, ainsi que le frottement de l'extrémité luxée d'un os contre les tissus au milieu desquels il repose, peuvent également être confondus avec le crépitement d'une fracture.

Il n'est pas conseillé d'être trop attentif à déceler ces signes, en raison de la douleur provoquée par les manipulations, et aussi parce que des manipulations vigoureuses peuvent être nocives en défaisant l'impaction, en endommageant des parties molles ou en produisant un déplacement qui n'existe pas déjà, ou encore en transformer une fracture simple en une fracture composée.

Il est souvent nécessaire, à des fins de diagnostic, d'administrer une anesthésie générale, notamment en cas de lésions osseuses profondes et à proximité des articulations. Avant cela, il convient de préparer les appareils nécessaires au traitement de la blessure, afin que la fracture puisse être réduite et réparée avant que le patient ne reprenne conscience.

Radiographie dans le diagnostic des fractures. — Bien que la radiographie soit d'une valeur inestimable pour le diagnostic de nombreuses fractures et autres blessures, en particulier au voisinage des articulations, l'étudiant est averti de ne pas se fier trop implicitement aux preuves qu'elle semble apporter.

Un radiogramme n'est pas une photographie de l'objet exposé aux rayons X mais simplement une image de son ombre, ou plutôt d'une série d'ombres de différentes structures, d'opacité variable. Comme les rayons émanent d'un seul point du tube à vide, et comme ils ne sont pas, comme les rayons du soleil, approximativement parallèles, les ombres qu'ils projettent sont nécessairement déformées. Ainsi, pour interpréter un radiogramme, il est nécessaire de connaître les positions relatives du point d'où proviennent les rayons, de l'objet exposé et de la plaque sur laquelle l'ombre est enregistrée. La moindre distorsion a lieu lorsque l'objet est en contact avec la plaque, et l'ombre de la partie de l'objet qui se trouve perpendiculairement sous la lumière est moins déformée que celle des parties situées en dehors de la perpendiculaire. La lumière et la plaque restant constantes, l'ampleur de la distorsion varie directement avec la distance entre l'objet et la plaque.

Pour garantir l'exactitude du diagnostic de fracture par radiographie, il est nécessaire de prendre deux vues du membre, l'une dans le plan sagittal et l'autre dans le plan coronal. Grâce à l'écran fluorescent, les meilleures positions à partir desquelles obtenir une impression claire de la fracture peuvent être déterminées avant la prise des radiogrammes. Les radiographies stéréoscopiques peuvent être particulièrement utiles pour démontrer les détails d'une fracture qui serait autrement douteuse.

Une technique imparfaite et une interprétation erronée des images obtenues conduisent à certaines erreurs. Chez les sujets jeunes, par exemple, les lignes épiphysaires peuvent être confondues avec des fractures, ou les centres d'ossification des épiphyses avec des fragments d'os séparés. L'os trigonum tarsi a été confondu avec une fracture du talus. Au voisinage des articulations, les os peuvent être traversés par des bandes pâles, dues aux rayons traversant la cavité de l'articulation. On peut ainsi simuler une fracture de l'olécrane ou de la clavicule. Le col du fémur peut sembler fracturé si une vue en raccourci est prise.

Il est en revanche possible de négliger une fracture, par exemple s'il n'y a pas de déplacement ou si la ligne de fracture est traversée par l'ombre d'un os adjacent. Dans les os profondément placés, comme ceux autour de la hanche, ou dans les os liés à des viscères denses et solides, par exemple les côtes, le sternum ou les vertèbres dorsales, il est parfois difficile d'obtenir des preuves concluantes de fracture sur une radiographie.

Il faut garder à l'esprit également, et surtout du point de vue médico-légal, que, le cal précoce ne laissant pas d'ombre profonde sur une radiographie, l'apparence d'une fracture peut persister après la consolidation. L'ombre la plus précoce du cal apparaît entre quatorze et vingt et un jours, et on ne peut guère s'y fier avant la quatrième ou la sixième semaine. La perspective perturbée produite par la divergence des rayons peut faire paraître déplacés les fragments d'une fracture, alors qu'en réalité ils sont en bonne position. Si le membre et la plaque ne sont pas parallèles, les os peuvent sembler déformés et des erreurs de diagnostic peuvent ainsi survenir. A ce propos, il convient de mentionner que l'apposition parfaite des fragments et la restauration anatomiquement précise du contour des os ne sont pas toujours essentielles à un bon résultat fonctionnel.

Comme la plupart des signes restants sont communs à toutes les lésions dont il faut distinguer les fractures, leur valeur diagnostique doit être soigneusement pesée.

Interférence avec la fonction. — En règle générale, un os fracturé est incapable de remplir sa fonction normale de levier ou de support de poids ; mais lorsqu'une fracture est incomplète, lorsque les fragments sont impactés, ou lorsqu'un seul des deux os parallèles est brisé, cela ne s'ensuit pas nécessairement. Il n'est pas rare de voir un patient se présenter à l'hôpital avec une fracture incluse du col du fémur ou une fracture du péroné ; ou être capable de faire une pronation et une supination de l'avant-bras avec une fracture du bâton vert du radius ou une fracture de l'ulna.

Douleur. — Trois formes de douleur peuvent être présentes dans les fractures : une douleur indépendante du mouvement ou de la pression ; douleur induite par le mouvement du membre ; et la douleur provoquée par la pression ou la « tendresse ». Dans les blessures causées par la violence directe, la douleur indépendante du mouvement et de la pression ne constitue jamais un diagnostic de fracture, car elle peut être due à des contusions des tissus mous. En revanche, dans les blessures résultant de violences indirectes, une douleur localisée à une certaine distance du point d'impact est fortement évocatrice d'une fracture, comme par exemple lorsqu'un patient se plaint de douleurs à la clavicule après une chute de la main, ou sur l'extrémité supérieure du péroné après une torsion de la cheville. La douleur provoquée par les tentatives de déplacement de la partie endommagée ou par l'application d'une pression sur le siège de la blessure est plus significative en cas de fracture. Douleur provoquée en un point particulier en appuyant sur l'os à distance, « douleur à la pression distale », par exemple, douleur à l'extrémité inférieure du péroné en appuyant près de son cou, ou à l'angle d'une côte en appuyant près du sternum,—est un signe diagnostique précieux de fracture. Lorsque des troncs nerveux sont impliqués au voisinage d'une fracture, la douleur est souvent référée au cours de leur répartition.

Un gonflement localisé apparaît rapidement et est dû au déplacement des fragments et à une hémorragie des vaisseaux déchirés de la moelle et du périoste.

La décoloration accompagne le gonflement et est souvent généralisée, notamment en cas de fracture des os proches de la surface et lorsque la tension est grande. Il n'est pas rare de trouver sur la zone ecchymosée, notamment sur le tibia, de grosses bulles contenant du sérum taché de sang. Dans les fractures des os profonds, la décoloration peut n'apparaître en surface qu'après quelques jours et à distance de la fracture.

Les altérations de la position relative des *repères osseux* constituent de précieux guides de diagnostic. Une altération de la *longueur* du membre, généralement dans le sens d'un raccourcissement, est également un signe important. Avant de procéder à des déductions, il faut prendre soin de placer les deux membres dans la même position et de déterminer avec précision les points fixes de mesure, ainsi que de vérifier si les membres étaient auparavant normaux.

Le choc est rarement un symptôme important dans les fractures simples, bien que chez les patients âgés et affaiblis, il puisse être grave, voire mortel. Au cours des deux ou trois premiers jours suivant une fracture, il y a presque invariablement un certain degré de *fièvre traumatique* , indiquée par une élévation de la température jusqu'à 99° ou 100° F.

Complications. — *Les lésions des grosses artères* ne sont pas courantes dans les fractures simples. L'artère poplitée, cependant, est susceptible d'être comprimée ou déchirée lors de fractures de l'extrémité inférieure du fémur ; une extravasation de sang de l'artère rompue et une gangrène du membre peuvent en résulter. Si les grosses *veines* sont blessées, une thrombose peut survenir et être suivie d'une embolie pulmonaire.

Les lésions des troncs nerveux sont relativement fréquentes, en particulier dans les fractures du bras, où le nerf radial (musculo-spiral) est susceptible de souffrir.

Le nerf peut être impliqué au moment de la blessure, étant comprimé, meurtri, lacéré ou complètement déchiré par des fragments brisés, ou il peut être impliqué plus tard par la pression d'un cal. Les symptômes dépendent du degré de dommage subi par le nerf et varient d'une interférence partielle et temporaire avec la sensation et le mouvement à une abrogation complète et permanente de la fonction.

Dans de rares cas , *une embolie graisseuse* se produirait et des globules graisseux auraient été trouvés dans l'urine. Chez les personnes alcooliques en excès, *le delirium tremens* accompagne assez souvent une fracture qui confine le patient au lit.

Pronostic des fractures simples. — *Le danger de mort* dans les fractures simples dépend principalement de la survenue de complications. Chez les personnes âgées, une fracture du col du fémur nécessite généralement une position longue et continue sur le dos, et des bronchites, des pneumonies hypostatiques et des escarres sont susceptibles de survenir et de mettre la vie en danger. Les fractures compliquées d'une lésion des organes internes et les fractures dans lesquelles la gangrène du membre menace sont, bien entendu, d'une grave importance.

Le pronostic fonctionnel *du membre* doit toujours être gardé, même en cas de fractures simples. Des complications fortuites sont susceptibles de survenir, retardant la guérison et empêchant un résultat satisfaisant, et elles conduisent non seulement à des déceptions, mais peuvent même constituer un motif d'action pour faute professionnelle.

La cause principale et la plus fréquente d'invalidité permanente après fracture est le déplacement angulaire. Un degré relativement faible d'angularité peut entraîner une perte fonctionnelle grave, en particulier au niveau des membres inférieurs ; les articulations situées au-dessus et au-dessous de la fracture sont désavantagées, des modifications arthritiques résultent de la tension anormale à laquelle elles sont soumises et une raréfaction de l'os peut également s'ensuivre.

La consolidation fibreuse est un résultat fréquent dans les fractures du col du fémur chez les personnes âgées et dans certaines autres fractures, telles que les fractures de la rotule, de l'olécrane, des apophyses coronoïde et coracoïde, et bien que cela n'implique pas nécessairement une interférence avec la fonction, le patient doit toujours être averti de cette possibilité.

Des troubles de la croissance et éventuellement un raccourcissement du membre peuvent résulter de l'atteinte d'une jonction épiphysaire.

La raideur des articulations est susceptible de faire suite à des fractures impliquant les surfaces articulaires, ou elle peut résulter de modifications arthritiques consécutives à la blessure.

L'ankylose osseuse n'est pas une suite fréquente de fractures simples, mais le blocage des articulations dû à un obstacle mécanique produit par l'union de fragments imparfaitement réduits, ou à des masses de cals, n'est pas rare, notamment dans la région du coude.

L'atrophie musculaire et l'œdème des membres retardent souvent la restauration complète de la fonction. L'union retardée, le manque d'union et la formation d'une fausse articulation ont déjà été évoqués.

Traitement. — Le traitement d'une fracture doit être commencé le plus tôt possible après l'accident, avant que les muscles ne se contractent et ne maintiennent les fragments dans des positions anormales, et avant que le sang et le sérum épars dans les tissus ne s'organisent.

Il faut veiller pendant le transport du patient à ce qu'aucun autre dommage ne soit causé au membre blessé. À cette fin, la pièce doit être fixée dans une forme d'attelle improvisée, l'appareil étant conçu de manière à contrôler non seulement les fragments brisés, mais également les articulations situées au-dessus et au-dessous de la fracture.

Lorsque la méthode ordinaire d'enlèvement des vêtements comporte un risque de déplacer indûment la partie blessée, il convient de les ouvrir le long des coutures.

Le malade doit être placé sur un matelas ferme en paille, en crin ou à ressorts, rigidifié en cas de fractures du bassin ou des membres inférieurs par des planches de fracture insérées sous le matelas. Des matelas spéciaux construits en quatre pièces, pour faciliter l'allaitement du patient, sont parfois utilisés.

Dans de nombreux cas, notamment chez les sujets musclés, chez les alcooliques agités et chez ceux qui supportent mal la douleur, une anesthésie générale est une aide précieuse au réglage précis d'une fracture, ainsi qu'un moyen de rendre plus sûr le diagnostic. .

La procédure populairement connue sous le nom de « réparation d'une fracture » consiste à ramener les parties déplacées dans leur position normale le plus près possible et est appelée techniquement la *réduction* de la fracture.

La réduction des fractures. — Dans certains cas, le déplacement peut être surmonté en relâchant les muscles agissant sur les fragments, et cela peut être accompli par des mouvements de massage effleurants. Dans la plupart des cas, cependant, il est nécessaire, après avoir relâché les muscles, d'employer *l'extension* , en exerçant une traction forte mais régulière sur le fragment distal, tandis qu'une *contre-extension* s'exerce sur le fragment proximal, soit par un assistant tirant sur cette partie de le membre, ou par le poids du corps du patient. Les fragments ayant été libérés et tout raccourcissement du membre corrigé de cette manière, les extrémités cassées sont mises en place – un processus appelé *coaptation* .

La réduction d'une fracture récente du bâton vert consiste à redresser avec force la courbure de l'os et, dans certains cas, il est nécessaire de rendre la fracture complète avant de pouvoir y parvenir.

Lors du choix d'un moyen de retenir les fragments en position après réduction, les divers facteurs qui tendent à provoquer un nouveau déplacement doivent être pris en considération et des mesures appropriées doivent être adoptées pour contrecarrer chacun d'eux.

En plus de maintenir en apposition les extrémités cassées de l'os, le post-traitement d'une fracture implique la prise de mesures visant à favoriser l'absorption du sang et du sérum épars, à maintenir la circulation à travers les parties lésées et à favoriser la réparation des os brisés. muscles et autres tissus mous endommagés. Des moyens doivent également être pris pour maintenir l'activité fonctionnelle des muscles de la zone lésée, pour éviter la formation d'adhérences au niveau des articulations et des gaines tendineuses et, d'une manière générale, pour restaurer la fonction de la partie lésée.

Moyens pratiques d'effectuer la rétention - par poste. — On constate souvent que ce n'est que dans une position particulière que les fragments peuvent se rencontrer et rester en apposition - par exemple, la position complètement couchée de l'avant-bras dans une fracture du radius juste au-dessus de l'insertion du rond pronateur. Encore une fois, dans certains cas, ce n'est qu'en relâchant des groupes particuliers de muscles que le déplacement peut être annulé, comme, par exemple, dans les fractures des os de la jambe ou du fémur immédiatement au-dessus des condyles, où la flexion du genou, en relâchant les muscles du mollet, permet une réduction.

Massage et mouvement dans le traitement des fractures. — Lucas-Championnière, en 1886, souligna le premier qu'un certain mouvement entre les extrémités d'un os fracturé favorise leur union en favorisant la formation de cals, et préconisa le traitement des fractures par le massage et le mouvement, écartant presque entièrement l'usage d'attelles et autres appareils de rétention. Nous avons été très tôt convaincus par l'enseignement de Lucas-Championnière, et avons adopté ses principes dans les fractures.

Dans la majorité des cas, le massage et le mouvement sont commencés en même temps, mais les circonstances peuvent nécessiter de les différer de quelques jours. Les mesures adoptées varient selon le siège et la nature de la fracture, mais de manière générale, on peut dire qu'après réduction de la fracture, les extrémités de l'os fracturé sont maintenues en place et un léger massage est appliqué par le chirurgien ou par un masseur qualifié. Le lubrifiant peut être soit une poudre composée à parts égales de talc et d'acide boracique, soit une substance huileuse telle que l'huile d'olive ou la lanoline. Le frottement ne doit jamais provoquer de douleur, mais doit au contraire soulager toute douleur existante, ainsi que les spasmes musculaires qui sont l'une des causes les plus importantes de douleur et de déplacement dans les fractures récentes. Les parties du côté proximal de la zone blessée sont d'abord doucement caressées vers le haut pour vider les veines et les lymphatiques et disperser le sang et le sérum épars. Le processus est ensuite appliqué à la zone enflée et progressivement étendu au siège de la fracture et aux parties situées au-delà. De cette façon, la circulation dans le segment endommagé du membre est améliorée, les veines sont vidées de leur sang, l'élimination du liquide épanchement est stimulée et l'irritabilité musculaire est apaisée. Les articulations du membre sont doucement déplacées, en prenant soin que les extrémités cassées de l'os ne soient pas déplacées. Après avoir continué le frottement pendant quinze à vingt minutes, le membre est placé dans une position confortable et retenu par des oreillers, des sacs de sable ou, si cela est plus commode, par une légère attelle.

Le massage est répété une fois par jour ; les séances durent de dix à quinze minutes. La séquence doit être, d'abord, un massage ; deuxièmement, le mouvement passif ; et troisièmement, le mouvement actif. Au début, le massage prédomine, et le mouvement est plus passif qu'actif ; progressivement, le massage diminue et les mouvements augmentent, les mouvements actifs finissant par prédominer.

Attelles et autres appareils. — Les attelles appropriées pour les fractures individuelles et la méthode de leur application seront décrites plus loin ; mais on peut dire ici que le principe général est que lorsqu'il s'agit d'une partie où il y a un seul os, comme la cuisse ou le haut du bras, l'attelle doit être appliquée en forme de virole *pour* entourer la fracture ; tandis que dans les situations où il y a deux os parallèles, comme dans l'avant-bras et la jambe, l'attelle doit prendre la forme d'une *boîte* .

De simples attelles de bois en planches de sapin ou en pin jaune, sciées à la longueur et à la largeur appropriées ; ou *les attelles de Gooch* , constituées de longues bandes de bois tendre, collées sur un support en cuir lavé, sont les matériaux les plus utiles. L'attelle de Gooch présente l'avantage que lorsqu'elle est appliquée avec le côté cuir près du membre, elle entoure la partie comme une virole ; tandis qu'il reste rigide lorsque la face en bois est tournée vers la peau. Les tôles perforées de plomb ou d'étain, les grillages rigides et les cerceaux de fer forment également des attelles utiles.

Lorsqu'il est souhaitable que l'attelle épouse avec précision la forme de la pièce, une matière plastique peut être utilisée. Le plus pratique est peut-être *le feutre poroplastique* , qui consiste en un feutre solide saturé de résine. Lorsqu'il est chauffé devant un feu ou placé dans de l'eau bouillante, il devient assez plastique et peut être moulé avec précision sur n'importe quelle pièce, et en refroidissant, il redevient rigide. L'attelle doit être découpée dans un modèle en papier soigneusement ajusté. Du carton, du cuir ou de la gutta-percha ramollis dans de l'eau chaude et moulés sur la pièce peuvent également être utilisés.

Dans les conditions où le traitement par massage et mouvement est impraticable, et où les attelles mobiles sont incommodes, on emploie parfois des attelles en *plâtre de Paris* , *en amidon* ou *en verre soluble* , notamment dans le traitement des fractures de la jambe. Lorsqu'ils sont employés sous la forme d'un boîtier inamovible, ils se prêtent à certaines objections : par exemple, s'ils sont appliqués immédiatement après l'accident, ils risquent de devenir trop serrés en cas de gonflement ; et si on les applique alors que le gonflement est encore présent, ils se relâchent lorsque celui-ci diminue, de sorte qu'un déplacement est susceptible de se produire.

Lorsqu'on désire enfermer le membre dans un étui à plâtre, on emploie de gros bandages de mousseline, longs de 3 mètres, et chargés de la meilleure qualité de plâtre de Paris soigneusement séché. Les « pansements acétiques » vendus dans le commerce durcissent le plus rapidement et le plus fermement. Des peluches boraciques ou un bas ample sont appliqués près de la peau et les protubérances osseuses sont spécialement rembourrées. Le pansement en plâtre est ensuite placé dans l'eau froide jusqu'à ce que les bulles d'air cessent de s'échapper, après quoi il est complètement saturé et, après que l'excès d'eau a été expulsé, il est appliqué de la manière habituelle de bas en haut. De deux à quatre épaisseurs de bandage sont nécessaires. Au bout d'une demi-heure, le plâtre doit être parfaitement pris. Pour faciliter le retrait d'un étui en plâtre, le membre doit être immergé pendant une courte période dans de l'eau tiède.

Une attelle pratique et efficace est fabriquée en moulant deux morceaux de feutre poroplastique sur les côtés du membre et en les fixant en position avec un bandage élastique ; cet appareil peut être facilement retiré pour le massage quotidien.

Le rembourrage est un complément essentiel à toutes les formes d'attelles. Toute la partie enfermée dans l'attelle doit être recouverte d'une épaisse couche de matériau doux et élastique, comme de la laine dont la graisse n'a pas été enlevée. Tous les creux doivent être comblés et toutes les saillies osseuses spécialement protégées par des anneaux de ouate disposés de manière à soulager la pointe saillante et à la répartir sur les parties environnantes. Les surfaces cutanées opposées doivent toujours être séparées par une couche de laine ou de peluche boracique. Un bandage ne doit jamais être appliqué sur le membre situé sous les attelles et les coussinets, car cela pourrait provoquer une congestion, voire une gangrène.

Traitement opératoire des fractures simples. —L'opération en cas de fracture simple est spécialement indiquée (1) en cas de fracture dans ou à proximité d'une articulation où un fragment déplacé de manière permanente provoquera un verrouillage de l'articulation ; (2) lorsque des fragments sont séparés, comme dans les fractures de la rotule ou de l'olécrane ; (3) lorsque le déplacement, en particulier le raccourcissement, ne peut être corrigé par d'autres moyens ; (4) en cas de complications, telles qu'une déchirure du tronc nerveux ou d'une artère principale ; 5° lorsque la pseudarthrose est à craindre, comme dans certains cas de fracture du col du fémur chez les personnes âgées. Dans de telles circonstances, il est nécessaire d'exposer la fracture par opération et de placer les fragments en apposition précise, si nécessaire, en les fixant en position par des fils, des chevilles, des plaques ou des vis (*Op. Surg.* , p. 52). L'intervention chirurgicale est généralement retardée jusqu'à environ cinq à sept jours après la blessure, date à laquelle l'effet d'autres mesures aura été estimé, des informations précises obtenues au moyen des rayons X concernant la nature de la lésion et la position des fragments. , et les tissus ont retrouvé leurs pouvoirs normaux de résistance. De telles opérations ne doivent cependant pas être entreprises à la légère, car elles sont souvent difficiles et, en cas d'infection, les résultats peuvent être désastreux. Arbuthnot Lane et Lambotte préconisent un recours plus général aux mesures opératoires, même dans les fractures simples et non compliquées, et il faut admettre que dans de nombreuses fractures, une opération ouverte constitue le seul moyen d'assurer une apposition et un alignement précis des fragments.

Avant et après l'opération, des massages et des mouvements doivent être effectués, comme pour les fractures traitées par d'autres méthodes.

FRACTURES COMPOSÉES

La caractéristique essentielle d'une fracture ouverte est l'existence d'une plaie ouverte conduisant à la fracture de l'os. La taille de la plaie peut varier depuis une simple piqûre jusqu'à une déchirure et une contusion étendues de toutes les parties molles.

Une fracture peut être aggravée *de l'extérieur* , les parties molles étant endommagées par l'objet qui brise l'os, comme par exemple une roue de charrette, une pièce de machinerie ou une balle. La desquamation des parties molles résultant de la pression d'attelles mal appliquées peut également transformer une fracture simple en une fracture complexe. D'un autre côté, une simple fracture peut être aggravée *de l'intérieur* : par exemple, un fragment d'os pointu peut pénétrer dans la peau ; il s'agit du type de fracture ouverte le moins grave.

En règle générale, il est facile de reconnaître que la fracture est complexe, car l'os peut être vu ou palpé.

Le *pronostic* dépend du succès des efforts déployés pour réaliser et maintenir la plaie aseptique, ainsi que de l'étendue des dommages causés aux tissus. Lorsque l'asepsie est assurée, la réparation s'effectue comme dans une fracture simple, mais elle prend généralement un peu plus de temps ; Parfois, la raison du retard est évidente, comme lorsque la fracture ouverte est le résultat d'une forme de violence plus grave et qu'il y a comminution et perte d'une ou plusieurs portions d'os qui auraient contribué à la réparation. Parfois, le retard ne peut pas être expliqué ainsi ; Bier a suggéré que cela est dû à une fuite de sang au niveau de la plaie, alors que dans les fractures simples, le sang est retenu et aide à la réparation.

Si le sepsis prend le dessus dans une fracture ouverte, il y a d'abord le risque d'une infection de la moelle, l'ostéomyélite, qui risquait autrefois d'entraîner une pyémie ; en second lieu, non seulement les fragments lâches ont tendance à mourir et à être rejetés comme séquestres, mais les extrémités des fragments elles-mêmes peuvent subir une nécrose ; impliquant l'os cortical dense de la diaphyse, l'os mort met du temps à se séparer et jusqu'à ce qu'il soit séparé et jeté, aucune réparation réelle ne peut avoir lieu. Le sepsis stimule les tissus osseux et de l'os nouveau se forme en quantité considérable, notamment à la surface de la diaphyse au voisinage de la fracture ; dans les spécimens macérés, il présente une texture poreuse et friable. Parfois l'os nouveau — qui correspond à l'involucre d'une ostéomyélite — emprisonne un séquestre et empêche son extrusion, auquel cas un ou plusieurs sinus peuvent persister indéfiniment. On rencontre des cas où de tels sinus ont existé pendant la majeure partie d'une longue vie et sont finalement devenus le siège d'un épithéliome.

Il convient de noter que tous les changements ci-dessus peuvent être suivis dans les skiagrammes.

Traitement. — La principale indication est d'assurer l'asepsie. Même dans le cas d'une petite plaie percée causée par un fragment pointu traversant la peau, il n'est jamais sage de supposer que la plaie n'est pas infectée. Il est beaucoup plus sûr d'agrandir une telle plaie, d'enlever les bords meurtris et de désinfecter les surfaces brutes.

En cas de lacération étendue des parties molles, toutes les parties de tissu souillées, meurtries ou déchirées doivent être coupées avec des ciseaux, les caillots de sang retirés et le saignement arrêté par force- pression ou ligature. S'il y a des raisons de croire que la plaie est infectée, tout fragment d'os complètement séparé du périoste doit être retiré. Dans les fractures comminutives, l'extension réalisée par des bandes de plâtre ou au moyen d'un pied à coulisse à glace ou d'un appareil de Steinmann (p. 150) facilite souvent le remplacement des fragments et leur maintien en position. Les plaques et vis ne sont pas recommandées pour les fractures comminutives, en raison de la difficulté mécanique de fixation de nombreux petits fragments et des risques d'infection. La plaie doit être purifiée avec de l'eusol et les parties environnantes doivent être peintes avec de l'iode. Dans l'ensemble, il est plus sûr de ne pas tenter d'obtenir une consolidation primaire en fermant complètement de telles plaies, mais plutôt de les drainer ou de les compacter. Pour augmenter la leucocytose locale et ainsi contrôler la propagation de l'infection, un bandage constrictif de Bier peut être appliqué.

Par ailleurs, le traitement s'effectue selon les mêmes principes que pour les fractures simples, en prévoyant un pansement de la plaie sans perturbation de la fracture. Le massage et les mouvements doivent être commencés une fois que la plaie est guérie et que l'état est devenu analogue à une simple fracture.

Question de l'amputation dans les fractures composées. — Avant de décider de procéder à l'amputation primaire d'un membre pour fracture ouverte, le chirurgien doit s'assurer (1) que l'obtention de l'asepsie est impossible ; (2) que les parties molles sont si largement et si gravement endommagées que leur récupération est improbable ; (3) que l'apport vasculaire et nerveux des parties situées au-delà a été rendu insuffisant par la destruction des principaux vaisseaux sanguins et des troncs nerveux ; (4) que les os ont été tellement brisés qu'ils sont irréparables ; et (5) que le membre, même si la guérison a lieu, sera moins utile qu'un membre artificiel.

En tentant de sauver le membre d'un sujet jeune, il est légitime de courir des risques qui ne seraient pas admissibles dans le cas d'une personne plus âgée. En outre, pour sauver un membre supérieur, on peut courir des risques qui ne seraient pas justifiables dans le cas d'un membre inférieur, car, s'il est facile de se procurer une jambe artificielle utilisable, n'importe quelle partie de la main ou du bras naturel est infiniment plus utile que celle d'un membre supérieur. le meilleur substitut que le facteur d'instruments puisse inventer. Le risque encouru en tentant de sauver un membre doit toujours être expliqué au patient ou à son tuteur, afin qu'il puisse partager la responsabilité en cas d'échec.

Le fait que l'amputation doive être effectuée immédiatement ou non dépend de l'état général du patient. Si la blessure est grave et s'accompagne d'un choc profond, il vaut mieux attendre vingt-quatre ou quarante-huit heures. Pendant ce temps, la plaie est purifiée et le membre enveloppé d'un pansement stérile. Des moyens sont pris pour contrecarrer le choc et pour maintenir les forces du patient, et les signes d'infection ou d'hémorragie sont soigneusement surveillés. Une fois le choc passé, l'opération est alors réalisée sous des auspices plus favorables. L'expérience clinique a prouvé que de cette manière, la mortalité due aux amputations primaires peut être sensiblement diminuée, notamment dans le cas de blessures nécessitant l'ablation d'un membre entier.

Après avoir décidé d'amputer, il est important d'éviter d'avoir des tissus meurtris, déchirés ou séparés dans les lambeaux, car ceux-ci sont susceptibles de se desquamer ou de devenir le siège d'une infection. A cet égard, il convient de garder à l'esprit que les lésions des tissus mous sont toujours plus étendues que ce qui ressort d'un examen externe.

La tentative de sauver un membre peut échouer et l'amputation peut être nécessaire plus tard en raison de la propagation de processus infectieux, d'ostéomyélite ou de gangrène ; pour prévenir l'épuisement dû à une suppuration prolongée et à l'absorption de toxines ; ou à cause d'une hémorragie secondaire.

Blessures osseuses par balle. — Les fractures résultant de l'impact d'une balle ou de fragments d'obus sont nécessairement complexes et sont généralement infectées dès le début par des organismes transportés par le missile ou par des morceaux de vêtements ou d'autres corps étrangers. Il n'est pas rare que le missile se loge dans l'os.

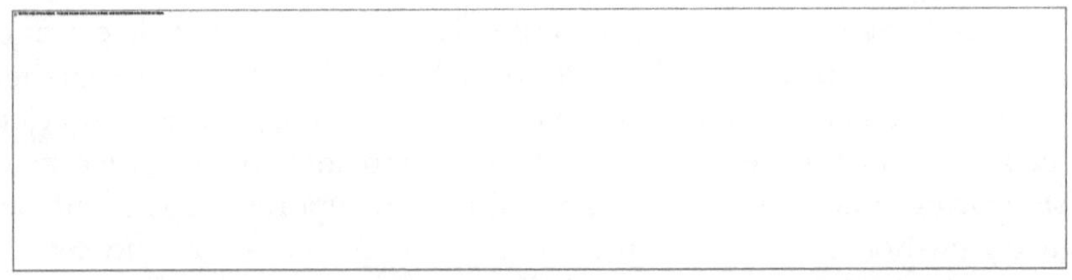

FIG. 7. —Formation excessive de callosités après une fracture composée infectée des deux os de l'avant-bras—résultat d'une blessure par balle. Fusion des os dans l'espace interosseux.

L'étendue de la blessure à l'os varie à l'infini, depuis une simple plaie en forme d'éclat ou de gouttière jusqu'à la pulvérisation complète de la partie touchée. La fracture est du type comminutif et fissuré, les fissures rayonnant à partir du point d'impact et s'étendant sur une distance considérable, impliquant parfois même la surface articulaire de l'os à quelques centimètres de distance. Dans les fractures comminutives des diaphyses des os longs, il existe souvent un gros fragment en forme de coin complètement isolé du reste et, en présence d'une infection, celui-ci peut former un séquestre. La guérison est souvent retardée par la séparation des séquestres, qui se produit lentement, et la consolidation s'accompagne d'une formation excessive de cals. Lorsqu'une section considérable de la tige a été perdue, il peut en résulter un manque d'union, une union fibreuse ou la formation d'un faux joint.

Le traitement est effectué selon les mêmes principes que pour les autres formes de fractures ouvertes, sauf qu'il convient de mentionner la méthode d'irrigation de Carrel, qui s'est avérée être le moyen le plus puissant pour vaincre l'infection associée.

SÉPARATION DES ÉPIPHYSES [1]

[1] Nous n'employons pas le terme « diastasis », qui a été utilisé dans des sens différents par différents auteurs.

Chez les sujets jeunes, avant que les os ne soient complètement développés, les épiphyses peuvent être séparées des diaphyses. L'utilisation des rayons X a grandement enrichi notre connaissance de ces lésions.

Il est utile de se rappeler qu'au membre supérieur, les épiphyses de la région de l'épaule et du poignet, et, au membre inférieur, celles de la région du genou, sont les plus tardives à se réunir ; et que c'est dans ces situations que la croissance en longueur de l'os se poursuit le plus longtemps et le plus activement (vingt à vingt et un ans). Les blessures de ces épiphyses sont donc les plus susceptibles de gêner la croissance du membre.

Une épiphyse se nourrit des artères articulaires et des vaisseaux du périoste.

Séparation pathologique des épiphyses. — Il existe certaines conditions pathologiques, telles que le rachitisme, le scorbut, la syphilis congénitale, la tuberculose, les états suppuratifs et les croissances tumorales, qui rendent la séparation des épiphyses susceptible de se produire à la suite de blessures tout à fait insuffisante pour produire de telles lésions dans des conditions normales.

Séparations traumatiques. [2] — D'une manière générale, on peut dire que les blessures qui, chez un adulte, seraient susceptibles de produire une luxation, sont plus susceptibles, chez une personne jeune, de provoquer la séparation d'une épiphyse. La violence indirecte, surtout lorsqu'elle est exercée de manière à combiner traction et torsion, par exemple lorsque le pied est pris dans les rayons d'une roue de voiture, est la cause la plus fréquente de séparation épiphysaire. La violence directe est une cause beaucoup moins fréquente. L'action musculaire produit parfois une séparation des épiphyses, par exemple l'épine iliaque antéro-supérieure, le petit trochanter du fémur ou l'extrémité supérieure du péroné.

[2] Nous souhaitons ici reconnaître notre dette envers le travail de M. John Poland sur la *séparation traumatique des épiphyses* .

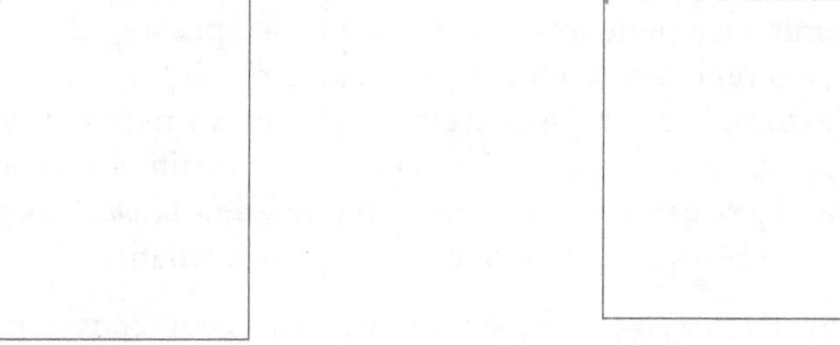

FIG. 8. —Séparation partielle de l'épiphyse, avec fracture se dirigeant vers la diaphyse.

FIG. 9. —Séparation complète de l'épiphyse.

FIG. 10. —Séparation partielle avec fracture de l'épiphyse.

La majorité des séparations ont lieu entre la onzième et la dix-huitième année, principalement parce que c'est à cette époque que les blessures susceptibles de produire de telles lésions sont les plus fréquentes. Ils ne se produisent pas après vingt-cinq ans, car à ce moment-là toutes les épiphyses sont réunies. Chez les femmes, cette forme de blessure est rare et survient presque invariablement avant la puberté.

Voici les sièges de séparation les plus courants, par ordre de fréquence : (1) l'extrémité inférieure du fémur ; (2) l'extrémité inférieure du rayon ; (3) l'extrémité supérieure de l'humérus ; (4) l'extrémité inférieure de l'humérus ; (5) l'extrémité inférieure du tibia ; et (6) l'extrémité supérieure du tibia.

Anatomie morbide. — Dans une véritable séparation, le cartilage épiphysaire reste attaché à l'épiphyse. En règle générale, l'épiphyse n'est pas complètement séparée de la diaphyse, la lésion fréquente étant une séparation le long d'une partie de la ligne épiphysaire, avec une fracture se prolongeant dans la diaphyse (Fig. 8). Il n'est pas rare que plusieurs épiphyses soient séparées par le même accident, par exemple l'extrémité inférieure du fémur et les extrémités supérieures du tibia et du péroné. Les séparations épiphysaires, comme les fractures, peuvent être *simples* ou *composées* . Les séparations incomplètes risquent d'être négligées au moment de l'accident, mais il y a des raisons de croire qu'elles peuvent constituer le point de départ d'une maladie. La souche de la jonction épiphysaire - la *souche juxta-épiphysaire* d'Ollier - est une blessure courante chez les jeunes enfants.

Caractéristiques cliniques. — Les symptômes simulent ceux d'une luxation plutôt que d'une fracture. Ainsi, *une mobilité anormale* au niveau d'une jonction épiphysaire peut ressembler étroitement à un mouvement au niveau de l'articulation adjacente, en particulier lorsque l'épiphyse est intra-capsulaire. La relation des points osseux sert cependant à indiquer la nature de la lésion. Le degré de *déformation* est souvent léger, car la direction transversale de la lésion, la largeur des surfaces séparées et la fermeté de l'attache périostée le long de la ligne épiphysaire empêchent souvent son déplacement. Dans de nombreux cas, une crête distincte, arrondie, lisse et régulière, provoquée par la projection de la diaphyse, peut être ressentie. Le caractère particulier « sourd » du *crépitement* est l'un des signes les plus caractéristiques. Plus le patient est âgé et plus l'ossification progresse, plus la crépitation ressemble à celle d'une fracture.

Parmi les signes subsidiaires, *la perte de puissance* du membre est un des plus constants ; en effet, chez les jeunes enfants, c'est parfois le premier, et peut-être le seul, signe qui retient l'attention. *La douleur* et *la sensibilité* le long de la ligne épiphysaire sont des signes précieux, notamment lorsque la lésion est due à une violence indirecte ou musculaire et qu'il n'y a pas de contusion des parties molles. *Un gonflement* localisé , accompagné d' *ecchymoses* , est souvent marqué ; et l'articulation adjacente peut être distendue avec du liquide.

Pour distinguer cette blessure d'une luxation, il convient de noter qu'en cas de séparation épiphysaire, aucun claquement n'est ressenti lorsque la déformation est réduite, la tendance au re-déplacement est plus grande et le soulagement apporté par la réduction est moindre que lors d'une luxation. L'utilisation des rayons de Röntgen établit immédiatement le diagnostic.

Pronostic et résultats. — Dans la majorité des cas, la consolidation s'effectue de manière satisfaisante par la formation de cals dans le tissu spongieux de la diaphyse et à la surface profonde du périoste. Malgré le caractère généralement favorable du pronostic, il convient cependant d'avertir les amis du patient qu'on ne peut pas toujours compter sur un résultat tout à fait satisfaisant.

Une déformation, avec raideur et blocage au niveau de l'articulation adjacente, notamment au niveau du coude, peut résulter d'une réduction imparfaite ou d'un cal exubérant. L'arrêt de la croissance de l'os en longueur est une conséquence rare, et lorsqu'il se produit, il n'est pas dû à une union prématurée de l'épiphyse avec la diaphyse, mais à une action diminuée au niveau de la jonction ossifiante.

Lorsque la croissance d'un des os de la jambe ou de l'avant-bras est arrêtée après séparation de son épiphyse tandis que l'autre os continue de croître, le pied ou la main est dévié vers le côté du plus court.

Des séparations partielles peuvent être négligées au moment de l'accident et causer des problèmes plus tard dus à la flexion de l'os, comme dans une variété de coxa vara. L'épiphyse à l'extrémité inférieure du fémur peut être déplacée dans le jambon et appuyer sur les vaisseaux poplités.

Traitement. — Les principes généraux qui régissent le traitement des fractures s'appliquent également aux séparations épiphysaires, l'essentiel étant le remplacement précis de l'épiphyse.

Dans *les séparations composées de l'épiphyse* , l'extrémité de la diaphyse peut être poussée à travers la peau. L'entrée du sepsis peut s'avérer un obstacle à toute mesure opératoire qui serait autrement indiquée.

CHAPITRE II
BLESSURES DES ARTICULATIONS

Anatomie chirurgicale. — La fonction d'une articulation est de permettre le mouvement d'un os sur l'autre. Les surfaces articulaires sont recouvertes d'une fine couche de cartilage hyalin, et sont retenues en apposition par la tension des ligaments et des muscles entourant l'articulation. La capsule articulaire (ligament capsulaire) est directement en continuité avec le périoste et est bordée par une couche synoviale qui, au niveau de la ligne d'attache de la capsule, se reflète sur l'os jusqu'au cartilage articulaire. La couche synoviale investit les ligaments intra-articulaires et se projette à l'intérieur de l'articulation sous forme de plis lâches partout où les surfaces articulaires ne sont pas en contact immédiat. La surface de la couche synoviale est recouverte de minuscules processus ou villosités qui, en cas de maladie, peuvent devenir hypertrophiées. La synovie doit sa propriété lubrifiante à la mucine, issue de la solution des cellules endothéliales à la surface libre de la couche synoviale. Les surfaces opposées d'un joint étant toujours en contact précis, la cavité n'est qu'une cavité potentielle. Si du liquide est versé dans l'articulation, la couche synoviale et la capsule sont étirées, provoquant un inconfort ou une douleur réelle, qui est en partie soulagée par une légère flexion de l'articulation. Si la distension persiste, les ligaments s'allongent et l'articulation est instable.

L'origine commune des os, du cartilage, du périoste et de la couche synoviale d'un tissu parent de l'embryon s'accorde avec la facilité avec laquelle l'un de ces tissus peut être converti en un autre sous des influences traumatiques ou pathologiques ; et comment dans les ligaments et dans la membrane synoviale des foyers de cartilage hyalin peuvent se former et, après avoir augmenté en taille, subir une ossification.

Les articulations reçoivent un apport sanguin abondant via les artères articulaires. Les lymphatiques, qui prennent leur origine dans la couche synoviale, passent dans les vaisseaux efférents qui s'étendent dans les plans intermusculaires et autres du tissu conjonctif du membre. L'innervation provient principalement des nerfs distribués aux muscles agissant sur l'articulation et à la peau qui la recouvre.

Sources de force articulaire. — La capacité d'une articulation à résister à la luxation dépend (1) de la forme de ses éléments osseux ; (2) la force et la disposition de ses ligaments ; (3) le soutien qu'il reçoit des muscles ou des tendons placés par rapport à lui ; et (4) la stabilité relative des structures adjacentes. Bien que tous ces facteurs contribuent à la force d'une articulation donnée, l'un ou l'autre d'entre eux prédomine généralement, de sorte que certaines articulations sont solides sur le plan osseux, d'autres sont fortes sur le plan ligamentaire, tandis que quelques-unes dépendent principalement des muscles adjacents pour leur stabilité.

La hanche et les coudes sont les meilleurs exemples d'articulations dont la force provient principalement de la disposition architecturale des os qui les constituent. Ces articulations ne sont luxées que par des degrés de violence extrêmes, et il n'est pas rare, notamment au niveau du coude, que des parties des os soient fracturées avant que les surfaces articulaires ne soient séparées.

Le genou, le poignet, les articulations carpiennes, tarsiennes et claviculaires dépendent presque entièrement de la force de leurs ligaments pour leur stabilité. Ces articulations sont rarement luxées, mais comme la violence frappe principalement les ligaments, elles sont fréquemment foulées.

L'épaule est l'exemple typique d'une articulation dont la sécurité dépend principalement des muscles et des tendons qui la traversent, d'où la fréquence avec laquelle elle se luxe lorsque les muscles sont pris par surprise. En même temps, la grande mobilité de l'omoplate et de la clavicule augmente considérablement la stabilité de l'articulation de l'épaule. Les tendons passant par rapport au genou, à la cheville et au poignet contribuent à la stabilité de ces articulations.

La proximité d'un os facilement fracturable contribue également à prévenir la luxation de certaines articulations : par exemple, une fracture de la clavicule empêche une force incidente de se déployer sur l'articulation de l'épaule ; et la fréquence des fractures du radius de Colles et des fractures du péroné de Pott expliquent sans doute dans une certaine mesure la rareté des luxations des articulations du poignet et de la cheville respectivement. L'immunité contre la luxation dont jouissent les articulations des sujets jeunes est due en partie à la facilité avec laquelle une épiphyse adjacente se sépare.

L'axiome mécanique selon lequel « ce qui se gagne en mouvement se perd en stabilité » s'applique aux articulations, celles qui ont la plus grande amplitude de mouvement étant les plus fréquemment luxées.

Les blessures dont une articulation est responsable sont les contusions, les plaies, les entorses et les luxations.

Contusions des articulations. —La contusion est la forme la plus légère de blessure à une articulation. Que la violence soit transmise à distance, comme dans une contusion de la hanche par une chute sur les pieds, ou qu'elle agisse plus directement, comme dans une chute sur le grand trochanter, les os sont violemment poussés les uns contre les autres, et la force se dépense. sur leurs surfaces articulaires. Les cartilages articulaires et l'os spongieux sous-jacent, ainsi que la muqueuse synoviale, sont meurtris et il y a un épanchement de sang et de liquide séreux dans l'articulation et les tissus environnants.

signes cliniques les plus marquants sont le gonflement et la décoloration. Le gonflement, en particulier dans les articulations superficielles, est un symptôme précoce et marqué, principalement dû à un épanchement de sang dans l'articulation (*hémarthrose*). Dans les joints profondément placés, la décoloration peut ne pas apparaître en surface avant quelques jours, surtout si la violence a été indirecte. L'articulation est maintenue en position fléchie et n'est douloureuse que lorsqu'elle est déplacée. Chez les sujets hémophiles, un épanchement sanguin considérable dans une articulation peut suivre la blessure la plus insignifiante.

Un léger épanchement séreux dans l'articulation (*hydrarthrose*) persiste souvent pendant un certain temps, et il n'est pas rare que les affections tuberculeuses des articulations datent d'une contusion.

Le *traitement* est le même que pour les entorses (<u>p. 36</u>).

Plaies des articulations. — L'importance des blessures accidentelles des articulations, telles que celles résultant par exemple d'un coup de canif ou du pic d'une rampe, réside dans le fait qu'elles sont susceptibles d'être suivies d'une infection de la cavité synoviale. L'infection peut concerner uniquement la couche synoviale (*synovite septique*), ou s'étendre à tous les éléments de l'articulation (*arthrite septique*). Ces conditions sont décrites avec les maladies des articulations.

La pénétration de l'articulation peut parfois être reconnue par la sortie de la synovie de la plaie, ou la couche synoviale ou le cartilage articulaire peut être exposé. En cas de doute, la plaie doit être agrandie. L'utilisation de la sonde est à éviter en raison du risque de transport de matériel infectieux du tracé de la plaie vers l'articulation.

Les plaies pénétrantes des articulations sont traitées de la même manière que les fractures ouvertes. Si l'instrument pénétrant doit être considéré comme infecté, comme par exemple lorsque le rayon d'une moto est enfoncé dans la poche supérieure du genou, la blessure doit être considérée comme grave et susceptible de mettre en danger la fonction. de l'articulation, la perte d'un membre ou même la vie elle-même. On s'appuie principalement sur l'excision primaire des bords et du tracé de la plaie, ainsi que sur d'autres mesures employées dans le traitement des blessures par balle. Tandis que la plaie de la synoviale et de la capsule est suturée, celle des parties molles reste ouverte. Si un drainage est utilisé, le tube s'étend jusqu'à l'ouverture de la synoviale, mais pas dans l'articulation elle-même. Si une septicémie survient, l'articulation est ouverte et irriguée selon la méthode de Carrel. Une certaine forme d'attelle et un bandage de Bier sont des compléments précieux. Le dernier recours est l'amputation.

Les blessures par balle aux articulations varient en gravité depuis une simple perforation de la couche synoviale par un éclat d'obus jusqu'à l'éclatement complet des surfaces articulaires. Entre ces extrêmes se trouvent les cas dans lesquels les couches capsulaire et synoviale sont largement lacérées sans implication des os, et d'autres dans lesquels les os sont impliqués sans que les ligaments ou la couche synoviale soient gravement endommagés - par exemple, par une balle traversant et traversant. la partie annulée d'un des os constitutifs, ou par une fissure s'étendant dans la surface articulaire.

À tous les degrés, le plus grand risque vient de l'infection septique, dont on peut supposer qu'elle est présente dans toutes les variétés sauf la dernière.

Le *traitement* consiste à nettoyer immédiatement la plaie en excisant les tissus les plus endommagés et en éliminant tout corps étranger qui aurait pu s'y loger ; désinfecter la partie exposée de la cavité articulaire avec de l'eusol, du « bipp » ou un autre antiseptique, et refermer la plaie ou établir un drainage, selon les circonstances. L'articulation est ensuite immobilisée jusqu'à la cicatrisation de la plaie, après quoi le massage et le mouvement commencent. Lorsque les os sont brisés ou lorsque le sepsis prend le dessus et désorganise l'articulation, l'amputation s'impose.

Entorses. —Une entorse résulte d'une forme de violence d'étirement ou de torsion qui provoque le déplacement de l'articulation au-delà de ses limites physiologiques, ou dans une direction pour laquelle elle n'est pas structurellement adaptée. L'incidence principale de la force tombe donc sur les ligaments, qui sont soudainement étirés ou déchirés. La couche synoviale est également déchirée et l'articulation se remplit de sang et de liquide synovial.

Les muscles et les tendons passant au-dessus de l'articulation sont étirés ou déchirés et leurs gaines se remplissent d'épanchement séreux. Il n'est pas rare que des portions d'os soient arrachées au niveau du site d'attache de bandes ligamentaires ou de tendons solides, constituant une « fracture par entorse » ; ou pour des cartilages intra-articulaires déchirés et déplacés, comme dans le genou.

Caractéristiques cliniques. — La blessure s'accompagne d'une douleur intense et nauséabonde, qui peut persister pendant un temps considérable. Au début, le mouvement de l'articulation l'aggrave, mais si le mouvement se poursuit, il a tendance à disparaître. Les ligaments particuliers impliqués peuvent être reconnus par la sensibilité qui est provoquée en exerçant une pression sur eux ou en les étirant. De cette manière, une entorse peut souvent être diagnostiquée à partir d'une fracture dans laquelle la sensibilité maximale se situe au niveau de la blessure à l'os.

L'épanchement de sang et de synovie dans l'articulation et dans les tissus environnants provoque un gonflement et une décoloration, et le liquide répandu dans les gaines tendineuses produit souvent une sensation particulière de grincement, qui peut être confondue avec le crépitement d'une fracture. Dans les entorses, les points osseux autour de l'articulation conservent leurs relations normales les uns par rapport aux autres, ce qui permet généralement de diagnostiquer ces blessures à partir de luxations. Lorsque le gonflement est important, il est souvent nécessaire de recourir aux rayons de Röntgen pour s'assurer qu'il n'y a pas de fracture ou de luxation. Les particularités et les complications des entorses du genou sont discutées avec d'autres blessures de cette articulation.

Réparation des entorses. — Le sang et la synovie sont absorbés et les structures déchirées se réunissent, mais dans ce processus, des adhérences peuvent se former à l'intérieur de l'articulation et dans les gaines tendineuses environnantes et interférer avec le mouvement de l'articulation.

Pronostic. — Une raideur, qui dure plus ou moins longtemps, suit la plupart des entorses, mais peut être largement évitée par un traitement approprié. Chez les personnes âgées et rhumatismales, des changements dans la nature de l'arthrite déformante sont susceptibles de survenir, gênant grandement le mouvement. Bien que la suppuration soit rare, la maladie tuberculeuse serait due à une entorse.

Traitement. — En cas d'observation immédiatement après l'accident, une pression ferme doit être appliquée au moyen d'un bandage élastique sur une épaisse couche de coton, pour éviter les saignements et les épanchements de la synovie. Plus tard, le meilleur traitement est le massage et le mouvement. Au niveau de la cheville, par exemple, le massage doit être commencé immédiatement, la partie étant doucement caressée vers le haut. Si le massage est suffisamment léger, il n'y a pas de douleur, il est plutôt apaisant. Le frottement se poursuit pendant quinze à vingt minutes et le patient est encouragé à bouger les orteils et la cheville ; un bandage élastique moyennement ferme est ensuite appliqué. Le massage est répété une à deux fois par jour, les séances durent une quinzaine de minutes. Le patient doit être encouragé à bouger l'articulation dès le début, en commençant par les mouvements qui exercent le moins de pression sur les ligaments endommagés, et en augmentant progressivement l'amplitude. Pendant quelques jours, il est incité à marcher ou à faire du vélo, ou sinon à utiliser l'articulation sans la soumettre à des efforts, ni à une répétition du mouvement qui a provoqué l'accident. Des douches chaudes et froides alternées ou des bains à air chaud, suivis d' un massage, sont également utiles. Le repos complet et l'immobilisation prolongée sont à condamner.

LUXATIONS TRAUMATIQUES

Une luxation ou luxation est un déplacement persistant des extrémités opposées des os formant une articulation. Nous ne nous occupons ici que des luxations qui suivent immédiatement une blessure. Ceux qui sont congénitaux ou qui résultent d'une maladie seront étudiés plus tard.

Causes. — La plupart des luxations sont le résultat d' une violence *indirecte* , l'os le plus mobile agissant comme un levier sur un point d'appui fourni par l'arrêt naturel du mouvement sous forme de ligament, d'os ou de muscle. C'est de cette manière que se produisent la plupart des luxations de l'épaule, de la hanche et du coude.

Au moment où la violence est appliquée, les muscles sont détendus ou autrement désavantagés, de sorte que l'articulation est momentanément privée de son soutien. L'articulation est déplacée au-delà de sa portée physiologique, et l'extrémité d'un des os s'appuyant sur la capsule, la déchire et traverse la déchirure ainsi faite. Les muscles se contractent alors par réflexe et tirent la tête de l'os dans une position non naturelle à l'extérieur de la capsule. La position adoptée dépendra de facteurs tels que la direction de la force, la structure de l'articulation, la position du membre au moment de l'accident et la force relative des différents groupes de muscles agissant sur l'os déplacé. .

La violence appliquée *directement* sur l'articulation est une cause de luxation beaucoup moins fréquente. De cette manière, cependant, l'articulation du genou peut être luxée, un os étant poussé devant l'autre, par exemple par un coup de pied de cheval ; ou l'articulation acromio-claviculaire par un coup sur l'épaule.

La contraction musculaire n'est pas souvent la seule cause de luxation, même si, comme cela a été mentionné, elle joue un rôle important dans la production de la majorité de ces blessures. L'épaule, la mandibule et la rotule sont cependant souvent déplacées par la seule action musculaire. Les acrobates acquièrent parfois le pouvoir de disloquer certaines articulations par contraction volontaire de leurs muscles.

Âge et sexe. — Les luxations surviennent le plus souvent chez les hommes adultes, sans doute à cause de la nature de leurs occupations et de leurs loisirs. Chez les enfants, les épiphyses sont séparées, et chez les personnes âgées, les os sont brisés par des formes de violence qui provoquent des luxations chez les personnes d'âge moyen.

La débilité musculaire et le relâchement excessif des ligaments résultant d'une maladie ou d'une luxation antérieure sont également des facteurs prédisposants.

Variétés cliniques. —La séparation entre les os peut être *complète* ou *partielle* . Lorsqu'elles sont partielles, des parties des surfaces articulaires restent en apposition et la blessure est connue sous le nom de *sous-luxation* . Comme les fractures, les luxations peuvent être *simples* ou *complexes* , ces dernières étant particulièrement dangereuses en raison du risque infectieux. Lorsqu'elle est observée quelques jours après son apparition, une luxation est considérée comme *récente* ; mais lorsque plusieurs semaines ou mois se sont écoulés, on parle d'une luxation *ancienne* . Cette dernière sera décrite plus loin.

Les luxations, comme les fractures, peuvent être *compliquées* par des lésions des gros vaisseaux sanguins ou des troncs nerveux, par des lésions des organes internes ou par une plaie des tissus mous qui ne communique pas avec l'articulation. De plus, une fracture peut coexister avec une luxation, une complication des plus importantes.

Caractéristiques cliniques. — Les signes les plus caractéristiques de luxation sont *une rigidité surnaturelle* ou une absence de mouvement là où le mouvement devrait naturellement avoir lieu ; *mobilité dans des directions anormales* ; et *déformation* , la pièce étant « hors emboutissage » par rapport au côté indemne (Fig. 18). Les repères osseux perdent leur relation normale les uns avec les autres ; et la déformation est caractéristique et commune à tous les exemples de la même luxation.

Bien que l'un des signes subsidiaires puisse apparaître dans des lésions autres que les luxations, il convient de leur accorder toute l'attention voulue lors du diagnostic. *La perte fonctionnelle* est en règle générale complète. *La douleur* est beaucoup plus intense que dans une fracture, habituellement parce que l'os déplacé appuie sur les troncs nerveux, et pour la même cause il y a souvent un engourdissement et une paralysie partielle du membre au-delà. *Le gonflement* des parties molles dû à un épanchement de sang est généralement moins marqué en cas de luxation qu'en cas de fracture, mais il est souvent suffisamment important pour gêner les manipulations diagnostiques. L'os déplacé, et parfois l'alvéole vide, peuvent être palpables. *La décoloration* apparaît généralement plus tard que dans les fractures. *L'altération de la longueur* du membre blessé, généralement dans le sens d'un raccourcissement, est une caractéristique courante ; tandis que les mesures de circonférence montrent généralement une augmentation. Une *sensation particulière de grincement* ou de grincement est souvent ressentie lorsque l'on tente de déplacer l'articulation ; ceci est dû au frottement des structures cartilagineuses ou ligamentaires les unes sur les autres et ne doit pas être confondu avec le crépitement d'une fracture. Dans la plupart des cas, mais pas dans tous, après la réduction, les os conservent leurs relations propres sans support extérieur, point sur lequel une luxation diffère d'une fracture. Une enquête minutieuse sur le type de force qui a produit la blessure, notamment en ce qui concerne son intensité et la direction de son action, peut faciliter le diagnostic. Le diagnostic peut toujours être vérifié par l'utilisation des rayons de Röntgen, et il faut y recourir autant que possible, car on peut montrer une fracture qui autrement échapperait à la reconnaissance.

Pronostic. — Après avoir été luxée, une articulation est rarement aussi solide qu'elle l'était autrefois, bien que, à toutes fins pratiques, le membre puisse être aussi utile que jamais. Un certain degré de raideur, de mouvements limités ou de faiblesse musculaire, ainsi que des modifications arthritiques occasionnelles et un risque de reluxation, sont les séquelles les plus courantes. Une immobilisation prolongée est susceptible d'entraîner des raideurs en permettant la formation d'adhérences ; tandis qu'un mouvement trop précoce tend à produire une laxité des ligaments qui favorise un nouveau déplacement pour des causes légères.

Traitement. — La réduction devrait être tentée le plus tôt possible. Chaque heure de retard augmente la difficulté. Le principe directeur est de faire rentrer l'os déplacé dans son alvéole par le même chemin que celui par lequel il l'a quitté, c'est-à-dire par la déchirure existante dans la capsule. Cela se fait en effectuant certaines manipulations qui dépendent de la disposition anatomique des parties, et qui varient, non seulement avec les différentes articulations, mais aussi avec les différentes variétés de luxation de la même articulation. En termes généraux, on peut dire que les principaux obstacles à la réduction sont : la contraction des muscles agissant sur l'os déplacé ; l'enchevêtrement de l'os entre des tendons ou des bandes ligamentaires qui le fixent dans sa position anormale ; et la déchirure dans la capsule est petite ou valvulaire, de sorte qu'elle forme un obstacle à la réinsertion de l'os dans l'alvéole.

La meilleure façon de surmonter la contraction musculaire est l'administration d'un anesthésique général, et dans tous les cas, sauf dans les cas les plus simples, celui-ci doit être administré pour garantir une réduction précise et indolore. A défaut, cependant, les muscles peuvent être fatigués par le chirurgien effectuant une traction régulière et prolongée sur le membre, tandis qu'un assistant effectue une contre-extension sur le segment proximal de l'articulation. On peut également profiter de la relaxation musculaire qui se produit lorsque le patient est déjà faible ou lorsque son attention est détournée de la partie blessée, pour effectuer les manipulations nécessaires pour remettre l'os dans sa position normale.

Les manœuvres appropriées pour dégager la tête de l'os des tendons, des ligaments ou des processus osseux avec lesquels elle peut être enchevêtrée, seront suggérées par une considération de l'anatomie de l'articulation particulière impliquée et seront décrites avec des luxations individuelles.

En réduisant une luxation, aucune force physique ne compensera le manque de connaissances anatomiques. Tous les mouvements de traction, de torsion ou d'arrachement sont à éviter, car ils sont susceptibles de provoquer des lésions des vaisseaux sanguins, des nerfs ou d'autres parties molles, voire — et surtout chez les personnes âgées — de fracturer l'un des os concernés.

massage et du mouvement procure un grand bénéfice . Avant d'appliquer un appareil de contention, toute la région doit être doucement caressée dans le sens centrifuge pendant quinze ou vingt minutes ; et cela doit être répété quotidiennement, chaque séance durant environ vingt minutes. Dès le premier jour, le mouvement de l'articulation s'effectue dans toutes les directions, sauf celle qui tend à ramener la tête de l'os contre la partie lésée de la capsule ; et le patient est encouragé à déplacer l' articulation le plus tôt possible. L'appareil approprié et la période pendant laquelle il doit être porté seront pris en compte avec les luxations individuelles.

Opération dans les luxations simples. — Dans un nombre limité de cas, même à l'aide d'un anesthésique, la réduction par manipulation se révèle impossible. Il faut alors recourir à l'exploitation, ce qui est une procédure relativement sûre et satisfaisante, bien que souvent difficile. Il peut arriver dans de rares cas que l'annulation du déplacement ne soit possible qu'après l'ablation d'une partie de l'un ou l'autre des os.

Luxations composées. — Les luxations composées sont généralement le résultat d'une violence extrême produite par des accidents de machines ou de chemins de fer, ou par une chute de hauteur. Dans la majorité des cas, elles se compliquent d'une fracture d'un ou plusieurs des os constitutifs de l'articulation, ainsi que de lacérations des muscles, des tendons et des vaisseaux sanguins. Cependant, dans la région de la cheville, du poignet et des articulations du pouce, la luxation composée se rencontre parfois sans complication avec d'autres lésions. Le plus grand risque est l'infection, qui peut entraîner une grave altération de l'utilité de l'articulation, voire sa destruction complète, résultats auxquels les blessures concomitantes contribuent matériellement. Dans de nombreux cas d'infection, l'ankylose est le meilleur résultat que l'on puisse espérer.

Traitement. — En règle générale, la première question qui se pose est de savoir si l'amputation est nécessaire ou non, et les considérations qui déterminent ce point sont les mêmes que dans les fractures ouvertes (p. 26). Si l'on veut tenter de sauver le membre, le traitement est le même que pour une fracture ouverte (p. 25).

Luxation compliquée par une fracture. — Dans certaines luxations, la séparation de petites portions d'os ou d'épiphyses est fréquente — par exemple, fracture de la pointe de l'apophyse coronoïde lors d'une luxation du coude vers l'arrière, et écaillage d'une partie du bord de l'acétabulum dans luxation de la hanche.

L'exemple le plus important de fracture compliquant une luxation est la fracture du col chirurgical de l'humérus coexistant avec une luxation de l'épaule. Ici, la difficulté du diagnostic est considérablement accrue et le traitement des deux blessures doit être modifié. La luxation doit être réduite - par opération si nécessaire - avant que la fracture ne soit traitée, et dans de nombreux cas, il est conseillé de fixer les fragments de l'os cassé par des chevilles ou des plaques, pour permettre un début précoce du mouvement et ainsi empêcher raideur de l'articulation.

Luxations anciennes. — Lorsque, par manque de reconnaissance — et, curieusement, une luxation est beaucoup plus susceptible d'être négligée qu'on aurait cru possible — ou par suite d'un traitement infructueux, une luxation n'est pas réduite, des changements se produisent dans et autour de l'articulation qui la rendent réduction de plus en plus difficile, voire impossible. La déchirure de la capsule se referme sur le col de l'os et des adhérences fibreuses se forment entre les muscles, tendons et autres structures déchirées. Le cartilage articulaire de la tête, n'étant plus en contact avec un cartilage opposé, tend avec le temps à se transformer en tissu fibreux et peut devenir adhérent à d'autres structures fibreuses situées à proximité. En appuyant sur les structures adjacentes, il peut former une nouvelle alvéole de tissu fibreux dense qui, avec le temps, se tapisse d'une membrane sécrétrice. Lorsque la tête déplacée repose contre un os, la pression continue produit une nouvelle alvéole osseuse, des bords de laquelle des excroissances ostéophytes peuvent surgir, et à mesure que le tissu fibreux environnant se condense et forme une capsule solide, il en résulte une nouvelle articulation. L'apparition de ces changements de direction d'une nouvelle rotule dépend largement du comportement du patient : un homme vigoureux, soucieux de retrouver l'usage du membre, l'emploiera avec une certaine détermination et indifférence. à une douleur à laquelle on ne pouvait pas s'attendre chez une femme âgée sensible. L'exemple le plus parfait d'une nouvelle articulation à rotule, consécutive à une luxation non réduite de la hanche, qui ait été sous notre observation, était celui d'un chien de chasse, donné à l'un de nous par un élève australien, qui a témoigné que l'animal était aussi rapide avec le nouveau joint qu'il l'avait été avec le original. Pendant ce temps, le cartilage de l'alvéole d'origine se transforme en tissu fibreux, qui peut venir combler la cavité. Des changements ressemblant à ceux de l'arthrite déformante peuvent survenir. Les gros vaisseaux sanguins et les nerfs à proximité peuvent être pressés ou étirés par l'os déplacé, ou peuvent être impliqués dans des adhérences fibreuses. Avec le temps, ils s'allongent ou se raccourcissent selon l'attitude modifiée du membre.

FIG. 12. —Os Innominatum montrant une nouvelle douille formée après une luxation ancienne. Le cotyle est presque oblitéré.

Dans de nombreux cas, le nouveau joint est remarquablement mobile et utile ; mais dans d'autres, la douleur, les mouvements limités et l'atrophie des muscles le rendent relativement inutile et nécessitent une intervention chirurgicale.

Traitement. — C'est toujours un problème difficile de déterminer la date après laquelle il est déconseillé de tenter une réduction par manipulation d'une luxation ancienne et aucune règle ne peut être établie qui couvrirait tous les cas. Chaque cas doit plutôt être tranché selon ses propres mérites, en tenant dûment compte des risques associés à ce type de traitement. Les principaux d'entre eux sont : la rupture d'un gros vaisseau sanguin ou d'un nerf qui a formé des adhérences avec l'os déplacé, ou qui s'est raccourci en s'adaptant à la forme ou à la longueur modifiée du membre ; déchirure des muscles ou des tendons, voire de la peau ; fracture de l'os, surtout chez les personnes âgées; et séparation des épiphyses chez les jeunes.

Avant d'effectuer les manipulations appropriées à une luxation particulière, il faut d'abord briser toutes les adhérences ; et pendant la procédure, aucune force excessive ne doit être employée. La première tentative de réduction peut échouer, et pourtant les efforts ultérieurs, à quelques jours d'intervalle, peuvent finalement s'avérer couronnés de succès ; la traction et la torsion vigoureuses des parties molles, emmêlées par le tissu cicatriciel, provoquent des modifications réactives dans les vaisseaux et les tissus qui les rendent plus susceptibles de céder lors de tentatives ultérieures de réduction. Chez les personnes âgées, et là où la pression sur les nerfs ou les vaisseaux ne souffre pas, il peut être plus sage de laisser la luxation non réduite et de s'efforcer plutôt, par le massage et le mouvement, d'obtenir une variété utile de fausse articulation. Si les conditions sont différentes, il peut être préférable d'améliorer la fonction du membre par une *opération ouverte* . Les ligaments tendus et autres structures sont divisés et l'alvéole est dégagée. Si la réduction est toujours impossible, une excision partielle peut être réalisée et un lambeau de fascia lata introduit pour prévenir l'ankylose (arthroplastie). Dans le cas de la hanche, la luxation peut être laissée seule et le fémur divisé sous le trochanter, surtout s'il y a une flexion prononcée.

Les luxations habituelles ou récurrentes se rencontrent presque exclusivement au niveau de l'épaule et seront décrites avec les lésions de cette articulation.

Luxations pathologiques. — Les articulations peuvent se luxer au cours de certaines maladies. Ces luxations pathologiques se répartissent en différents groupes : 1° celles dues à un étirement progressif des ligaments capsulaires et autres affaiblis par des processus inflammatoires et suppuratifs, comme ceux qui surviennent parfois dans la typhoïde, la scarlatine, la diphtérie et la pyémie ; (2) celles dues à des modifications destructrices des ligaments et des os, typiquement observées dans l'arthrite tuberculeuse, dans l'arthrite déformante, dans la maladie de Charcot et dans les lésions nerveuses, *par exemple* la luxation de la hanche dans des conditions spastiques, telles que la maladie de Little ; (3) ceux associés à des attitudes déformées du membre ; (4) ceux dus à des modifications des surfaces articulaires, *par exemple* les phalanges dans l'arthrite déformante. Celles-ci seront examinées avec les conditions qui y donnent naissance.

Luxations congénitales. — Les luxations congénitales seraient le résultat d'un développement anormal ou arrêté *in utero* et doivent être distinguées des luxations survenant lors de l'accouchement, qui sont essentiellement d'origine traumatique. Elles seront décrites avec les déformations des extrémités.

CHAPITRE III
BLESSURES DANS LA RÉGION DE L'ÉPAULE ET DU BRAS

Les blessures rencontrées dans la région de l'épaule comprennent les fractures et luxations de la clavicule, les fractures de l'omoplate, les luxations et entorses de l'articulation de l'épaule et les fractures de l'extrémité supérieure de l'humérus.

Anatomie chirurgicale. —Pour l'examen d'une blessure dans la région de l'épaule, le patient doit être assis sur un tabouret bas ou une chaise. Après avoir inspecté les pièces de face, le chirurgien se place derrière le patient et examine systématiquement par palpation la ceinture scapulaire et l'extrémité supérieure de l'humérus. Le côté indemne doit être examiné avec l'autre à des fins de comparaison.

Immédiatement latéralement à l'échancrure supra-sternale, l'articulation sterno-claviculaire peut être ressentie, la grande extrémité de la clavicule dépassant à des degrés divers au-delà des marges de la petite surface articulaire peu profonde du sternum. Toute luxation de cette articulation est immédiatement reconnue. La clavicule étant sous-cutanée sur toute sa longueur, toute irrégularité de son contour peut être facilement détectée. Un petit tubercule (tubercule deltoïde) qui existe fréquemment près de l'extrémité acromiale est susceptible d'évoquer la présence d'une fracture. L'extrémité latérale forme avec l'acromion l'articulation acromio-claviculaire, qui n'est cependant pas toujours facilement identifiable. Les doigts sont maintenant portés sur l'acromion, qui présente souvent, dans la situation de son cartilage épiphysaire, une crête saillante, qu'il ne faut pas prendre pour une fracture. La pointe de l' acromion est généralement utilisée comme point fixe pour mesurer la longueur du haut du bras.

Le contour de la colonne vertébrale de la scapula remonte au bord vertébral ; et le corps de l'os peut être manipulé et ses mouvements testés en déplaçant le bras.

Le processus coracoïde est reconnaissable à l'angle supérieur et latéral de la dépression triangulaire délimitée par le grand pectoral, le deltoïde et la clavicule.

La tête et le col chirurgical de l'humérus peuvent désormais être palpés depuis l'aisselle, si le fascia axillaire est détendu en amenant le bras sur le côté. La grosse tubérosité est indistinctement palpable sur la face latérale de l'épaule à travers les fibres du deltoïde. Il se trouve verticalement au-dessus de l'épicondyle latéral et peut être ressenti en rotation avec la diaphyse. Le sillon intertuberculaire (bicipital) regarde vers l'avant et se situe dans une ligne tracée verticalement à travers le muscle biceps.

L'artère sous-clavière, avec sa veine du côté médian et les cordons du plexus brachial du côté latéral, passe sous le milieu de la clavicule et peut être comprimée contre la première côte immédiatement au-dessus de cet os.

<h3 align="center">FRACTURE DE LA CLAVICULE</h3>

La fracture de la clavicule est l'une des blessures les plus courantes rencontrées dans la pratique. Comme environ un tiers des cas surviennent chez des enfants, la fracture est souvent du type bâton vert. Les fractures sont rarement complexes ou complexes, sauf si elles résultent de blessures par balle ; mais parfois un des fragments perce la peau, ou vient appuyer sur les vaisseaux sous-claviers ou les cordons du plexus brachial, arrêtant la pulsation dans les vaisseaux du membre et provoquant de vives douleurs dans le bras.

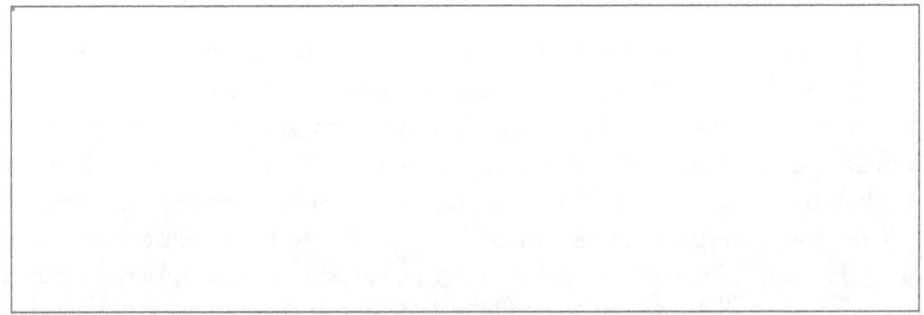

FIG. 13. —fracture oblique de la clavicule droite dans le tiers médian, unie.

Le siège de fracture le plus fréquent se situe au *tiers moyen* (Fig. 13), et cela résulte généralement de violences indirectes, comme une chute sur la main tendue, le coude ou la face externe de l'épaule, la force étant transmise par la cavité glénoïde jusqu'à la scapula, et de là par les ligaments coraco-claviculaires jusqu'à la clavicule. La violence a donc un caractère de torsion, et l'os cède près de la jonction des tiers latéral et moyen, juste là où les deux courbes naturelles de l'os se rencontrent et où les attaches musculaires et ligamentaires de soutien sont les plus faibles.

La fracture ainsi produite est généralement oblique du haut vers le bas et vers l'intérieur. Le fragment sternal peut être légèrement tiré vers le haut par les fibres claviculaires du sterno-mastoïdien, tandis que le fragment acromial tombe sous le poids du bras et les fragments se chevauchent généralement sur environ un demi-pouce. L'épaule, ayant perdu le soutien de la clavicule, retombe vers la paroi thoracique, rétrécissant l'espace axillaire, tandis que le poids du bras la tire vers le bas et que les muscles insérés dans la région du sillon bicipital la tirent vers l'avant.

La fracture du tiers moyen peut résulter aussi d'un coup direct, tel que le recul d'un fusil, ou d'une violente contraction musculaire, la fracture étant généralement transversale et le déplacement moins marqué que dans la fracture par violence indirecte.

Caractéristiques cliniques. — L'attitude du patient est caractéristique : le coude est fléchi et soutenu par la main opposée, tandis que la tête est inclinée vers l'épaule atteinte pour détendre les muscles du cou. Le crépitus est provoqué en reculant les épaules ou en tentant de lever le bras au-delà de l'horizontale, et ces mouvements provoquent des douleurs. La sensibilité est provoquée par la pression exercée sur le siège de la fracture, ainsi que par la pression distale. Le fragment sternal dépasse presque invariablement l'acromial et peut généralement être palpé à travers la peau ; à la mesure, la clavicule se révèle raccourcie. Lorsque la fracture est incomplète (greenstick) ou transversale, les symptômes sont moins marqués.

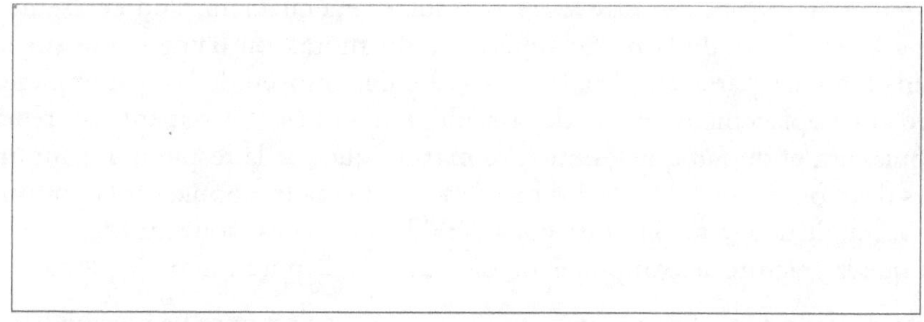

FIG. 14. —Fracture de l'extrémité acromiale de la clavicule. Montre la rotation vers l'avant du fragment latéral et la ligne de fracture unie par l'os.

La fracture du *tiers latéral* ou acromial de la clavicule est une forme courante d'accident lors des matchs de football et résulte généralement d'une violence directe, l'os étant enfoncé contre l'apophyse coracoïde et brisé comme on casse un bâton sur le genou. La fracture peut survenir par insertion des ligaments conoïde et trapézoïdal, auquel cas les seuls symptômes sont une douleur et une sensibilité au siège de la fracture, avec une altération du mouvement du membre. Le déplacement et la crépitation sont évités par l'action d'attelle des ligaments.

Lorsque la rupture est latérale à l'attache du ligament trapézoïdal, la fracture est généralement transversale et est presque toujours due à une chute à l'arrière de l'épaule, l'angle entre la colonne vertébrale et l'acromion frappant le sol. Le fragment acromial tourne vers l'avant (Fig. 14), parfois même à angle droit, ce qui fait passer la pointe de l'épaule vers l'avant, et ainsi se rapprocher légèrement de la ligne médiane. L'intégrité des ligaments coraco-claviculaires évite tout affaissement marqué de l'épaule. Il est à noter que le déplacement n'est pas toujours évident au début.

Les fractures du *tiers médial* ou sternal sont rares, sont généralement obliques et résultent soit d'une force indirecte agissant dans la ligne de la clavicule, soit, plus rarement, d'une violence directe ou d'une action musculaire. En règle générale, la déformation est insignifiante, sauf en cas de déchirure du ligament costo-claviculaire, auquel cas l'extrémité médiale du fragment distal est inclinée vers le haut sous le poids du bras. L'épaule passe vers le bas, vers l'avant et médialement. Lorsqu'elle est proche de l'extrémité sternale, cette fracture peut simuler une luxation de l'articulation sterno-claviculaire ou une *séparation de l'épiphyse claviculaire* . Ce dernier est un accident rare, qui peut survenir entre la dix-septième et la vingt-cinquième année, et qui est ordinairement le résultat d'une action musculaire violente. Elle diffère des autres lésions de cette région par une réduction et un maintien en position plus faciles, l'épiphyse se trouvant entièrement dans les limites de la capsule articulaire de l'articulation sterno-claviculaire.

La fracture simultanée des deux clavicules résulte généralement d'un écrasement transversal sévère de la partie supérieure du thorax ou d'une chute sur les mains tendues, par exemple à la chasse. Le tiers moyen de l'os est impliqué, avec un déplacement et un dépassement marqués. Le patient est rendu impuissant, et du fait que les muscles extrinsèques de la respiration sont mis hors d'action et que le poids des membres impuissants appuie sur la poitrine, il y a une difficulté respiratoire considérable, et cela est souvent accru par le fait que la fracture se complique de blessures de le poumon ou la plèvre.

Le *pronostic* de consolidation dans toutes ces lésions est bon. La consolidation osseuse ferme se produit généralement dans les vingt et un jours. Les pseudarthroses, les fausses articulations ou les unions fibreuses se rencontrent rarement. En même temps, il faut garder à l'esprit que, malgré toutes les précautions, certaines déformations et raccourcissements peuvent en résulter, sans pour autant nuire à l'utilité du membre.

FIG. 15. —Plâtre adhésif appliqué pour fracture de la clavicule.

Traitement. —Le déplacement dans les fractures complètes de la clavicule est facilement réduit en soutenant le coude, en renforçant les épaules et en faisant levier sur la pointe de l'épaule affectée. Dans quelques cas, l'interposition de certaines fibres du muscle sous-clavier entre les fragments a empêché une réduction parfaite.

Dans la variété greenstick, l'os peut être replié dans sa position normale, mais aucune force importante ne doit être employée car, malgré une réduction imparfaite, la clavicule se redresse généralement à mesure qu'elle grandit et, bien qu'une certaine déformation puisse persister, la fonction de l'os peut être replié dans sa position normale. le membre n'est pas gêné.

Position couchée. — Il ne fait guère de doute que les résultats esthétiques les plus parfaits sont obtenus en traitant le patient en position couchée. Ainsi, chez les filles, chez qui l'on désire que les épaules soient parfaitement symétriques, on obtient les meilleurs résultats en plaçant la malade sur un matelas ferme, avec un coussin étroit et ferme entre les omoplates, de manière à ce que le poids de l'enfant soit supporté. l'épaule peut porter le fragment acromial latéralement et vers l'arrière. Un coussinet est inséré dans l'aisselle, le coude relevé et le bras placé de côté sur un oreiller et stabilisé avec des sacs de sable. Le massage est appliqué quotidiennement. Cette position devant être maintenue sans interruption pendant deux ou trois semaines, elle s'avère trop gênante pour la plupart des patients. Cependant, lorsque les deux clavicules sont fracturées, c'est, sauf opération, la seule méthode de traitement disponible.

Dans les cas ordinaires, le bras doit être placé dans la position qui donne le meilleur alignement des fragments et le moins de déformation. Une fine couche de laine est placée sous l'aisselle pour séparer les surfaces cutanées. Une écharpe soutenant le *coude* est maintenant appliquée, maintenant le bras en position, et un bandage corporel fixe le bras sur le côté. Le massage et le mouvement doivent être commencés immédiatement.

Une méthode simple, qui donne des résultats satisfaisants, est celle proposée par Wharton Hood. La fracture ayant été réduite, trois bandes de sparadrap, chacune d'un pouce et demi de large, sont appliquées d'un point immédiatement au-dessus du mamelon jusqu'à un point situé à 2 pouces au-dessous de l'angle de l'omoplate (Fig. 15). La sangle du milieu recouvre le siège de la fracture et est appliquée la première : les autres, la recouvrant légèrement, s'étendent d'environ un demi-pouce de chaque côté. Le coude est soutenu par une écharpe. Ce plan a l'avantage de permettre que le mouvement de l'épaule s'effectue dès le début, mais le plâtre gêne plutôt le massage.

La méthode du mouchoir. — En cas d'urgence, une des meilleures méthodes applicables à toutes les fractures de la clavicule est de soutenir les épaules au moyen de deux mouchoirs capitonnés, pliés *en cravate* , placés bien sur la pointe des épaules et noués ou entrelacés entre eux. les omoplates. L'avant-bras est alors soutenu par un troisième mouchoir appliqué en écharpe, dont la base est placée sous le coude, les extrémités passant par-dessus l'épaule saine.

Un traitement opératoire peut être nécessaire en cas de fractures complexes ou comminutives lorsque les fragments ont blessé ou sont susceptibles de blesser les vaisseaux sous-claviers ou les cordons du plexus brachial, ou lorsqu'il est autrement impossible de réduire la fracture ou de retenir les fragments en place. apposition. Elle est également indiquée dans certains cas de fracture des deux clavicules.

Ces différentes méthodes de traitement ne sont pas également applicables à tous les cas. D'après notre expérience, dans les circonstances indiquées, les méthodes suivantes se sont révélées les plus satisfaisantes : (1) Comme moyen de rétention temporaire en cas d'urgence, par exemple lors d'accidents survenus sur un terrain de football, la méthode du mouchoir. (2) Dans les fractures simples de gravité moyenne dans n'importe quelle partie de l'os, la méthode de fronde et de bandage corporel. (3) Dans les cas où, pour des raisons esthétiques, la préoccupation principale est d'éviter les déformations et de maintenir la symétrie des épaules, comme chez les filles, le traitement par décubitus. (4) En cas de défaillance de l'appareil de rétention ou lorsque les fragments exercent une pression nuisible, traitement opératoire.

Dans un certain nombre de cas, il y a une douleur excessive qui empêche le sommeil ; lorsque cela est dû à des contractions musculaires semblables à des crampes et à des mouvements des fragments, il est soulagé par une fixation plus précise, comme par des bandes de plâtre ; sinon, une injection hypodermique d'héroïne ou de morphine est indiquée.

LUXATION DE LA CLAVICULE

La luxation de l' **extrémité acromiale** — parfois, et peut-être plus correctement, appelée luxation de la scapula — est plus fréquente que celle de l'extrémité sternale, et elle résulte généralement d'un coup par derrière ou d'une chute sur l'extrémité de l'omoplate. épaule, en descendant l'omoplate, de sorte que la clavicule se projette *vers le haut* et remplace le processus de l'acromion.

vers le bas de l'extrémité acromiale de la clavicule est beaucoup plus rare et peut faire suite à une chute sur le coude ou à un coup sur la clavicule. L'extrémité de l'os se trouve sous l'acromion, en contact avec la capsule de l'articulation de l'épaule, et l'acromion ressort de manière proéminente.

Les *caractéristiques cliniques* sont si bien marquées que le diagnostic est sans équivoque. La tête s'incline vers le côté affecté et la pointe de l'épaule a tendance à passer légèrement vers le bas, vers l'avant et médialement. L'extrémité déplacée de l'os peut être vue et ressentie comme une proéminence sous la peau, ou l'alvéole vide peut être palpée, tandis que les muscles attachés à la clavicule déplacée ressortent en relief. Les mouvements au niveau de l'épaule sont restreints, notamment dans le sens de l'abduction au-dessus du niveau de l'épaule. Ces blessures sont parfois associées à des fractures des côtes, complication qui ajoute sensiblement aux difficultés du traitement.

Traitement. — La réduction s'effectue facilement en renforçant les épaules et en replaçant l'os dans son alvéole par manipulation ; mais la rétention est invariablement difficile, et dans de nombreux cas impossible ; Cependant, même lorsque le déplacement est permanent, l'utilité du bras n'est pas nécessairement altérée.

Le traitement est similaire à celui d'une fracture de la clavicule par écharpe et bandage corporel. Un autre plan consiste à placer un coussinet sur l'extrémité acromiale de la clavicule et à le fixer dans cette position par quelques tours de bandage élastique porté sur l'épaule et sous le coude. L'avant-bras est placé en écharpe avec le coude bien soutenu et le bras est lié sur le côté par un bandage circulaire. Lorsque l'os ne peut être maintenu en position et que l'utilité du membre est altérée, les surfaces articulaires peuvent être arrachées et les os câblés, en vue d'obtenir une ankylose.

L'extrémité sternale peut être luxée vers l'avant, vers l'arrière ou vers le haut.

vers l'avant est la plus courante ; l'extrémité de la clavicule se trouve sur le devant du sternum, un peu en dessous du niveau de l'articulation sterno-claviculaire, et sa surface articulaire peut être distinctement palpée (Fig. 16). Le cartilage inter-articulaire reste tantôt attaché à un os, tantôt à l'autre ; le ligament rhomboïde est généralement intact.

Dans la luxation *vers l'arrière* , l'extrémité de la clavicule se trouve derrière le manubrium sterni et les muscles qui y sont attachés ; il y a un creux marqué dans la position de l'articulation et la facette du sternum peut être palpée. Dans un nombre relativement restreint de cas, l'os exerce une pression sur la trachée et l'œsophage, entraînant des difficultés à respirer et à avaler. On sait également qu'il exerce une pression sur l'artère sous-clavière et sur d'autres structures importantes à la racine du cou.

FIG. 16. —Luxation avant de l'extrémité sternale de la clavicule droite. D'une chute sur un sol ciré, chez un homme æt. 40.

Dans de rares cas, le ligament rhomboïde est déchiré et l'extrémité de la clavicule passe *vers le haut* et repose dans l'échancrure épisternale derrière le muscle sterno-mastoïdien.

L'os peut être retenu en position en gardant les épaules renforcées par un bandage en forme de huit ou par des mouchoirs rembourrés et en exerçant une pression sur l'extrémité déplacée de l'os avec un coussinet. L'avant-bras est soutenu par une écharpe et le bras fixé sur le côté. Le massage est utilisé dès le début et le patient est autorisé à bouger le bras à la fin d'une semaine. Une réduction imparfaite gêne si peu les fonctions du membre que des mesures opératoires sont rarement nécessaires sauf pour des raisons esthétiques.

Une luxation des **deux extrémités** de la clavicule s'est parfois produite à la suite d'un grave écrasement. Le résultat final a été satisfaisant, puisque l'une ou l'autre extrémité a toujours guéri en position normale, et la fonction du bras a ainsi été maintenue.

LUXATION DE L'ÉPAULE

L'épaule est plus fréquemment luxée que toutes les autres articulations du corps prises ensemble. Cela s'explique par sa position exposée, la large amplitude de mouvement dont il est capable, la longueur du levier offert par l' humérus et la construction anatomique de l'articulation - la grande tête humérale ronde s'adaptant imparfaitement à la petite et peu profonde glène. cavité, et les ligaments étant relativement laxistes et minces. La capsule de l'articulation est matériellement renforcée dans ses parties supérieure et arrière par les tendons des muscles sus- et infra-épineux et du petit rond ; tandis qu'il est le plus faible en dessous et en avant, entre les tendons du sous-scapulaire et du grand rond. C'est ici qu'il cède le plus souvent et permet la sortie de la tête de l'os. Le facteur déterminant est probablement que lors de l'abduction du bras, le col de l'humérus entre en contact avec la pointe de l'acromion, et l'abduction ultérieure force la tête contre la partie inférieure et faible de la capsule, qui cède.

La violence est généralement transmise par la main ou le coude, plus rarement par la face latérale de l'épaule, le membre étant généralement en abduction et les muscles détendus et pris par surprise. La tête de l'humérus, ainsi appliquée sur la partie la plus faible de la capsule, la rompt et s'évanouit par la déchirure. La luxation se produit facilement chez une personne inconsciente – comme, par exemple, lors de la respiration artificielle chez un patient souffrant d'une intoxication à l'opium, les bras étant hyper-abductés pour exercer une traction sur la poitrine.

Variétés. — Plusieurs variétés de luxation sont reconnues, selon la position dans laquelle repose finalement la tête de l'humérus (Fig. 17). La plus simple d'entre elles est la variété *sous-glénoïde* , dans laquelle la tête repose sur le long tendon du triceps, où elle naît du bord axillaire de la scapula juste en dessous de la cavité glénoïde. Dans presque toutes les luxations de l'épaule, la tête de l'os est au moins momentanément dans cette position, mais le bord tranchant de l'omoplate et la tête arrondie sont mal adaptés l'un à l'autre, et la position ne se maintient pas longtemps. L'évolution ultérieure de l'humérus dépend de la nature et de la direction de la force, de la position du membre au moment de la blessure, ainsi que de la force relative et de la capacité d'action efficace des différents groupes de muscles agissant sur l'os.

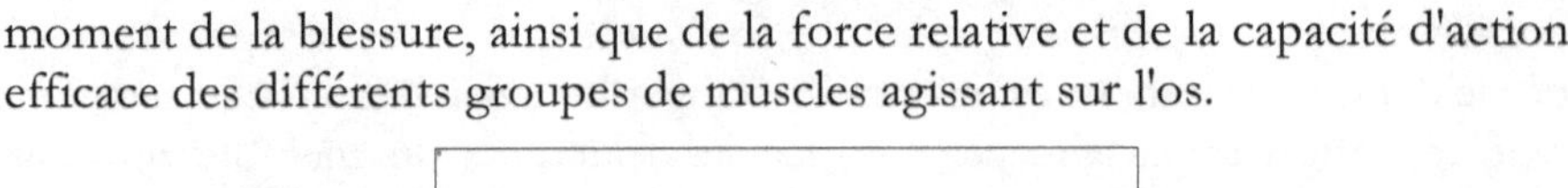

FIG. 17. —Diagramme des variétés les plus courantes de luxation de l'épaule.

Dans la grande majorité des cas elle passe en avant et médialement, et vient s'appuyer contre la face antérieure du col de l'omoplate, sous couvert des tendons d'origine des muscles biceps et coraco-brachial, constituant la *luxation sous-coracoïde* . Beaucoup moins fréquemment, il passe sous le couvert du petit pectoral et contre le bord de la clavicule : il s'agit de la variété *sous-claviculaire* . Dans de rares cas, la tête passe en arrière et repose contre la colonne vertébrale sur le dos de la scapula, sous le muscle sous-épineux, la variété *sous-épineuse* . D'autres variétés sont si rares qu'elles n'appellent pas à être mentionnées.

Caractéristiques cliniques communes à toutes les variétés. —La luxation de l'épaule est plus fréquente chez les hommes adultes ; à un âge avancé, la proportion de femmes atteintes augmente. Elle s'accompagne généralement d'une grande douleur, et il y a souvent un engourdissement du membre dû à la pression de la tête de l'os sur les gros troncs nerveux. Il y a parfois un choc considérable. Le patient incline la tête vers le côté blessé et, en position debout, l'avant-bras est soutenu par la main du côté opposé. L'acromion se détache nettement, la rondeur de l'épaule donnant lieu à un aplatissement ou une dépression immédiatement en dessous, de sorte qu'une règle appliquée sur la face latérale du membre touche à la fois l'acromion et l'épicondyle latéral. La circonférence verticale de l'épaule est nettement augmentée ; ce test se fait facilement avec un morceau de ruban adhésif ou un bandage et est comparé à une mesure similaire du côté normal ; nous insistons beaucoup sur cette mesure simple, car elle constitue une aide très fiable au diagnostic. La tête de l'os peut généralement être palpée dans sa nouvelle position et l'axe de l'humérus est modifié en conséquence, le coude étant porté de côté, en avant ou en arrière, selon la position de la tête. La glène vide peut parfois être palpée depuis l'aisselle. Dans la plupart des cas, mais pas dans tous les cas, le patient est incapable à la fois de ramener son coude sur le côté et de poser sa main sur l'épaule opposée (symptôme de Dugas). Les mesures de la longueur du membre, de l'acromion à l'épicondyle latéral, ont rarement une valeur diagnostique.

La **luxation sous-coracoïde** (Fig. 18) est la plus fréquemment rencontrée. Elle résulte généralement d'une hyper-abduction du bras alors que l'omoplate est fixée, comme lors d'une chute du côté médial du coude lorsque le bras est en abduction latérale. Le col chirurgical de l'humérus est alors amené en appui sur la face inférieure de l'acromion, qui forme un point d'appui, et la tête de l'os est plaquée contre la partie médiale et inférieure de la capsule. Dans certains cas, l'action musculaire produit cette dislocation ; elle peut également résulter d'une force appliquée directement sur l'extrémité supérieure de l'humérus.

La tête sort de la capsule par la déchirure pratiquée dans sa partie inférieure, et, soit par continuation de la force, soit par contraction des muscles insérés dans le sillon intertuberculaire (bicipital), particulièrement le grand pectoral, passe médialement sous le couvert de le biceps et le coraco-brachial jusqu'à ce qu'il vienne reposer contre la surface antérieure du col de la scapula, juste en dessous du processus coracoïde. Le col anatomique de l'humérus appuie contre le bord antérieur de la glène, et il existe fréquemment une *fracture en indentation de la tête de l'humérus* à l'endroit où les deux os entrent en contact (FM Caird). Le sous-scapulaire est meurtri ou déchiré, les muscles insérés dans la grosse tubérosité sont fortement étirés, ou la tubérosité elle-même peut être avulsée, permettant au long tendon du biceps de glisser latéralement, où il peut constituer un obstacle à la réduction. Le nerf axillaire (circonflexe) est souvent meurtri ou déchiré, et la tête de l'humérus est susceptible d'exercer une pression néfaste sur les nerfs et les vaisseaux de l'aisselle.

Les *signes cliniques* communs à toutes les luxations sont importants, même si le symptôme de Dugas n'est pas constant.

FIG. 19. —Luxation sous-coracoïde de l'humérus.

(Cas de Sir HJ Stiles. Radiogramme du Dr Edmund Price.)

Traitement. — Le principe directeur de la réduction de ces luxations est de faire retracer à la tête de l'os le parcours qu'elle a suivi en sortant de l'alvéole. Les principaux obstacles à la réduction étant la contraction musculaire et l'enchevêtrement de la tête avec des tendons, des ligaments ou des points osseux, des moyens appropriés doivent être pris pour contrecarrer chacun de ces facteurs.

Une anesthésie générale est une aide précieuse à la réduction et doit être administrée à moins qu'il n'y ait une raison pour la refuser. Il est spécialement indiqué chez les sujets fortement musclés, et chez les patients nerveux qui supportent mal la douleur, et particulièrement lorsque la luxation existe depuis un jour ou deux. Dans des cas assez récents, cependant, le chirurgien peut réussir à remplacer l'os en profitant d'un malaise passager ou en attirant l'attention du patient sur d'autres sujets pendant qu'il effectue les manipulations appropriées.

Lorsqu'un anesthésique est employé, le malade doit être étendu sur un matelas à terre ou sur une table étroite et ferme ; sinon, il devrait être assis sur une chaise.

La méthode de Kocher convient à la grande majorité des cas de luxation sous-coracoïdienne. (1) Le coude est fermement appuyé contre le côté et l'avant-bras est fléchi à angle droit. Le chirurgien saisit le poignet et le coude et *fait pivoter fermement l'humérus en l'éloignant de la ligne médiane* (Fig. 20) jusqu'à ce qu'une résistance distincte se fasse sentir et que le deltoïde devienne plus proéminent. De cette manière, la déchirure de la partie inférieure de la capsule est rendue béante, et la tête de l'humérus s'écarte de la ligne médiane jusqu'à se trouver en face de l'ouverture, la rotation s'effectuant autour du point fixe formé par le contact de la capsule anatomique. col de l'humérus avec la lèvre antérieure de la cavité glénoïde (D. Waterston). (2) *Le coude est ensuite reporté vers l'avant, vers le haut et vers la ligne médiane* (fig. 21) ; l'humérus agissant comme le bras long d'un levier sur le point d'appui fourni par les muscles insérés dans la région du col chirurgical, la tête, qui forme le bras court du levier, est portée en arrière, en bas et latéralement, et est ainsi dirigé vers la prise. (3) L'humérus est maintenant *tourné vers la ligne médiane* en portant la main sur la poitrine vers l' épaule opposée (Fig. 22). Le col anatomique de l'humérus est ainsi désengagé du bord de la glène, et la tête est tirée dans l'alvéole par la tension des muscles environnants.

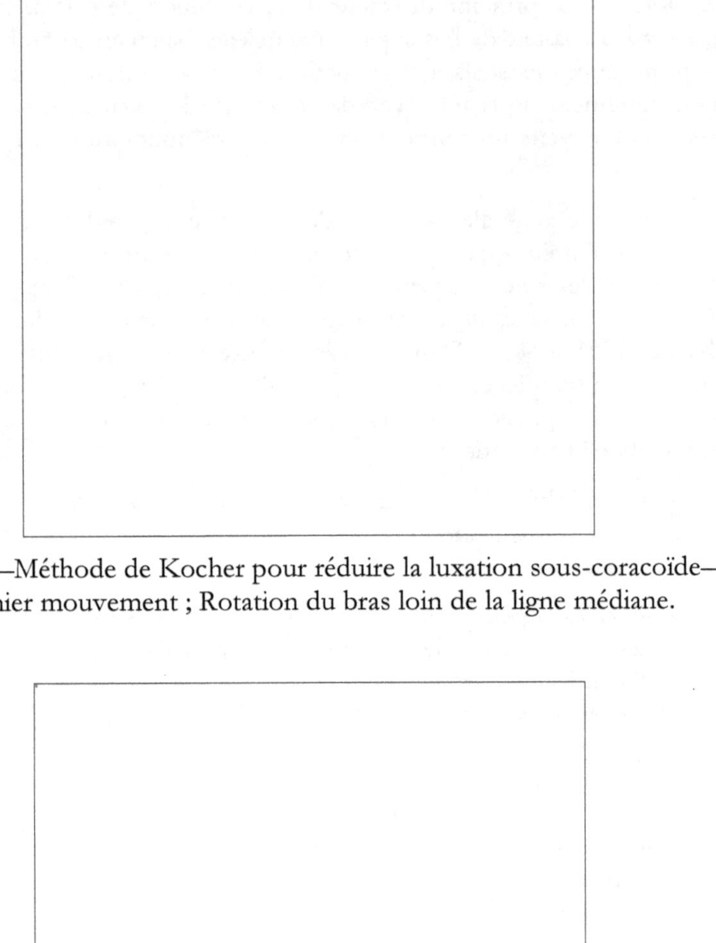

FIG. 20. —Méthode de Kocher pour réduire la luxation sous-coracoïde—
Premier mouvement ; Rotation du bras loin de la ligne médiane.

FIG. 21. —Méthode de Kocher—Deuxième mouvement ; Coude porté
vers l'avant, vers le haut et vers la ligne médiane.

FIG. 22. —Méthode de Kocher—Troisième mouvement ; Rotation du bras vers la ligne médiane.

Une méthode de réduction a été formulée par AG Miller, que nous avons trouvée tout aussi efficace que la méthode de Kocher. Le membre est saisi au-dessus du poignet et du coude, l'avant-bras fléchi à angle droit et le haut du bras en abduction à l'horizontale (Fig. 23). Pendant qu'un assistant effectue une contre-extension et fixe l'omoplate, le chirurgien éloigne progressivement le bras du corps jusqu'à sentir la tête de l'humérus passer latéralement. L'humérus est ensuite tourné médialement en laissant tomber la main (Fig. 24), et l'os glisse progressivement dans l'alvéole.

FIG. 23. —Méthode de Miller pour réduire la luxation sous-coracoïde—
Premier mouvement.

FIG. 24. —Méthode de Miller pour réduire la luxation sous-coracoïde—
Deuxième mouvement.

Dans un certain nombre de cas, la réduction peut être réalisée par *hyper-abduction* de l'épaule avec traction. Le malade est étendu sur un matelas ferme, et le chirurgien, assis derrière lui, tandis qu'un assistant répare l'acromion, étend lentement et régulièrement le bras jusqu'à ce qu'il soit élevé bien au-dessus de la tête. Dans certains cas, la tête de l'humérus se glisse spontanément dans son alvéole ; dans d'autres, il peut être manipulé en position par la pression de l'aisselle. Cette méthode est réservée aux cas récents, car dans ceux de longue date, les vaisseaux axillaires sont susceptibles d'être étirés ou déchirés.

La méthode de réduction par traction sur le bras avec le talon dans l'aisselle ne doit être utilisée que lorsque les autres mesures ont échoué, car son succès dépend de la force.

Après le traitement. — Après réduction, la partie est doucement massée pendant dix ou quinze minutes, une couche de laine est placée sous l'aisselle, l'avant-bras est soutenu par une écharpe et le bras fixé sur le côté par un bandage circulaire. Le massage s'effectue dès le premier jour, et les mouvements de l'épaule dans tous les sens sauf celui de l'abduction peuvent être commencés le premier ou le deuxième jour. Le bandage circulaire peut être supprimé au bout d'une semaine et les mouvements d'abduction peuvent commencer, et au bout d'un mois il faut conseiller au patient d'utiliser librement son bras.

La **luxation sous-claviculaire** (Fig. 17) doit être considérée comme un degré exagéré de la sous-coracoïde plutôt que comme une variété distincte. Elle est produite par le même mécanisme, mais la violence est plus grande et les dommages aux parties molles plus graves. La tête passe plus haut et vers la ligne médiane sous le couvert du petit pectoral, en appui sous la clavicule contre le grand dentelé antérieur et la paroi thoracique. Les symptômes sont généralement si marqués qu'ils ne laissent aucun doute quant au diagnostic. Le contour de la tête de l'humérus dans sa position anormale est visible à travers la peau, et le raccourcissement du membre est plus marqué que dans la variété sous-coracoïde. Le traitement est le même que pour la luxation sous-coracoïde.

La **luxation sous-glénoïde** (Fig. 17) est moins fréquente que la luxation sous-coracoïde et résulte presque toujours d'un abduction forcée du bras. La tête de l'humérus passe par une petite déchirure dans la partie inférieure et médiale de la capsule et repose contre le bord antérieur de la surface triangulaire immédiatement au-dessous de la cavité glénoïde, soutenue en arrière par la longue tête du triceps et en avant. par le muscle sous-scapulaire. On le ressent facilement au niveau de l'aisselle. Tous les tendons par rapport à l'extrémité supérieure de l'humérus sont étirés ou déchirés, et la grosse tubérosité est assez souvent avulsée. Il existe parfois des contusions du nerf axillaire.

La projection de l'acromion, l'aplatissement du deltoïde, l'augmentation de la profondeur du pli axillaire et l'abduction du coude sont bien marqués ; le bras est légèrement allongé, tourné vers l'extérieur et porté vers l'avant. Elle est réduite par la méthode de l'hyper-abduction (p. 60).

Luxation sous-épineuse. — La luxation vers l'arrière est habituellement qualifiée de sous-épineuse, bien que dans une proportion considérable de cas la tête de l'humérus ne dépasse pas la racine de l'acromion (*sous-acromial*) (Fig. 17). Cette luxation se produit habituellement par une chute sur le coude, le bras étant actuellement en adduction et en rotation médialement, de sorte que la tête de l'humérus est plaquée en arrière et latéralement contre la capsule, qui se rompt postérieurement. Tous les muscles attachés à l'extrémité supérieure de l'humérus sont susceptibles d'être déchirés et les tubérosités sont fréquemment avulsées. Le tendon long du biceps peut glisser de sa position entre les tubérosités, et empêcher la réduction ou favoriser la reluxation, nécessitant une opération ouverte.

Dans les cas les plus légers, les *caractéristiques cliniques* ne sont pas toujours bien marquées et, en raison du gonflement, cette luxation a tendance à être négligée. Outre les symptômes ordinaires, l'épaule est élargie, il y a un creux marqué en avant dans lequel fait saillie la coracoïde, et le bras est tenu près du côté avec le coude dirigé en avant. La tête de l'os peut être vue et palpée dans sa position anormale sous la colonne vertébrale de l'omoplate.

La réduction peut généralement être effectuée en effectuant une traction sur le bras avec rotation médiale et en poussant la tête vers l'avant en position, tandis qu'une contre-pression est exercée sur l'acromion.

Pronostic. — Le pronostic ultime des luxations de l'épaule doit toujours être surveillé. Le nerf axillaire peut être étiré ou déchiré, ce qui peut entraîner une atrophie du deltoïde ; ou d'autres branches du plexus brachial peuvent être blessées et les muscles qu'elles alimentent sont affaiblis de façon permanente. Dans un certain nombre de cas, la névrite traumatique a entraîné une invalidité grave du membre. Les mouvements de l'articulation de l'épaule peuvent être limités par la contraction cicatricielle de la partie déchirée de la capsule et des muscles endommagés. Une tendance marquée à la luxation récurrente peut s'ensuivre si les mouvements d'abduction sont autorisés avant que la réparation de la capsule n'ait eu le temps de se produire.

Luxation de l'épaule compliquée d'une fracture de l'extrémité supérieure de l'humérus. — Dans ces lésions, la luxation est presque toujours de type sous-coracoïde, et les fractures les plus fréquentes qui la compliquent sont celles du col chirurgical, du col anatomique ou de la grosse tubérosité. La cause la plus fréquente est une chute directement sur l'épaule, et il semble probable que la tête de l'os soit d'abord disloquée, et que la force continuant d'agir, l'extrémité supérieure de l'humérus soit alors brisée ; ou les deux lésions peuvent être produites de manière synchrone.

Lorsqu'elle est observée peu de temps après l'accident, l'existence d'une fracture de l'humérus risque d'être négligée, la condition étant confondue avec une luxation seule ou avec une fracture du col de l'omoplate. Cependant, un examen attentif sous anesthésie révèle que non seulement la tête de l'humérus est absente de la cavité glénoïde, mais qu'elle ne bouge pas avec le reste de l'os, qu'on reconnaît une mobilité anormale et des crépitements au siège de la glène. fracture et le haut du bras est raccourci. L' extravasation axillaire est généralement plus importante que celle accompagnant une simple luxation, et la douleur et le choc sont plus intenses. Une fracture du seul col de l'omoplate se reconnaît facilement à la facilité avec laquelle la déformation est réduite et à la manière dont elle se reproduit immédiatement lorsque le support est retiré. Dans de nombreux cas, ce n'est qu'à l'aide d'un radiogramme qu'un diagnostic précis peut être posé (Fig. 25).

FIG. 25. —Luxation de l'épaule avec fracture du col de l'humérus.

(Cas de Sir Robert Jones. Radiogramme du Dr D. Morgan.)

Traitement. — À moins que la luxation ne soit immédiatement réduite, les mouvements du bras seront certainement sérieusement restreints et des effets de pression douloureux dus à un excès de cals risquent de s'ensuivre. Il faut d'abord tenter, sous anesthésie, de replacer la tête dans son alvéole, en faisant une extension du bras en position hyper-abductée (verticale), et en manipulant le fragment supérieur depuis l'aisselle.

En aucun cas le fragment inférieur ne doit être utilisé comme levier dans une tentative de réduction. Lorsque la réduction par manipulation échoue, il faut recourir à une opération ouverte. Le fragment supérieur doit être exposé par une incision sur sa face latérale et ramené dans l'emboîture à l'aide des leviers d'Arbuthnot Lane ou du crochet de M'Burney, ou une longue broche en acier peut être insérée dans le fragment pour donner l'effet de levier nécessaire.

La réduction terminée, la fracture est ajustée de la manière habituelle, en profitant, si nécessaire, de la plaie ouverte pour fixer les fragments entre eux par des plaques. La meilleure position pour fixer le membre est celle de l'abduction à angle droit. Le massage et les mouvements doivent être commencés tôt pour éviter la raideur de l'articulation.

Lorsqu'il s'avère impossible de réduire la luxation, il est généralement conseillé de retirer le fragment supérieur.

La méthode consistant à laisser la fracture s'unir sans réduire la luxation, puis à tenter une réduction, aboutit généralement à une nouvelle cassure de l'os, ou bien à l'échec du remplacement de la tête dans l'alvéole, et n'a rien à recommander.

Luxation ancienne de l'épaule. — Il est impossible d'établir des règles précises quant à la date à partir de laquelle il est déconseillé de tenter une réduction par manipulation d'une luxation ancienne de l'épaule. L'expérience d'une centaine de cas dans la clinique de Bruns a amené Finckh à conclure que, s'il n'y a pas de complications, la réduction peut généralement être effectuée dans les quatre semaines suivant l'accident ; que d'ici neuf semaines, les chances de succès sont assez bonnes ; mais qu'au-delà de ce délai, la réduction est exceptionnelle.

Le patient est anesthésié et toutes les adhérences sont détruites par un mouvement libre mais doux du membre. Les manipulations appropriées à la luxation particulière sont ensuite effectuées, en veillant à ce qu'aucune force excessive ne soit employée, car l'humérus risquerait d'être brisé. Si ces mesures n'aboutissent pas, il convient de les répéter à intervalles de deux ou trois jours, car on constate fréquemment que la réduction est effectuée avec succès au deuxième ou troisième essai.

En cas d'échec des mesures manipulatrices, il peut être conseillé de recourir à l'opération si l'âge du patient et son état de santé général le justifient et si l'état du membre gêne son activité ou entraîne un handicap grave. Si une opération est jugée souhaitable, il convient de laisser s'écouler quelques jours pour permettre aux pièces de se remettre des effets des manipulations. L'articulation est librement exposée, la capsule divisée, la tête de l'os libérée et renvoyée dans la cavité glénoïde. Il est parfois si difficile de remplacer la tête de l'os qu'il est nécessaire de la réséquer et de viser la formation d'une nouvelle articulation, opération qui donne généralement des résultats satisfaisants.

Luxation habituelle ou récurrente. — On rencontre parfois des cas dans lesquels l'articulation de l'épaule montre une tendance marquée à se luxer pour des causes tout à fait insuffisantes pour produire un déplacement dans des circonstances ordinaires. Cet état se rencontre habituellement chez les jeunes femmes et, dans certains cas au moins, semble être dû à un mouvement trop précoce et trop libre de l'articulation après une luxation ordinaire, de sorte que la capsule est étirée et reste relâchée. Dans certains cas, il semblerait que le risque de luxation soit dû à un défaut structurel de l'articulation et, dans ces conditions, les deux côtés sont parfois touchés et l'accident ne s'accompagne pas de la douleur et de l'invalidité habituelles, ni au moment ni après la réduction. . La facilité et la fréquence avec lesquelles la luxation se reproduit rendent le membre relativement inutile et peuvent gravement invalider le patient. Nous avons eu des cas observés dans lesquels la luxation résultait de l'hyper-abduction du bras en nageant, du lancement des bras au-dessus de la tête lors de la danse et des exercices de gymnastique, et même du fait de « se coiffer ».

Le *traitement* consiste à empêcher le patient d'effectuer les mouvements particuliers qui tendent à produire la luxation. Il s'agit principalement de mouvements d'hyper-abduction et de mouvements aériens ; nous avons trouvé un appareil constitué d'une ceinture appliquée autour du thorax, et fixée à une autre autour du haut du bras par une bande qui passe au-dessus du pli axillaire de la robe, utile pour restreindre ces mouvements. Si ces mesures échouent, il peut être judicieux de recourir à l'opération ; cela peut consister à resserrer la capsule dont les résultats sont dits incertains, ou à détacher une partie du muscle deltoïde ou sous-scapulaire et à le recoudre sous l'articulation pour recouvrir et renforcer la partie fragilisée de la capsule. Il est à penser qu'en effectuant cette opération, aucune déchirure n'est découverte dans la capsule.

Cette condition se rencontre également chez les épileptiques ; et l'on constate généralement que la tête de l'os est déficiente, par suite soit d'une fracture, soit d'une maladie ; que les muscles qui soutiennent naturellement l'articulation sont atrophiés ou déchirés ; et que la capsule est indûment laxiste.

L'entorse de l'articulation de l'épaule est relativement rare, en raison de la large amplitude de mouvement dont elle est capable. La région de l'épaule devient enflée et sensible à la pression, le point de sensibilité maximale se trouvant sur le devant de l'articulation, juste en dessous de l'acromion ; la douleur est également provoquée lorsque les ligaments ou les tendons sont soumis à l'étirement.

En revanche, **les contusions de la région de l'épaule sont extrêmement fréquentes.** Dans la plupart des cas, ce sont simplement le muscle deltoïde et le tissu sous-cutané qui le recouvrent qui sont meurtris, mais parfois un hématome se forme soit dans le muscle, soit dans la bourse sous-deltoïdienne. Il y a une douleur lors du mouvement du membre et le patient peut être incapable d'abduire le bras au niveau de l' articulation de l'épaule.

Sous traitement par massage et mouvement, les symptômes disparaissent généralement complètement en deux ou trois semaines. Les affections de la *bourse* sont décrites ailleurs.

Dans d'autres cas, les cordons du plexus brachial au-dessus de la clavicule sont étirés ou le nerf axillaire est meurtri, et ces blessures sont susceptibles d'être suivies de douleurs prolongées, d'une perte d'abduction et d'une raideur du bras. Le deltoïde subit fréquemment une atrophie considérable et il existe une douleur névralgique sévère au niveau du nerf axillaire, particulièrement marquée dans la région de l'insertion du deltoïde.

En plus de maintenir le membre en position d'abduction, il est nécessaire d'entretenir la nutrition des muscles par le massage et l'électricité.

FRACTURE DE L'OMOPLATE

Les fractures de l'omoplate peuvent impliquer le corps, le col chirurgical, l'acromion ou l'apophyse coracoïde. Ils sont rarement composés.

FIG. 26. —Fracture transversale de l'omoplate, avec fissures irradiant vers l'apophyse épineuse et le dos.

Fracture du corps. — Compte tenu de sa position exposée, le corps de la scapula est relativement rarement fracturé, sans doute à cause de sa mobilité et du soutien qu'il reçoit des côtes élastiques et des coussinets musculaires mous sur lesquels il repose. Outre les blessures par balle, il est le plus souvent brisé par un coup violent ou un écrasement. La scapula présente deux arcs naturels, l'un longitudinal, l'autre transversal, et lorsque l'os est écrasé ou frappé, la force produit une fracture en défaisant ses courbes (EH Bennett). Une fissure principale s'étend généralement transversalement à la fosse infra-épineuse et des fissures secondaires rayonnent à partir de celle-ci (Fig. 26). Dans d'autres cas, la ligne de fracture primaire est longitudinale, traverse la colonne vertébrale et implique les deux fosses.

Les *caractéristiques cliniques* sont masquées par le gonflement des parties molles sus-jacentes. Le crépitement peut parfois être provoqué en plaçant une main fermement sur l'os et en bougeant le bras et l'épaule de l'autre. Lorsque la colonne vertébrale est impliquée, les fragments peuvent être saisis et amenés à se déplacer les uns sur les autres. Le déplacement, qui consiste généralement en un chevauchement des fragments — bien que parfois ils soient écartés — est en partie dû à l'action des muscles grand dentelé et grand rond, et dépend en partie de la direction de la force. Les mouvements sont restreints et douloureux. La consolidation osseuse se produit généralement rapidement et, bien que le déplacement persiste souvent, la fonction du membre n'est pas altérée.

Traitement. — Comme ces fractures se compliquent ordinairement d'autres lésions, notamment du thorax, et s'accompagnent d'un choc violent, il est nécessaire de garder le malade au lit. Il suffit ordinairement de fixer le bras et l'épaule à la paroi thoracique au moyen d'un lien ferme, dans la position qui permet l'apposition la plus complète des fragments. Cet appareil de rétention est utilisé pendant environ trois semaines, après quoi le patient est autorisé à utiliser son bras. Les bandages sont retirés quotidiennement pour permettre le massage.

La fracture du col chirurgical de l'omoplate , bien que rare, est importante, car elle risque d'être confondue avec une luxation de l'épaule. La ligne de fracture traverse l'échancrure scapulaire, vers le bas et latéralement jusqu'au bord inférieur de la glène, de sorte que la glène et l'apophyse coracoïde sont séparées du reste de l'os.

Les ligaments coraco-acromial et coraco-claviculaire sont généralement déchirés et le fragment détaché, ainsi que la tête de l'humérus, s'enfonce dans l'aisselle, provoquant un aplatissement de l'épaule et laissant une dépression sous l'acromion en saillie. Ces signes peuvent être masqués par le gonflement général de l'épaule. Le bras peut être allongé d'environ un pouce. En soutenant le bras, la déformation est immédiatement réduite, mais réapparaît dès que le support est retiré. Le crépitement est généralement détecté lors de la réalisation de cette manipulation ; et l'apophyse coracoïde se déplace avec le bras et non avec l'omoplate. Par ces examens et par les radiographies, cette lésion se distingue d'une luxation.

Une fracture partielle emportant la partie inférieure de la *cavité glénoïde* simule une luxation sous-glénoïde. Il s'agit cependant d'une blessure rare.

Le *traitement* consiste à redresser les épaules et à soutenir le coude, et cela se fait de la manière la plus satisfaisante au moyen d'un bandage corporel et d'une écharpe pour le coude, comme pour une fracture du tiers moyen de la clavicule. Les mouvements passifs et les massages sont employés dès le début.

La fracture de l'acromion peut résulter d'un coup ou d'une chute sur l'épaule. Elle est souvent négligée en raison du gonflement résultant des contusions des parties molles et de l'absence de déplacement marqué. A la palpation, des crépitements et une irrégularité au niveau du siège de fracture peuvent parfois être détectés. L'épaule est légèrement aplatie et l'abduction du bras est difficile. Dans de rares cas, la fracture atteint l'articulation acromio-claviculaire et est associée à une luxation de la clavicule.

A propos de cette fracture, il faut faire référence à un état fréquemment rencontré, dans lequel la partie épiphysaire de l'acromion se trouve séparée du corps de l'apophyse, *l'acromion séparé* . Ceci est considéré par certains (Symington, Hamilton) comme un défaut de consolidation de l'épiphyse, mais l'ensemble des preuves semble prouver qu'il s'agit plutôt d'une fracture non soudée à ce niveau, même lorsque, comme parfois Cela arrive, c'est bilatéral (Struthers, Arbuthnot Lane).

, on peut rencontrer une véritable *séparation de l'épiphyse , mais il est rarement possible de poser un diagnostic positif de cette lésion.* Comme c'est le cas pour toutes les fractures de l'acromion, la consolidation osseuse a rarement lieu.

Le *traitement* est le même que pour une fracture de l'extrémité latérale de la clavicule.

La fracture du processus coracoïde est rare. Elle peut résulter d'une violence directe, comme le recul d'un fusil, mais elle s'accompagne le plus souvent d'une luxation de l'épaule ou de l'extrémité latérale de la clavicule vers le haut. Comme les ligaments coraco-claviculaires restent généralement intacts, il n'y a pas de déplacement ; mais lorsque ceux-ci sont déchirés, la coracoïde est entraînée vers le bas et latéralement par l'action combinée des muscles petit pectoral, biceps et coraco-brachial. Un crépitus peut être provoqué lors du déplacement du fragment. *La séparation de la partie épiphysaire* de la coracoïde peut survenir jusqu'à la dix-septième année.

Le *traitement* consiste à placer le bras sur le devant de la poitrine, pour détendre les muscles provoquant le déplacement, et à le maintenir dans cette position par une écharpe et un bandage à rouleaux.

FRACTURE DE L'EXTRÉMITÉ SUPÉRIEURE DE L'HUMÉRUS

Il est plus pratique d'étudier les fractures de l'extrémité supérieure de l'humérus dans l'ordre suivant : (1) fracture du col chirurgical ; (2) séparation de l'épiphyse ; (3) fracture de la tête, du cou anatomique ou des tubérosités.

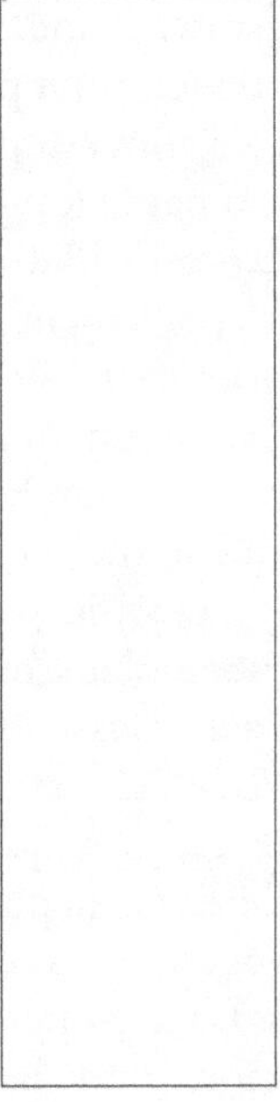

FIG. 27. —Fracture du col chirurgical de l'humérus, unie au déplacement angulaire.

FIG. 28. — Fracture impactée du cou de l'humérus, chez l'homme æt. 75.

(Cas de Sir HJ Stiles. Radiogramme du Dr Edmund Price.)

Fracture du col chirurgical. — Le col chirurgical de l'humérus s'étend du niveau de la jonction épiphysaire jusqu'à l'insertion des muscles grand pectoral et grand rond, et c'est dans ces limites que se produisent la plupart des fractures de l'extrémité supérieure de l'os. Cette fracture est plus fréquente chez l'adulte et fait généralement suite à une violence directe appliquée à l'épaule, mais peut résulter d'une chute de la main ou du coude, ou d'une action musculaire violente, comme par exemple un jet de pierre. Il est généralement transversal et il y a souvent peu ou pas de déplacement, les fragments étant retenus en position par le long tendon du biceps et la longue tête du triceps. Lorsque la fracture est oblique, les fragments sont souvent fragmentés, et parfois inclus. Le déplacement du fragment supérieur semble dépendre de l'attitude du membre au moment de la fracture. Lorsque le haut du bras est rapproché sur le côté, le fragment supérieur conserve sa position verticale, mais est légèrement tourné latéralement par les muscles insérés dans la grande tubérosité, tandis que le fragment inférieur est tiré vers le haut et médialement vers l'apophyse coracoïde par les muscles insérés dans la grande tubérosité. le sillon intertuberculeux et les muscles longitudinaux du haut du bras, et peut être ressenti dans l'aisselle. Le coude pointe latéralement et vers l'arrière et le haut du bras est raccourci. L'épaule conserve sa rotondité, mais il existe un léger creux à quelque distance en dessous de l'acromion. En saisissant le coude et en déplaçant la diaphyse, on constate que la tête et les tubérosités ne bougent pas avec lui, et une mobilité anormale et des crépitements au siège de la fracture peuvent être détectés. Lorsque le haut du bras est en abduction au moment de la fracture, le fragment supérieur est retenu dans cette position par les muscles rotateurs latéraux et abducteurs qui y sont insérés, tandis que le fragment inférieur passe vers le haut et médialement.

Bien qu'il y ait parfois un chevauchement et un élargissement après l'union, au-delà d'une certaine limitation de la portée de l'abduction, l'utilité du membre est rarement altérée.

Traitement. — Le massage, en apaisant les spasmes des muscles, surmonte bientôt le déplacement modéré que l'on rencontre habituellement. De plus, les surfaces cutanées de l'aisselle ayant été séparées par une fine couche de coton, une écharpe est appliquée pour soutenir le poignet et le bras est lié sur le côté par un bandage corporel.

Dans les fractures comminutives et celles présentant un déplacement marqué, une anesthésie générale peut être nécessaire pour assurer une réduction précise ; et pour maintenir les fragments en apposition, et pour éviter toute limitation de l'abduction après consolidation, le membre peut être fixé en position d'abduction à angle droit au moyen d'une attelle de bras de Thomas avec anneau pivotant, et extension appliquée, si nécessaire , pour maintenir cette attitude. Après une semaine ou dix jours, le patient est relevé, portant un cadre d'abduction (Fig. 29), ou une attelle, comme celle de Middeldorpf, qui consiste en un double plan incliné dont la base est fixée au côté du patient, tandis que le bras blessé repose sur les deux autres côtés du triangle. Le massage et le mouvement sont utilisés quotidiennement.

FIG. 29. —Attelle d'abduction ambulatoire pour fracture de l'humérus.

En cas d'échec de ces mesures, la fracture peut être exposée par une incision pratiquée le long du bord antérieur du deltoïde et les extrémités fixées mécaniquement, après quoi le membre est mis en abduction pendant trois ou quatre semaines. Le massage commence le deuxième ou le troisième jour. L'union est généralement terminée en quatre semaines environ.

Séparation de l'épiphyse. — L'épiphyse supérieure de l'humérus comprend la tête, les deux tubérosités et le quart supérieur du sillon intertuberculeux. Sur sa face inférieure se trouve une dépression en forme de coupe dans laquelle s'insère la partie centrale de forme pyramidale de la diaphyse. Cette épiphyse réunit vers la vingt et unième année.

FIG. 30. —Radiogramme de séparation de l'épiphyse supérieure de l'humérus.

La séparation traumatique se rencontre principalement entre la cinquième et la quinzième année et est plus fréquente chez les garçons. Elle résulte généralement d'une traction forcée du bras vers le haut et en l'éloignant du côté, comme lorsqu'on soulève un enfant par le haut du bras, ou d'une violence directe, mais peut être provoquée par une chute sur le côté latéral du coude.

L'épiphyse, en particulier chez les jeunes enfants, peut être séparée sans être déplacée, ou le déplacement peut être incomplet.

Lorsque l'épiphyse est complètement séparée de la diaphyse, les caractéristiques cliniques ressemblent beaucoup à celles d'une fracture du col chirurgical, et le diagnostic se fait en considérant l'âge du patient et le caractère sourd de la crépitation, lorsqu'elle peut être suscité. L'extrémité supérieure de la diaphyse forme une crête saillante qui peut être palpée en dessous et en avant de l'acromion. Le diagnostic peut généralement être établi par l'utilisation des rayons X (Fig. 30). La luxation est rare à l'âge où survient la séparation de l'épiphyse.

La réduction est souvent difficile en raison de la présence du périoste et d'autres tissus mous entre les fragments et de la petite taille du fragment supérieur. La consolidation se produit presque invariablement, mais la croissance du membre peut être gênée et sa forme altérée, surtout lorsque la blessure survient à un âge précoce et que sa nature est négligée.

Traitement. — Cette blessure est traitée selon les mêmes principes généraux que la fracture du col chirurgical. Une anesthésie générale est presque toujours nécessaire pour obtenir une réduction satisfaisante, et la rétention est plus facilement assurée si le patient est confiné au lit avec le haut du bras fixé en position d'abduction complète. Un traitement opératoire est nécessaire dans des cas exceptionnels.

Fractures de la tête, du cou anatomique et des tubérosités de l'humérus. — Ces fractures accompagnent une luxation de l'épaule et sont le résultat de blessures par balle, de coups ou de chutes.

Dans les luxations sous-coracoïdiennes, la *tête* de l'humérus peut être échancrée en venant en contact avec le bord antérieur de la cavité glénoïde (FM Caird).

Le *cou anatomique* peut être fracturé chez une personne âgée par un coup direct sur l'épaule. Dans quelques cas, la fracture est entièrement intra-capsulaire, la tête de l'os restant lâche dans la cavité de l'articulation. Mais en règle générale, la fracture passe latéralement et implique les tubérosités. Dans certains cas, il y a impaction, et dans d'autres cas, fragmentation des fragments. L'utilisation des rayons X a montré que dans de nombreux cas où une raideur prolongée fait suite à un coup violent à l'épaule, il y a eu une fracture du cou anatomique.

Les *tubérosités* peuvent être impliquées dans d'autres fractures de cette région et dans des luxations de l'épaule ; et l'un ou l'autre peut être séparé par contraction musculaire ou par violence directe.

Cliniquement, toutes ces blessures sont difficiles à diagnostiquer avec précision et, sans l'utilisation des rayons X, il est dans de nombreux cas impossible d'aller plus loin que de dire qu'il existe une fracture au-dessus du niveau du col chirurgical. La fracture du cou anatomique s'accompagne de peu de déformations au-delà d'un léger aplatissement de l'épaule et parfois d'un léger raccourcissement du haut du bras.

Lorsque la *grosse tubérosité* est arrachée, un élargissement antéro-postérieur considérable de l'épaule peut être reconnu en saisissant la région des tubérosités entre les doigts et le pouce. Un crépitement peut être provoqué lors de la rotation de l'humérus. En même temps, on reconnaîtra que la tubérosité ne bouge pas avec la diaphyse. Il en résulte généralement une union ferme, avec une formation considérable de cals et un certain élargissement de l'épaule, mais l'utilité de l'articulation n'est pas nécessairement altérée. Il peut cependant y avoir une raideur prolongée et une altération des mouvements dus à l'adhésion ; ou des douleurs et des crépitements dans l'articulation peuvent résulter de changements arthritiques comme ceux de l'arthrite déformante.

Traitement. — Ces fractures sont traitées dans le même sens que les fractures du col chirurgical de l'humérus.

La combinaison d'une fracture de l'extrémité supérieure de l'humérus et d'une luxation de l'épaule a déjà été évoquée.

FRACTURE DE LA DIAPHYSE DE L'HUMÉRUS

Les fractures survenant dans la diaphyse de l'humérus entre le col chirurgical et la base des condyles peuvent, pour faciliter la description, être divisées en celles situées au-dessus et celles en dessous du niveau de l'insertion deltoïde - la majorité se trouvant dans cette dernière situation.

La violence directe est la cause la plus fréquente de ces fractures, mais elles peuvent survenir à la suite d'une chute au coude ou à la main ; et un nombre considérable de cas ont été enregistrés où l'os a été brisé par une action musculaire, comme lors du lancement d'une balle de cricket. Les formes de violence tordues peuvent produire des fractures en spirale.

La fracture est généralement transversale chez l'enfant et dans les cas où elle est due à une action musculaire. Chez l'adulte, lorsqu'elle est due à une violence extérieure, elle est généralement oblique, les fragments se chevauchant et provoquant un raccourcissement du membre. Le déplacement dépend en grande partie de la direction de la force et de la ligne de fracture, mais dans une certaine mesure aussi de l'action des muscles attachés aux fragments. Ainsi, dans les fractures situées au-dessus de l'insertion du deltoïde, le fragment supérieur est généralement entraîné vers la ligne médiane par les muscles insérés dans le sillon intertuberculaire, tandis que le fragment inférieur est incliné latéralement par le deltoïde. Lorsque la cassure est en dessous de l'insertion du deltoïde, le déplacement des fragments est inversé. Les signes de fracture (mobilité excessive, déformation, raccourcissement et crépitation) sont immédiatement évidents et le patient lui-même reconnaît généralement que l'os est cassé.

Les troncs nerveux du bras – médian, ulnaire et radial (musculo-spiral) – sont susceptibles d'être endommagés lors de ces blessures ; dans les fractures de la partie inférieure de la diaphyse, le nerf radial est particulièrement susceptible d'être impliqué. Ceci peut se produire au moment de la blessure, le nerf étant contusionné par la force qui provoque la fracture, ou pressé par l'un ou l'autre des fragments, ou encore ses fibres peuvent être partiellement ou complètement déchirées. Lorsqu'il y a des signes de lésion nerveuse, le praticien doit attirer l'attention du patient sur-le-champ, et ainsi se prémunir contre des actions pour faute professionnelle en cas de paralysie des muscles. Plus tard, le nerf peut être impliqué dans des callosités ou être endommagé par la pression d'attelles mal ajustées. Il en résulte une faiblesse ou une paralysie des extenseurs du poignet et de la main, donnant lieu à la caractéristique « chute du poignet ». Les actions des muscles doivent toujours être testées avant d'appliquer des attelles et chaque fois que l'appareil est retiré ou réajusté, pour garantir qu'aucune pression excessive n'est exercée sur les nerfs.

L'union a lieu en quatre à six semaines chez les adultes et en trois à quatre semaines chez les enfants. Le retard de consolidation, ou l'absence de consolidation et la formation d'une fausse articulation, sont plus fréquents dans les fractures du milieu de la diaphyse de l'humérus que dans tout autre os long, point à garder à l'esprit lors du traitement. Un arrêt de la croissance osseuse dû à une lésion de l'artère nutritive se serait également produit.

Traitement. —Pour restaurer l'alignement de l'os, une extension est réalisée sur le fragment inférieur et les extrémités sont manipulées pour être mises en position. Ceci peut nécessiter le recours à une anesthésie générale et il faut veiller à ce qu'aucun tissu mou n'intervienne entre les fragments, comme en témoigne radiographiquement la persistance d'un espace dégagé entre les extrémités même lorsqu'elles semblent en apposition.

Dans les fractures *transversales*, la position peut être maintenue par une simple virole en poroplastique ou une attelle de Gooch. Le coude est fléchi à angle droit et l'avant-bras est soutenu par une écharpe à mi-chemin entre la pronation et la supination. Pendant quelques jours, le membre peut être lié à la poitrine par un large bandage à rouleaux.

FIG. 31. —Attelle « Cock-up », pour maintenir la dorsiflexion au poignet.

Les attelles sont retirées quotidiennement pour permettre le massage et les mouvements, et pendant que les attelles sont retirées, le patient est autorisé à exercer ses doigts et son poignet. Si au bout de quatre ou cinq semaines la consolidation osseuse ne s'est pas produite, le processus réparateur peut être accéléré en provoquant une congestion veineuse par la méthode de Bier.

FIG. 32. —Attelles Gooch pour fracture de l'arbre de l'humérus ; et attelle rectangulaire pour sécuriser le coude.

Dans les fractures *obliques et spirales,* il est souvent nécessaire de contrôler les articulations de l'épaule et du coude pour éviter un nouveau déplacement. Cela peut être fait au moyen d'un plâtre de Paris entourant la partie supérieure du thorax, ainsi que le haut du bras en abduction et le coude, à angle droit.

Il est parfois nécessaire d'appliquer une extension continue au fragment inférieur pour éviter tout dépassement. A cet effet, on utilise une attelle de bras de Thomas, les rallonges étant fixées à son extrémité inférieure, mais il faut veiller à ce que la traction ne soit pas suffisante pour séparer les fragments et laisser un espace entre eux. Le coude ne doit pas être maintenu en position étendue pendant plus de trois semaines.

Dans de rares cas, il est nécessaire de recourir à un traitement chirurgical.

Lorsqu'il existe des preuves d'une lésion du nerf radial et qu'aucun signe d'amélioration n'apparaît dans les trois ou quatre jours suivant l'accident, une intervention chirurgicale est indiquée. Une incision est pratiquée sur le côté latéral du bras, et le nerf est exposé et libéré de la pression, ou cousu, selon les besoins ; il faut également profiter de l'occasion pour soigner la fracture. Le membre est mis en place dans une attelle « cock-up », avec la main dans une attitude de dorsiflexion marquée (Fig. 31).

Des résultats satisfaisants ont été obtenus sans l'utilisation d'attelles, en s'appuyant sur le massage pour vaincre les spasmes musculaires et en permettant au poids du bras d'agir comme une force d'extension (JW Dowden et A. Pirie Watson).

Dans les cas de *fracture non unie* , une incision verticale ou semi-lunaire est pratiquée sur la face latérale de l'os et les muscles sont séparés les uns des autres jusqu'à ce que la fracture soit exposée, en prenant soin d'éviter de blesser le nerf radial. Le tissu fibreux est retiré des extrémités de l'os et les surfaces brutes fixées en apposition ; la plaie est ensuite refermée et un appareil de rétention approprié est appliqué. Dès que la plaie est cicatrisée, le massage et le mouvement sont utilisés.

CHAPITRE IV
BLESSURES DANS LA RÉGION DU COUDE ET DE L'AVANT-BRAS

Les blessures rencontrées dans la région de l'articulation du coude comprennent les diverses fractures de l'extrémité inférieure de l'humérus et des extrémités supérieures des os de l'avant-bras, y compris l'olécrane ; et luxations et entorses de l' articulation du coude. Le diagnostic différentiel est souvent extrêmement difficile en raison du gonflement et de la tension qui surviennent rapidement sur la plupart de ces blessures, des douleurs provoquées par la manipulation des pièces et de la difficulté de déterminer si le mouvement s'effectue *au* niveau de l'articulation ou *à proximité de celle-* ci.

Anatomie chirurgicale. — L'épicondyle médial de l'humérus est plus facilement palpable à travers la peau que l'épicondyle latéral. Les deux épicondyles sont pratiquement au même niveau, et une ligne les joignant derrière passe juste au-dessus de la pointe de l'olécrane lorsque le bras est en extension complète. Lors de la flexion de l'articulation, la pointe de l'olécrane passe progressivement vers le côté distal de cette ligne, et lorsque l'articulation est complètement fléchie, la pointe de l'olécrane a parcouru un demi-cercle. On peut sentir la tête du radius tourner dans la fossette située à l'arrière du coude, juste en dessous de l'épicondyle latéral. Le processus coronoïde peut être détecté en exerçant une pression profonde dans le creux devant l'articulation. Comme la ligne de l'articulation radio-humérale est horizontale, tandis que celle de l'articulation ulno-humérale est inclinée obliquement vers le bas, le bras forme avec l'avant-bras entièrement étendu et supiné un angle obtus, s'ouvrant latéralement : « l'angle de portage ». Cet angle est généralement plus marqué chez la femme, en harmonie avec la plus grande largeur du bassin féminin. Le nerf cubital se situe dans le creux entre l'olécrane et le condyle médial, et le nerf médian passe sur l'avant de l'articulation, avec l'artère brachiale et le tendon du biceps sur son côté latéral. Le nerf radial se divise en branches superficielles et profondes (interosseuses postérieures) au niveau du condyle latéral.

Lors de *l'examen d'un coude blessé* , le pouce et le majeur sont placés respectivement sur les deux épicondyles, tandis que l'index localise l'olécrane et trace ses mouvements de flexion et d'extension de l'articulation. Les mouvements de la tête du radius sont mieux détectés en appuyant le pouce d'une main dans la dépression située sous l'épicondyle latéral, tandis que les mouvements de pronation et de supination sont effectués par l'autre main. Le membre indemne doit toujours être examiné à des fins de comparaison.

Dans les blessures au niveau du coude, l'utilisation des rayons X facilite généralement le diagnostic ; mais chez les jeunes enfants, il est parfois impossible, même avec d'excellentes images, de poser un diagnostic précis au moyen des seuls radiogrammes. En cas de suspicion de fracture, une radiographie doit être réalisée avec l'arrière du membre appuyé sur la plaque, l'avant-bras en extension et en supination. Si une luxation est suspectée et qu'une vue latérale est souhaitée, le bras doit être placé sur son côté médial. Dans les cas obscurs, il est utile de prendre des radiographies du membre sain dans la même position.

FRACTURES DE L'EXTRÉMITÉ INFÉRIEURE DE L'HUMÉRUS

Les fractures suivantes surviennent à l'extrémité inférieure de l'humérus : (1) fracture supra-condylienne ; (2) fracture intercondylienne ; (3) séparation des épiphyses ; (4) fracture de l'un ou l'autre des condyles seuls ; et (5) fracture de l'un ou l'autre épicondyle seul.

Toutes ces blessures sont fréquentes chez l'enfant et résultent d'une chute ou d'un coup direct sur le coude, ou d'une chute sur la main tendue, surtout lorsqu'en même temps les articulations sont déplacées avec force au-delà de leurs limites physiologiques, plus particulièrement dans le sens de pronation ou d'abduction. S'il est généralement facile de diagnostiquer l'existence d'une fracture, il est souvent extrêmement difficile d'en déterminer la nature exacte. Bien que les nerfs cubital et médian soient susceptibles d'être lésés dans presque toutes ces fractures, ils souffrent beaucoup moins fréquemment qu'on pourrait s'y attendre.

L'ankylose, ou, plus fréquemment, le blocage de l'articulation, est une séquelle courante de bon nombre de ces blessures. Ceci s'explique par la difficulté d'effectuer une réduction complète et par l'écartement important du périoste qui se produit souvent, favorisant la production d'une quantité excessive d'os nouveau, notamment chez les sujets jeunes.

La fracture **supra-condylienne** résulte généralement d'une chute sur la main tendue avec l'avant-bras en partie fléchi, d'un coup direct, ou d'une forme de violence en torsion. La ligne de fracture est généralement transversale, ou légèrement oblique d'arrière en bas et en avant, de sorte que le fragment inférieur est repoussé vers l'arrière avec les os de l'avant-bras, simulant une luxation vers l'arrière du coude ; l'extrémité inférieure du fragment supérieur se trouve devant (Fig. 33).

FIG. 33. — Radiogramme d'une fracture supra-condylienne de l'humérus,
chez un enfant æt. 7.

Caractéristiques cliniques. — Le coude est fléchi à un angle de 120° ou 130°, et
l'avant-bras, tenu en semi-pronation, est soutenu par l'autre main. Autour du
siège de la fracture, un gonflement important apparaît rapidement. L'olécrane
fait saillie en arrière, mais les relations mutuelles des pointes osseuses du
coude sont inchangées. L'extrémité inférieure du fragment supérieur peut
être ressentie en avant, au-dessus du niveau de la jointure, comme une saillie
rugueuse et pointue, et cela perce parfois les parties molles et rend la fracture
composée. Un mouvement au niveau de l'articulation est possible, mais une
mobilité anormale peut être détectée au-dessus du niveau de l'articulation.
Des crépitements et une sensibilité localisée peuvent être provoqués. Le
déplacement est facilement réduit par manipulation, mais revient
généralement lorsque le support est retiré. Le bras est raccourci d'environ un
demi-pouce.

Dans de rares cas, l'obliquité de la fracture est vers le bas et vers l'arrière, et
le fragment inférieur est déplacé vers l'avant.

La fracture **inter-condylienne** est une combinaison du supra-condylien avec
une fente verticale traversant la surface articulaire, impliquant ainsi
l'articulation. Les condyles sont ainsi séparés les uns des autres, ainsi que de
la diaphyse, par une fente en forme de T ou de Y. Comme ces fractures
résultent généralement de formes graves de violence directe, elles sont
souvent comminutives et complexes. En plus des signes de fracture supra-
condylienne, l'articulation est remplie de sang. On peut sentir les condyles
bouger les uns sur les autres, et des crépitements grossiers, qui ont été
comparés à la sensation d'un sac de haricots, peuvent être provoqués si les
fragments sont broyés.

FIG. 34. —Radiogramme d'une fracture en forme de T de l'extrémité inférieure de l'humérus.

La séparation de l'épiphyse inférieure de l'humérus se rencontre chez les enfants de trois ou quatre ans, mais elle peut survenir jusqu'à la treizième ou quatorzième année. La lésion la plus fréquente, cependant, est une combinaison d'épiphyses séparées avec une fracture, et cette lésion est produite par les mêmes formes de violence que celles qui provoquent la fracture supra-condylienne. Si le périoste n'est pas déchiré, il y a peu ou pas de déplacement, mais en règle générale les signes cliniques ressemblent beaucoup à ceux d'une fracture transversale au-dessus des condyles ou d'une luxation du coude. Lors de la séparation de l'épiphyse, il existe une déformation particulière de la face postérieure de l'articulation, constituée de deux projections : l'une l'olécrane et l'autre le capitellum proéminent avec une écaille de cartilage qu'il transporte avec lui depuis le condyle latéral (RW Smith et EH Bennett). L'extrémité de la diaphyse peut être palpée à travers la peau en avant. Des crépitements étouffés peuvent généralement être provoqués et il y a une douleur en pressant les segments l'un contre l'autre. Parfois, la séparation est *composée* , la diaphyse dépassant à travers la peau.

La consolidation se produit plus rapidement que dans le cas d'une fracture, mais, en raison de la formation excessive de cals à partir du périoste déchiré en avant de l'articulation, la flexion complète est souvent gênée. Si l'épiphyse déplacée est imparfaitement réduite, de graves interférences avec les mouvements du coude peuvent s'ensuivre et nécessiter un traitement chirurgical.

Fracture de l'un ou l'autre des condyles seuls. — Le condyle latéral ou trochlée est plus fréquemment séparé du reste de l'os que le condyle médial ou capitellum. Dans les deux cas, la taille du fragment varie, mais la ligne de fracture est en partie extra-capsulaire et en partie intra-capsulaire, de sorte que l'articulation est toujours impliquée. Des douleurs, des crépitements et d'autres signes de fracture sont présents. Comme les ligaments de l'articulation ne sont en général pas déchirés, il y a peu ou pas de déplacement immédiat du fragment. Un déplacement secondaire est cependant susceptible de se produire au cours du processus d'union, produisant des altérations de « l'angle de portage » du membre – *cubitus varus* ou *cubitus valgus* .

Fracture des épicondyles. — La fracture de l' *épicondyle latéral* seul est si rare qu'il suffit de la mentionner.

L' *épicondyle médial* peut être ébréché par une chute sur le bord d'une table ou d'une bordure, ou il peut être avulsé de force par traction à travers le ligament collatéral ulnaire (latéral interne), en accompagnement d'une luxation. Il est généralement déplacé vers le bas et vers l'avant par les muscles fléchisseurs qui lui sont attachés, et peut ainsi venir exercer une pression sur le nerf cubital. Le fragment peut être saisi et amené à se déplacer sur la tige, produisant des crépitements. L'union fibreuse est le résultat habituel.

Jusqu'à l'âge de dix-sept ou dix-huit ans, l'épiphyse de l'épicondyle peut être séparée.

Traitement des fractures dans la région du coude. — L'administration d'une anesthésie générale est une aide précieuse pour une réduction et une fixation précises des fractures dans cette région. De nombreuses discussions ont eu lieu quant à la meilleure position pour traiter ces fractures. Dans notre expérience, la meilleure approximation des fragments, comme le montrent les radiographies, est obtenue lorsque le membre est fixé en position de flexion complète avec supination. Les chirurgiens américains privilégient la position de flexion à angle droit. Au niveau du coude, un massage précoce et vigoureux risque de favoriser une formation trop importante de callosités, ce qui aurait pour conséquence de limiter les mouvements de l'articulation par blocage des saillies osseuses. Cela est probablement dû au fait que les cellules osseuses sont poussées dans les tissus environnants, où elles se multiplient et forment un nouvel os à une échelle exagérée.

La *fracture supra-condylienne* est réduite en étendant d'abord le coude pour libérer le fragment inférieur du triceps, puis, tout en effectuant une traction à travers l'avant-bras, en manipulant les fragments pour les mettre en position, et enfin en fléchissant le coude à un angle aigu et en supinant l'avant-bras. . De cette façon, le triceps est mis en étirement et forme une attelle postérieure naturelle. Une couche de ouate est placée dans le pli du coude pour séparer les surfaces cutanées apposées, le bras placé dans une écharpe disposée de manière à soutenir le coude et fixé sur le côté par un bandage corporel. Cette position est maintenue pendant trois semaines, avec des massages et des mouvements quotidiens. Le dernier mouvement à tenter est celui de l'extension complète. Un traitement opératoire est rarement nécessaire.

La séparation de l'épiphyse et *la fracture de l'épicondyle médial* sont traitées dans le même esprit que la fracture supra-condylienne.

Les fractures en T ou en Y et *les fractures des condyles* , dans la mesure où elles impliquent les surfaces articulaires, présentent de plus grandes difficultés de traitement, mais elles sont traitées dans le même sens que les fractures supra-condyliennes. Chez les sujets jeunes dont l'occupation implique une liberté de mouvement de l'articulation du coude, il est parfois conseillé de mettre à nu la fracture par opération et de fixer les fragments en place. Les détails de l'opération varient selon les cas et dépendent de la ligne d'obliquité de la fracture et de la disposition des fragments individuels, points qui peuvent habituellement être déterminés par l'emploi des rayons X. Lors de l'opération, il faut veiller à perturber le moins possible le périoste, sinon il pourrait s'ensuivre une formation excessive d'os nouveau.

Une intervention chirurgicale est parfois nécessaire en cas d'ankylose ou de verrouillage de l'articulation après consolidation de la fracture, ou pour soulager le nerf cubital lorsqu'il est impliqué dans un cal. *La contracture ischémique de Volkmann* peut survenir après des fractures dans la région du coude dues à une altération de l'apport sanguin due à un bandage serré.

FRACTURE DE L'EXTRÉMITÉ SUPÉRIEURE DU CUBITUS

La fracture de l'olécrane est une blessure relativement courante chez les adultes. Elle fait généralement suite à une chute sur le coude fléchi, et résulte de l'impact direct, complété par la traction du muscle triceps. Dans quelques cas, elle a été produite par la seule action musculaire. La ligne de fracture peut passer par la pointe du processus, ou par son milieu, moins fréquemment par la base. Il peut être transversal, oblique, en forme de T ou de V, mais il est rarement fragmenté ou composé.

Caractéristiques cliniques. — Comme la fracture touche presque invariablement la surface articulaire, il se produit un gonflement considérable dû à un épanchement de sang dans l'articulation. Le pouvoir d'extension de l'avant-bras est altéré et d'autres symptômes de fracture sont présents. L'ampleur du déplacement dépend du niveau de la fracture et de la mesure dans laquelle l'expansion aponévrotique du triceps est déchirée. Comme la fracture est généralement proche de la pointe, le déplacement est relativement léger, le prolongement des fibres d'insertion du triceps sur les côtés et la partie postérieure de l'apophyse maintenant le petit fragment en position ; et la fracture peut facilement échapper à la reconnaissance. Cependant, lorsque la ligne de fracture est plus proche de la base, la contraction du triceps tend à séparer largement les fragments (Fig. 35), et un écart net, qui s'accroît lors de la flexion du coude, peut souvent être ressenti entre eux, et si le coude est étendu passivement, les fragments peuvent être mis en apposition et des crépitements peuvent être provoqués.

FIG. 35. —Radiogramme de fracture du processus olécranien, montrant un degré marqué de déplacement.

(Cas de Sir Robert Jones. Radiogramme du Dr D. Morgan.)

Lorsqu'il y a peu de déplacement, une union osseuse peut en résulter, mais dans de nombreux cas, les fragments ne sont unis que par du tissu fibreux. Le fragment supérieur forme parfois des attaches à la diaphyse de l'humérus, ce qui entraîne un étirement de la bande fibreuse entre les fragments et une atrophie importante du triceps.

La séparation de l' *épiphyse de l'olécrane* est l'une des formes les plus rares de décollement épiphysaire (Pologne). Lorsque l'épiphyse est déplacée vers le haut et s'unit dans cette position, elle peut gêner l'extension complète du coude.

Traitement. — Il semblerait qu'on ait jusqu'ici trop insisté sur la nécessité de rapprocher parfaitement les fragments, et trop peu d'attention accordée à l'importance du maintien des fonctions du triceps et des mouvements de l'articulation du coude.

Le massage et les mouvements sont effectués dès le début, et l'avant-bras est soutenu par une écharpe. La flexion complète est le dernier mouvement à tenter. En accomplissant les mouvements, la pointe de l'olécrâne est pressée avec le pouce, de sorte qu'elle est obligée de suivre les mouvements de l'ulna et qu'elle est empêchée d'adhérer à l'humérus.

C'était autrefois l'usage d'avoir le bras presque, mais pas tout à fait, complètement étendu, et une attelle de Gooch, s'étendant du bord inférieur de l'aisselle jusqu'au bout des doigts, et taillée à la forme du membre étendu, appliquée en avant et fixé en position par un bandage, la région du coude étant recouverte par un spica convergent.

Traitement opératoire. — Un traitement opératoire peut être eu recours, notamment dans les cas où les fragments sont très éloignés. La fracture est exposée, la cavité articulaire ouverte et débarrassée des caillots, et des sutures en fil d'argent sont passées à travers les fragments sans empiéter sur le cartilage articulaire. Le membre est fixé avec l'articulation du coude en position d'extension presque complète. Le mouvement peut être commencé au bout d'une semaine, l'angle de fixation de l'articulation étant modifié matin et soir. Pendant la journée, la position fléchie doit être maintenue et le bras porté en écharpe ; pendant la nuit, le membre est fixé à un oreiller en position étendue. Le patient est autorisé à utiliser l'articulation avec précaution dans un délai de quinze jours.

Fracture ancienne. — Lorsque la consolidation ne s'opère pas, l'intervalle entre les fragments tend à s'accroître par la contraction du triceps étirant progressivement le tissu fibreux intermédiaire, de sorte qu'un large espace vient séparer les fragments. Il est assez courant que la fonction du bras soit tout ce qu'on peut désirer malgré un écart entre les fragments, mais, si tel n'est pas le cas, les fragments peuvent être réunis par opération.

La fracture du processus coronoïde est rare, sauf en tant que complication d'une luxation vers l'arrière du coude. Elle peut être produite par violence directe aussi bien que par action musculaire. Comme la fracture se situe généralement à moins d'un quart de pouce de la pointe, les fibres d'insertion du brachial empêchent son déplacement. Les signes ordinaires de fracture sont souvent absents et le diagnostic est rarement complété sans l'aide des radiographies. Le traitement consiste à fléchir le coude et à soutenir l'avant-bras en écharpe. Dans certains cas associés à une luxation, cependant, le petit fragment a été déplacé au point de se fixer à l'arrière de l'humérus (Annandale).

FRACTURE DE L'EXTRÉMITÉ SUPÉRIEURE DU RAYON

La fracture intra-capsulaire de la **tête du radius** peut résulter d'une violence directe, d'une chute de la main en pronation, ou d'une pronation ou d'un abduction forcée, c'est-à-dire une déviation de l'avant-bras vers le côté radial. Cela peut accompagner une luxation du coude ou une fracture des os adjacents. La tête peut être complètement séparée ou divisée en deux ou plusieurs fragments. Jusqu'à la dix-septième année, l' *épiphyse* , entièrement intra-articulaire, peut être séparée.

Les *caractéristiques cliniques* sont des douleurs localisées, des crépitements, des interférences avec la pronation et la supination, tandis que le coude peut être presque complètement étendu et fléchi et, dans certains cas, le fragment peut être ressenti à travers la peau, bien qu'il continue généralement à se déplacer avec la tige en pronation. et supination.

La consolidation se déroule généralement de manière satisfaisante, mais dans certains cas, les fragments forment de nouvelles attaches entraînant une altération du mouvement au niveau du coude et nécessitant une intervention chirurgicale.

La fracture du **col du radius** entre la capsule et le tubercule est rare.

L'avulsion du tubercule peut résulter d'une contraction forcée du biceps ou, chez l'enfant, d'une traction exercée sur l'avant-bras (AL Hall).

Ces blessures sont traitées avec le coude en position fléchie, et le massage et le mouvement sont effectués comme déjà décrit.

LUXATION DU COUDE

Les luxations de l'articulation du coude peuvent concerner un ou les deux os de l'avant-bras et peuvent être complètes ou incomplètes.

La luxation des deux os vers l'arrière est la plus courante de toutes les luxations du coude et la seule luxation fréquemment rencontrée chez les enfants. Elle résulte généralement d'une chute sur la main tendue, provoquant une hyper-extension de l'articulation avec abduction, c'est-à-dire une déviation vers le côté radial ; mais elle peut faire suite à un coup direct sur le dos de l'humérus, à une chute sur le coude ou à une torsion de l'avant-bras.

FIG. 36. —Luxation arrière du coude, chez un garçon æt. 10, provoqué par une chute d'un mur, atterrissant sur le coude.

Anatomie morbide. — Tous les ligaments du coude, sauf l'annulaire (orbiculaire), sont déchirés ou étirés. Le radius et le cubitus passent vers l'arrière, l'apophyse coronoïde venant s'appuyer en face de la fosse olécrânienne derrière l'humérus, et la tête du radius derrière le condyle latéral. Les condyles de l'humérus entretiennent leurs relations normales les uns avec les autres. L'olécrane et le tendon du triceps forment une proéminence marquée à l'arrière du coude, la pointe de l'olécrane se trouvant au-dessus et derrière les condyles. L'extrémité inférieure de l'humérus se trouve dans la flexion de l'articulation sur laquelle est étroitement tendu le tendon du biceps. Le processus coronoïde est souvent brisé ou le tendon du brachial déchiré. Les nerfs médian et cubital peuvent être étirés ou déchirés. Il n'est pas rare que les os de l'avant-bras soient déplacés vers le côté médial ainsi que vers l'arrière.

Parfois, à la suite de la luxation, des processus osseux se développent en relation avec l'insertion du brachial et interfèrent avec les mouvements de l'articulation. Ces excroissances sont dues à un déplacement d'éléments osseux, soit au moment de la lésion initiale, soit à la suite d'efforts forcés de réduction. Selon DM Greig, elles ne se développent pas dans le tendon du brachial, mais sous celui-ci, et ne sont pas de la nature d'une myosite ossifiante. Quatre à six semaines après la réduction de la luxation, les mouvements commencent à être restreints et une masse dure peut être ressentie dans la fosse cubitale, qui avec les radiographies apparaît comme une excroissance osseuse jaillissant de l'espace quadrilatéral sur l'avant du coude, sous l'apophyse coronoïde (Fig. 37). Celui-ci augmente progressivement en taille et conduit à la fixation de l'articulation. Dans la plupart des cas, les effets atteignent leur maximum au bout de six mois environ, puis la réabsorption de la masse commence.

FIG. 37. —Excroissance osseuse par rapport à l'insertion du muscle brachial, suite à une luxation vers l'arrière du coude.

(Cas de Sir Robert Jones. Radiogramme du Dr D. Morgan.)

Si le handicap ne montre aucun signe d'atténuation au bout d'un an, ou si l'excroissance osseuse produit des effets de pression sur le nerf médian, elle doit être retirée par opération.

Il est important de ne pas confondre cette affection avec les séquelles d'une fracture qui a compliqué la luxation et qui a été négligée au moment de l'accident.

FIG. 38. —Radiogramme d'une luxation incomplète vers l'arrière du coude.

Caractéristiques cliniques. — Le coude est maintenu fixe à un angle d'environ 120°, en pronation ou à mi-chemin entre la pronation et la supination. Toute tentative de mouvement provoque une grande douleur, et est suivie d'un rebond élastique vers la position anormale. Le diamètre antéro-postérieur de l'articulation est augmenté et l'avant-bras, mesuré depuis l'épicondyle latéral jusqu'à la pointe de l'apophyse styloïde du radius, est raccourci d'environ un pouce. Si on l'examine avant l'apparition d'un gonflement, les contours des surfaces articulaires peuvent être reconnus dans leurs positions anormales, mais le gonflement apparaît généralement rapidement et, en masquant les repères osseux, rend le diagnostic difficile.

Cette lésion doit être diagnostiquée par une fracture supra-condylienne avec déplacement vers l'arrière du fragment inférieur et par une séparation de l'épiphyse humérale inférieure. Une anesthésie générale est souvent nécessaire pour permettre un diagnostic précis . Une fois la déformation réduite, il n'y a aucune tendance à sa reproduction, à moins que le processus coronoïde ne soit également fracturé. Dans un nombre considérable de cas — selon EH Bennett, dans la majorité — cette luxation est *incomplète* , l'apophyse coronoïde reposant au niveau de la trochlée et la projection vers l'arrière de l'olécrane étant peu appréciable. La tête du radius est cependant trop proéminente. Dans de tels cas, la lésion risque d'être négligée et donc de ne pas être traitée, entraînant une raideur permanente au niveau du coude.

La luxation vers l'avant est beaucoup moins courante que la luxation vers l'arrière. Elle est produite par une force importante agissant par derrière sur le coude fléchi, le cubitus étant poussé vers l'avant, déchirant les ligaments de l'articulation et les muscles attachés aux condyles. L'olécrane est fréquemment fracturé en même temps (Fig. 39). Lorsqu'il reste intact, il peut reposer sous les condyles (luxation incomplète ou premier stade), ou passer devant eux, notamment en cas de rupture du triceps (complète ou deuxième stade). L'avant-bras est allongé, le coude légèrement fléchi, la face postérieure de l'articulation aplatie et les condyles, dans leur rapport anormal, peuvent être palpés de derrière.

Luxations médiales et latérales. — La luxation vers le côté ulnaire est toujours incomplète, une partie de la surface articulaire des os de l'avant-bras restant en contact avec les condyles.

La luxation du côté radial est également en règle générale incomplète, bien que des cas aient été enregistrés dans lesquels une séparation complète avait eu lieu.

Ces formes de luxation sont rares, celle du côté ulnaire étant plus fréquemment observée. Chaque forme est souvent associée à d'autres blessures à proximité.

La cause la plus fréquente de ces luxations est une chute de la main tendue, l'avant-bras étant actuellement en forte pronation. L'abduction forcée favorise le déplacement vers le côté ulnaire ; adduction vers le côté radial. Le membre est maintenu fléchi et en pronation, et la facilité avec laquelle les points osseux peuvent être palpés rend le diagnostic facile.

Dans quelques cas, *des luxations divergentes* ont été rencontrées, le radius et le cubitus étant séparés l'un de l'autre, le ligament annulaire (orbiculaire) étant déchiré et ne les maintenant plus ensemble.

Traitement des luxations du coude. — Le principal obstacle à la réduction est la contraction spasmodique des muscles passant au-dessus de l'articulation et, dans la variété vers l'arrière, l'accrochage de l' apophyse coronoïde contre le bord de la fosse olécrânienne. Dans des cas récents, pour effectuer la réduction, le patient est assis sur une chaise, tandis que le chirurgien saisit l'humérus et le poignet et place son genou dans le pli du coude. Le membre est d'abord complètement étendu, voire hyper-étendu, pour détendre le triceps et libérer le processus coronoïde. La traction s'effectue alors dans des directions opposées sur l'avant-bras et le bras, le genou du chirurgien exerçant quant à lui une pression, en direction arrière, sur l'extrémité inférieure de l'humérus. L'articulation est ensuite lentement fléchie et les os se mettent en place, souvent avec un claquement distinct. Si le patient est anesthésié, ces manipulations doivent être adaptées à la position couchée.

Lorsque quelques jours s'écoulent avant de tenter une réduction, les manipulations forcées sont à déconseiller car elles augmentent fortement le risque d' ossification du brachial (DM Greig) ; et il faudrait recourir à une opération ouverte, et la déchirure ou la meurtrissure des parties molles devrait être réduite au minimum.

Après réduction, le membre est fléchi à un angle plutôt inférieur à celui droit et soutenu par une écharpe. Le massage et le mouvement commencent immédiatement.

La fracture du processus coronoïde prédispose à la récidive de la luxation ; lorsque cette complication existe, il faut donc fixer le membre sous un angle aigu et les mouvements d'extension complète différés de quinze jours. Des massages et des mouvements limités peuvent toutefois être effectués dès le début.

En cas de fracture de l'olécrane, le traitement doit être modifié en conséquence (p. 87).

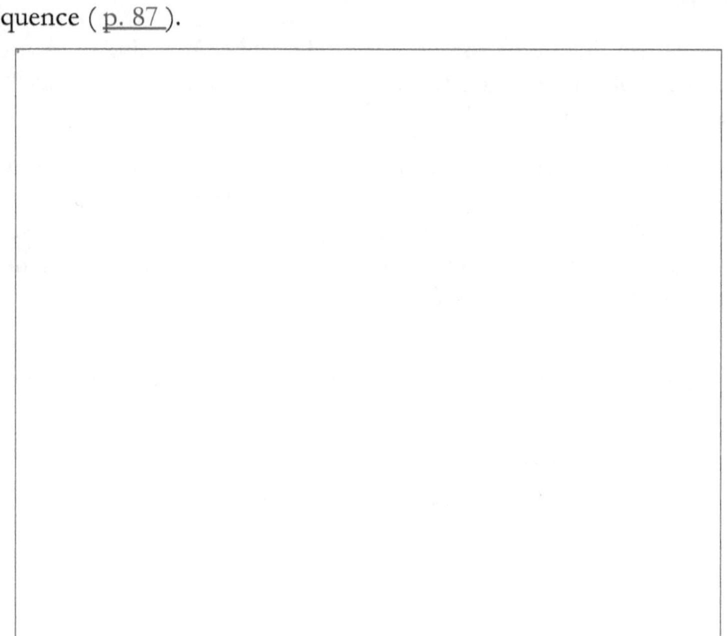

FIG. 39. —Luxation avant du coude, avec fracture de l'olécrane.

(Cas de Sir Robert Jones. Radiogramme du Dr D. Morgan.)

Les blessures comminutives et composées nécessitent généralement un traitement chirurgical, les os fracturés étant câblés après réduction de la luxation, ou les fragments lâches retirés.

La *luxation vers l'avant* est réduite en fléchissant complètement le coude, puis en poussant les os de l'avant-bras vers l'arrière, tandis que l'humérus est tiré vers l'avant.

Luxations anciennes. — Il ne faut pas tenter de réduire par manipulation une luxation du coude restée déplacée pendant cinq ou six semaines, surtout lorsqu'elle s'est compliquée d'une fracture. Les surfaces du joint sont soudées ensemble par des adhérences et les fragments séparés forment souvent des attaches qui verrouillent le joint. Les tentatives visant à les briser s'accompagnent d'un risque considérable de refracture de l'os ou de déchirure des parties molles. Dans de tels cas, il est préférable d'exposer l'articulation et, si la réduction n'est pas facile à effectuer, une partie suffisante de l'extrémité inférieure de l'humérus doit être retirée pour fournir une articulation mobile.

La luxation de l'ulna seule est une lésion rare, et est généralement associée à une fracture de l'un ou l'autre de ses processus ou du condyle interne.

En revanche, **la luxation du radius seul est relativement fréquente, en particulier lorsqu'elle accompagne une fracture du tiers supérieur de la diaphyse de l'ulna (** Fig. 40 **).**

La blessure peut résulter d'un coup porté à l'arrière de l'extrémité supérieure du radius, d'une chute sur la main tendue ou, chez l'enfant, d'une traction forcée sur l'avant-bras en position de pronation. La tête déplacée passe généralement *vers l'avant* et repose sur le bord antérieur du capitellum, empêchant ainsi la flexion et la supination complètes du membre.

Le membre est tenu partiellement fléchi et en pronation. On peut sentir la tête déplacée du radius tourner avec la tige dans sa position anormale, et la facette articulaire sur la tête du radius peut également être ressentie ; il y a une dépression en arrière sous l'épicondyle latéral, là où devrait se trouver la tête. Le côté radial de l'avant-bras est légèrement raccourci. Les branches superficielles et profondes (interosseuses postérieures) du nerf radial sont susceptibles d'être pressées ou déchirées par la tête déplacée du radius, surtout en cas de fracture du cubitus, entraînant des perturbations dans leur aire de répartition.

FIG. 40. —Radiogramme de luxation avant de la tête du rayon, avec
fracture de la tige du cubitus.

Dans quelques cas, le déplacement de la tête s'est fait *vers l'arrière* ou
latéralement .

Traitement. — Pour effectuer la réduction, l'avant-bras doit être
alternativement fléchi et étendu, tandis qu'une traction est exercée sur lui à
partir du poignet, et la tête du radius est poussée en arrière avec le pouce dans
le pli du coude. Lorsque la réduction est empêchée par l'interposition d'une
partie des ligaments déchirés entre les os, il est parfois nécessaire d'ouvrir
l'articulation pour assurer un ajustement précis. L'articulation est fixée en
flexion aiguë pour détendre le biceps, permettre la consolidation des
ligaments déchirés et prévenir les récidives.

Dans les cas anciens, pour obtenir une articulation utile, ou pour supprimer
la pression des branches du nerf radial, une résection de la tête du radius peut
être nécessaire.

La subluxation de la tête du radius , ou « luxation par élongation », est
une blessure relativement courante chez les enfants âgés de deux à six ans.
Cela résulte presque invariablement du fait que l'enfant est soulevé ou traîné
par la main ou l'avant-bras. La traction et la torsion ainsi exercées sur le radius
font sortir la partie antérieure de sa tête du ligament annulaire dont le bord
se glisse entre les os.

La personne qui tient l'enfant peut ressentir un clic au moment du déplacement. L'enfant se plaint de douleurs dans la région du coude : le bras devient aussitôt inutile et se tient fléchi, à mi-chemin entre la pronation et la supination. Tous les mouvements sont douloureux, mais surtout les mouvements dans le sens de la supination. La déformation est légère, mais la tête du radius peut être excessivement proéminente en avant. En raison de la manière dont la blessure se produit, le poignet est également souvent enflé et, dans certains cas, le patient est amené chez le chirurgien en raison de l'état du poignet et l'attention n'est pas dirigée vers le coude.

Traitement. — La réduction se produit fréquemment spontanément ou au cours de l'examen, la fonction du bras étant aussitôt complètement rétablie. Dans d'autres cas, il est nécessaire, sous anesthésie, de manipuler la tête de l'os pour la mettre en place. Cela se fait généralement facilement en fléchissant le coude, en effectuant une légère traction sur l'avant-bras et en le faisant alternativement en pronation et en supination. Après réduction, quelques jours de massage suffisent, l'articulation étant maintenue au repos dans une écharpe par intervalles.

L'entorse du coude est relativement courante à la suite d'une chute de la main ou d'une torsion de l'avant-bras. Le point de sensibilité maximale se situe généralement au niveau de l'articulation radio-humérale, les ligaments collatéraux radiaux et annulaires étant les plus fréquemment endommagés. L'épanchement a lieu dans la cavité synoviale et un gonflement doux et gonflé remplit les creux naturels autour de l'articulation. Les points osseux autour du coude conservent leur relation normale les uns avec les autres, une caractéristique qui aide à déterminer le diagnostic entre une entorse et une luxation ou une fracture. Chez les enfants, il est souvent difficile de faire la distinction entre une entorse et la séparation partielle d'une épiphyse. Les entorses du coude sont traitées de la même manière que les lésions similaires ailleurs : par massage et mouvement.

L'affection connue sous le nom de *tennis elbow* se caractérise par une douleur intense au niveau de l'attache de l'un ou l'autre des muscles autour du coude, en particulier l'insertion du rond pronateur lors de l'acte de pronation, et est due à l'étirement ou à la déchirure des fibres de ce muscle. musculaire et des septa intermusculaires adjacents. Une blessure similaire, *l'entorse de godille* , se produit chez les rameurs après avoir mis la rame en drapeau. Le traitement consiste en un massage et un mouvement en prenant soin d'éviter le mouvement qui a provoqué l'entorse.

FRACTURE DE L'AVANT-BRAS

Les *tiges* des os de l'avant-bras peuvent être brisées séparément, mais il est beaucoup plus fréquent de trouver les deux brisées ensemble.

La fracture des deux os peut résulter d'un coup direct, d'une chute de la main ou du fait qu'ils soient penchés sur un objet fixe. La ligne de fracture est généralement transversale, les deux os cédant à peu près au même niveau. La situation courante se situe près du milieu des puits. Chez les enfants, les fractures en bâton vert des deux os sont une conséquence fréquente d'une chute de la main — c'est en effet l'un des exemples les plus courants de fracture en bâton vert rencontrés (Fig. 41).

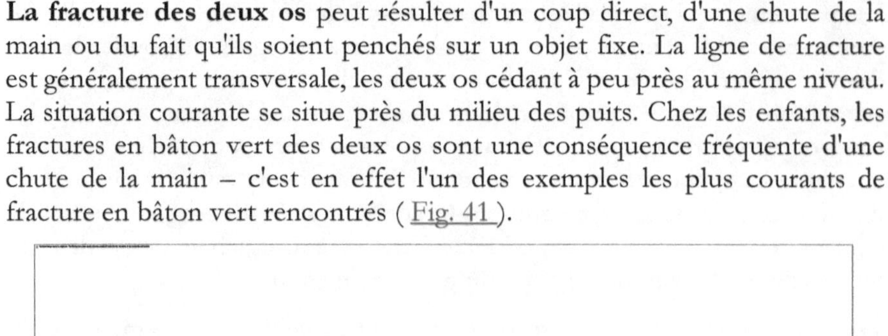

FIG. 41. —Fracture Greenstick des deux os de l'avant-bras, chez un garçon.

Le *déplacement* varie considérablement, dépendant en partie de la force provoquant la fracture, en partie du niveau auquel les os se brisent et des muscles qui agissent sur les fragments respectifs. Il est fréquent de constater un déplacement angulaire des deux os vers le côté radial ou cubital. Dans d'autres cas, les quatre extrémités brisées heurtent l'espace interosseux et peuvent s'unir les unes aux autres, empêchant les mouvements de pronation et de supination. Il peut y avoir un raccourcissement dû au remplacement de fragments.

Lorsque le radius est rompu au-dessus de l'insertion du rond pronateur, son fragment supérieur peut être supiné par les biceps et les muscles supinateurs, tandis que le fragment inférieur reste dans la position semi-couchée habituelle. Si l'union a lieu dans cette position, le pouvoir de supination complète est définitivement perdu.

symptômes habituels de la fracture sont présents et le diagnostic est rarement difficile.

Le *pronostic* doit être gardé, notamment en ce qui concerne la préservation de la pronation et de la supination. Ces mouvements sont perturbés si la consolidation s'effectue dans une mauvaise position avec déformation angulaire ou rotatoire d'un ou des deux os, ou si des cals se forment en excès et provoquent un blocage des os. Dans certains cas, le cal fusionne les deux os à travers l'espace interosseux, rendant ainsi la pronation et la supination impossibles.

Une déformation angulaire persistante de l'avant-bras est également susceptible de résulter, soit d'une non-correction initiale du déplacement, soit d'une flexion ultérieure due à des attelles ou des écharpes mal appliquées. Le manque de consolidation, ou la formation d'une fausse articulation dans un ou dans les deux os, se rencontre parfois, particulièrement chez les enfants, et, comme la fracture correspondante de la jambe, est susceptible de se révéler intraitable.

Un nombre considérable de cas de gangrène de la main après simple fracture de l'avant-bras sont recensés. Ceci est parfois imputable aux dommages infligés aux vaisseaux sanguins par les os fracturés, ou à la force qui a provoqué la fracture, mais est plus souvent dû à un bandage à rouleaux appliqué sous les attelles étranglant le membre, à des coussinets mal appliqués ou à un serrage trop serré. bandage sur les attelles. La contracture ischémique de Volkmann se développe parfois après des fractures de l'avant-bras.

Dans les cas simples, la consolidation a lieu en trois à quatre semaines.

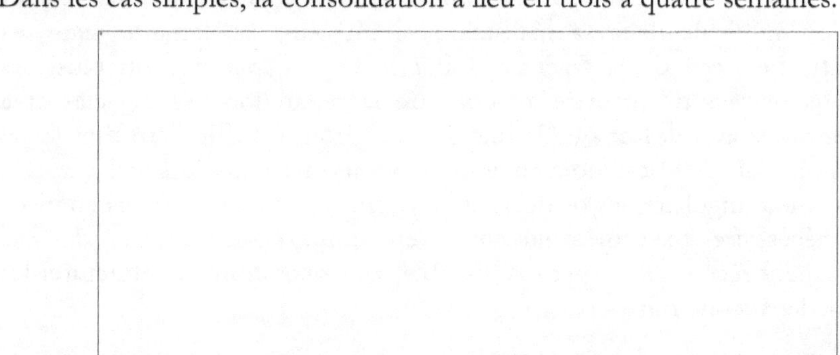

FIG. 42. —Attelles Gooch pour fracture des deux os de l'avant-bras. (Ceux-ci sont appliqués avec le côté en bois vers la peau.)

Traitement. —Pour assurer une réduction et une coaptation précises, une anesthésie générale est généralement nécessaire. Dans la variété greenstick, les os doivent être redressés, la fracture étant rendue complète, si nécessaire, à cet effet.

Pour maintenir les os en position, des attelles antérieures et postérieures sont ensuite appliquées. Ceux-ci sont faits pour chevaucher l'avant-bras d'environ un demi-pouce de chaque côté, pour éviter de comprimer l'avant-bras d'un côté à l'autre, et ainsi de faire empiéter les extrémités fracturées sur l'espace interosseux. L'attelle dorsale est généralement conçue pour s'étendre de l'olécrâne aux jointures, et l'attelle palmaire du pli du coude jusqu'à la flexion médiane de la paume, un morceau étant découpé pour éviter une pression sur la pointe du pouce (Figure 42). Les attelles sont appliquées avec le coude fléchi à angle droit et, sauf lorsque le radius est rompu au-dessus du niveau de l'insertion du rond pronateur, avec l'avant-bras à mi-chemin entre la pronation et la supination. Le membre est placé dans une écharpe, ajustée de manière à soutenir également la main et le coude afin d'éviter toute déformation angulaire. L'utilisation de coussinets interosseux spéciaux est à proscrire.

Lorsque la fracture du radius est au-dessus de l'insertion du rond pronateur, l'avant-bras doit être placé en position de supination complète, le coude fléchi à un angle aigu et retenu dans cette position par une attelle postérieure moulée, et le bras fixé sur le côté par un bandage corporel. Un grand soin est nécessaire lors du réglage de l'appareil pour éviter la pronation.

Le massage et le mouvement doivent être effectués dès le début. Il est généralement nécessaire de continuer à porter les attelles pendant environ trois semaines.

En cas de *cal vicieux* , notamment lorsque les os sont ankylosés les uns aux autres à travers l'espace interosseux, une opération peut être nécessaire, mais elle n'est ni facile dans sa réalisation ni toujours satisfaisante dans ses résultats. Le siège de la fracture doit être exposé par une ou plusieurs incisions placées de manière à permettre la séparation des muscles et à donner accès au cal. Lorsque le membre est droit, il suffit d'arracher le cal exubérant qui gêne les mouvements de rotation ; mais lorsqu'il y a une déformation angulaire, les os doivent en outre être divisés et remis en place et, si nécessaire, fixés mécaniquement en bonne position. Dans des cas relativement récents, il est parfois possible, sans opération, de refracturer les os et de les reconstruire.

Les fractures non unies des deux os de l'avant-bras ne sont pas rares et sont traitées selon les lignes habituelles ; l'espace entre les fragments du radius est comblé par une partie du péroné, qui doit être suffisamment longue pour se chevaucher d'au moins un pouce à chaque extrémité ; il est rarement nécessaire de combler la brèche du cubitus, à moins que celui-ci ne soit à lui seul le siège de la pseudarthrose.

La fracture de la tige du radius seule peut être due à un coup direct ; aux violences indirectes, comme une chute de la main ; ou à une pronation forcée contre résistance, comme pour essorer des vêtements. C'est rare en comparaison avec une fracture des deux os. Lorsqu'il est brisé au-dessus de l'insertion du rond pronateur, le fragment supérieur est fléchi et supiné par le biceps et le supinateur, tandis que le fragment inférieur reste semi-couché et est tiré vers l'ulna par le carré pronateur.

Lorsque la fracture est en dessous du rond pronateur, le déplacement dépend de la direction de la force et de l'obliquité de la fracture. Dans les fractures du tiers inférieur de la diaphyse, la main peut être fléchie vers le côté radial et la styloïde se trouve à un niveau plus élevé, comme dans une fracture de Colles. D'après la fréquence avec laquelle cette fracture se produit lors du démarrage d'une automobile, elle est commodément décrite comme *une fracture du chauffeur* ; nous avons observé chez des médecins qui ont subi cette fracture sur leur propre personne, qu'ils avaient l'impression d'avoir subi une entorse insignifiante du poignet.

Aux signes habituels de fracture s'ajoutent une perte partielle ou totale de la pronation et de la supination. La tête du radius ne bouge généralement pas avec la partie inférieure de la diaphyse, mais peut le faire si la fracture est incomplète ou incluse.

La fracture de la diaphyse du cubitus seule est également relativement rare. Elle est presque toujours due à un coup direct porté en protégeant la tête d'un coup, ou à une chute sur le bord cubital de l'avant-bras, comme en montant un escalier.

Le tiers supérieur est le plus souvent fracturé, et cette lésion est souvent associée à une luxation de la tête du radius (Fig. 40), ou à une autre lésion impliquant l'articulation du coude. En raison de la position superficielle de l'os, cette fracture est fréquemment composée.

Le déplacement dépend de la direction de la force, les fragments étant généralement entraînés vers l'espace interosseux. Il y a rarement une déformation marquée, sauf si la tête du radius est en même temps luxée. Le diagnostic est en général facile.

Le *traitement* est le même que pour une fracture des deux os, mais les attelles peuvent être abandonnées au bout d'une quinzaine.

Pour une raison inexpliquée, une fracture du tiers supérieur de la diaphyse de l'ulna ne parvient souvent pas à s'unir.

CHAPITRE V
BLESSURES DANS LA RÉGION DU POIGNET ET DE LA MAIN

BLESSURES DANS LA RÉGION DU POIGNET

Il s'agit notamment de fractures des extrémités inférieures des os de l'avant-bras et de la séparation de leurs épiphyses ; entorses et luxations de l'articulation radio- ulnaire inférieure et des articulations radio-carpiennes ; et fractures et luxations du carpe.

Anatomie chirurgicale. —Les repères les plus importants dans la région du poignet sont les apophyses styloïdes du radius et du cubitus. La pointe de la styloïde radiale est palpable dans la « tabatière anatomique » entre les tendons des extenseurs longs et courts du pouce, et elle se trouve environ un demi-pouce plus bas que la styloïde ulnaire. La styloïde ulnaire est mieux reconnue en exerçant une pression profonde un peu en dessous et en avant de la tête de l'ulna, qui forme la proéminence sous-cutanée arrondie observée à l'arrière du poignet lorsque la main est en pronation.

Le tubercule du naviculaire (scaphoïde) et du grand multitangulaire (trapèze) peut être palpé entre la styloïde radiale et la pointe du pouce, un peu en dessous de la styloïde radiale ; et le pisiforme et le crochet de l'hamatum (unciforme) sont palpables, légèrement en dessous et en avant de la styloïde ulnaire.

Lors de l'examen d'un poignet blessé, il convient de localiser les différents points osseux et de noter leurs positions relatives les unes par rapport aux autres et aux articulations adjacentes ; et la forme, la position et les relations de toute projection ou dépression anormale observée, en utilisant le poignet de l'autre côté comme norme normale de comparaison. La puissance et l'amplitude des mouvements – actifs et passifs – au niveau des différentes articulations doivent également être testées.

FRACTURE DE L'EXTRÉMITÉ INFÉRIEURE DU RAYON

Fracture de Colles. — Cette blessure, décrite par Colles de Dublin en 1814, est une des fractures les plus communes du corps, et elle est particulièrement fréquente chez les femmes au-delà de l'âge moyen. Elle est presque invariablement le résultat d'une chute sur la paume de la main, en position de trois quarts en pronation, la force étant reçue sur la pointe du pouce, et transmise par le carpe jusqu'à l'extrémité inférieure du radius qui est cassé. éteint, le fragment inférieur étant repoussé vers l'arrière.

La fracture a lieu à travers l'extrémité annulée de l'os, entre un demi et trois quarts de pouce de sa surface articulaire (Fig. 45). Il est généralement transversal, mais peut être légèrement oblique de haut en bas et du côté radial au côté ulnaire. Dans une proportion considérable de cas, il est inclus et il n'est pas rare que le fragment inférieur soit comminutif, la fracture s'étendant jusqu'à l'articulation radio-carpienne.

FIG. 43. —Fracture de Colles montrant une déviation radiale de la main.

FIG. 44. —Fracture de Colles montrant une proéminence excessive de la styloïde ulnaire.

Lorsqu'une impaction a lieu, elle est généralement réciproque, le bord dorsal du fragment proximal perçant le fragment distal et le bord palmaire du fragment distal perçant le fragment proximal. Le périoste est généralement déchiré et dépouillé de la face palmaire des fragments, alors qu'il reste intact sur le dos.

Dans la majorité des cas, l'apophyse styloïde de l'ulna est arrachée par traction exercée à travers le ligament ulno-carpien médial (latéral interne), et dans une proportion considérable, il existe également une fracture de l'un des os du carpe.

Le *déplacement qui en résulte* est d'un triple caractère : (1) le fragment distal est déplacé vers l'arrière ; (2) sa surface carpienne est tournée vers l'arrière sur un diamètre transversal de l'avant-bras ; tandis que (3) le fragment entier subit une rotation de sorte que la styloïde radiale se trouve à un niveau plus élevé que la normale.

FIG. 45. —Radiogramme montrant la ligne de fracture et le déplacement vers le haut de la styloïde radiale dans la fracture de Colles.

Caractéristiques cliniques. — Dans un cas typique, il existe une proéminence sur le dos du poignet, provoquée par le fragment distal déplacé, avec une dépression juste au-dessus (Fig. 43) ; et le poignet est élargi d'un côté à l'autre. Le creux naturel de la face palmaire du radius est comblé par la projection du fragment proximal. Le carpe est porté vers le côté radial par la rotation vers le haut du fragment distal, et la styloïde radiale est aussi haute, voire plus haute, que celle de l'ulna. L'extrémité inférieure du cubitus est rendue indûment proéminente par la flexion de la main vers le côté radial. Les doigts sont en partie fléchis et légèrement déviés vers le côté ulnaire ; et le patient soutient le poignet blessé dans la paume de la main opposée, et évite le mouvement de la pièce. Parfois, le nerf médian est meurtri ou déchiré, provoquant des troubles moteurs et sensoriels dans son aire de distribution.

Le contour général du poignet et de la main a été comparé à juste titre à celui d'une « cuillère inversée ». La pronation et la stipulation sont perdues, l'articulation est enflée et la pression est sensible, en particulier au niveau de la ligne de fracture. Une sensibilité à la position de la styloïde ulnaire peut indiquer une fracture de ce processus, bien qu'elle soit parfois présente sans fracture. En cas de suspicion de fracture de Colles, il ne faut pas tenter de provoquer une crépitation car les manipulations sont douloureuses et susceptibles d'augmenter le déplacement.

Traitement. — On ne saurait trop insister sur le fait que le succès du traitement de la fracture de Colles avec déplacement et impaction dépend principalement d'une réduction complète et précise, et que pour permettre cela, une anesthésie générale est presque indispensable. Le chirurgien saisit la main du patient, comme s'il lui serrait la main, et, posant la face palmaire du poignet sur son genou plié, effectue une traction par la main et une contre-extension par l'avant-bras, avec des mouvements latéraux, si nécessaire, pour annuler l'impaction. Lorsque les fragments sont libérés les uns des autres, le poignet est fléchi et la main portée vers le côté ulnaire, tandis que le fragment inférieur est mis en position par le pouce de la main dégagée du chirurgien. Une fois la réduction terminée, la déformation disparaît et les deux processus styloïdes reprennent leur position normale l'un par rapport à l'autre.

Comme il n'y a pas de tendance au re-déplacement et pas de risque de pseudarthrose, aucun appareil de rétention n'est nécessaire, mais, si cela ajoute au sentiment de sécurité du patient, un bandage ou un bracelet poroplastique peut être appliqué. Dans les cas graves, cependant, des attelles antérieures et postérieures, similaires à celles utilisées pour les fractures des deux os de l'avant-bras, ou une attelle dorsale rembourrée de manière à fléchir le poignet à un angle de 45°, mais un peu plus étroit, peuvent être utilisées. La main et l'avant-bras sont dans tous les cas soutenus par une écharpe.

Pour éviter les raideurs qui risquent de s'ensuivre, le massage et le mouvement du poignet et des doigts doivent être effectués dès le début, l'amplitude de mouvement étant progressivement augmentée jusqu'à ce que la fonction des articulations soit parfaitement rétablie. Si des attelles sont utilisées, elles doivent être jetées au bout d'une semaine et le patient est alors encouragé à utiliser librement son poignet.

Les différentes attelles spéciales recommandées pour le traitement de la fracture de Colles, comme celles de Carr, de Gordon, « l'attelle pistolet » et bien d'autres, sont toutes conçues pour corriger la déformation ainsi que pour contrôler les fragments. Il a déjà été souligné que si la réduction est complète, il n'y a aucune déformation à corriger, et si elle n'est pas complète, la déformation ne peut être corrigée par aucune forme d'attelle.

Fracture de Colles non réduite. — Lorsqu'on a laissé l'union s'opérer sans que le déplacement ait été réduit, il en résulte une déformation inesthétique. Chez les sujets jeunes dont l'occupation est susceptible d'être gênée, et chez les femmes pour des raisons esthétiques, la fracture est reproduite et le déplacement du fragment inférieur corrigé. Cela se fait commodément au moyen de la clé de Jones, qui saisit le fragment distal et offre un effet de levier suffisant pour briser l'os.

Fracture du chauffeur. — Une fracture de l'extrémité inférieure du rayon se produit fréquemment à la suite du recul de la manivelle, « par retour de flamme », lors du démarrage du moteur d'une automobile. La blessure peut être produite soit par violence directe, le manche reculant en frappant l'avant-bras, soit par violence indirecte, par hyper-extension forcée de la main lors de la saisie du manche. La fracture peut traverser transversalement l'extrémité inférieure du radius, comme dans la fracture de Colles, mais elle se rencontre le plus souvent à deux ou trois pouces au-dessus du poignet (Fig. 46). Elle est traitée dans le même esprit que la fracture de Colles.

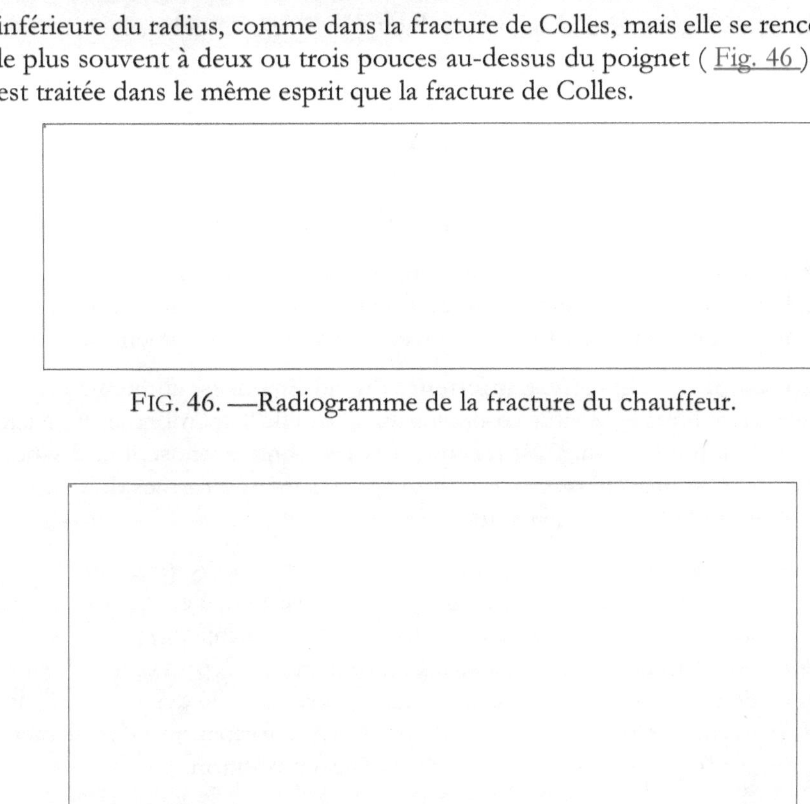

FIG. 46. —Radiogramme de la fracture du chauffeur.

FIG. 47. —Radiogramme de la fracture de Smith.

(Cas de Sir George T. Beatson.)

Une fracture de l'extrémité inférieure du radius *avec déplacement vers l'avant du fragment carpien* a été décrite pour la première fois par RW Smith de Dublin (*fracture de Colles inversée* , ou **fracture de Smith**) (Fig. 47). Elle est presque toujours due à une flexion forcée, comme à une chute sur le dos de la main. Comme la fracture de Colles, elle peut être transversale ou légèrement oblique, incluse ou comminutive. La déformation est caractérisée par une élévation du dos s'étendant obliquement vers le haut depuis le côté ulnaire jusqu'au côté radial du poignet, et provoquée par la tête du cubitus, qui reste en position, et l'extrémité distale du fragment proximal. En dessous, au-dessus de la position du fragment radial distal, se trouve une pente progressive vers le dos de la main. En avant, il y a une proéminence dans la flexion du poignet et le fragment distal peut être palpé sous les tendons fléchisseurs. La main dévie vers le côté radial, augmentant ainsi encore la proéminence provoquée par l'extrémité inférieure du cubitus. La styloïde radiale est déplacée vers l'avant, vers le haut et vers le côté radial, et la styloïde ulnaire peut être arrachée.

Lorsque la déformation n'est pas bien marquée, cette blessure peut être confondue avec une luxation antérieure du poignet, avec une fracture des deux os inférieurs ou avec une entorse de l'articulation.

Le *traitement* est réalisé selon les mêmes lignes que dans la fracture de Colles.

Les fractures longitudinales de l'extrémité inférieure du radius débouchant dans l'articulation résultent généralement de l'écrasement de la main par un poids lourd ou par une machine. Ils sont souvent composés et fragmentés.

La séparation de l'épiphyse inférieure du radius, qui est au même niveau que celle du cubitus et se situe au-dessus du niveau de la membrane synoviale de l'articulation du poignet, est relativement fréquente entre sept et dix-huit ans, surtout chez les garçons. et est causée par les mêmes formes de violence qui produisent la fracture de Colles.

Bien que cliniquement les aspects de ces deux lésions présentent une ressemblance générale, la séparation de l'épiphyse peut généralement être identifiée par la ligne directement transversale des projections dorsale et palmaire, le plissement de la peau observé dans la dépression palmaire, l'absence de enlèvement de la main et facilité avec laquelle des crépitements sourds peuvent être provoqués (EH Bennett). La déformation est facilement réduite et les fragments sont facilement retenus en position.

Cette blessure se complique souvent d'une fracture de la diaphyse ou de l'apophyse styloïde de l'ulna, ou d'une luxation de l'articulation radio-ulnaire, et elle est assez souvent composée, l'extrémité inférieure de la diaphyse étant immédiatement enfoncée à travers la peau sur la face palmaire. au dessus du poignet. Une altération de la croissance dans le radius se produit rarement ; quand c'est le cas, il en résulte un valgus de la main (Fig. 48), nécessitant une résection de l'extrémité inférieure du cubitus.

FIG. 48. —Manus Valga après séparation de l'épiphyse radiale inférieure dans l'enfance.

(Cas de M. H. Wade.)

Le *traitement* est le même que pour la fracture de Colles.

Fracture de l'extrémité inférieure du cubitus. — L'extrémité inférieure de la *diaphyse* du cubitus est rarement fracturée seule. L' *apophyse styloïde* , comme nous l'avons déjà souligné, est fréquemment rompue en association avec les fractures de Colles et d'autres fractures de l'extrémité inférieure du radius.

La séparation de l' *épiphyse inférieure* de l'ulna se produit parfois et, dans de rares cas, entraîne un arrêt de la croissance de l'os, conduisant à un varus de la main et à une courbure du radius. Parfois, les épiphyses séparées ne parviennent pas à s'unir, et bien que cela n'entraîne aucun handicap, cela est susceptible de conduire à des erreurs dans l'interprétation des skiagrammes.

Le *traitement* est similaire à celui des lésions correspondantes du radius.

Une séparation simultanée de l' *épiphyse du radius et du cubitus* se produit parfois et, à la suite d'une violence grave, peut être complexe, les extrémités inférieures des diaphyses dépassant à travers la peau sur la face palmaire au-dessus du poignet.

Fracture des os du carpe. — L'utilisation des rayons de Röntgen a montré que les fractures individuelles des os du carpe sont plus fréquentes qu'on ne le supposait auparavant, et que de nombreux cas autrefois considérés comme des entorses graves sont des exemples de ces blessures.

Le *naviculaire* (scaphoïde) et *le lunaire* (semi-lunaire) sont les plus fréquemment fracturés, généralement par violence indirecte, par dorsiflexion forcée suite à une chute sur la main tendue. Les signes cliniques sont : une tuméfaction localisée du côté radial du poignet, une augmentation du diamètre antéro-postérieur du carpe, une sensibilité marquée de la tabatière anatomique lors des mouvements latéraux de la main, notamment dans le sens de l'adduction, et, rarement, crépitation. Le nerf médian est parfois trop étiré ou partiellement déchiré. Mais dans de nombreux cas, les symptômes sont si obscurs qu'un diagnostic précis ne peut être posé que par l'utilisation des rayons X (Fig. 49). Codman recommande de prendre des photos du naviculaire en plaçant les deux poignets du patient en adduction, et du semi-lunaire, en abduction.

FIG. 49. —Radiogramme montrant une fracture de l'os naviculaire
(scaphoïde).

Le *traitement* des fractures simples consiste en un massage et un mouvement. Codman et Chase recommandent l'excision de la moitié proximale de l'os fracturé, par une incision dorsale sur le côté latéral de l'extenseur des orteils communis. Lorsque la fracture est complexe, les fragments lâches doivent être retirés.

LUXATIONS DANS LA RÉGION DU POIGNET

Une luxation peut survenir au niveau des articulations radio-ulnaire inférieure, radio-carpienne, médio-carpienne, inter-carpienne ou carpo-métacarpienne, mais la solidité des ligaments de ces articulations, le mouvement relativement libre des différentes articulations et la relative faiblesse de l'extrémité inférieure du radius, par laquelle il est si fréquemment fracturé, font de la luxation une forme rare de blessure.

La luxation de l' articulation **radio-ulnaire inférieure** peut compliquer la fracture de l'extrémité inférieure du radius, ou accompagner une sous-luxation de la tête du radius. La tête du cubitus passe généralement vers l'arrière.

Chez les enfants, la cause la plus fréquente est le soulèvement de l'enfant par la main, et le déplacement n'est que partiel. Chez les adultes, elle peut résulter d'efforts forcés de pronation ou de supination, comme pour tordre des vêtements, ou d'une violence directe, la séparation étant souvent complète et parfois composée.

La tête du cubitus est excessivement proéminente et il existe une dépression sur la face opposée de l'articulation. La main est généralement en pronation, les mouvements de rotation du poignet sont restreints et douloureux, tandis que la flexion et l'extension sont relativement libres.

La réduction s'effectue en exerçant une pression sur l'os déplacé et en manipulant l'articulation, notamment dans le sens de la supination. Si les ligaments ne parviennent pas à s'unir, la tête de l'ulna a tendance à glisser hors de sa place en pronation et en supination - *luxation récurrente* .

La luxation de l' articulation **radio-carpienne** , généralement appelée *luxation du poignet* , s'accompagne d'une déchirure des ligaments et d'un déplacement des tendons, et est fréquemment composée. Le carpe peut être déplacé vers l'arrière ou vers l'avant, et le bord articulaire du radius vers lequel il passe peut être ébréché.

vers l'arrière est la plus courante, la blessure résultant d'une forme grave de violence, comme une chute de hauteur sur la paume alors que la main est en dorsiflexion et en abduction. Les aspects cliniques simulent fidèlement ceux d'une fracture de Colles ou d'une séparation de l'épiphyse radiale inférieure, mais les projections non naturelles, tant en avant qu'en arrière, sont plus basses et se terminent plus brusquement (Fig. 50). La main est plus fléchie et la paume est raccourcie. Les processus styloïdes conservent leurs relations normales les uns par rapport aux autres et les os du carpe se trouvent sur un plan postérieur aux styloïdes, les surfaces articulaires peuvent être reconnues à la palpation. L'avant-bras n'est pas raccourci.

vers l'avant du carpe peut résulter de toute forme de flexion forcée, comme une chute sur le dos de la main, ou d'une violence directe. Le carpe déplacé forme une projection marquée sur la face palmaire du poignet, et il existe une dépression correspondante sur le dos. L'attitude de la main et des doigts est généralement celle de la flexion.

Dans les deux variétés, la réduction s'effectue facilement en effectuant une traction sur la main et en poussant le carpe en position. Une attelle poroplastique moulée, qui maintient la main légèrement dorsiflexée, ajoute au confort du patient, mais elle doit être retirée quotidiennement pour permettre le mouvement et le massage.

FIG. 50. —Luxation dorsale du poignet au niveau de l'articulation radio-carpienne, chez un homme, æt. 24, suite à une chute.

Luxation des os du carpe. — Les deux rangées d'os du carpe peuvent être séparées l'une de l'autre, ou l'un quelconque des os individuels peut être déplacé. Ces blessures sont rares et résultent de formes de violences graves, généralement dues à une chute avec la main tendue. La douleur, la déformation et la perte de fonction sont les symptômes courants. Le traitement consiste à exercer une pression directe sur l'os déplacé, tandis qu'une traction est exercée sur la main, alternativement fléchie et étendue.

Parmi ces blessures, la plus fréquemment observée est le déplacement de la *tête de l'os capitatum (os magnum)* par rapport aux os naviculaire (scaphoïde) et lunaire (semi-lunaire). Ces os sont fréquemment fracturés et des fragments accompagnent l'os magnum déplacé. En flexion palmaire complète du poignet, la tête déplacée de l'os magnum forme une proéminence sur le dos opposée à la base du troisième métacarpien, qui disparaît temporairement lorsque la main est en flexion dorsale. Il existe une augmentation du diamètre antéro-postérieur du poignet, située à un niveau inférieur à celui qui accompagne la fracture de l'extrémité inférieure du radius ; la flexion et l'extension du poignet sont limitées ; et dans certains cas, il existe des symptômes liés à une pression sur le nerf médian. En gardant la main en position dorsiflexée pendant une semaine ou une dizaine de jours, l'os peut se fixer à sa place et la fonction du poignet être restaurée, mais il est souvent nécessaire d'exciser l'os.

Le *semi-lunaire* peut être déplacé vers l'avant par une dorsiflexion forcée de la main et forme une saillie sous les tendons fléchisseurs ; il y a généralement une perte de sensibilité dans la distribution du nerf cubital dans la main. Le traitement le plus satisfaisant est l'ablation de l'os.

Dans quelques cas, le *naviculaire* a été déplacé (Fig. 51) et a dû être remplacé ultérieurement par opération. La séparation des autres os est rare.

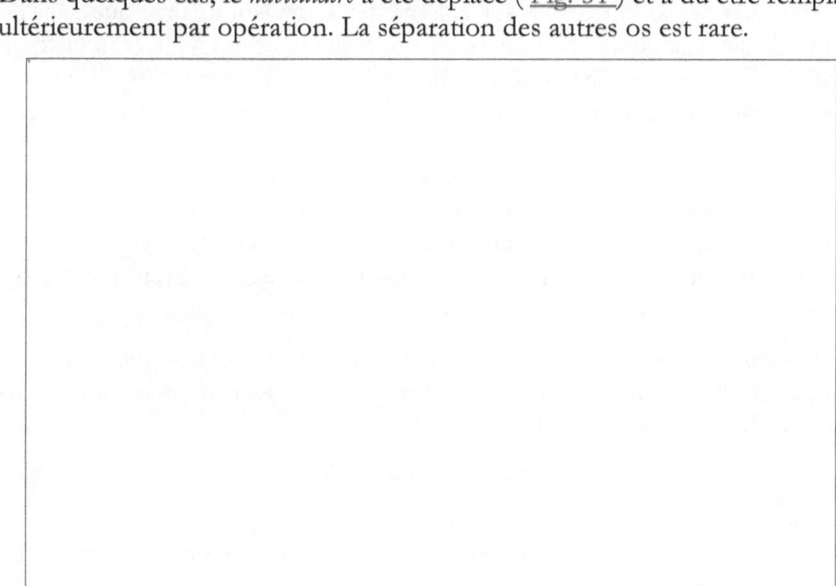

FIG. 51. —Radiogramme montrant une luxation vers l'avant de l'os naviculaire (scaphoïde).

Luxations carpo-métacarpiennes. — L'un ou l'ensemble des os métacarpiens peut être séparé du carpe par des mouvements forcés de flexion ou d'extension. Le déplacement le plus courant est vers l'arrière. Le pouce semble souffrir plus souvent que les autres chiffres. Ces blessures, cependant, sont si rares et la déformation si caractéristique qu'une description détaillée est inutile.

L'entorse du poignet est une blessure courante et résulte d'une chute de la main, d'une torsion du poignet ou du retour de flamme d'une manivelle en dorsiflexion de la main. Le gonflement marqué qui s'ensuit rapidement peut rendre difficile la distinction d'une entorse des autres blessures susceptibles de résulter de causes similaires : fracture de Colles, séparation de l'épiphyse radiale inférieure, luxation du poignet, fractures et luxations du carpe. os.

Dans une entorse, les relations normales des processus styloïdes et autres points osseux autour du poignet ne sont pas altérées et il n'y a pas de déviation radiale de la main, comme dans la fracture de Colles. Le gonflement le plus marqué se situe au niveau de la ligne d'articulation sur les faces antérieure et postérieure de l'articulation. Il y a généralement un certain épanchement dans les gaines des tendons passant au-dessus de l'articulation et, dans certains cas, en bougeant les doigts, un grincement particulier, qui peut simuler une crépitation, peut être provoqué. Il y a une sensibilité marquée à la pression exercée sur la ligne de l'articulation, ainsi que sur l'un ou l'autre des ligaments collatéraux, selon le ligament qui a été trop étiré ou déchiré. Les mouvements qui ont tendance à étirer les ligaments endommagés provoquent également des douleurs. Il faut cependant garder à l'esprit que dans de nombreux cas de fracture de Colles, il existe une extrême sensibilité à la pression sur la styloïde ulnaire et le ligament ulno-carpien médial, car ces structures sont fréquemment blessées ainsi que le radius, mais le point La douleur et la sensibilité maximales se situent au niveau du siège de la fracture du radius. Dans tous les cas douteux, les radiographies doivent être utilisées pour établir le diagnostic.

Le *traitement* consiste en l'emploi immédiat de massages et de mouvements, complétés par des douches alternées chaudes et froides, dans le même sens que pour les entorses des autres articulations.

BLESSURES AUX DOIGTS

Fracture. — *Les fractures des métacarpiens des doigts* sont relativement fréquentes. Lorsqu'elles résultent d'une violence directe, comme un écrasement entre deux objets lourds, elles sont souvent multiples et composées. La violence indirecte, agissant dans le grand axe de l'os et augmentant sa courbure naturelle, comme un coup sur l'articulation en frappant avec le poing fermé, produit généralement une fracture oblique vers le milieu de la diaphyse, l'extrémité proximale du fragment distal. se projetant vers le dos. En dehors de cela, il y a peu de déformation, car les métacarpiens adjacents agissent comme des attelles naturelles et tendent à retenir les fragments en position. Une douleur soudaine et aiguë peut être provoquée au siège de la fracture en exerçant une pression dans le grand axe du doigt ; et une mobilité anormale et des crépitements peuvent généralement être détectés. Ces fractures sont facilement reconnaissables aux rayons X. Une union ferme aboutit généralement à trois semaines.

La tige du *métacarpien du pouce* est fréquemment brisée par un coup de poing fermé. La fracture est généralement transversale et située près de l'extrémité proximale de la diaphyse ; il est fréquemment fragmenté et, dans certains cas, il existe une division longitudinale.

Traitement. — Lorsque la fracture est transversale, et surtout lorsqu'elle touche le majeur ou l'annulaire, la méthode la plus commode consiste à faire saisir au patient une compresse ferme, telle qu'un bandage à rouleau recouvert d'une couche de laine, et à fixer le poing fermé. par un bandage en forme de huit. De cette manière, les métacarpiens adjacents sont utilisés comme attelles latérales. Les mouvements actifs et passifs doivent être effectués dès le début et le pansement peut être supprimé au bout d'une semaine ou d'une dizaine de jours.

Dans les fractures obliques avec tendance au dépassement des fragments, notamment dans le cas de l'index et de l'auriculaire, il est parfois nécessaire d'appliquer une extension au segment distal du doigt, au moyen d'un sparadrap, auquel est fixé un tube élastique. et fixé à l'extrémité d'une attelle en arc, dépassant largement le bout des doigts (Fig. 52). Celui-ci doit être porté pendant une semaine ou dix jours.

FIG. 52. —Appareil d'extension pour fracture oblique des métacarpiens.

Fracture de Bennett de la base du premier os métacarpien. —Bennett de Dublin a décrit une blessure au pouce qui, bien que relativement courante, est souvent confondue avec une subluxation vers l'arrière de l'articulation carpo-métacarpienne, ou avec un simple « portée du pouce ». Il s'agit d'une « fracture oblique traversant la base de l'os, détachant la plus grande partie de la facette articulaire avec la partie de l'os qui la supporte et qui fait saillie dans la paume » (Fig. 53). Nous avons fréquemment observé que la fracture s'étendait sur une distance considérable le long de la face palmaire de la diaphyse.

FIG. 53. —Radiogramme de la fracture de la base du métacarpien du pouce droit de Bennett.

Elle résulte généralement d'une force importante appliquée directement sur la pointe du pouce, repoussant le métacarpien contre le grand os multitangulaire (trapèze) et arrachant la partie palmaire de la surface articulaire, mais elle peut résulter d'un coup avec le poing fermé. Le reste du métacarpien glisse vers l'arrière, formant une proéminence sur la face dorsale de l'articulation. La douleur et l'enflure dans la région de la fracture empêchent souvent le déclenchement d'une crépitation et, comme la déformation n'est pas immédiatement évidente, la nature de la blessure risque d'être négligée. La fracture est reconnue par l'utilisation des rayons X. Si elle n'est pas correctement traitée, cette blessure peut entraîner une altération prolongée de la fonction, une abduction complète et des mouvements fins nécessitant une apposition rapprochée du pouce étant particulièrement perturbés.

Le *traitement* consiste à réduire la fracture par extension en attitude d'abduction complète et à appliquer une compresse bien ajustée sur l'extrémité de l'os déplacé, maintenue en position par une légère attelle angulaire. Cette attelle est d'abord fixée au pouce étendu et en abduction, et tandis que l'extension se fait en la poussant vers le bas, l'extrémité supérieure est fixée au poignet (Fig. 54). UN). L'appareil est porté pendant trois semaines, en étant soigneusement réajusté de temps en temps pour maintenir l'extension et l'abduction. Une attelle poroplastique moulée ajoutée selon le même principe peut être utilisée et est plus confortable (Fig. 54 B). D'excellents résultats sont obtenus après réduction du déplacement, par massage et mouvement dès le début, et par le simple appui d'un bandage en huit (Pirie Watson).

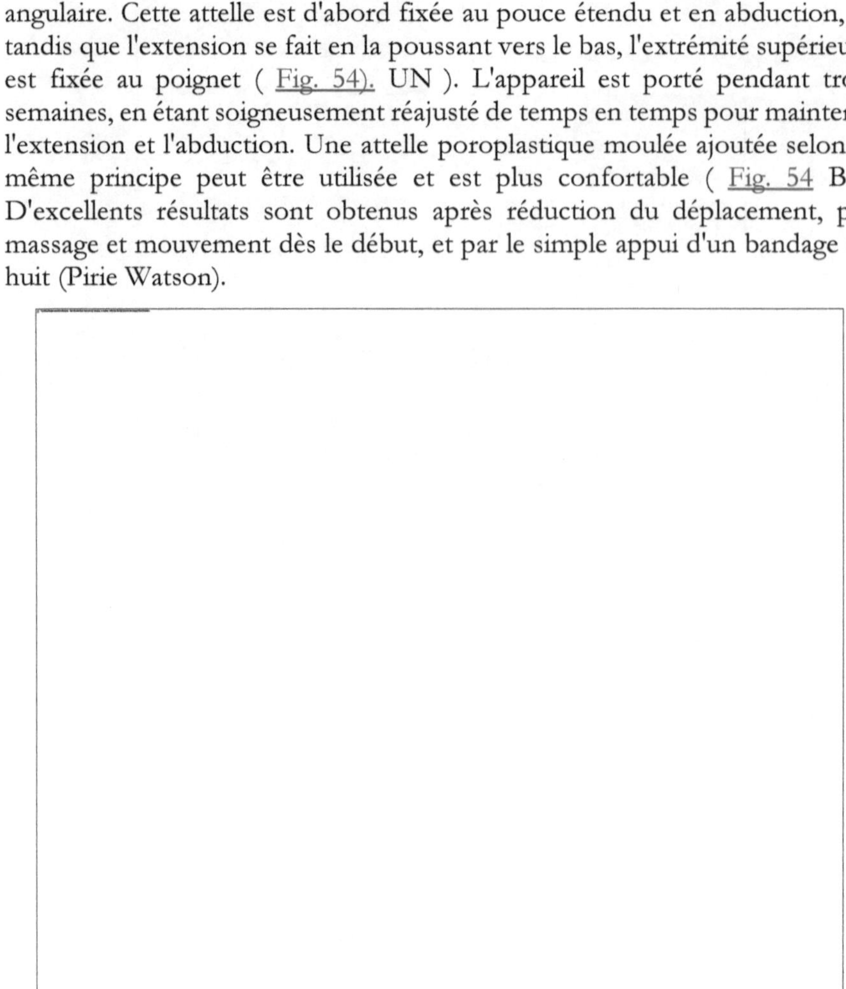

FIGURE 54. —A. Attelle appliquée telle qu'utilisée par Bennett. B. Attelle moulée en poroplastique pour fracture de Bennett.

Les fractures des phalanges résultent ordinairement d'une violence directe, et, à cause de la position superficielle des os, elles sont souvent complexes et accompagnées de nombreuses contusions des parties molles. La force appliquée à l'extrémité distale du doigt peut également fracturer une phalange. Les phalanges proximales sont plus souvent cassées que les autres. La déformation est généralement angulaire, avec le sommet vers la paume, et si l'union a lieu dans cette position, le pouvoir de préhension est entravé. Une mobilité anormale et des crépitements peuvent généralement être reconnus, mais, en raison du gonflement et de la sensibilité, la fracture est susceptible d'être négligée. L'union ferme a lieu en deux ou trois semaines. Dans les fractures obliques et comminutives, la consolidation peut avoir lieu avec chevauchement, produisant une déformation pouvant empêcher le port d'un gant ou d'anneaux. Dans les fractures ouvertes, une pseudarthrose survient parfois et entraîne un handicap persistant. Dans les cas douteux, la radioscopie est d'une aide précieuse, car les pièces sont facilement visibles sur l'écran.

Traitement. —Les mouvements précoces et le massage sont de la plus haute importance. Les doigts contigus peuvent être utilisés comme attelles latérales et une longue attelle palmaire dépassant des doigts est appliquée. Dans les fractures obliques et comminutives, il peut être nécessaire d'anesthésier le patient pour effectuer une réduction. Lorsqu'il est particulièrement souhaitable d'éviter une déformation, une opération ouverte peut être conseillée.

Dislocation. — *Luxation de l'articulation métacarpo-phalangienne du pouce.* —La luxation la plus courante au niveau de cette articulation est une déplacement *vers l'arrière* de la phalange proximale, qui peut être complet ou incomplet. Son importance clinique particulière réside dans le fait qu'il est souvent difficile d'effectuer une réduction.

Cette luxation est généralement produite par une dorsiflexion extrême du pouce, par laquelle l'accessoire palmaire (palmaire) et les ligaments collatéraux sont arrachés de leurs attaches métacarpiennes, la phalange entraînant avec elle le ligament accessoire palmaire et les os sésamoïdes. La tête du métacarpien passe en avant entre les deux têtes du fléchisseur court du pouce, et le tendon du fléchisseur long glisse du côté ulnaire. La phalange passe au dos du métacarpien, où elle est maintenue droite par la tension des muscles abducteurs et adducteurs.

L'attitude du pouce est caractéristique. Le métacarpien est en adduction, sa tête formant une proéminence marquée sur le devant de l'éminence thénar, et les phalanges sont déplacées vers l'arrière, la proximale étant en dorsiflexion et la distale fléchie vers la paume.

De nombreuses explications ont été proposées sur la difficulté si souvent éprouvée à réduire cette variété de luxation, mais l'opinion unanime semble être qu'elle est due à l'interposition du ligament accessoire palmaire et des os sésamoïdes entre la phalange et le métacarpien, et que cela est le plus souvent le résultat d'efforts de réduction peu judicieux. Dans certains cas, la tension du tendon fléchisseur long peut être un facteur empêchant la réduction, mais la « boutonnière » par le tendon fléchisseur court n'a probablement aucune importance.

La réduction doit être effectuée en fléchissant et en abductant le métacarpien tandis que la phalange est en hyper-extension et poussée vers l'articulation et levée au-dessus de la tête du métacarpien.

En cas d'échec de cette manipulation, le ligament accessoire palmaire doit être sectionné longitudinalement par une ponction réalisée au couteau de ténotomie sur la face dorsale de l'articulation, de manière à séparer les os sésamoïdes et à permettre le passage de la tête entre eux. Une opération ouverte est rarement nécessaire.

La luxation *vers l'avant* est rare. Elle résulte d'une flexion forcée du pouce avec abduction, déchirant les ligaments collatéraux postérieurs et médiaux. La déformation est caractéristique : la tête arrondie du métacarpien dépasse en arrière du niveau de l'articulation, tandis que la base de la phalange forme une proéminence parmi les muscles de l'éminence thénar.

La réduction s'effectue facilement en effectuant des tractions sur les phalanges et en effectuant des mouvements de flexion et d'extension. La déformation est cependant susceptible de se reproduire à moins qu'un appareil de rétention ne soit solidement appliqué.

La luxation du pouce d'un côté ou de l'autre est rare.

Les luxations de l' *articulation métacarpo-phalangienne des doigts* peuvent être en arrière ou en avant. Ils sont moins fréquents que ceux du pouce, mais présentent les mêmes caractères généraux. Dans la variété rétrograde, la même difficulté de réduction se présente que celle rencontrée dans la luxation correspondante du pouce, et doit être traitée selon les mêmes lignes.

Luxation inter-phalangienne. — La seconde phalange et les phalanges unguéales peuvent être déplacées vers l'arrière, vers l'avant ou sur le côté. Les signes cliniques sont caractéristiques et le diagnostic ainsi que la réduction sont faciles. Ces luxations sont souvent le résultat d'accidents de machines et, étant complexes et difficiles à rendre aseptiques, elles nécessitent souvent une amputation.

Une flexion persistante de la phalange terminale du pouce ou des doigts (doigt *tombant* ou *doigt en maillet*) peut résulter d'une violence appliquée à l'extrémité du doigt lorsqu'il est en position étendue, comme, par exemple, en tentant d'attraper une balle de cricket. La phalange terminale est fléchie vers la paume et le patient est incapable de l'étendre volontairement. Une attelle palmaire est appliquée pour assurer l'extension de l'articulation distale pendant trois ou quatre semaines. Si la déformation a pu se produire, elle ne peut être corrigée que par une opération ouverte, en suturant ou en resserrant le tendon extenseur à son insertion dans la base de la phalange terminale.

CHAPITRE VI
BLESSURES DANS LA RÉGION DU BASSIN, DE LA HANCHE ET DE LA CUISSE

- FRACTURES DU BASSIN : *Variétés*

- — BLESSURES DANS LA RÉGION DE LA HANCHE :

- Anatomie chirurgicale ;

- *Fracture de la tête du fémur* ;

- *Fracture du col du fémur* ;

- *Fracture sous le petit trochanter*

- — LUXATION DE LA HANCHE : *Variétés*

- — Entorses

- — Contusions

- — FRACTURE DE LA DIAPHYSE DU FÉMUR .

FRACTURE DU BASSIN

À des fins descriptives et pratiques, il est utile de diviser les fractures du bassin en celles qui impliquent l'intégrité de la ceinture pelvienne dans son ensemble et celles qui se limitent à des os individuels.

Au total, le pronostic dépend de la gravité des lésions viscérales qui compliquent si souvent ces lésions, plutôt que des fractures elles-mêmes.

Les fractures impliquant la ceinture pelvienne dans son ensemble résultent généralement de formes de violence écrasantes sévères, comme la chute d'une masse de charbon ou d'un tas de bois, ou le passage d'une lourde roue sur le bassin. La force peut agir dans l'axe transversal du bassin, ou dans son axe antéro-postérieur. Les viscères pelviens peuvent être lacérés par la déchirure des os, ou perforés par des fragments pointus, ou bien ils peuvent être rompus avec la même violence que celle qui a causé la fracture.

En règle générale, plus d'une partie du bassin est fracturée, la situation des lésions variant selon les cas.

La séparation de la symphyse pubienne peut résulter d'une violence infligée à la fourche, comme en descendant avec force sur le pommeau d'une selle ; par enlèvement forcé des cuisses ; ou cela peut se produire pendant l'accouchement. Dans certains cas, les deux os pubiens se mettent à nouveau en apposition et il n'y a pas de déplacement permanent, la seule preuve de la blessure étant une douleur localisée dans la région de la symphyse provoquée par la pression sur une partie quelconque du bassin. Dans d'autres cas, les os pubiens se chevauchent et la partie membraneuse de l'urètre, ou la paroi de la vessie, risque d'être déchirée. Les os déplacés peuvent être palpés à travers la peau ou par examen vaginal ou rectal.

La *partie pubienne* de l'anneau pelvien est le siège de fracture le plus courant. L'os cède à ses points les plus faibles, à savoir à travers la branche supérieure (horizontale) du pubis juste en face de l'éminence ilio-pectinéale et à la partie inférieure de la branche inférieure (descendante) (Fig. 55). Le fragment d'os intermédiaire est isolé et peut être déplacé. Ces fractures sont fréquemment bilatérales et sont souvent associées à une séparation de l'articulation sacro-iliaque, à une fracture longitudinale du sacrum (Fig. 55) ou à d'autres fractures des os du bassin.

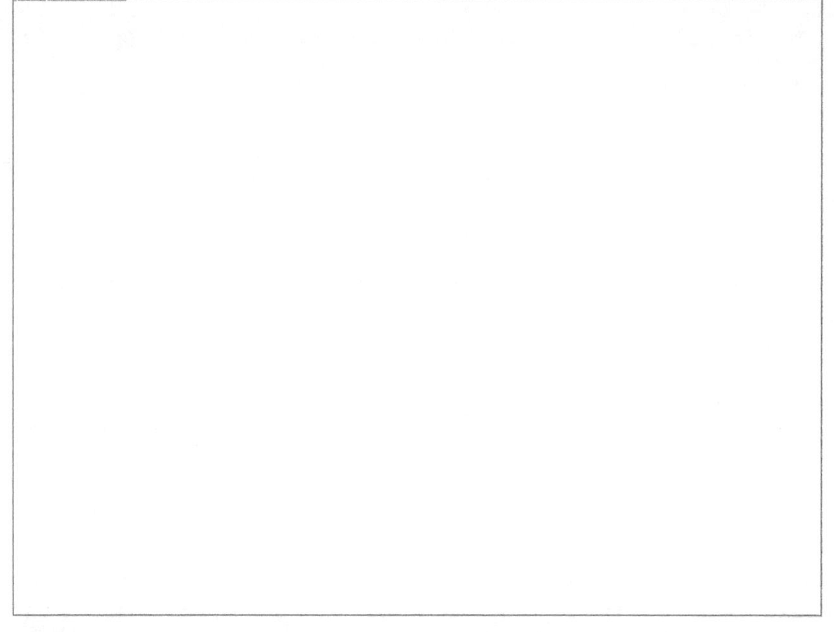

FIG. 55. — Fracture multiple du bassin à travers les rameaux horizontaux et descendants des deux pubes, et fracture longitudinale du côté gauche du sacrum.

Les lésions de l'urètre membraneux et de la vessie sont des complications fréquentes ; plus rarement, le rectum, le vagin ou les vaisseaux sanguins iliaques sont endommagés.

Une sensibilité localisée au siège de la fracture, une douleur référée à ce point lors de la compression ou de la séparation des crêtes iliaques et une mobilité des fragments avec crépitation sont généralement présentes. Les fragments peuvent parfois être palpés au toucher rectal ou vaginal. Dans tous les cas, le choc est une caractéristique importante.

Les faces latérales et postérieures de l'anneau pelvien peuvent être impliquées soit en association avec des fractures pubiennes, soit indépendamment. Ainsi, une fracture de l'os iliaque peut aboutir à la grande échancrure sciatique ; ou une fracture verticale du sacrum ou une séparation de l'articulation sacro-iliaque peut rompre la continuité du bord pelvien. Dans de rares cas, ces blessures s'accompagnent de lésions de l'intestin, du rectum, des nerfs sacrés ou des vaisseaux sanguins iliaques.

FIG. 56. —Fracture de l'os iliaque gauche ; et des deux arcs pubiens.

Traitement. — Il est important que le patient soit déplacé et manipulé avec précaution pour éviter que des fragments ne se déplacent et ne blessent les viscères. Il doit être couché sur un matelas ferme, qui peut être fait en trois morceaux, pour faciliter l'utilisation du bassin et pour prévenir les escarres.

Avant de commencer le traitement de la fracture, le chirurgien doit s'assurer, par l'usage du cathéter et par d'autres moyens, que l'urètre et la vessie sont intacts. Si ces viscères pelviens ou tout autre viscère pelvien sont endommagés, ces blessures doivent d'abord faire l'objet d'une attention particulière.

Le traitement de la fracture lui-même consiste à ajuster les fragments, autant que possible par manipulation, à appliquer autour du bassin un liant ferme ou un bandage à plusieurs queues et à fixer les genoux entre eux par un bandage (fig. 57).

FIG. 57. —Bandage à plusieurs queues et liant pour fracture de la ceinture pelvienne.

En cas de déplacement de fragments, l'extension doit être appliquée aux deux jambes, les membres étant enlevés et stabilisés par des sacs de sable.

Les fractures ouvertes, généralement associées à une extravasation d'urine, sont sujettes à des complications infectieuses. Les fragments lâches doivent être retirés car ils sont sujets à la nécrose.

Le patient reste alité pendant six à huit semaines, et il peut s'écouler encore plusieurs semaines avant de pouvoir reprendre un emploi actif.

L' **acétabulum** peut être fracturé par une force transmise à travers le fémur, généralement suite à une chute sur le grand trochanter, moins fréquemment suite à une chute sur les pieds ou à une autre forme de violence. Il peut être simplement fissuré, ou la tête du fémur peut être enfoncée de force à travers son plancher dans la cavité pelvienne, soit en fracturant l'os, soit, chez les sujets jeunes, en éclatant la jonction cartilagineuse des os constitutifs. Lorsque la tête fémorale pénètre dans le bassin – la *luxation centrale de la hanche* des écrivains allemands – la situation simule une fracture du col du fémur, mais la région trochantérienne est plus déprimée et le trochanter se situe plus près de la ligne médiane. Le membre est raccourci et les mouvements de l'articulation sont douloureux et restreints, notamment la rotation médiale. Dans certains cas, des douleurs apparaissent le long du trajet du nerf obturateur.

Au toucher rectal ou vaginal, on observe une sensibilité localisée sur la face pelvienne du cotyle et, dans certains cas, une projection convexe, voire des fragments crépitants, peuvent être détectés. Le diagnostic est complété par une radiographie.

Lorsque la tête du fémur pénètre dans le cotyle, une réduction doit être tentée par traction et manipulation. Le bassin est maintenu rigide et la cuisse est fléchie et adduction de force, tandis que le côté médial de la cuisse repose contre un sac de sable ferme ; la tête fémorale est ainsi soulevée hors du bassin. Lors d'une blessure récente, la force requise est relativement faible. La tête est maintenue dans sa position corrigée par extension.

Une fracture de la *partie supérieure et arrière du bord* du cotyle peut accompagner ou simuler une luxation dorsale de la hanche. Des crépitements peuvent être présents en plus des symptômes de luxation, et après réduction le déplacement est facilement reproduit. Le traitement se fait par extension avec le membre en adduction.

Fracture des os individuels du bassin. — *Ilion.* — La partie élargie de l'os iliaque est souvent brisée par violence directe, les fragments détachés variant beaucoup en taille et en position (Fig. 56).

La totalité ou une partie de la *crête* peut être séparée par des formes de violence similaires.

Lorsque la fracture implique l' *aile* de l'os, elle commence généralement à la proéminence triangulaire près du milieu de la crête et s'étend vers l'arrière ou vers l'avant, passant sur une distance variable dans la fosse iliaque. Le fragment déplacé peut parfois être palpé et mis en mouvement lorsque les muscles qui y sont attachés sont détendus. Cela se fait en fléchissant les cuisses et en pliant le corps vers l'avant et vers le côté affecté. Des douleurs et des crépitements peuvent être provoqués lors de cet examen.

Ces fractures sont traitées en appliquant un bandage à rouleaux ou de larges bandes de sparadrap sur le siège de la fracture, et en plaçant le patient dans une position telle qu'il détendra les muscles attachés au fragment déplacé - dans le cas de l'épine iliaque par flexion. la cuisse sur le bassin ; dans le cas de la crête ou de l'ala en soulevant les épaules. L'union a lieu en trois ou quatre semaines.

Chez les jeunes, l' *épine antéro-supérieure* a été arrachée et déplacée vers le bas par une forte contraction du muscle couturier ; et le *rachis antéro-inférieur* par forte traction sur le ligament ilio-fémoral ou en forme de [Y inversé]. Ces blessures sont mieux traitées en fixant le fragment déplacé en position par une cheville ou des sutures en fil d'argent et en relâchant les muscles agissant sur lui.

La fracture de l' *ischion* seule est rare. Elle résulte d'une chute sur les fesses, l'os tout entier ou seulement la tubérosité étant brisé. Il y a peu ou pas de déplacement et le diagnostic est posé par manipulation externe et par examen rectum ou vagin.

Une fracture longitudinale du *sacrum* peut impliquer la partie postérieure de l'anneau pelvien, comme cela a déjà été évoqué. Dans de rares cas, la moitié inférieure de l'os est cassée *transversalement* à la suite d'une chute ou d'un coup, et le fragment inférieur est courbé vers l'avant de sorte qu'il fait saillie dans le bassin et peut appuyer ou déchirer le rectum, ou les nerfs sacrés peuvent être endommagés, et il en résulte une paralysie partielle des membres inférieurs, de la vessie ou du rectum. Ces fractures sont fréquemment comminutives et composées, et les parties molles peuvent être si gravement meurtries et lacérées qu'une desquamation s'ensuit. Au toucher rectal, le segment inférieur de l'os peut être palpé et, en le manipulant, des douleurs et des crépitements peuvent être provoqués.

La fracture du *coccyx* peut être due à un coup direct ou survenir lors de l'accouchement. À la suite de cette blessure, le patient peut ressentir une douleur intense en position assise ou en marchant, ainsi qu'en déféquant. Le fragment lâche peut être palpé au toucher rectal. Il est très difficile de maintenir le fragment en place et s'il fait saillie vers le rectum, il doit être retiré. Si le fragment inférieur s'unit sous un angle de manière à provoquer une pression sur le rectum, il provoque les symptômes de *la coccydynie* , qui peuvent nécessiter une excision.

BLESSURES DANS LA RÉGION DE LA HANCHE

Il s'agit notamment des diverses fractures de l'extrémité supérieure du fémur ; luxation et entorse de l'articulation de la hanche ; et contusion de la hanche.

Anatomie chirurgicale. — La solidité de l'articulation de la hanche dépend principalement de ses éléments osseux, la tête arrondie du fémur remplissant l'alvéole profonde du cotyle, au fond de laquelle elle est attachée par l'intermédiaire du ligament rond. Le bord de l'acétabulum est particulièrement fort au-dessus et en arrière, tandis qu'à son bord inférieur se trouve un espace, comblé par le labrum glène (ligament cotyloïde).

En ce qui concerne les fractures de l'extrémité supérieure du fémur, il faut tenir compte du fait que le diamètre antéro-postérieur du col est inférieur à celui de la diaphyse et qu'une partie considérable du grand trochanter se situe en arrière de la jonction. du col avec la tige, la plus grande partie de toute tension exercée sur l'extrémité supérieure du fémur est supportée par le col de l'os et non par le trochanter. La tête et le col du fémur sont nourris principalement par l'épais périoste vasculaire et par certaines bandes fibreuses fortes réfléchies par l'attache de la capsule, les ligaments rétinaculaires ou cervicaux de Stanley. L'intégrité de ces ligaments joue un rôle important dans la détermination de la consolidation dans les fractures du col du fémur, à la fois en maintenant les fragments en position et en maintenant l'apport sanguin au fragment court. Qu'il soit vrai ou non qu'une altération de l'angle du col fémoral se produise avec l'âge, il est généralement admis que cette modification n'a aucune importance par rapport aux fractures de cette région.

La capsule articulaire de la hanche est d'une solidité exceptionnelle. Il est attaché en haut à toute la circonférence de l'acétabulum et en bas au col du fémur de telle manière que, bien que l'ensemble des faces antérieure et inférieure du col se trouve dans son attache, seule la moitié interne des parties postérieure et inférieure les aspects supérieurs sont intra-capsulaires. La capsule est augmentée de plusieurs bandes accessoires, dont la plus importante est le *ligament ilio-fémoral ou en forme de [Y inversé]* de Bigelow, qui passe de l'épine iliaque antéro-inférieure à la ligne inter-trochantérienne antérieure, ses fascicules étant spécialement épais vers les extrémités supérieure et inférieure de cette crête. La branche médiale de ce ligament limite l'extension de la cuisse, tandis que la branche latérale limite l'éversion et l'adduction. La partie la plus faible du ligament capsulaire se situe à l'opposé de la partie inférieure et arrière de l'articulation.

L'articulation de la hanche est entourée de muscles qui contribuent à sa force, les plus importants du point de vue chirurgical étant l'obturateur interne, qui joue un rôle important dans certaines luxations, et le psoas-iliaque, qui influence l'attitude du membre. dans diverses lésions de cette région.

Sauf chez les sujets minces, les éléments constitutifs de la hanche ne peuvent être palpés à travers la peau. Une ligne tracée verticalement vers le bas à partir du milieu du ligament de Poupart passe au-dessus du centre de l'articulation qui, chez l'adulte, se situe au même niveau que la pointe du grand trochanter. Chez les enfants, il est un peu plus élevé.

Aux fins du diagnostic clinique, il est nécessaire de localiser certaines proéminences osseuses, la plus importante étant : (1) L' *épine iliaque antéro-supérieure* , qui se reconnaît le plus facilement en passant les doigts le long du ligament de Poupart vers elle. (2) La *tubérosité ischiatique* , qui, en position étendue du membre, est recouverte par le bord inférieur du muscle grand fessier et n'est donc pas facilement localisée avec précision. En fléchissant le membre et en exerçant une pression de bas en haut dans le pli fessier, la proéminence lisse et arrondie peut généralement être détectée. (3) Le *grand trochanter quadrilatéral* est facilement reconnaissable sur la face latérale de la hanche. Son point le plus élevé ou *sa pointe* peut être mieux ressenti en appuyant sur les muscles fessiers de haut en bas.

Tests cliniques. — Si une ligne est tracée depuis l'épine iliaque antéro-supérieure jusqu'à la partie la plus saillante de la tubérosité ischiatique, elle touche juste la pointe du grand trochanter. C'est ce qu'on appelle *la droite de Nélaton* (Fig. 58).

FIG. 58. —Ligne de Nélaton.

Le test de Bryant (Fig. 59) est appliqué avec le patient allongé sur le dos et consiste à faire tomber une perpendiculaire AB à partir de l'épine iliaque antéro-supérieure, et à tracer une ligne CD à partir de la pointe du grand trochanter pour couper la perpendiculaire à angle droit. . Cela se fait des deux côtés du corps et la longueur des lignes CD est comparée. Un raccourcissement d'un côté indique un déplacement vers le haut du trochanter, un allongement d'un déplacement vers le bas. Le troisième côté AC du triangle indique la distance entre l'épine antérieure et la pointe du trochanter.

FIGURE 59. —La ligne de Bryant.

Le test de Chiene , plus simple que l'un ou l'autre, consiste à appliquer une bande de plomb ou de ruban adhésif sur le devant du corps au niveau des épines iliaques antéro-supérieures, et une autre touchant les pointes des deux trochanters. Tout défaut de parallélisme de ces lignes indique un changement dans la position de l'un ou l'autre trochanter.

FRACTURE DE L'EXTRÉMITÉ SUPÉRIEURE DU FÉMUR

Les fractures de l'extrémité supérieure du fémur susceptibles d'être confondues entre elles et avec les luxations de la hanche comprennent les fractures de la tête, du col, des trochanters, la séparation des épiphyses supérieures et la fracture de la diaphyse juste sous les trochanters.

La fracture de la **tête du fémur** est rare et constitue généralement une complication d'une luxation vers l'arrière de la hanche. Elle prend la forme d'une fente de la surface articulaire provoquée par un impact contre le bord du cotyle et est analogue à la fracture par indentation de la tête de l'humérus, qui peut accompagner une luxation de l'épaule.

L' **épiphyse de la tête** , qui se trouve entièrement dans la capsule de l'articulation (Fig. 60), est parfois séparée, et les symptômes simulent étroitement ceux d'une fracture de la partie étroite du cou. Si la maladie est négligée ou imparfaitement traitée, elle peut, avec le temps, être suivie d'une coxa vara.

FIG. 60. —Section de Hip-Joint pour montrer les épiphyses à l'extrémité supérieure du fémur et leur relation avec l'articulation.

a , épiphyse de la tête.

b , Épiphyse du grand trochanter.

c , Épiphyse du petit trochanter.

d , Ligaments capsulaires.

(Après la Pologne.)

FRACTURE DU COU

Il est depuis longtemps d'usage de diviser les fractures du col du fémur en deux groupes : « intra- » et « extra-capsulaire » ; mais comme dans une proportion considérable de cas, la ligne de fracture se situe en partie à l'intérieur et en partie à l'extérieur de la capsule, cette classification manque d'exactitude. Il est plus juste de diviser ces fractures en 1° celles qui se produisent *dans la partie étroite du col* , qui sont presque toujours purement intra-capsulaires ; et (2) ceux qui se produisent *à la base du cou* dans lesquels la ligne de fracture se situe à l'intérieur de la capsule en avant, mais à l'extérieur de celle-ci en arrière.

Il est d'une importance considérable de distinguer les fractures dans ces deux positions. Le premier groupe survient presque exclusivement chez les personnes âgées par suite de légères violences indirectes, et il est susceptible, en raison de la faible irrigation vasculaire du fragment supérieur, d'être suivi d'une résorption du cou, qui retarde ou peut même empêcher complètement l'union (Fig. 61). Le deuxième groupe survient généralement chez des adultes robustes et résulte de formes sévères de violences appliquées au trochanter. Dans ce groupe, une union osseuse ferme a généralement lieu.

FIG. 61. —Fracture à travers une partie étroite du col du fémur en coupe.
Le col de l'os a subi une résorption.

Fracture de la partie étroite du cou ou **fracture intra-capsulaire** . — Cette fracture se rencontre le plus souvent chez les personnes âgées, particulièrement chez les femmes, et est habituellement produite par des formes relativement légères de violence indirecte, comme, par exemple, celle résultant de la un pied coincé sur le bord d'un tapis, un trébuchement en marchant ou une marche manquée en descendant un escalier.

La ligne de fracture, généralement transversale mais pouvant être oblique ou irrégulière, se situe en grande partie à l'intérieur de la capsule et la partie postérieure du col est plus comminutive que la partie antérieure. Le fragment distal, qui comprend la base du cou, les trochanters et la diaphyse, est généralement déplacé vers le haut et tourné latéralement. Si le périoste et les ligaments rétinaculaires restent intacts, le déplacement est évité et la consolidation est favorisée.

L'impaction est moins fréquente que dans les fractures traversant la base du cou ; elle résulte généralement d'une chute du patient sur le trochanter, le fragment distal étant enfoncé comme une cale dans le trochanter proximal (Fig. 62).

FIG. 62. — Fracture impactée par une partie étroite du col du fémur.

Caractéristiques cliniques. — Dans les cas non touchés, le membre est immédiatement rendu inutile et le malade ne peut plus se relever. Il y a une douleur et une sensibilité dans la région de la hanche au moindre mouvement ; et un point particulièrement sensible peut être localisé, indiquant le siège de la fracture.

En plaçant le bassin aussi carré que possible et en comparant les mesures des membres depuis l'épine antéro-supérieure jusqu'à la malléole médiale, on peut constater un raccourcissement du membre blessé dans une mesure de 1 à 3 pouces. En appliquant le test de Nélaton, de Bryant ou de Chiene, on retrouve la pointe du grand trochanter surélevée. Il est également plus en retrait et moins proéminent que la normale.

Le membre entier est généralement inversé plus ou moins et est légèrement en abduction. Dans certains cas, lorsque l'impaction concerne la partie antérieure du cou, le membre est inversé. En comparant la bande ilio-tibiale du fascia lata des deux côtés, on constate qu'elle est relâchée du côté blessé.

Les violences étant en règle générale indirectes, il y a d'abord peu ou pas de décoloration au voisinage de la hanche, mais celle-ci peut apparaître quelques jours plus tard.

Le crépitement n'est pas un signe constant et ne doit pas être recherché, car les manipulations nécessaires risquent de dégager les fragments et d'augmenter la déformation. Pour la même raison, les mouvements de rotation sont à proscrire.

Dans tous les cas où le diagnostic est incertain, le patient doit être alité et traité comme pour une fracture. En quelques jours, il est presque toujours possible de poser un diagnostic précis.

Lors de l'examen d'une personne âgée qui a subi une blessure dans la région de la hanche, il convient de garder à l'esprit que le membre peut être raccourci et renversé à la suite d'une arthrite déformante et que les symptômes de cette maladie peuvent simuler ceux d'une fracture. . Cependant, dans l'arthrite déformante, la bande ilio-tibiale du fascia lata n'est pas relâchée comme c'est le cas dans une fracture.

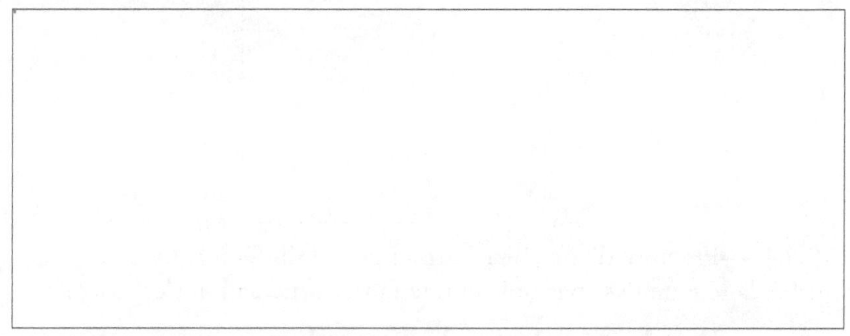

FIG. 63. Fracture du col du fémur droit, montrant un raccourcissement, une abduction et une éversion du membre.

Dans certains cas, et notamment dans ceux où le périoste du cou et les ligaments rétinaculaires restent intacts, le raccourcissement n'apparaît que quelques jours après l'accident. Comme les autres symptômes sont par conséquent obscurs, la maladie peut être confondue avec une ecchymose. Dans tous les cas douteux, la pièce doit être examinée quotidiennement et, si possible, les radiographies doivent être utilisées.

Dans les cas *touchés* , les signes de fracture sont souvent obscurs et le patient peut même être capable de marcher après l'accident. La peau du trochanter est généralement décolorée par des ecchymoses. Une éversion est généralement présente, mais il peut y avoir peu de raccourcissement. Crépitus est absent. Chez les personnes âgées, il n'est jamais conseillé de défaire l'impaction, car l'emboîtement des os favorise la survenue d'une union osseuse.

FIG. 64. —Fracture d'une partie étroite du col du fémur. Le cou s'est résorbé, la tête ne s'est pas unie et une fausse articulation s'est formée.

Pronostic. — Une fracture du col du fémur chez une personne âgée est toujours accompagnée d'un danger de mort, une proportion considérable de malades mourant quelques semaines ou quelques mois après l'accident pour des causes qui y sont associées. Dans certains cas, le choc mental et physique diminue tellement la vitalité du patient que la mort survient en quelques jours. Il est possible que l'embolie graisseuse soit responsable de la mort dans certains des cas les plus rapidement mortels. Dans d'autres cas, le maintien de la position dorsale provoque une congestion hypostatique des poumons ou, en raison des difficultés d'allaitement, des escarres peuvent se former et la mort résulte de l'absorption de toxines. Souvent, l'alitement prolongé, la douleur continue et la diminution naturelle de l'appétit épuisent les forces. Dans de nombreux cas, le patient devient maussade, irritable ou mentalement faible.

La consolidation osseuse est l'exception dans les fractures intra-capsulaires, surtout lorsque le périoste et les ligaments rétinaculaires ont été complètement déchirés, mais elle se produit parfois dans les fractures sous-périostées et incluses. Mais en règle générale, le col du fémur se résorbe et disparaît, la tête de l'os vient se poser en contact avec la base du trochanter et une fausse articulation se forme (Fig. 64). Des changements chroniques de la nature de l'arthrite déformante peuvent survenir dans et autour de ces fausses articulations.

Lorsque la consolidation osseuse ne s'effectue pas, bien que le malade puisse éventuellement se déplacer, il ne peut le faire qu'à l'aide d'un bâton ou d'une béquille, et comme le raccourcissement est marqué, il marche en boitant nettement. Il existe un épaississement antéro-postérieur considérable du col du fémur et les vaisseaux fémoraux peuvent être poussés vers l'avant dans le triangle de Scarpa.

Traitement. — Dans le traitement d'une fracture de la partie étroite du cou, il faut tenir compte de l'âge et de l'état général du malade ; si la fracture est impactée ou non ; et le site de la fracture, que ce soit dans la partie étroite du cou ou à sa base. « La première indication est de sauver des vies, la seconde d'obtenir l'union et la troisième de corriger ou de diminuer les déplacements » (Stimson).

Chez les patients âgés et affaiblis, la consolidation osseuse ou même fibreuse ferme se produit rarement, et il est généralement conseillé de les sortir du lit le plus rapidement possible. Pendant les premiers jours, le patient peut être maintenu sur le dos, le membre massé quotidiennement et, dans l'intervalle, stabilisé par des sacs de sable ; mais au premier signe de troubles respiratoires ou cardiaques, il doit être calé dans le lit et le plus tôt possible soulevé sur une chaise. Dans tous ces cas, il faut veiller à éviter de défaire l'impaction.

Lorsque l'état général du malade le permet, il faut tenter d'obtenir une consolidation osseuse.

L'extension est appliquée par l'une ou l'autre des méthodes décrites pour la fracture de la diaphyse (p. 149), modifiées de manière à maintenir le membre *en position d'abduction* , ce qui assure l'apposition la plus précise des fragments (Royal Whitman). Cette position peut être maintenue par une attelle longue articulée, une adaptation de l'attelle de hanche de Thomas. Les fragments peuvent être fixés les uns aux autres par une longue cheville d'acier introduite à travers la peau au-dessus du grand trochanter et passée de manière à les transpercer ; ou ils peuvent être exposés par opération et suturés ensemble. Albe utilise une cheville en os.

Fracture du col du fémur chez l'enfant. — L'utilisation des rayons X a montré que cette fracture est relativement fréquente chez les enfants, par suite d'une chute ou d'une torsion forcée de la jambe. La fracture est le plus souvent de type bâton vert ; une fois terminé, il est généralement impacté. Il y a un raccourcissement d'un demi ou trois quarts de pouce, un léger degré d'éversion, les mouvements de la hanche sont restreints et il y a une certaine douleur. Le patient est souvent capable de se déplacer après l'accident, mais marche en boitant. À moins que l'utilisation des rayons X ne révèle la fracture, la pathologie risque d'être négligée.

Lorsque la lésion est diagnostiquée, la déformation doit être complètement corrigée, toute impaction existante étant défaite ; et le membre est mis en place dans une large attelle d'abduction (p. 221) ou dans un étui en plâtre de Paris en position d'abduction extrême.

Si la maladie n'est pas reconnue et traitée, elle risque d'être suivie par le développement d'une coxa vara (Royal Whitman) (Fig. 65).

FIG. 65. —Coxa Vara suite à une fracture du col du fémur chez un enfant.

Fracture à la base du cou. — Cette fracture est le plus souvent produite par une chute sur le grand trochanter, bien qu'elle soit parfois due à une chute sur les pieds ou sur les genoux.

Bien que souvent qualifiée d'« extra-capsulaire », la ligne de fracture se situe généralement en partie à l'intérieur et en partie à l'extérieur de la capsule. La fracture se situe généralement à proximité de la jonction du col avec la diaphyse et s'accompagne dans la grande majorité des cas d'une rupture d'un ou des deux trochanters. Cela est dû au fait que le cou est enfoncé comme un coin dans les trochanters, les fendant ainsi. Lorsque les fragments restent imbriqués, la fracture est de type *incluse* (Fig. 67).

FIG. 66. —Fracture non impactée à travers la base du cou.

FIG. 67. —Fracture de la base du col du fémur avec impaction dans les trochanters.

Caractéristiques cliniques. — Bien que cette fracture soit fréquente chez les adultes forts, elle peut survenir chez les personnes âgées.

La face latérale de la hanche présente des marques d'ecchymoses, une douleur intense et un degré de choc considérable. Le membre reste impuissant ; il y a généralement une éversion marquée, avec un raccourcissement qui, dans les cas *non touchés*, peut atteindre 1 1/2 ou 2 pouces, et est évident immédiatement après l'accident ; cela est dû au fait que le fragment distal est tiré par les muscles insérés dans le grand trochanter et l'extrémité supérieure de la diaphyse. Dans un nombre limité de cas, le fragment distal se situe en avant du fragment proximal et il y a inversion du membre.

FIG. 68. —Fracture non impactée à travers la base du cou. L'union s'est produite avec une diminution de l'angle du cou : Coxa Vara.

A l'application des différents tests, on constate un déplacement du grand trochanter vers le haut, un certain élargissement antéro-postérieur de la région trochantérienne et un relâchement de la bandelette ilio-tibiale. En appuyant les doigts dans la partie latérale du triangle de Scarpa, on peut sentir une masse constituée de fragments osseux et sensible à la pression. Une mobilité anormale accompagnée de crépitements peut être provoquée.

Dans la *variété touchée* , le raccourcissement dépasse rarement un pouce ; l'éversion est moins marquée ; il existe une certaine puissance de mouvement volontaire ; et le crépitement est absent. L'élargissement de la région trochantérienne est plus important et le grand trochanter se rapproche du cotyle.

Pronostic. — Les risques pour la vie des personnes âgées sont similaires à ceux d'une fracture intra-capsulaire. Chez les jeunes et les adultes en bonne santé, le principal danger est que le membre puisse être raccourci et que sa fonction soit ainsi altérée.

Le périoste et les ligaments rétinaculaires qui transmettent les vaisseaux sanguins aux fragments proximaux étant intacts, la consolidation osseuse est la règle. Il y a cependant toujours un épaississement considérable dans la région du trochanter, dû au déplacement de fragments et de cals, et dans un certain nombre de cas, même avec le plus grand soin dans le traitement, il y a un degré variable de raccourcissement et d' éversion du membre. Dans les cas où le fragment distal se trouve devant le fragment proximal, il y a une inversion permanente.

Traitement. — Comme cette fracture survient habituellement chez des malades robustes, il n'y a aucun danger à rester au lit pendant une longue période ; et comme l'union sans déformation ne peut être obtenue d'aucune autre manière, cela est toujours conseillé. Lorsque le raccourcissement et l'éversion sont excessifs, ils doivent être complètement corrigés sous anesthésie avant la mise en place de l'appareil de rétention, toute impaction existante étant annulée. Cependant, lorsque la déformation résultant de l'impaction est légère, il est préférable de la laisser, car elle facilite une union rapide et ferme.

L'extension est obtenue par les mêmes appareils que ceux utilisés dans les fractures de la diaphyse, et le membre doit être maintenu en position d'abduction.

Les fractures du **grand trochanter** survenant en dehors des fractures du cou résultent généralement d'une violence directe, mais peuvent être dues à une action musculaire. Le trochanter est déplacé par les muscles fessiers, provoquant un élargissement de la face latérale de la hanche. Chez les sujets jeunes, l' *épiphyse* du grand trochanter peut être séparée, mais cela est rare. Le traitement consiste à maintenir les fragments en position en maintenant le membre en abduction entre des sacs de sable, ou par des piquets enfoncés dans la peau.

La fracture immédiatement au-dessous du petit trochanter peut être produite par violence directe ou indirecte, et le déplacement dépend en grande partie du fait que la ligne de fracture est transversale ou oblique. Le fragment proximal est maintenu incliné vers l'avant, tourné latéralement et enlevé par le muscle ilio-psoas et les rotateurs latéraux insérés dans la région du grand trochanter. Le fragment inférieur passe vers le haut et est mis en rotation latéralement par le poids du membre ; le déplacement est aggravé par la contraction des muscles fléchisseurs et adducteurs. L'inclinaison du fragment proximal peut être augmentée par le fragment distal déplacé le poussant vers l'avant.

En raison de la difficulté de contrôler le court fragment proximal, la consolidation risque de se produire avec un raccourcissement et une déformation considérables (Fig. 69).

FIG. 69. —Fracture du fémur juste en dessous du petit trochanter uni, montrant la flexion et la rotation latérale du fragment supérieur.

Traitement. — Lorsqu'on constate, sous anesthésie, que le déplacement peut être complètement réduit et ne tend pas à se reproduire, cette fracture est traitée dans le même sens que la fracture de la diaphyse de l'os.

Cependant, dans les cas où le fragment proximal ne peut pas être aligné avec le fragment distal, il est nécessaire de fléchir, d'inverser et d'abduire la cuisse afin d'aligner les fragments en apposition. Une attelle de Hodgen (Fig. 77) est appliquée avec la fronde la plus haute sous l'extrémité supérieure du fragment inférieur et avec une extension suffisante pour corriger le chevauchement. L'extrémité supérieure est alors fortement soulevée par un contrepoids d'environ 15 livres. Cela garantit l'apposition des fragments avec une légère angulation vers l'avant au siège de la fracture. Au bout d'un mois, suffisamment de cals s'est formé pour empêcher un nouveau déplacement, et si le contrepoids diminue progressivement, les deux fragments s'affaissent ensemble dans un alignement normal (JNJ Hartley). Un plan à double inclinaison (Fig. 70), avec extension appliquée dans l'axe de la cuisse, donne des résultats satisfaisants.

FIGURE 70. —plan à double inclinaison réglable.

LUXATION DE LA HANCHE

Il n'est pas nécessaire, pour notre propos actuel, de tenter une classification complète des nombreuses variétés de luxations rencontrées au niveau de l'articulation de la hanche. Il suffira de les diviser en celles dans lesquelles la tête du fémur passe en arrière et vient s'appuyer sur le dos ilii, ou au voisinage de la grande échancrure sciatique ; et celles où il passe en avant et vient se poser dans le foramen obturateur ou sur le pubis (Fig. 71).

FIG. 71. —Diagramme des luxations les plus courantes de la hanche.

Les luxations postérieures sont beaucoup plus fréquentes que les luxations antérieures, contrairement à ce qui se produit à l'épaule, où prédominent les luxations antérieures.

En raison de la grande résistance de l'articulation de la hanche, la luxation n'est en aucun cas une blessure courante. Elle survient le plus souvent chez les adultes forts, après que les épiphyses se sont ossifiées et avant que les os aient commencé à devenir cassants ; et c'est beaucoup plus fréquent chez les hommes que chez les femmes. C'est invariablement le résultat d'une violence grave, le membre étant à ce moment dans une position telle que les ligaments sont en étirement et les muscles pris en désavantage. La tête du fémur quitte généralement l'articulation par la partie inférieure et arrière, là où l'alvéole est la plus peu profonde et les ligaments les plus faibles. Le ligament rond est presque toujours arraché de son attache fémorale et un ou plusieurs des muscles insérés dans la région des trochanters peuvent être rompus. Le ligament en forme de [Y inversé], par contre, est rarement déchiré, et tant qu'il reste intact, la luxation appartient à l'un ou l'autre des types mentionnés ci-dessus. Toutes les luxations atypiques, telles que les luxations supra-cotyloïdiennes, infra-cotyloïdes, ilio-pectinées, sont dues à la rupture d'une partie du ligament [Y inversé] et sont si rares qu'elles ne nécessitent pas de description individuelle. La luxation centrale des auteurs allemands, dans laquelle la tête est enfoncée à travers le plancher cotyloïdien, est décrite à <u>la page 126</u> .

Comme les autres luxations, celles de la hanche peuvent se compliquer d'une lacération des muscles, des vaisseaux sanguins ou des nerfs, ou encore d'une fracture de l'un ou l'autre des os voisins.

Luxation sur le Dorsum Ilii. — Il s'agit de la forme la plus courante de luxation de la hanche, qui est généralement le résultat d'une chute du patient d'une hauteur ou d'un poids lourd sur le dos alors qu'il se penche en avant avec la cuisse fléchie, légèrement en adduction et en rotation médiale. On dit également que cela résulte d'une action musculaire. La tige du fémur agit comme la branche longue d'un levier dont le cou est la branche courte, l'attache fémorale du ligament [Y inversé] formant le point d'appui. La tête, ainsi portée en appui sur la partie inférieure et postérieure de la capsule, la déchire et sort de l'alvéole, passant vers le haut et venant s'appuyer sur le dos de l'ilion, au-dessus et en avant du tendon de l'obturateur interne (<u>Fig. 73</u>). La surface articulaire est dirigée vers l'arrière, tandis que le trochanter regarde vers l'avant.

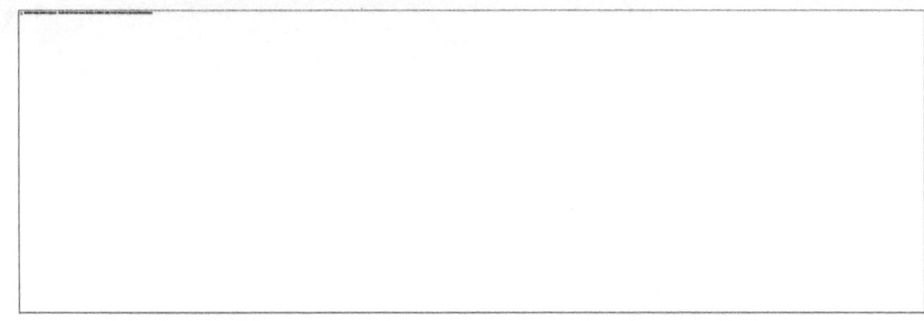

FIG. 72. —Luxation du fémur droit sur le dos ilii.

Caractéristiques cliniques. — Le membre affecté est fléchi, adducté et inversé, de sorte que le genou traverse le tiers inférieur de la cuisse opposée et que la pointe du gros orteil repose sur le dos du pied sain. Il y a un raccourcissement allant de 1 1/2 à 2 pouces, le trochanter étant déplacé au-dessus de la ligne de Nélaton et se trouvant plus près de l'épine iliaque antéro-supérieure que du côté normal. Le patient est incapable de bouger le membre ou de supporter son poids ; l'abduction et la rotation latérale sont particulièrement douloureuses ; et la traction ne parvient pas à restaurer le membre à sa bonne longueur. Lors de ces tentatives, une résistance élastique caractéristique se fait sentir.

La tête du fémur dans sa nouvelle position peut parfois être palpée à travers les fibres du grand fessier, mais le gonflement des parties molles obscurcit souvent ce signe. La dépression normale derrière le grand trochanter est perdue, le sillon fessier est surélevé et il existe souvent un degré de lordose qui compense la flexion. Les doigts peuvent être enfoncés plus profondément dans le triangle de Scarpa du côté luxé que du côté normal, point en quoi cette blessure diffère d'une fracture de la base du col du fémur.

Dans un certain nombre de cas, le membre latéral du ligament [en Y inversé] est rompu et le membre est renversé — *luxation dorsale avec éversion* .

FIG. 73. —Dislocation sur Dorsum Ilii. Notez la relation entre le col du fémur et les tendons de l'obturateur interne et des gémeaux (schéma).

Luxation au voisinage de la grande échancrure sciatique , ou « *luxation sous le tendon* ». Cette variété de luxation vers l'arrière est moins fréquente que celle sur le dos, bien qu'elle se produise de la même manière. La tête du fémur passe sous l'obturateur interne, et ce tendon, s'accrochant à son col, freine son mouvement ascendant (Fig. 74).

Les *signes cliniques* sont les mêmes que ceux de la variété dorsale, mais, dans l'ensemble, ils sont moins marqués.

Diagnostic différentiel. —La luxation vers l'arrière de la hanche est généralement facilement reconnaissable. Toutefois, lorsqu'une luxation située au-dessous du tendon se produit chez une personne corpulente, elle risque d'être négligée en raison de la difficulté de palper l'os déplacé et de la déformation relativement légère présente. La nature de l'accident, l'absence d'élargissement du trochanter, l'adduction et l'inversion du membre suffisent le plus souvent à éviter qu'une luxation ne soit confondue avec une fracture extra-capsulaire incluse.

Luxation dans le foramen obturateur (Fig. 71). — Cette luxation est produite par une grande force appliquée par derrière tandis que la cuisse est fléchie et enlevée, comme lorsqu'un poids tombe sur le dos d'un homme penché en avant avec les jambes bien écartées. Elle peut également résulter d'un enlèvement violent par large écartement des cuisses.

La capsule cède à sa partie médiale et inférieure, et la tête du fémur vient reposer sur la surface du muscle obturateur externe, sa face articulaire tournée vers l'avant, tandis que le trochanter regarde vers l'arrière.

Caractéristiques cliniques. — En position debout, la cuisse est légèrement fléchie et en abduction, le pied pointant directement vers l'avant ou un peu vers l'extérieur. Le corps est penché en avant pour détendre le muscle ilio-psoas et le ligament [Y inversé], le pied est avancé et le talon relevé. Il n'est pas rare que le patient soit capable de marcher après l'accident et ne demande conseil que quelque temps plus tard en raison de l'incapacité d'adduction et d'extension du membre. Il existe un allongement apparent du membre dû à l'inclinaison du bassin vers le bas du côté affecté. La hanche est aplatie, le trochanter moins proéminent que d'habitude et la tête de l'os peut parfois être sentie dans sa position anormale.

FIG. 74. —Luxation à proximité de l'encoche ischiatique. Notez la relation entre le col du fémur et les tendons de l'obturateur et des gémeaux, « Luxation sous le tendon » (schéma).

La luxation sur le pubis est un autre degré de la forme obturatrice (Fig. 71). Elle est généralement produite par une hyper-extension forcée et une rotation latérale de la hanche, comme cela se produit lorsque le corps est plié en arrière tandis que la cuisse reste fixe.

La capsule est déchirée plus en avant que dans les autres variétés, et la tête repose sur la branche horizontale du pubis contre la ligne ilio-pectinée.

Caractéristiques cliniques. — Il y a une éversion, une flexion et une abduction marquées, mais le raccourcissement est peu considérable. Le psoas-ilio et le ligament [Y inversé] sont tendus. La tête du fémur peut être palpée dans l'aine, avec les vaisseaux fémoraux au-dessus ou de l'un ou l'autre côté. Il y a parfois des douleurs et des engourdissements dans la distribution du nerf fémoral (crural antérieur). La proéminence du grand trochanter est perdue.

Traitement de la luxation de la hanche. — Pour la réduction d'une luxation de la hanche, une anesthésie complète est nécessaire, et le malade doit être placé sur un matelas ferme à même le sol, pour donner au chirurgien le meilleur appui possible sur le membre. Le chirurgien saisit la cheville d'une main, tandis que l'autre est placée derrière la tête du tibia, la jambe étant maintenue perpendiculairement à la cuisse. Pendant ce temps, un assistant stabilise le bassin en exerçant une pression ferme sur les crêtes iliaques.

Le principal obstacle à la réduction étant la tension du ligament ilio-fémoral, la première indication est de détendre cette structure en fléchissant *au maximum la hanche* .

Dans les variétés *rétrogrades* (dorsale et sciatique), le ligament [Y inversé] est détendu en fléchissant la cuisse sur le bassin en position d'adduction. La cuisse est alors entièrement en abduction, pour faire revenir la tête de l'os sur ses pas en avant vers la déchirure de la capsule ; et en même temps tourné latéralement pour détendre les muscles rotateurs. Ce mouvement combiné tend également à ouvrir la déchirure de la capsule. Enfin, le membre est rapidement étendu pour faire entrer la tête dans l'alvéole. Cet objet est souvent aidé en effectuant des mouvements de traction verticale ou de levage sur le membre en abduction et en rotation latérale avant de l'étendre.

Pour la réduction des variétés *antérieures* (obturatrice et pubienne), la cuisse est d'abord entièrement fléchie sur le bassin, mais en position d'abduction. Le membre est ensuite fortement tourné médialement et en abduction, puis en extension. Les mouvements de levage peuvent également s'avérer utiles dans ces cas.

Toutes les méthodes de réduction par traction forcée sur le membre étendu sont à éviter, car elles ne répondent pas à l'indication primaire de relâchement du ligament [Y inversé].

Après réduction, le membre est stabilisé par des sacs de sable ; le massage s'effectue dès le début, et le mouvement après quelques jours. L'amplitude des mouvements est progressivement augmentée et le patient est autorisé à utiliser le membre avec prudence au bout de deux à trois semaines.

Lorsque le bord du cotyle est fracturé, le patient doit être alité avec extension pendant six à huit semaines, pour éviter tout risque de re-luxation.

Des modifications de la nature de l'arthrite chronique sont susceptibles de se produire dans et autour de l'articulation chez les sujets âgés et rhumatismaux ; et une atrophie ou une paralysie des muscles peut s'ensuivre, si leurs nerfs sont impliqués.

Luxation ancienne. — Il est impossible de fixer un délai pour tenter de réduire les luxations anciennes de la hanche. La manipulation peut réussir dans les cas où l'os est resté debout pendant quelques mois, et peut échouer lorsque l'os n'est sorti que depuis quelques semaines. Dans certains cas, même après la réduction, on constate une tendance marquée au déplacement. Dans tous les cas, la tentative est efficace en détruisant les adhérences, à condition qu'aucune force excessive ne soit employée, susceptible d'endommager le nerf sciatique ou les vaisseaux, ou de fracturer le col du fémur, et le succès peut être attendu d'une deuxième ou même d'une troisième tentative. intervalles de trois à cinq jours. Si la manipulation échoue, si la déformation est importante et si l'utilité du membre est sérieusement altérée, on peut tenter une réduction chirurgicale ; l'opération est cependant d'une difficulté considérable et, en cas d'échec, la tête de l'os doit être excisée. Si la tête s'est formée une nouvelle alvéole et qu'il existe une articulation assez utile, la condition doit être laissée tranquille.

La luxation congénitale de la hanche est décrite dans la rubrique Déformations des extrémités.

L'entorse de la hanche est relativement rare. Elle résulte de degrés plus légers des mêmes formes de violence qui produisent la dislocation. Les ligaments sont étirés ou partiellement déchirés et il y a un épanchement de liquide dans l'articulation. La pression exercée sur l'articulation suscite de la tendresse ; et le membre prend la position de légère flexion, abduction et rotation latérale, mais il n'y a aucune modification de longueur. De telles blessures, à moins d'être soigneusement traitées par massage et mouvement dès le début, sont susceptibles d'être suivies par la formation d'adhérences, entraînant une raideur de l'articulation.

En revanche, **les contusions dans cette région ne sont pas rares.** Elle se produit par une chute sur le trochanter et donne naissance à des symptômes qui simulent en quelque sorte ceux d'une fracture du cou. Le membre se trouve dans une position de légère flexion, mais les points osseux conservent leur relation normale les uns par rapport aux autres et il n'y a pas de raccourcissement. Le gonflement et la sensibilité empêchent souvent un examen approfondi et, lorsqu'un doute subsiste quant au diagnostic, le patient doit rester au lit jusqu'à ce que le doute soit dissipé par l'utilisation des rayons X. Si l'os est cassé, cela se manifestera au bout de quelques jours par l'apparition d'un raccourcissement et d'autres signes de fracture.

Chez les patients âgés, la contusion de la hanche peut être suivie de modifications de l'articulation de la nature de l'arthrite déformante ; et on a affirmé, bien que les preuves manquent, qu'il se produit quelquefois une résorption du col du fémur. Ces blessures sont soignées par le repos au lit, les massages et les autres mesures déjà décrites comme applicables aux entorses et aux contusions.

FRACTURE DE LA DIAPHYSE DU FÉMUR

Ce groupe comprend toutes les fractures comprises entre celle située immédiatement sous le petit trochanter et la fracture supra-condylienne.

FIG. 75. —Coupe longitudinale du fémur montrant une fracture récente
de l'arbre avec remplacement des fragments.

Chez l'adulte , lorsqu'elle est due à une violence directe, la fracture est généralement transversale et peut s'accompagner d'un déplacement relativement faible. La violence indirecte, en revanche, produit généralement une fracture oblique, souvent comminutive et souvent composée. La cassure est le plus souvent située un peu au-dessus du milieu de la diaphyse, l'obliquité étant en bas, en avant et en dedans, et de telle nature que les fragments ont tendance à se chevaucher (fig. 75). Les formes les plus graves sont celles liées aux blessures par balle.

La direction et la nature du déplacement dépendent plus de la force de fracture, du poids de la partie inférieure du membre et de l'action des muscles attachés aux fragments respectifs, que de la direction de l'obliquité. En règle générale, le fragment proximal passe vers l'avant et latéralement et est maintenu dans cette position par les muscles ilio-psoas et fessiers, tandis que le fragment distal est déplacé vers le haut et médialement et est tourné vers l'extérieur par l'action combinée du poids du membre. , les muscles longitudinaux et les adducteurs.

Caractéristiques cliniques. — Le membre est immédiatement rendu inutile, et il y a un grand gonflement par épanchement de sang dans la région de la fracture. Ceci, associé à la musculature de la pièce, rend souvent extrêmement difficile un diagnostic précis quant au site et à la direction de la fracture. Le raccourcissement varie de $^{1/2}$ pouce à $_3$ ou 4 pouces, soit en moyenne environ 1 pouce chez les adultes, et l'éversion est toujours marquée. La mobilité peut être détectée et les crépitements provoqués sans déranger le patient, en plaçant la main sous le siège de la fracture et en essayant doucement de soulever le membre ; soit en fixant le fragment proximal par une main placée devant lui tandis que la partie distale du membre est soigneusement soulevée. On constatera que le grand trochanter ne tourne pas avec le segment inférieur du fémur. Ces tests doivent être utilisés avec beaucoup de prudence, de peur que la déformation ne soit augmentée ou que la fracture ne se complique.

Dans beaucoup de fractures de la cuisse, et surtout dans celles produites par violence indirecte, le genou est foulé, et il se produit un épanchement considérable dans l'articulation, ce qui peut conduire à une raideur, à moins qu'un massage ne soit employé d'emblée.

Traitement. —La fracture de la diaphyse du fémur est l'une des fractures du corps les plus difficiles à traiter avec succès. En cas de fracture oblique, le patient doit être averti qu'un raccourcissement allant de $_{3/4}$ ^{à} 1 pouce est susceptible d'en résulter, quel que soit le soin apporté au traitement. Cela n'implique pas nécessairement une claudication permanente, car en inclinant le bassin, il peut être en mesure de marcher assez bien ; si cela ne suffit pas à égaliser la longueur des membres, la semelle de la chaussure peut être relevée. Une anesthésie générale est nécessaire pour assurer une réduction précise, et une extension doit être appliquée pour maintenir les fragments en apposition et éviter un raccourcissement. L'attelle qui s'est révélée la plus généralement utile est l'attelle de genou de Thomas, dont l'anneau repose contre la tubérosité ischiatique. Pour admettre une flexion au niveau du genou, l'attelle de Thomas doit avoir une fixation articulée sur laquelle la jambe repose. Cela laisse le genou libre et permet d'effectuer des mouvements pour éviter les raideurs. Le membre est suspendu par de larges bandes de flanelle ou de lin, fixées aux barres latérales de l'attelle au moyen d'épingles de sûreté ou de solides trombones à ressort.

Dans les fractures simples, l'extension peut être obtenue au moyen de larges bandes de sparadrap appliquées de chaque côté de la cuisse et arrivant bien au-dessus de son milieu. Le plâtre est fixé par un bandage, et à ses extrémités inférieures sont attachées de larges bandes qui sont bouclées à un étrier à travers lequel la traction s'effectue au moyen d'une corde passant sur une poulie fixée à un montant au pied du lit.

L'extrémité inférieure de l'attelle est suspendue, et la contre-extension est obtenue en pressant l'anneau contre la tubérosité ischiatique. Pour éviter que l'anneau ne dépasse la tubérosité et n'appuie sur les tissus mous de la fesse, il est suspendu par la corde à une barre transversale au-dessus du lit, *par exemple* au cadre Balkan (Fig. 81).

Dans les fractures ouvertes, la présence d'une plaie peut empêcher l'utilisation d'un sparadrap et il est nécessaire de passer l'extension directement à travers l'os. Une attelle de gouttière postérieure est appliquée pour éviter l'affaissement. Après avoir tiré la peau vers le haut, une petite incision est pratiquée sur le bord supérieur élargi de chaque condyle et les pointes d'un pied à coulisse à glace sont faites pour saisir l'os sans pénétrer dans le tissu spongieux. Une corde attachée aux poignées de l'étrier passe sur une poulie et supporte le poids nécessaire pour donner la traction souhaitée (Fig. 81).

Une autre méthode pour exercer une traction directement à travers l'os consiste à utiliser l'appareil de Steinmann (Fig. 76). Chez un adulte moyennement musclé, un poids de 12 à 15 livres au moyen de bandes de plâtre appliquées sur la peau, ou de 10 à 25 livres par traction directe sur l'os, doit être appliqué en premier lieu . Le poids correct à employer est celui qui maintient la longueur du membre à sa normale et est donc susceptible d'être révisé de temps en temps.

FIG. 76. —Radiogramme de l'appareil de Steinmann appliqué pour une extension directe au fémur.

L'*attelle de Hodgen* est un moyen confortable et efficace pour traiter ces fractures, car elle permet au patient un certain mouvement, permet de masser la partie et facilite l'allaitement.

Il consiste en un cadre en fil de fer (Fig. 77) sur un côté duquel sont fixées une série de bandes de flanelle d'environ 4 pouces de largeur. Des sangles d'extension sont d'abord appliquées, puis le cadre, qui s'étend du niveau du ligament de Poupart jusqu'au-delà de la semelle, est placé sur l'avant du membre, et les extrémités libres des bandes de flanelle sont ramenées derrière le membre et fixées. de l'autre côté du cadre, transformez-le en élingue. Les rubans attachés aux sangles d'extension sont maintenant attachés à l'extrémité du cadre. En suspendant le membre dans cette attelle au moyen de cordes passant obliquement sur une poulie fixée à un montant au pied du lit, le poids du membre agit comme force d'extension.

FIGURE 77. —l'attelle de Hodgen.

L'appareil de rétention doit être porté pendant six à huit semaines, après quoi le malade peut se lever avec des béquilles, qu'il doit habituellement utiliser pendant trois ou quatre semaines de plus, avant de pouvoir supporter son poids sur le membre. Le vieux dicton de Nélaton, selon lequel le traitement d'une fracture de la cuisse doit durer cent jours, est une règle de travail sûre. Dans les fractures de la tige, une attelle de genou de Thomas ordinaire, ou une « attelle à pied à coulisse » fixée au talon de la botte, peut être portée lorsque le patient se lève.

La consolidation peut être extrêmement lente en cas de fracture du fémur et peut même être retardée de plusieurs mois. Une cale vicieuse survient parfois, la fracture s'unissant à une déformation angulaire vers l'extérieur et vers l'avant.

Une nouvelle fracture est susceptible de se produire si le patient tombe ou se tord le membre quelques mois après la blessure initiale. Cela arrive assez souvent juste après que l'appareil de rétention ait été retiré de l'infirmière en soulevant le membre par le pied pour le laver.

La longue attelle de Liston n'est utilisée que comme expédient temporaire pour immobiliser les fragments pendant le transport ; une attelle de Thomas, si disponible, est préférable à cet effet.

FIG. 78. —attelle longue avec bande périnéale.

Un traitement opératoire est parfois nécessaire lorsque des mesures plus simples ne parviennent pas à réduire le déplacement, et en cas de fracture non soudée ou d'union vicieuse. L'incision, qui doit être libre, est placée de préférence dans le prolongement de la cloison intermusculaire latérale ; le périoste est le moins perturbé possible. L'application de l'extension par la méthode du pied à coulisse est souvent d'un grand service, en cours d'opération, pour permettre à l'opérateur de mettre en place les fragments ; parfois aucune fixation n'est nécessaire, mais, si nécessaire, on a recours à un plaquage ou un chevillage, ou à une broche intra-médullaire. L'appareil d'extension est conservé trois ou quatre semaines. Le post-traitement s'effectue selon les mêmes modalités que pour une fracture simple, mais l'appareil de rétention doit être porté beaucoup plus longtemps.

FIG. 79. — Fracture de la cuisse traitée par extension verticale.

Fracture du fémur chez l'enfant. — Chez les enfants, surtout avant l'âge de dix ans, cette fracture est assez fréquente. Il s'agit souvent de la variété greenstick, ou, s'il est complet, il est transversal et sous-périosté, et comme il s'accompagne de peu de symptômes et de peu de déformations, il est susceptible d'être négligé.

Lorsqu'il y a déplacement, la déformation est similaire à celle de l'adulte et le traitement s'effectue dans le même sens.

Chez les jeunes enfants, l'allaitement est grandement facilité par l'application d'une extension verticale à un ou aux deux membres inférieurs (Fig. 79). Si la fracture est transversale et présente peu de tendance au déplacement, les attelles locales de Gooch peuvent être supprimées ; dans tous les cas, le massage doit être utilisé dès le début.

Le patient peut être autorisé à sortir du lit au bout de trois à quatre semaines, en portant un appareil de rétention.

La diaphyse du fémur est parfois fracturée *lors de l'accouchement* , notamment dans les cas de siège. Le moyen le plus simple et le plus efficace de contrôler la fracture consiste à utiliser un cerclage d'extension fixé à l'extrémité inférieure d'une attelle de genou de Thomas.

CHAPITRE VII
BLESSURES DANS LA RÉGION DU GENOU ET DE LA JAMBE

- *Anatomie chirurgicale*
- — FRACTURE DE L'EXTRÉMITÉ INFÉRIEURE DU FÉMUR :
- *Supra-condylienne* ;
- *En forme de T ou de Y* ;
- *Séparation de l'épiphyse* ;
- *Soit le condyle*
- — FRACTURE DE L'EXTRÉMITÉ SUPÉRIEURE DU TIBIA :
- *De tête* ;
- *Séparation de l'épiphyse* ;
- *Avulsion du tubercule*
- — LUXATIONS DU GENOU :
- *Luxations de l'articulation tibio-fibulaire supérieure*
- — TROUBLES INTERNES DU GENOU
- — LÉSIONS DE LA ROTULE :
- *Fractures* ;
- *Luxations*
- — BLESSURES DE JAMBE :
- *Fracture des deux os* ;
- *Fracture du tibia seul* ;
- *Fracture du péroné seul* .

BLESSURES DANS LA RÉGION DU GENOU

Il s'agit notamment de la fracture supra-condylienne du fémur, de la fracture en forme de T ou de Y débouchant dans l'articulation, de la séparation de l'épiphyse fémorale inférieure ; fracture de la tête du tibia et séparation de son épiphyse supérieure ; les diverses entorses et luxations du genou, ainsi que ses dérangements internes ; et fractures et luxations de la rotule.

Anatomie chirurgicale. — Des deux épicondyles, la médiale est la plus proéminente et la plus palpable. Le tubercule adducteur, situé sur la partie supérieure et postérieure de l'épicondyle médial, donne attache au tendon rond du grand adducteur et marque le niveau de la ligne épiphysaire et de la limite supérieure de la surface trochléaire du fémur. Entre le condyle médial du fémur et le condyle médial (tubérosité) du tibia, lorsque le membre est en position fléchie, la ligne de l'articulation peut être reconnue comme un sillon ou une fente, ce qui est utilisé pour mesurer la longueur du tibia. Le condyle latéral (tubérosité) du tibia peut également être palpé et ne doit pas être confondu avec la tête du péroné, qui se trouve plus en arrière et à un niveau légèrement inférieur, et peut être facilement identifié en y traçant le tendon du tibia. biceps. La tubérosité du tibia, dans laquelle est inséré le tendon extenseur du quadriceps, se situe au même niveau que la tête du péroné. En position étendue du membre, la rotule est lâche et mobile sur le devant de la surface trochléaire du fémur, tandis qu'en position fléchie elle s'enfonce entre les condyles, s'appuyant principalement sur le côté latéral et se fixant.

L'artère et la veine poplitées ainsi que le nerf tibial (poplité interne) sont en relation étroite avec la face postérieure de l'articulation ; et le nerf péronier commun (poplité externe) passe derrière et sur le côté médial du tendon du biceps.

Le genou est un exemple d'articulation dont la résistance dépend principalement de ses ligaments. Non seulement les ligaments collatéraux tibiaux et fibulaires (latéraux externes et internes) et la partie postérieure du ligament capsulaire sont particulièrement résistants, mais les ligaments croisés et les ménisques (cartilages semi-lunaires) à l'intérieur de la cavité de l'articulation ajoutent encore à sa stabilité. Le puissant tendon du muscle extenseur du quadriceps, dans lequel la rotule est développée comme un os sésamoïde, protège et renforce l'avant de l'articulation et fonctionne comme le ligament antérieur de l'articulation. Dans l'attitude d'extension complète dans laquelle l'articulation est verrouillée, aucune sollicitation n'est faite à l'appareil quadriceps ; au début de la flexion, la stabilité de l'articulation et la capacité portante du membre dans son ensemble dépendent dans une large mesure de l'influence contrôlante du muscle quadriceps ; cela devient évident en descendant une pente et plus nettement en descendant des escaliers. C'est pourquoi, dans les entorses récidivantes du genou, incluant sous ce terme les diverses formes de dérangements internes de l'articulation, l'émaciation avec perte de tonus du quadriceps est un facteur important d'aggravation de l'invalidité du membre et de retardement et de empêchant la guérison. Dans le traitement des entorses récurrentes du genou, une attention particulière doit donc être portée à l'atrophie du quadriceps au moyen de massages et d'exercices appropriés.

La cavité synoviale s'étend du niveau de la tête du tibia jusqu'à un pouce ou plus au-dessus de la surface trochléaire du fémur, passant légèrement plus haut sur la face médiale de l'articulation que sur la face latérale (Fig. 80). La grande bourse située entre le muscle quadriceps et le fémur (*bourse sous-crurale*) communique généralement avec la cavité de l'articulation. La cavité synoviale de l'articulation tibio-fibulaire supérieure est généralement distincte de celle de l'articulation du genou, mais peut communiquer avec elle par la bourse poplitée.

FIG. 80. —Section de l'articulation du genou montrant l'étendue de la cavité synoviale.

a , Bourse pré-patellaire.
b , Bourse infra-patellaire.
c , ligament muqueux.
d , ligament rotulien.
e , Ligament croisé postérieur.
f , Ménisque semi-lunaire médial.

(D'après Braune.)

Une grande bourse (*pré-patellaire*) recouvre la partie inférieure de la rotule et la partie supérieure du ligament rotulien ; et un plus petit sépare le ligament rotulien de la tubérosité du tibia. Plusieurs bourses importantes se trouvent dans l'espace poplité, dont l'une, la bourse semi-membraneuse, communique parfois avec l'articulation du genou.

FRACTURE DE L'EXTRÉMITÉ INFÉRIEURE DU FÉMUR

Les fractures de l'extrémité inférieure du fémur, notamment les fractures supra-condyliennes et en T, doivent être considérées comme des blessures graves, en raison des difficultés liées à leur traitement et du risque d'atteinte des vaisseaux poplités et de déficience. de l'utilité de l'articulation du genou.

supra-condylienne est généralement le résultat d'une chute des pieds ou des genoux, ou d'une violence directe, et est plus fréquente chez les hommes adultes. La ligne de fracture est généralement irrégulièrement transversale, ou elle peut être légèrement oblique de haut en bas et vers l'avant, de sorte que le fragment proximal passe en avant vers la rotule, tandis que le fragment distal est tourné vers l'arrière sur son axe transversal par le muscle gastrocnémien.

Caractéristiques cliniques. — Peu après l'accident, un épanchement abondant de sang et de synovie se produit dans la cavité de l'articulation du genou, ajoutant au gonflement causé par les os déplacés et rendant difficile la reconnaissance de la nature précise de la lésion. Comme il est important de poser un diagnostic précis, des radiographies doivent être utilisées si possible et une anesthésie générale doit être administrée si nécessaire.

L'extrémité proximale du fragment distal est généralement palpable dans l'espace poplité, tandis que le fragment proximal est excessivement proéminent en avant. En fléchissant le genou, les fragments peuvent être amenés en apposition et provoquer une crépitation. Dans les fractures obliques, l'extrémité inférieure pointue du fragment proximal peut transpercer le muscle extenseur du quadriceps et peut être palpée sous la peau, ou elle peut perforer la peau et ainsi aggraver la fracture. Il doit être désengagé en fléchissant complètement et en exerçant une traction sur le genou. La cuisse est raccourcie de $^{1/2}$ à 1 pouce.

Les vaisseaux poplités sont si proches de l'os qu'ils risquent d'être déchirés par le fragment distal déplacé, provoquant les signes habituels de rupture de l'artère. Parfois, en raison de la faiblesse de la circulation due au choc, le saignement n'a pas lieu au moment de l'accident, mais survient quelques heures plus tard. Les vaisseaux peuvent simplement être pressés par l'os déplacé, mais la nutrition du membre au-delà est compromise et une gangrène peut survenir si une réduction précoce n'est pas effectuée.

Traitement. — La petite taille du fragment distal, sa profondeur par rapport à la surface et l'épanchement qui l'accompagne dans et autour de l'articulation rendent son contrôle difficile. Dans la majorité des cas, les deux fragments ne peuvent être mis en apposition que lorsque le genou est fléchi sur la cuisse et la cuisse sur le bassin, et il est presque toujours nécessaire de réaliser la réduction sous anesthésie.

Dans les rares cas où les fragments peuvent être rapprochés avec précision en position d'extension du membre, la rétention peut être effectuée au moyen d'une attelle en caisson remontant jusqu'à la cuisse (p. 180).

Mais dans la majorité des cas, la flexion est nécessaire et une attelle de genou de Thomas avec attache de flexion pliée à un angle de 30° (Fig. 81) et extension au moyen d'un pied à coulisse pince à glace assure la meilleure apposition. Si cet appareil n'est pas disponible, le membre doit être fixé sur un plan à double inclinaison, construit de manière à ce que l'angle de flexion puisse être ajusté pour répondre aux exigences de chaque cas individuel (Fig. 70).

FIG. 81. —Extension appliquée au moyen d'étriers à pince à glace pour fracture du fémur.

L'attelle de Hodgen, pliée presque à angle droit, peut également être utilisée.

Il faut surveiller attentivement la circulation du membre pendant les premiers jours, pour éviter qu'elle ne soit gênée par la pression de l'appareil.

Dans un nombre considérable de cas, ces moyens de maintien en apposition des fragments s'avèrent inefficaces et il est nécessaire de recourir à des mesures opératoires de fixation mécanique. La section du tendo calcanéum (Achille) n'est pas recommandée pour lutter contre la bascule vers l'arrière du fragment distal.

Dans tous les cas, l'appareil de rétention doit être porté pendant environ quatre semaines, après quoi le membre est fléchi sur un oreiller ; mais le massage et le mouvement doivent être employés le plus tôt possible, car la raideur persistante du genou est une des séquelles les plus gênantes de ces blessures.

Les fractures composées et compliquées sont traitées selon les principes généraux régissant le traitement de ces blessures. L'amputation peut devenir nécessaire si la gangrène résulte d'une lésion des vaisseaux poplités ou si des complications infectieuses menacent la vie du patient.

Une intervention chirurgicale peut être nécessaire pour rectifier les déformations résultant d'un cal vicieux.

La **fracture en forme de T ou de Y** est, en règle générale, produite par violence directe, la force brisant d'abord l'os au-dessus des condyles, puis amenant le fragment proximal à pénétrer dans le fragment distal et à le diviser en deux ou plusieurs morceaux. La fracture touche la surface articulaire et la fissure principale passe généralement par l'échancrure inter-condylienne ; l'extrémité inférieure de l'os est parfois gravement fragmentée.

Le genou est élargi, et des douleurs et des crépitements sont facilement provoqués en déplaçant les condyles l'un sur l'autre ou en les pressant l'un contre l'autre. En déplaçant transversalement la rotule, on peut sentir qu'elle s'accroche contre le bord de l'un ou l'autre des fragments. Le raccourcissement peut atteindre un ou deux pouces.

Le traitement s'effectue dans le même esprit que dans les fractures supra-condyliennes, mais comme l'articulation est impliquée, le risque d'altération ultérieure de ses fonctions est plus grand.

La séparation de l'épiphyse inférieure est une blessure relativement courante. Elle est rarement pure, une partie de la diaphyse étant généralement rompue et restant attachée à l'épiphyse. Elle survient généralement chez les garçons âgés de treize à dix-huit ans, à la suite de violences graves telles que celles résultant d'un membre coincé entre les rayons d'une roue en rotation ou d'une hyperextension du genou. Il a également été produit en tentant de rectifier de force le genou cagneux et d'autres déformations dans cette région, et en effectuant une traction sur le membre pour corriger les déformations après la guérison d'une maladie tuberculeuse du genou. En règle générale, il y a peu de déplacement de l'épiphyse lâche, mais elle peut passer dans n'importe quelle direction, vers l'avant étant de loin la plus courante (Fig. 82), et lorsqu'elle est déplacée, elle est difficile à réduire et à maintenir en position. L'âge du malade, le mode lésionnel, la constatation de l'extrémité large et lisse de la diaphyse dans l'espace poplité ou sur le devant de la cuisse, selon le déplacement, servent habituellement à établir le diagnostic. Les rayons X fournissent des informations fiables sur la position des fragments. La pression exercée sur les vaisseaux poplités constitue une aggravation sérieuse de la lésion et ajoute considérablement aux difficultés du traitement.

FIG. 82. —Radiogramme de séparation de l'épiphyse inférieure du fémur, avec déplacement vers l'arrière de la diaphyse ; la pression sur les vaisseaux poplités a provoqué la mue du veau.

FIG. 83. — Séparation de l'épiphyse inférieure du fémur, avec fracture de l'extrémité inférieure de la diaphyse.

Le traitement est le même que pour la fracture supra-condylienne, mais, en raison du handicap grave qui résulte d'une réduction incomplète, il peut être nécessaire de recourir à une opération. Après une séparation épiphysaire, la croissance du membre est parfois, mais pas toujours, perturbée.

L'un ou l'autre des condyles peut être rompu sans que la continuité de la diaphyse soit interrompue, par un coup direct ou une chute sur le genou, ou par une violente torsion de la jambe. Le condyle séparé ne peut pas être déplacé, ou il peut être poussé vers le haut ou tourné sur son axe transversal.

Il y a un élargissement du genou mais pas de raccourcissement de la cuisse, et les ecchymoses, les crépitements et la douleur sont localisés du côté affecté de l'articulation ; le genou peut généralement être déplacé vers le côté blessé d'une manière caractéristique. Si on la laisse s'unir avec le condyle déplacé, la surface articulaire est oblique et il en résulte un genou arqué ou cagneux.

S'il est difficile de remplacer le condyle cassé et de le maintenir en place, il peut être fixé au moyen d'un clou en acier inséré à travers la peau.

FIG. 84. —Radiogramme de fracture de la tête du tibia et du tiers supérieur du péroné.

FRACTURE DE L'EXTRÉMITÉ SUPÉRIEURE DU TIBIA

FIG. 85. —Radiogramme illustrant la maladie de Schlatter.

La fracture de la tête du tibia est une blessure relativement rare. Elle peut résulter d'un coup direct, comme le coup de pied d'un cheval, ou de formes de violences indirectes, et la ligne de fracture peut être transversale ou oblique. Parfois, le fragment distal est impacté dans le fragment proximal et le fragmente. En cas de fracture oblique, un déplacement par glissement est susceptible de se produire et de provoquer un genou arqué ou cagneux. Une fracture transversale de la tête du péroné accompagne parfois une fracture de la tête du tibia, et il y a toujours un épanchement considérable dans l'articulation du genou. L'un ou l'autre des condyles peut être arraché par adduction ou abduction forcée au niveau du genou.

Les caractéristiques cliniques ordinaires de la fracture sont bien marquées et le diagnostic est facile. Pour une cause inexpliquée, cette fracture peut prendre beaucoup de temps, parfois plusieurs mois, à se consolider.

La séparation de l'épiphyse supérieure du tibia, qui comprend le processus en forme de langue pour le tubercule et la facette pour le péroné, est également rare. Cela survient généralement entre trois et neuf ans. Le déplacement de l'épiphyse est presque toujours antérieur ou latéral et s'accompagne des signes habituels de telles lésions. La croissance du membre est parfois arrêtée, ce qui peut entraîner un raccourcissement et une déformation angulaire.

Traitement. — Après réduction sous anesthésie, ces fractures sont généralement traitées de manière satisfaisante au moyen d'une attelle en caisson (fig. 91), portée suffisamment haut pour contrôler l'articulation du genou. Lorsque la tête du tibia est fragmentée ou fendue obliquement, une extension de poids – directement à partir de l'os, les pinces à glace saisissant les malléoles ou le calcanéum – peut être utilisée. Le massage et le mouvement sont employés dès le départ.

L'avulsion de la **tubérosité du tibia** se produit parfois chez les jeunes, par contraction violente du quadriceps, comme lors d'un saut. Le membre est immédiatement rendu impuissant ; le nodule osseux peut être senti et, en le remuant, une crépitation se produit.

La meilleure façon de traiter ce problème est de fixer la tubérosité en position et de fixer le membre étendu sur un plan incliné pour détendre le muscle quadriceps.

Chez les sujets jeunes et sportifs, l'apophyse linguale de l'épiphyse (Fig. 85), dans laquelle s'insère le ligament rotulien, peut être partiellement ou totalement arrachée, provoquant un gonflement localisé et des douleurs aggravées par toute action musculaire. effort – *maladie de Schlatter* ou « genou de rugby ». Cela a été fréquemment observé chez les cadets après s'être agenouillés pendant l'exercice. Le traitement consiste en repos et massage, mais les symptômes tardent à disparaître.

Cette affection peut être confondue avec une affection inflammatoire chronique de l'os, telle qu'un tubercule, à moins qu'un examen radiologique ne soit effectué.

L' **extrémité supérieure du péroné** est rarement brisée seule. Le principal intérêt clinique de cette fracture réside dans le fait qu'elle peut impliquer le nerf péronier commun et provoquer un pied tombant.

LUXATIONS DU GENOU

La luxation du genou est une blessure rare et résulte d'un degré extrême de violence, notamment d'un caractère déchirant ou tordu.

La rupture des vaisseaux poplités, ou la pression exercée sur eux par les os déplacés, peut conduire à une gangrène du membre et nécessiter une amputation. Le nerf péronier commun est fréquemment endommagé. Lorsque la lésion est complexe, l'amputation peut également devenir nécessaire en raison de complications infectieuses.

Les types de luxation sont nommés en fonction de la direction dans laquelle passe le tibia : avant, arrière, médial et latéral.

La luxation vers l'avant est la forme la plus courante et résulte d'une hyper-extension soudaine du genou, déchirant les ligaments collatéraux et croisés. La jambe reste en pleine extension et repose sur un plan antérieur à celui de la cuisse. Les condyles du fémur sont palpables en arrière et la peau est étroitement tendue sur eux, voire peut même être déchirée, rendant la luxation composée. La rotule est projetée vers l'avant, le tendon du quadriceps est relâché et la peau qui la recouvre est projetée en plis transversaux. Le membre est raccourci de deux ou trois pouces.

La luxation vers l'arrière est généralement due à un coup direct faisant passer l'un des os par l'autre. La jambe reste en hyperextension, la tête du tibia occupe l'espace poplité, tandis que l'extrémité inférieure du fémur fait saillie vers l'avant avec la rotule soit devant, soit sur le côté.

Les **luxations médiales et latérales** sont généralement incomplètes et peuvent être confondues avec une séparation de l'épiphyse inférieure du fémur. Lorsque le tibia passe *médialement*, le condyle latéral du fémur forme une proéminence et il y a une dépression en dessous. La tête du tibia fait saillie du côté médial et le condyle médial est en dépression.

Lorsque le tibia est déplacé *latéralement*, la position relative des protubérances et des dépressions est inversée.

Traitement. — Dans les luxations du genou, aucune manipulation particulière n'est nécessaire pour remettre l'os déplacé à sa place, et la réduction ne s'accompagne pas d'un claquement distinct.

Si, pendant que le patient est complètement anesthésié, une traction est effectuée sur la jambe et une contre-traction sur la cuisse avec le genou en position fléchie, les os peuvent généralement être remplacés par manipulation.

Après réduction effectuée, dans les luxations antéro-postérieures, le membre doit être fléchi et placé sur un oreiller, le massage et le mouvement étant employés dès le début. Le patient est généralement capable de marcher en un mois.

Dans les luxations médiales et latérales, il y a d'abord une tendance considérable au re-déplacement, et il est donc nécessaire de fixer l'articulation dans une attelle en caisson spécialement rembourrée pendant environ quatorze jours, le massage étant employé dès le début, et le mouvement commencé lorsque le l'attelle est retirée. Il faut généralement environ six semaines avant que le patient puisse utiliser librement son membre.

Dans les luxations complexes et dans celles compliquées par une lésion des vaisseaux poplités, la question de l'amputation peut devoir être envisagée.

Luxation de l'articulation tibio-fibulaire supérieure. —Cette articulation peut être luxée par des formes de torsion violentes appliquées au pied ou à la jambe, ou par une contraction forcée du muscle biceps. Le déplacement peut se faire vers l'avant ou vers l'arrière, et la tête du péroné peut être sentie dans sa nouvelle position avec le tendon proéminent du biceps qui y est attaché. Les mouvements du genou sont tout à fait libres, mais le malade est incapable de marcher à cause de la douleur. La réduction et la rétention sont, en règle générale, faciles et le résultat final est satisfaisant. Nous avons fréquemment rencontré cette blessure accompagnant des fractures complexes des deux os de la jambe résultant d'accidents ferroviaires et similaires.

En appliquant une pression directe sur l'os déplacé avec le genou fléchi, la luxation est facilement réduite. Il est maintenu en place par un bandage ferme ou une attelle légère et rigide.

Luxation totale du péroné. — Très rarement, le péroné est séparé du tibia aux deux extrémités et déplacé vers le haut. Bennett de Dublin a souligné que chez certaines personnes, l'extrémité supérieure du péroné n'atteint pas la facette du tibia, état qui pourrait être confondu avec une luxation.

BLESSURES DES MÉNISQUES SEMI-LUNAIRES

Les ménisques semi-lunaires sont deux plaques en forme de croissant de fibro-cartilage blanc, qui se trouvent sur l'extrémité supérieure du tibia et servent à approfondir la surface articulaire des condyles du fémur. Chaque cartilage est fermement attaché au tibia par ses extrémités antérieure et postérieure et, par l'intermédiaire des ligaments coronaires, est attaché de manière lâche le long de son bord périphérique convexe à la tête du tibia, le ménisque médial étant également relié au ménisque capsulaire. ligament de l'articulation. Le tendon du muscle poplité intervient entre le ménisque latéral et la capsule. Les bords centraux concaves des ménisques sont minces et non attachés.

Les cartilages bénéficient d'une amplitude de mouvement limitée au sein de l'articulation, passant vers l'arrière lors de la flexion, puis vers l'avant lorsque le membre est étendu ; dans des conditions normales, le latéral se déplace plus librement que le médial. Alors que le membre est partiellement fléchi, un léger degré de rotation de la jambe au niveau du genou est possible, et pendant ce mouvement, les cartilages glissent d'un côté à l'autre et le tibia tourne en dessous d'eux.

Toute laxité anormale des ligaments de l'articulation peut rendre les cartilages indûment mobiles, de sorte qu'ils sont susceptibles d'être déplacés pour des causes relativement légères, et lorsqu'ils sont ainsi déplacés, il n'est pas rare que l'un ou l'autre soit déchiré en étant pincé entre le fémur. et le tibia. Il convient d'envisager séparément ces « dérangements internes de l'articulation du genou », selon que le ménisque est simplement anormalement mobile ou qu'il est réellement déchiré.

Ménisque mobile—Déplacement du cartilage semi-lunaire médial (Fig. 86 **).**—Le ménisque *médial* présente une mobilité excessive beaucoup plus fréquemment que le ménisque latéral, et cette condition est généralement rencontrée chez les hommes adultes qui pratiquent l'athlétisme ou qui exercent un emploi qui implique travailler à genoux ou accroupis pendant de longues périodes, les orteils tournés vers l'extérieur – par exemple les mineurs de charbon. Le ligament collatéral tibial, et à travers lui le ligament coronaire, sont ainsi progressivement étirés, de sorte que le cartilage devient moins solidement ancré et risque de se déplacer vers le centre de l'articulation lors d'un mouvement brusque combinant flexion du genou et rotation médiale du fémur sur le tibia, comme, par exemple, en se levant rapidement d'une position accroupie, ou en tournant rapidement et en poussant avec le pied, au cours d'un jeu comme le football ou le tennis. Cela peut également se produire en trébuchant sur une pierre détachée ou en glissant de la bordure.

FIG. 86. —Diagramme de déchirure longitudinale de l'extrémité postérieure du ménisque semi-lunaire médial droit.

Ce qui se passe réellement lorsque le ménisque est déplacé semble être que la flexion et l'abduction combinées du genou ouvre le côté médial de l'articulation en séparant les condyles médiaux du fémur et du tibia, et que le ménisque médial dans son mouvement vers l'arrière lors de la flexion, il glisse sous le condyle fémoral et se coince entre celui-ci et le tibia. Il peut même glisser au-delà du condyle et pénétrer dans l'échancrure intercondyloïde, et venir se poser contre les ligaments croisés.

Le mécanisme par lequel cette lésion se produit explique sans doute la plus grande fréquence avec laquelle le genou *gauche* est atteint, car la plupart des mouvements brusques se font de droite à gauche, exerçant ainsi une tension sur le genou gauche.

Caractéristiques cliniques. — Lorsqu'il est vu immédiatement après l'accident, le patient raconte généralement qu'au cours d'un mouvement brusque, il a été saisi d'une douleur intense et nauséabonde au genou, accompagnée, peut-être, de la sensation de quelque chose qui cède avec un craquement distinct. et suivi d'un verrouillage de l' articulation. Il peut tomber au sol et ne plus pouvoir se relever. A l'examen, le genou se révèle fixé dans une position légèrement fléchie ; et bien que le chirurgien puisse effectuer des mouvements de flexion considérables sans augmenter la douleur, toute tentative d'extension complète de l'articulation est extrêmement douloureuse. Une sensibilité peut être provoquée en exerçant une pression sur la face médiale du ligament rotulien dans le sillon entre le fémur et le tibia, mais le ménisque ne peut pas être reconnu par la palpation. Un épanchement important se produit rapidement dans la cavité synoviale.

Cette affection peut être confondue avec une entorse de l'articulation, en particulier celle impliquant le ligament collatéral tibial, mais alors que dans la lésion du ménisque la sensibilité maximale se situe dans l'intervalle *entre* les os, dans l'entorse du ligament la sensibilité maximale est atteinte. est au-dessus de son attachement à l'os, généralement la tubérosité du tibia.

Traitement. —Pour réduire le déplacement, le patient est placé sur un canapé et, une fois le genou complètement fléchi, la jambe est tournée latéralement et en abduction, pour séparer le condyle fémoral médial du tibia, et pendant que la rotation et l'abduction sont maintenues, le la jambe est rapidement étendue. Le retour du ménisque à sa place s'accompagne parfois d'un claquement distinct, mais dans d'autres cas, la réduction n'est reconnue que par le fait que l'articulation peut être complètement étendue sans provoquer de douleur.

L'alternance de flexion et d'extension combinée à des mouvements de rotation réussit parfois. Plusieurs tentatives sont souvent nécessaires et une anesthésie générale peut être nécessaire. Après réduction, le membre est fixé avec des sacs de sable, et des massages et des mouvements sont utilisés pour éliminer l'épanchement, en prenant soin qu'aucun mouvement de rotation du genou ne soit autorisé. Le repos et le soutien sont nécessaires pour permettre la réparation des ligaments déchirés, et lorsque le patient commence à utiliser le membre, il doit faire attention à éviter les mouvements qui exercent une pression sur les ligaments endommagés.

Dans une proportion considérable de cas, aucune récidive ne se produit et, au bout d'un mois ou deux, le patient est capable de reprendre une vie active avec une articulation parfaitement utile. Dans d'autres cas, il existe une tendance à la récidive du déplacement.

Déplacement récurrent. — Dans les cas de déplacements récurrents, chaque crise s'accompagne de symptômes de même nature que ceux décrits ci-dessus, mais moins graves, et le patient apprend généralement à effectuer certaines manipulations qui lui permettent de remettre le ménisque en position. Il demande conseil en vue d'agir pour éviter les déplacements et rétablir la stabilité de l'articulation qui, dans de nombreux cas, est altérée, l'empêchant de poursuivre son activité. Il persiste une quantité variable de liquide dans l'articulation, les ligaments sont étirés et détendus et le muscle quadriceps est nettement atrophié.

Les symptômes ressemblent beaucoup à ceux d'un « corps lâche » et il est souvent difficile de les différencier. Dans le cas d'un corps libre dans la cavité de l'articulation, le siège de la douleur varie selon les différentes atteintes, et le corps peut parfois être palpé. Les corps lâches entièrement ou partiellement composés d'os peuvent être identifiés grâce aux rayons X.

Des tentatives peuvent être faites pour maintenir le ménisque en position au moyen de coussinets, de bandages ou d'autres formes d'appareil, disposés de manière à empêcher la rotation et le mouvement latéral au niveau du genou. Toutefois, dans la majorité des cas, les meilleurs résultats sont obtenus en ouvrant l'articulation et en excisant le ménisque en tout ou en partie, selon les besoins.

Le membre est fléchi sur une attelle jusqu'à ce que la plaie soit guérie, après quoi un massage doit être utilisé et le mouvement de l'articulation doit commencer. Au bout de deux ou trois semaines, le patient est autorisé à se lever, portant un bandage élastique. Dans la plupart des cas, l'usage de l'articulation est complètement rétabli en quatre à six semaines. Signe de la parfaite récupération des fonctions de l'articulation après ablation du ménisque, les footballeurs professionnels peuvent souvent reprendre leur activité.

Le déplacement du ménisque latéral est relativement rare. Il est en tout point comparable au déplacement du ménisque médial et est traité dans le même sens.

Ménisque déchiré ou lacéré. — Dans une grande proportion de cas de ménisque déplacé, où l'affection prend le type récidivant, on constate, à l'ouverture de l'articulation, qu'en plus d'être indûment mobile, le ménisque est déchiré ou lacéré. L'expérience des chirurgiens varie selon la nature de la lacération. D'après notre expérience, la forme la plus courante est une fente longitudinale, dans laquelle une partie du bord interne du cartilage est séparée du reste et fait saillie comme une étiquette vers le centre de l'articulation (Fig. 86). En règle générale, c'est l'extrémité antérieure qui est déchirée, plus rarement l'extrémité postérieure. Parfois, le ménisque est fendu d'un bout à l'autre, le croissant externe restant en place, tandis que le croissant interne passe entre les condyles et repose en boule contre les ligaments croisés. Parfois, l'extrémité antérieure est arrachée de son attachement au tibia, moins fréquemment l'extrémité postérieure. Dans un cas, nous avons trouvé le ménisque séparé aux deux extrémités et situé entre les os et la capsule.

Les *caractéristiques cliniques* sont similaires à celles d'un ménisque mobile avec déplacement et, en règle générale, la nature exacte de la lésion n'est découverte qu'après ouverture de l'articulation.

Le *traitement* consiste à exciser l'étiquette détachée ou la totalité du ménisque, selon les circonstances. La récupération fonctionnelle est généralement complète. Il n'est pas conseillé de tenter de recoudre la partie déchirée en place.

Rupture des ligaments croisés. — Quelques cas ont été enregistrés dans lesquels, à la suite de formes violentes de torsion, les ligaments croisés ont été arrachés de leurs attaches, laissant l'articulation lâche et instable, de sorte que le tibia et le fémur ont pu être déplacés d'un côté à l'autre. côte à côte. Lorsque le handicap persiste, l'articulation peut être ouverte et les ligaments suturés en position (Mayo Robson).

Les entorses du genou sont relativement courantes à la suite d'une torsion ou d'un arrachement soudain de l'articulation. En plus de l'étirement ou de la déchirure des ligaments, il y a généralement un épanchement considérable de liquide dans la cavité synoviale, et l'examen radiologique révèle parfois qu'une partie de l'os a été arrachée avec le ligament – *entorse-fracture* . Le gonflement remplit les creux de chaque côté de la rotule et s'étend sur une certaine distance dans la poche synoviale située sous le quadriceps. La rotule est soulevée depuis l'avant du fémur par la collecte de liquide dans l'articulation – « rotule flottante » – et, si elle est fermement appuyée, elle peut être amenée à cogner contre la surface trochléaire.

Une entorse doit être diagnostiquée par séparation de l'une ou l'autre des épiphyses adjacentes, fracture des extrémités articulaires des os et déplacement des ménisques semi-lunaires. En raison du gonflement qui obscurcit le contour de la pièce, le diagnostic différentiel est souvent difficile, mais à mesure que le gonflement diminue sous le massage, il devient plus facile. Il faut surtout s'appuyer sur le fait que les points osseux conservent leurs relations normales et sur le fait que les points de sensibilité maximale se trouvent sur les attaches de l'un ou l'autre des ligaments collatéraux. Comme le ligament collatéral tibial souffre le plus fréquemment, le point le plus sensible se situe généralement au niveau de son attachement à la face médiale de la tête du tibia, moins fréquemment au niveau du condyle médial du fémur.

À moins d'être traitée efficacement, une entorse du genou est susceptible d'entraîner une faiblesse et une instabilité de l'articulation due à l'étirement des ligaments, ce qui est souvent associé à un épanchement de liquide dans la cavité synoviale (*hydrops traumatique*). Cela est plus susceptible de se produire si l'articulation est soumise à plusieurs reprises à de légers degrés de violence, comme celles susceptibles de se produire lors du football ou d'autres exercices sportifs, d'où le nom de « genou du footballeur » parfois appliqué à cette affection.

Une autre cause d'invalidité, consécutive à une entorse du genou, est *l'atrophie du muscle quadriceps* . La stabilité de l'articulation, chaque fois que l'on quitte la position d'extension complète, dépend en grande partie de sa capacité à contrôler l'ampleur de la flexion, notamment en descendant un escalier ou en marchant sur un terrain accidenté, c'est donc celle d'un quadriceps épuisé. il existe un risque croissant de répétition de l'entorse. À chaque répétition de l'entorse, il y a un ajout de liquide dans l'articulation, un étirement des ligaments et une atrophie supplémentaire du quadriceps. Une forme de cercle vicieux s'établit dans lequel il existe à la fois un risque accru d'entorse et une capacité réduite à s'en remettre. Même après la réparation du ligament endommagé ou l'ablation du ménisque mobile ou déchiré, l'atrophie du quadriceps reste source de faiblesse et de handicap et nécessite un traitement par massage et électricité.

Traitement. — Dans les cas récents et graves, le patient doit être confiné au lit et une pression ferme est appliquée sur l'articulation au moyen de coton et d'un bandage. Celui-ci peut être retiré une ou deux fois par jour pour permettre la douche de l'articulation, et en même temps il doit être massé et déplacé pour favoriser l'absorption de l'épanchement et empêcher la formation d'adhérences.

L'épanchement chronique dans l'articulation est éliminé le plus rapidement par le repos et la formation de cloques. Si le patient ne parvient pas à s'allonger, il faudra systématiquement masser et porter un bandage élastique ferme. Un patient qui a déjà eu une grave entorse du genou ou qui a développé l'état du « genou du footballeur » doit renoncer aux exercices violents qui l'exposent à d'autres blessures, sinon son état risque de s'aggraver et d'entraîner en altération permanente de la stabilité de l'articulation.

BLESSURES DE LA ROTULE

La fracture de la rotule est une blessure relativement courante chez les hommes adultes. Le plus souvent, cela est dû à *une action musculaire,* la rotule étant cassée à l'extrémité inférieure du fémur par une contraction soudaine et forcée du muscle extenseur du quadriceps alors que le membre est partiellement fléchi, comme, par exemple, pour tenter d'éviter de tomber en arrière. L'os se brise alors comme on casse un bâton en le pliant sur le genou, et la ligne de fracture, transversale ou légèrement oblique, traverse l'os un peu au-dessous de son milieu. Les fractures ainsi produites ne sont presque jamais composées.

FIG. 87. —Radiogramme de fracture de la rotule.

Le degré de déplacement des fragments dépend de la mesure dans laquelle l'expansion du tendon du quadriceps est lacérée. En règle générale, il n'est que légèrement déchiré, de sorte que la séparation des fragments n'excède pas un pouce. Dans d'autres cas, il est largement déchiré, et la contraction du muscle quadriceps est alors capable de séparer les fragments de trois ou quatre pouces, et provoque parfois une inclinaison du fragment supérieur. Le sang répandu dans l'articulation tend encore à accroître la séparation. Comme le périoste est généralement déchiré à un niveau inférieur à la fracture, son bord libre pend comme une frange au fragment proximal et, en s'insérant entre les extrémités cassées, il peut former une barrière à l'union osseuse (Macewen).

FIG. 88. —Fracture de la rotule, montrant une large séparation des fragments, qui sont unis par une bande fibreuse.

(Musée anatomique de l'Université d'Édimbourg.)

Caractéristiques cliniques. — Aussitôt l'os se brise, le malade tombe, et il ne peut se relever, car le membre est aussitôt rendu inutile, et en essayant de le faire, nous lui avons vu fracturer la rotule de l'autre membre. Le pouvoir d'étendre le membre est perdu et le patient est incapable de soulever son pied du sol. L'articulation du genou est remplie de sang et de synovie, qui s'étendent généralement dans la bourse sous le quadriceps. On reconnaît les deux fragments séparés par un intervalle qui permet de placer le doigt entre eux, et qui s'augmente en fléchissant le genou. En relâchant les quadriceps, les fragments peuvent être rapprochés plus ou moins complètement.

Pronostic. — Dans les cas peu déplacés, si les fragments ont été maintenus en parfaite apposition, la consolidation osseuse peut avoir lieu, mais dans la grande majorité des cas la consolidation est fibreuse. Le raccourcissement du quadriceps ainsi que l'étirement et l'amincissement progressifs de la bande fibreuse de liaison peuvent permettre une séparation plus poussée des fragments (Fig. 88), ce qui interfère dans une mesure variable avec la stabilité et les fonctions du membre. Le fragment proximal s'attache parfois à l'avant du fémur et se déplace avec lui, et la bande fibreuse entre les deux fragments s'étire progressivement. Après la consolidation osseuse, il n'est pas rare que la rotule soit à nouveau fracturée par une chute dans un délai d'un mois ou deux après l'accident initial.

Traitement. — Il est probablement vrai que les meilleurs résultats fonctionnels sont obtenus le plus rapidement par des mesures opératoires. La lacération de l'aponévrose du quadriceps, la bascule des fragments et l'interposition du périoste déchiré entre eux ne peuvent d'aucune autre manière être rectifiées avec certitude. L'opération ne doit cependant être entreprise que par des personnes familiarisées avec la technique des plaies et disposant des moyens nécessaires pour la réaliser. Le traitement opératoire est spécialement indiqué chez les sujets jeunes qui mènent une vie active, et chez les hommes en travail, particulièrement ceux qui exercent des travaux dangereux nécessitant la stabilité du genou.

Dès que la plaie est guérie, — au bout d'une semaine ou dix jours, — le massage et le mouvement du membre commencent, et le patient est encouragé à bouger son membre au lit. Au bout d'une semaine supplémentaire, il pourra être autorisé à monter avec des bâtons ou des béquilles.

Traitement non opératoire. — Dans la plupart des cas survenant chez des malades qui n'exercent pas une occupation pénible ou ne mènent pas d'une autre manière une vie active, un résultat satisfaisant peut être obtenu sans avoir recours à l'opération. Nous avons de quoi nous contenter de la méthode suivante : le patient est maintenu au lit pendant quelques jours, la région lésée étant appuyée sur un oreiller et massée quotidiennement, et la rotule déplacée d'un côté à l'autre dans son ensemble pour éviter toute adhésion à la rotule. fémur. Vers le quatrième jour, il est autorisé à se déplacer avec des béquilles. La consolidation osseuse des fragments n'étant pas indispensable à un bon résultat fonctionnel et la consolidation fibreuse n'entraînant pas nécessairement une interférence matérielle avec l'utilité du membre, il n'est pas nécessaire de tenter de rapprocher les fragments, mais de s'efforcer de les rapprocher. maintenir la fonction du muscle quadriceps et la mobilité de l'articulation.

Si l'on veut mettre en contact les fragments et assurer la consolidation osseuse, on placera le membre sur un plan incliné pour détendre le muscle quadriceps, et on prendra des moyens pour arrêter l'épanchement et diminuer le gonflement par un massage systématique et un bandage de soutien. Lorsque, au bout de quelques jours, ceci est accompli, on tente de rapprocher les fragments, en fixant sur le devant de la cuisse un gros morceau de sparadrap en forme de fer à cheval, en embrassant le fragment proximal. L'extension s'effectue au moyen d'un tube en caoutchouc fixé au pied de l'attelle. Le bandage qui lie le membre à l'attelle doit exercer une pression vers le haut sur le fragment distal, ou cela peut être fait au moyen d'un morceau spécial de sparadrap avec un tube élastique tirant vers le haut.

L'appareil de rétention est maintenu pendant environ trois semaines, puis un appareil rigide, mais facilement amovible, est ensuite appliqué, et le patient est autorisé à monter avec des béquilles, le membre étant massé et exercé quotidiennement pour améliorer le tonus des muscles.

Lorsque la fracture est provoquée par *une violence directe*, comme une chute au genou ou le coup de pied d'un cheval, elle peut être transversale, oblique ou verticale, mais dans de nombreux cas elle est étoilée, l'os étant brisé en plusieurs morceaux irréguliers. Ces fractures comminutives sont souvent composées. Dans les fractures transversales et obliques, le déplacement dépend des mêmes causes que dans les fractures par action musculaire. Dans les fractures verticales et stellaires, à moins que le genou n'ait été fléchi de force après une fracture de l'os, il y a peu ou pas de déplacement. Le traitement est régi par les mêmes considérations que pour les fractures par action musculaire.

Fracture ancienne. — La consolidation fibreuse, même avec un intervalle de plusieurs centimètres entre les fragments, n'est pas incompatible avec un membre utile, il n'est pas souvent nécessaire d'opérer dans cette affection, mais lorsque l'utilité du membre est gravement altérée, un traitement opératoire est indiqué. . L'opération s'effectue selon les mêmes modalités que pour les fractures récentes, les extrémités des os étant arrachées et les adhérences divisées. Lorsque le fragment proximal est attaché au fémur, il doit être séparé et une couche de fascia interposée ; il est parfois nécessaire d'allonger le muscle quadriceps en pratiquant dans sa substance un certain nombre d'incisions en forme de V ; ou un lambeau peut être rabattu à partir du droit et cousu à la rotule et au ligament rotulien.

Lorsque le traitement opératoire est contre-indiqué, le patient doit être équipé d'un appareil ferme qui limitera la flexion du genou et soutiendra les fragments.

La luxation de la rotule est rare. Elle résulte de mouvements musculaires exagérés lorsque le membre est en position d'extension complète, ou d'un coup porté sur l'un ou l'autre bord de l'os. La laxité des ligaments et le cognement du genou sont des facteurs prédisposants. Elle est parfois associée à une fracture du bord de la surface trochléaire, rendant difficile le maintien en position.

La *latérale* est la variété la plus courante, la *médiale* étant rare. L'un ou l'autre peut être complet ou incomplet. Parfois, l'os subit une rotation de telle sorte que son bord repose sur l'avant du fémur – luxation *verticale ;* et dans quelques cas, elle a été complètement retournée, de sorte que la surface articulaire est dirigée en avant.

Caractéristiques cliniques. — L'articulation est fixe, généralement dans une position de légère flexion, et la rotule déplacée peut être facilement palpée. La déformation est frappante et suggère à première vue une blessure beaucoup plus grave. Bien que facilement réductible, la luxation est susceptible de récidiver.

Pour effectuer la réduction, le quadriceps doit être complètement détendu en étendant la jambe sur la cuisse et en fléchissant la cuisse sur le bassin ; la rotule est ensuite inclinée en exerçant une pression ferme sur le bord le plus éloigné du milieu de l'articulation, et en même temps en poussant vers la ligne médiane. Le membre est placé sur une attelle postérieure et une pression élastique ferme est exercée sur l'articulation pour empêcher ou diminuer l'épanchement. Le massage et le mouvement s'effectuent dès le début.

Le déplacement étant susceptible de se reproduire, le patient doit porter un bandage élastique ferme ou une rotule solide.

La luxation permanente et récurrente de la rotule sera décrite plus loin.

FRACTURE DES OS DE LA JAMBE

Les os de la jambe peuvent être brisés ensemble ou séparément.

Fracture des deux os. — Les caractéristiques de cette blessure dépendent dans une large mesure de la nature de la violence qui la produit. Dans les fractures par violence *directe* , comme le passage d'une roue sur le membre ou un coup violent, les os cèdent au point d'impact, et la ligne de fracture tend à être transversale, les deux os étant brisés au même niveau (Figure 89). Il y a peu ou pas de déplacement, et celui-ci est angulaire et est déterminé par la direction de la force de fracturation.

FIG. 89. —Radiogramme
de fracture transversale
des deux os de la jambe
par violence directe.

FIG. 90. —Radiogramme
d'une fracture oblique des
deux os de la jambe par
violence indirecte.

Lorsque la violence est *indirecte* , comme par exemple une chute sur les pieds ou une torsion de la jambe, le tibia cède généralement à la jonction de ses tiers inférieur et moyen, et le péroné à un niveau supérieur (Fig. 90). La torsion du tibia est probablement le facteur le plus important dans la production de la fracture, le fragment distal étant fixé par la pression du pied sur le sol, tandis que le fragment proximal est mis en rotation par l'impulsion du corps. Les deux fractures sont généralement obliques, celle du tibia allant du haut vers le bas, vers l'avant et médialement, et on constate généralement que l'obliquité de la fracture fibulaire correspond à celle du tibia.

Il y a généralement un déplacement considérable, le poids de la partie inférieure du membre le faisant tomber en arrière et l'éloignant de la ligne médiane, et la traction des muscles du mollet tirant vers le haut le talon et pointant les orteils. Le fragment proximal forme une saillie sur le devant du membre.

En raison de la position superficielle du tibia et du caractère pointu des fragments, cette fracture est fréquemment aggravée par le passage de l'os à travers la peau. Le morceau d'os saillant est généralement l'extrémité distale du fragment proximal. Cette fracture est souvent comminutive. Il a été observé que lorsque la ligne de fracture forme la lettre V sur la surface sous-cutanée du tibia, il se produit invariablement une fissure descendant le long de l'arrière de l'os jusqu'à l'articulation de la cheville, une complication qui ajoute au risque de fracture ultérieure. raideur et altération de l'utilité du membre. En dehors de cela, la cheville est généralement foulée dans les fractures par violence indirecte, et nous avons fréquemment trouvé l'articulation tibio-fibulaire supérieure déchirée dans les fractures graves des deux os de la jambe par violence indirecte.

Caractéristiques cliniques. — La fracture du tibia est facilement reconnue en détectant une irrégularité lors du passage des doigts le long de la crête du tibia, et à ce stade, une mobilité anormale, une sensibilité et des crépitements peuvent généralement être provoqués. Il est souvent difficile de détecter la fracture fibulaire, et il n'est pas toujours conseillé de tenter de le faire, surtout si les manipulations provoquent des douleurs ou tendent à augmenter le déplacement. L'état du péroné doit généralement être déduit en notant l'ampleur du déplacement et l'étendue de la mobilité des fragments tibiaux. Il n'est pas rare de reconnaître le siège de la fracture en localisant un point où une douleur est provoquée par une pression exercée à distance sur l'os - douleur par pression distale.

En raison de la liaison étroite de la peau avec le périoste sur la face sous-cutanée du tibia, la tension provoquée par le sang extravasé est souvent extrême ; des cloques se forment fréquemment sur la zone d'ecchymose et, lorsque celles-ci s'infectent, une desquamation de la peau peut avoir lieu et la fracture s'aggrave ainsi.

Les vaisseaux et les nerfs de la jambe sont rarement gravement endommagés.

Traitement. — S'il y a un déplacement marqué, la réduction s'effectue de manière très satisfaisante sous anesthésie. La traction est effectuée sur le pied et les fragments sont manipulés pour être mis en position, la pointe des orteils et la rotation du pied vers l'extérieur étant en même temps corrigées. Le contour normal du pied par rapport à la jambe est rétabli lorsque la pointe du gros orteil, la malléole médiale et le bord médial de la rotule sont dans le même plan vertical. Comme dans les autres fractures du membre inférieur, le membre doit être placé dans la position naturelle de légère éversion : et non avec les orteils pointés vers l'avant.

L'appareil de rétention à appliquer dépend de la tendance au re-déplacement, du degré de gonflement et de l'étendue des dommages cutanés.

Dans le cas moyen, la jambe est appuyée entre des sacs de sable, et le massage et les mouvements sont employés dès le début. Lorsqu'il y a une tendance au re-déplacement, le membre peut être immédiatement enfermé dans un appareil rigide, tel qu'une attelle poroplastique latérale maintenue en position par un bandage élastique, ou une attelle de Cline, qui peut être facilement retirée pour permettre un massage. Lorsque la fracture se situe dans le tiers inférieur de la jambe, l'attelle ambulatoire donne d'excellents résultats et est particulièrement utile en pratique hospitalière (Fig. 95).

En tant qu'appareil de secours, par exemple pour le transport, l' *attelle en caisson* (Fig. 91) est simple et efficace. Nous ne l'avons pas trouvé efficace pour contrôler les fragments, en particulier dans les fractures obliques, et cela nécessite une surveillance et un réajustement constants. Il se compose de deux morceaux de bois s'étendant du dessus du genou jusqu'à un pouce ou deux au-delà de la semelle et un peu plus larges que le diamètre maximum de la jambe. Celles-ci sont enroulées dans les extrémités opposées d'une feuille pliée, de manière à former deux faces d'une boîte, dont la feuille constitue une troisième face. Il s'avère avantageux d'insérer une autre planche, munie d'un repose-pied, entre les plis de la feuille formant le troisième côté de la boîte, pour ajouter à la rigidité de l'attelle et faciliter le contrôle du pied. En pliant un côté du drap un peu obliquement, la boîte est rendue un peu plus large au niveau du genou qu'au niveau de la cheville, et s'adapte ainsi plus précisément au membre.

FIGURE 91. — Attelle de boîte pour fractures de jambe.

Le membre est placé dans cette boîte dont les côtés ont été soigneusement rembourrés. Des coussinets annulaires sont appliqués pour soulager les condyles, la tête du péroné, les malléoles et la proéminence du talon, et un grand coussinet de soutien est placé derrière le tendo calcanéum. Une serviette pliée est posée sur le devant de la jambe, formant un couvercle pour la boîte, et le tout est lié au membre par trois nœuds coulants. Enfin, le pied est fixé perpendiculairement à la jambe et légèrement en abduction par un bandage en huit ou un morceau de sangle élastique. Des sacs de sable placés à côté servent à stabiliser le membre. Dans les fractures du tiers inférieur de la jambe, l'attelle en caisson peut s'arrêter avant le genou et le membre peut alors être suspendu dans un berceau Salter, ce qui permet au patient de se déplacer plus librement dans son lit.

FIG. 92. —Box Splint (appliqué).

Pour prévenir le raccourcissement des fractures obliques et de celles proches de l'articulation de la cheville, où il est souvent difficile de contrôler le fragment inférieur, une extension, appliquée par poids et poulie, ou par une attelle de genou de Thomas, peut être utile. Le cerclage peut être appliqué uniquement sur le fragment distal, mais nous préférons le porter sur le tiers supérieur de la jambe. Si l'écrasement des fragments persiste, l'extension peut être réalisée directement à partir de l'os, les pinces à glace saisissant les malléoles ou le calcanéum.

Lorsque la peau est endommagée, comme c'est souvent le cas sur la face médiale du tibia, des moyens doivent être pris pour prévenir l'infection.

Le massage est effectué quotidiennement et, pour éviter les raideurs, la cheville est déplacée dès le début. Au cours d'une période de trois semaines, des attelles poroplastiques latérales retenues par un bandage élastique peuvent être remplacées et le patient est admis avec des béquilles. Dans les fractures simples sans déplacement, la consolidation est généralement complète en six à huit semaines, mais lorsque la fracture est oblique, comminutive ou composée, la consolidation est souvent retardée et les fonctions du membre peuvent ne pas être complètement rétablies avant trois, voire quatre. mois après l'accident.

Traitement opératoire. —Lorsque le remplacement ne peut être corrigé autrement, il est conseillé de remplacer les fragments par l'opération. Une incision incurvée avec sa convexité vers l'arrière est pratiquée sur le côté médial du tibia, exposant les fragments, qui sont ensuite mis en position par levier et, si nécessaire, plaqués ou fixés d'une autre manière selon les circonstances. Il est rarement nécessaire de traiter séparément le péroné. Une attelle en boîte est appliquée jusqu'à ce que la plaie soit guérie, après quoi une attelle poroplastique est remplacée et le massage commence.

Nous ne partageons pas le mécontentement exprimé par certains chirurgiens, notamment Arbuthnot Lane, quant aux résultats obtenus par voie non opératoire dans les fractures courantes de la jambe, et ne recommandons pas le recours systématique au traitement opératoire.

On rencontre parfois *des fractures non unies des os de la jambe*. Elle est traitée de la même manière que dans d'autres situations, mais peut s'avérer extrêmement incurable, notamment chez les enfants, chez qui elle est d'ailleurs parfois incurable.

La cal vicieux , en raison du handicap qu'il entraîne, peut nécessiter un traitement chirurgical sous forme d'ostéotomie d'un ou des deux os.

Les fractures ouvertes de la jambe sont fréquentes et sont traitées selon les lignes déjà établies pour le traitement des fractures ouvertes en général (p. 25).

La fracture du tibia seul , lorsqu'elle est due à une violence directe, est généralement transversale, il y a peu de déplacement et, comme le péroné retient les fragments en position, la consolidation se fait généralement rapidement et sans déformation. Les fractures obliques et spirales résultent de violences indirectes.

La fracture du péroné seule peut résulter d'une violence directe et, en raison du soutien apporté par le tibia, elle ne s'accompagne généralement pas d'un déplacement. Bennett, de Dublin, a fait remarquer qu'il est courant de rencontrer une fracture oblique du tiers supérieur du péroné, par suite d'une torsion de la cheville vers l'extérieur alors que le pied est en extension. Elle se caractérise par une douleur localisée au siège de la fracture, lors du mouvement du pied de manière à amener le talus en appui contre le péroné. La pression locale peut également faire céder le péroné et provoquer des crépitements. Dans certains cas, cette fracture est associée à une entorse de la cheville. Il est souvent négligé et, faute de traitement approprié, il peut en résulter une diminution prolongée de son utilité.

Les fractures du tibia ou du péroné seuls sont traitées de la même manière que les fractures des deux os, et des attelles sont rarement nécessaires. La méthode ambulante est utile dans ces cas (Fig. 95).

CHAPITRE VIII
BLESSURES DANS LA RÉGION DE LA CHEVILLE ET DU PIED

- <u>Anatomie chirurgicale</u>

- — <u>FRACTURES</u> :

- *<u>Fracture de Pott</u>* ;

- *<u>Inverse de la fracture de Pott</u>* ;

- *<u>Séparation de l'épiphyse inférieure</u>* ;

- *<u>Fracture du talus</u>* ;

- *<u>Fracture du calcanéum</u>* ;

- *<u>Fractures d'autres os du tarse</u>* ;

- *<u>Fractures des os métatarsiens</u>* ;

- *<u>Fractures des phalanges</u>*

- — <u>LUXATIONS</u> :

- *<u>De l'articulation de la cheville</u>* ;

- *<u>De l'articulation tibio-fibulaire inférieure</u>* ;

- *<u>Luxation complète du talus</u>* ;

- *<u>Luxation sous-taloïdienne</u>* ;

- *<u>Luxation médio-tarsienne</u>* ;

- *<u>Luxation tarso-métatarsienne</u>* ;

- *<u>Luxations des orteils</u>* .

Les fractures dans cette région comprennent la fracture de Pott et son inverse ; séparation de l'épiphyse inférieure du tibia ; fractures du talus, du calcanéum et d'autres os du tarse ; et fractures des métatarsiens et des phalanges. Diverses luxations surviennent également, les plus importantes étant celles de l'articulation de la cheville, du talus et de la luxation sous-taloïdienne.

Anatomie chirurgicale. —Pour l'étude des blessures dans la région de l'articulation de la cheville, il est important de définir les termes employés pour décrire les mouvements du pied. Ainsi, par *flexion* ou *dorsiflexion* , on entend ce mouvement qui rapproche le dos du pied de l'avant de la jambe ;

tandis que *l'extension* ou *la flexion plantaire* signifie le relèvement du talon de manière à ce que les orteils soient pointus. En *inversion,* le bord médial du pied est relevé de manière à ce que la plante regarde vers la ligne médiane du corps, attitude analogue à la supination de la main. En *éversion* , le bord latéral du pied est relevé, la plante se détournant de la ligne médiane – analogue à la pronation de la main. *L'adduction* indique la rotation du pied pour que les orteils soient tournés vers la ligne médiane du corps ; tandis qu'en *abduction,* les orteils sont détournés de la ligne médiane.

Les repères osseux les plus importants dans la région de la cheville sont les deux *malléoles* , la latérale située légèrement plus en arrière et environ un demi-pouce plus bas que la médiale. Sur la face médiale du pied, d'arrière en avant, on peut sentir l' *apophyse médiale (tubérosité interne)* du calcanéum ; le *sustentaculum tali* , qui se trouve à environ 1 pouce verticalement sous la pointe de la malléole ; le *tubercule du naviculaire* , à environ 1 pouce en avant de la malléole et à un niveau légèrement inférieur ; le *premier cunéiforme (interne)* , ainsi que la base, la tige et la tête du *premier métatarsien* .

Sur le côté latéral, on peut reconnaître le *processus latéral (tubérosité externe)* du calcanéum ; le *processus trochléaire (tubercule péronier)* sur le même os ; le *cuboïde* ; et la base proéminente du *cinquième métatarsien* .

L'articulation talo-naviculaire se situe immédiatement derrière la tubérosité du naviculaire, et une ligne tracée directement à travers le pied à ce niveau passe au-dessus de l'articulation calcanéo-cuboïde.

L' *articulation de la cheville* , formée par l'articulation du tibia et du péroné avec le talus, se situe à environ un demi-pouce au-dessus de la pointe de la malléole médiale et est construite de telle sorte que lorsque le pied est à angle droit avec la jambe, il n'est que possible de fléchir et d'étendre l'articulation. Cependant, lorsque les orteils sont pointés, de légers mouvements latéraux et rotatifs sont possibles. Le siège principal du mouvement latéral du pied se situe au niveau des articulations talo-naviculaire et calcanéo-cuboïde – « l'articulation médio-tarsienne ou articulation de Chopart ».

L'articulation de la cheville doit sa force principalement aux malléoles et aux ligaments collatéraux, ainsi qu'aux ligaments tibio-fibulaires inférieurs, qui relient entre elles les extrémités inférieures des os de la jambe. Les nombreux tendons passant de tous côtés sur l'articulation contribuent également à sa stabilité.

La membrane synoviale de l'articulation de la cheville passe entre les os de la jambe pour tapisser l'articulation tibio-fibulaire inférieure ; mais elle est distincte de celle des articulations intertarsiennes, qui communiquent entre elles d'une manière compliquée. Le cartilage épiphysaire à l'extrémité inférieure du péroné se situe au niveau de l'articulation talo-tibiale, tandis que celui du tibia est environ un demi-pouce plus haut (Fig. 93).

FIG. 93. —Section de Ankle-Joint montrant la relation des épiphyses à la cavité synoviale.

a , Épiphyse inférieure du tibia.
b , Épiphyse inférieure du péroné.
c , Talus.
d , calcanéum.

(Après la Pologne.)

FRACTURES DANS LA RÉGION DE LA CHEVILLE

Fracture de Pott. — Il faut comprendre que diverses lésions apparaissant dans la région de l'articulation de la cheville sont incluses sous le terme clinique de « fracture de Pott ». Bien que de nature similaire et provoquées par les mêmes formes de violence, celles-ci varient considérablement dans leur anatomie et leurs caractéristiques cliniques. Ils sont tous le résultat d' *une éversion et d'un abduction combinées* du pied, produits par exemple en glissant de la bordure ou en sautant d'une hauteur et en atterrissant sur le côté médial du pied.

Lorsque *l'éversion forcée* est le mouvement principal, le resserrement du ligament deltoïde (latéral interne) arrache généralement la malléole médiale à sa base. Le talus s'appuie alors sur la malléole latérale, et la force continuant d'agir, l'extrémité inférieure du péroné est pressée latéralement et se brise au-dessus de la malléole. Le ligament interosseux tibio-fibulaire peut se rompre ou la partie externe du tibia, à laquelle il est attaché, peut être avulsée. Cette forme est parfois appelée *fracture de Dupuytren* . Lorsque les os sont largement séparés dans la fracture de Dupuytren, le talus peut être forcé entre eux.

Lorsque le mouvement d' *abduction* prédomine, le ligament deltoïde est généralement rompu ou le bord antérieur ou la pointe de la malléole médiale est arraché. Le ligament interosseux tibio-fibulaire résiste généralement et il en résulte une fracture oblique du péroné 2 ou 4 pouces au-dessus de son extrémité inférieure.

Caractéristiques cliniques. — Dans une proportion considérable de cas — dans notre expérience dans la majorité — cette fracture ne s'accompagne d'aucune déformation marquée du pied, et le malade est souvent capable de marcher après la blessure en boitant seulement légèrement.

Dans d'autres, cependant, la déformation est marquée et caractéristique (Fig. 94). Le pied est renversé, sa face interne reposant sur le sol. La malléole médiale est trop proéminente, étirant la peau, qui peut céder si le patient tente de marcher. Le pied, ayant perdu l'appui des malléoles, est souvent déplacé vers l'arrière, et les orteils sont pointés par la contraction des muscles du mollet. Il existe une mobilité anormale – à la fois latérale et antéro-postérieure – et des crépitements peuvent être provoqués. Les points sensibles se situent au niveau du ligament deltoïde ou de la malléole médiale, de l'articulation tibio-fibulaire inférieure et au siège de la fracture du péroné. Une pression distale sur la tige du péroné ou sur l'extrémité de la malléole peut provoquer des douleurs et des crépitements au siège de la fracture. Il existe généralement des ecchymoses et un gonflement considérables dans les creux situés au-dessous et derrière les malléoles ; et les malléoles semblent être plus proches du niveau de la semelle. Dans la fracture de Dupuytren, lorsque le talus passe entre le tibia et le péroné, il y a un grand élargissement de la cheville.

FIG. 94. —Radiogramme de la fracture de Pott avec déplacement latéral du pied.

Il est souvent très difficile de distinguer une *entorse* de la cheville d'une fracture sans déplacement, car les deux formes de blessures résultent des mêmes types de violence et sont rapidement suivies d'un gonflement et d'une décoloration des parties molles sus-jacentes. Dans une entorse, le point de sensibilité maximale se situe au niveau des ligaments et des gaines tendineuses qui ont été endommagés, tandis qu'en cas de fracture, le site de la fracture est l'endroit le plus sensible. Les radiographies sont utiles au diagnostic des cas douteux.

Traitement. — Dans les cas de fracture de l'extrémité inférieure du péroné dans lesquels il n'y a pas de déplacement marqué, — et ils constituent une proportion considérable, — le membre doit être massé et posé sur un oreiller entre des sacs de sable, ou placé dans une boîte. attelle pendant deux ou trois jours, jusqu'à ce que l'enflure disparaisse. Une forme d'appareil rigide, telle qu'une attelle poroplastique latérale fixée avec un bandage élastique, qui permettra au patient de se déplacer avec des béquilles, est ensuite appliquée. Celui-ci est retiré quotidiennement pour permettre le massage et le mouvement, point d'une grande importance pratique, car, si on le néglige, non seulement la consolidation se fait plus lentement, mais la raideur de la cheville et l'œdème de la jambe et du pied qui s'ensuivent, prolongent la période d'incapacité du malade et mettent en danger l'utilité du membre.

C'est dans des cas de ce genre que la *méthode de traitement ambulatoire* donne ses meilleurs résultats. Lorsque, au bout de deux ou trois jours, le gonflement s'est atténué, on applique un plâtre de Paris (Fig. 95) de telle manière que, lorsque le malade marche, le poids se transmet des condyles du tibia à travers le boîtier en plâtre au sol, aucun poids n'étant supporté par les os au siège de la fracture. L'appareil est appliqué de la manière suivante : un bandage en peluche boracique est appliqué sur le membre jusqu'au genou, et des coussinets protecteurs ou des anneaux de laine sont placés sur les condyles du tibia, la tête du péroné et les malléoles. Un tampon de laine d'environ 3 pouces d'épaisseur est ensuite placé sous la semelle et fixé en position par un bandage en plâtre de Paris, qui remonte le long du membre de la manière habituelle. L'étui est spécialement résistant au niveau de la semelle, autour de la cheville, sur les côtés de la jambe et au point d'appui à la tête du tibia. Une fois le plâtre bien pris, le patient est autorisé à se déplacer avec un bâton, les béquilles étant inutiles. Au bout de trois semaines, le plâtre peut être retiré et le membre massé. On constate généralement que les mouvements de la cheville ne sont pratiquement pas gênés et que le patient est généralement en mesure de reprendre son travail dans le mois qui suit l'accident.

FIG. 95. —Attelle ambulatoire en plâtre de Paris.

FIG. 96. —l'attelle de Dupuytren appliquée pour corriger l'éversion du pied.

En cas d'éversion marquée du pied, il peut être nécessaire d'administrer une anesthésie générale pour réduire la déformation ; et pour éviter la récidive du déplacement, *une attelle de Dupuytren* (Fig. 96) peut être utilisée. Cette attelle, qui a la même forme que l'attelle longue de Liston, mais à petite échelle, est appliquée sur le côté médial de la jambe, s'étendant juste en dessous du genou jusqu'à bien au-delà de la plante du pied. Un grand coussinet est placé dans le creux au-dessus de la malléole médiale, et il doit être suffisamment épais pour porter l'attelle si loin du membre que lorsque le pied est complètement inversé, il ne touche pas l'attelle. L'extrémité supérieure de l'attelle ayant été fixée à la jambe au niveau des condyles du tibia, un bandage est appliqué pour corriger l'éversion du pied, et en même temps pour soutenir le talon, et, dans la mesure du possible. , pour vaincre le pointage des orteils. Il faut veiller à éviter de porter les tours de ce bandage sur le siège de la fracture. Le membre peut alors être suspendu dans un berceau ou placé sur un oreiller reposant sur son côté latéral avec le genou fléchi. Au bout de quelques jours, une attelle poroplastique peut être remplacée et le massage peut commencer.

Lorsque le déplacement vers l'arrière du talon constitue la déformation la plus importante, une *attelle en fer à cheval* ou en étrier de Syme (Fig. 97) peut être utilisée. Il est appliqué sur la face antérieure du membre, qui est soigneusement rembourrée pour éviter une pression excessive sur le bord du tibia. Une fois l'extrémité supérieure de l'attelle fixée, le talon est tiré vers l'avant par quelques tours de bandage passés sur les broches situées à l'extrémité inférieure de l'attelle. Le pied est ensuite inversé et remonté à angle droit par quelques tours supplémentaires de bandage. Dans quelques jours, cet appareil pourra être remplacé par une attelle poroplastique.

FIG. 97. —l'attelle en fer à cheval de Syme appliquée pour corriger le déplacement vers l'arrière du pied.

FIG. 98. —Radiogramme de fracture de l'extrémité inférieure du péroné, avec séparation de l'épiphyse inférieure du tibia.

Traitement opératoire. — Si le déplacement n'est pas complètement corrigé par les mesures décrites, la fracture fibulaire est exposée par une incision libre et les fragments sont mis en place par levier et, si nécessaire, fixés par arrimage avec du catgut ou par d'autres moyens mécaniques.

Une mauvaise consolidation de la fracture de Pott peut nécessiter une nouvelle fracture au moyen d'une clé de Jones, utilisée de la même manière que pour le pied bot, ou les parties sont exposées par l'opération ; l'os est divisé au moyen d'un ostéotome, le pied inversé de force et le membre redressé de la même manière que dans une fracture récente.

L'inverse de la fracture de Pott, parfois appelée « fracture de Pott avec inversion ». — Cette blessure est assez commune et résulte d'une inversion forcée du pied. La malléole latérale est brisée à sa base ou, chez le sujet jeune, le long de la ligne épiphysaire. La malléole médiale seule peut être emportée, ou une partie de la partie large du tibia peut l'accompagner.

Le pied est inversé, le talon retombe et les orteils sont pointus. Par ailleurs, elle correspond à la fracture typique de Pott et est traitée selon les mêmes principes. Lorsque l'attelle de Dupuytren est nécessaire, elle est bien entendu appliquée sur le côté latéral de la jambe.

La séparation de l'épiphyse inférieure du tibia n'est pas courante. Elle survient le plus souvent entre onze et dix-huit ans, à la suite d'une éversion ou d'une inversion forcée du pied. Elle s'accompagne généralement d' une fracture de la diaphyse du péroné (Fig. 98) et est assez souvent composée. Lorsque l'épiphyse est déplacée d'un côté, la déformation est caractéristique. Dans de rares cas, la croissance du tibia est arrêtée, la croissance continue du péroné provoquant l'inversion du pied. Le traitement est le même que pour la fracture de Pott.

La fracture du talus survient généralement à la suite d'une chute de hauteur, l'os étant écrasé entre le tibia et le calcanéum. Elle est généralement associée à d'autres fractures, et est parfois incluse, le pied prenant la position d'équino-varus. Le diagnostic ne doit être posé que par exclusion ou par utilisation des rayons de Röntgen. Lors de l'interprétation des radiogrammes de blessures dans cette région, il faut veiller à ne pas confondre l' *os trigonum tarsi* avec une fracture. Dans les cas peu compliqués, le traitement consiste à immobiliser le pied et la jambe dans une attelle poroplastique et à appliquer un massage. Dans les fractures comminutives et incluses avec déformation persistante, l'excision complète de l'os donne de bons résultats.

Le **calcanéum** est le plus souvent brisé par le patient tombant d'une hauteur et atterrissant sur la plante du pied, et la blessure peut survenir simultanément aux deux pieds.

La fracture primaire est généralement longitudinale, passant par les facettes du talus et du cuboïde, et à partir de là rayonnent diverses fissures secondaires ; le tissu annulé est très écrasé, de sorte que l'os tout entier est aplati. Malgré la grande fragmentation, il est souvent impossible de provoquer des crépitements, car les fragments sont maintenus ensemble par les parties molles qui les investissent. Dans d'autres cas, le pied peut ressembler à « un sac d'os ». La lésion est souvent confondue avec une fracture de l'extrémité inférieure du péroné, ou n'est pas diagnostiquée du tout. La principale caractéristique clinique est une douleur lors du mouvement du pied ou lors de la tentative de marche ; le pied paraît plat et les creux de chaque côté du tendo d'Achille sont comblés. Dans de nombreux cas, il existe une sensibilité persistante qui retarde la restauration de la fonction de quelques mois, mais le résultat final est généralement satisfaisant.

Traitement. — Dans les fractures comminutives simples, le patient doit être anesthésié et le pied moulé en position, en prenant soin de restaurer la voûte plantaire afin d'éviter toute tendance au pied plat. Le pied est appuyé sur un oreiller et pour éviter les raideurs, le massage et les mouvements des articulations de la cheville et du tarse doivent être commencés sans délai.

Les fractures composées confinées au calcanéum peuvent être traitées de manière conservatrice, mais si elles sont associées à d'autres blessures du pied, elles peuvent nécessiter une amputation.

La tubérosité du calcanéum , dans laquelle est inséré le tendo d'Achille, est parfois séparée par une contraction forcée des muscles du mollet, ou par une chute sur la plante du pied. Le fragment séparé peut être arraché sur une distance de 1 ou 2 pouces, et la surface rugueuse à partir de laquelle il a été arraché peut être reconnaissable. Le patient peut être capable de marcher immédiatement après l'accident, bien qu'avec difficulté ; ou il peut avoir des douleurs pendant plusieurs mois.

Un bon résultat fonctionnel est généralement obtenu en relâchant les muscles du mollet et en fixant le pied en position de flexion plantaire extrême avec le genou fléchi, mais dans certains cas, il est conseillé de piquer les fragments, soit à travers la peau, soit après les avoir exposés par opération. .

Les **autres os du tarse** sont rarement fracturés séparément. La *tubérosité du naviculaire* est parfois arrachée par une traction violente sur les ligaments qui y sont attachés.

Les fractures des métatarsiens et des phalanges résultent généralement d'une violence directe, comme un écrasement du pied, dans lequel les parties molles sont gravement endommagées. L'utilisation des rayons de Röntgen a cependant montré que certaines affections douloureuses du pied consécutives à des blessures relativement légères, comme un coup de pied contre une pierre, sont dues à une fracture d'un des métatarsiens ou des phalanges.

Lorsqu'elles sont simples, ces lésions sont souvent négligées, en raison de la difficulté de faire ressortir les signes de fracture à partir du gonflement qui les accompagne. Il est préférable de les traiter avec une attelle moulée.

Les fractures composées sont plus courantes et doivent être traitées selon les mêmes principes que ceux qui régissent de telles blessures ailleurs.

Une fracture de la base du cinquième métatarsien a été décrite par Sir Robert Jones. Elle se produit lorsque le patient descend avec force sur le bord latéral du pied tandis que le pied est inversé et le talon relevé, comme par exemple en dansant. Il existe un gonflement localisé à la base du cinquième métatarsien et une douleur lorsque le patient appuie sur le pied. Il n'y a ni crépitement ni déformation. La fracture est facilement reconnaissable aux rayons de Röntgen. Le massage et le mouvement sont employés dès le début.

LUXATIONS DANS LA RÉGION DE LA CHEVILLE

Luxation de l'articulation de la cheville. — Pour décrire la luxation du talus à partir de la cavité tibio-fibulaire, les variétés sont nommées en fonction de la direction dans laquelle passe le pied : vers l'arrière, vers l'avant, médialement, latéralement ou vers le haut.

Tous peuvent être complets, mais ils sont le plus souvent incomplets et sont susceptibles de se composer, soit par déchirure de la peau au moment de la blessure, soit par sa desquamation ultérieure. Bien qu'en règle générale il soit peu difficile d'effectuer une réduction par manipulation, ces blessures sont susceptibles d'être suivies d'une raideur et d'une altération de l'utilité de l'articulation.

La luxation *vers l'arrière* est la plus fréquente, et résulte d'une flexion plantaire extrême du pied, comme d'une chute en arrière alors que le pied est fixe, coinçant le talus entre le tibia et le péroné. Les ligaments collatéraux sont déchirés, une ou les deux malléoles peuvent être brisées, ou la partie postérieure du bord articulaire du tibia peut être ébréchée (Fig. 99).

FIG. 99. —Radiogramme de luxation vers l'arrière de la cheville.

(Cas du professeur Chiene.)

Le pied semble raccourci, le talon est indûment proéminent derrière et les extrémités inférieures du tibia et du péroné font saillie vers l'avant, passant parfois à travers la peau. Les tendons autour de l'articulation sont étirés ou déchirés.

vers l'avant résulte d'une flexion dorsale extrême au niveau de l'articulation de la cheville. Le pied paraît allongé, le talon est moins proéminent que la normale et les creux de chaque côté du tendo d'Achille sont oblitérés. Le talus est ressenti devant le tibia et les malléoles semblent déplacées vers l'arrière et se situent plus près de la plante du pied.

médiale ou *latérale* n'est possible qu'après fracture d'une ou des deux malléoles et peut être considérée comme une complication de ces blessures.

Dans les cas de rupture du ligament interosseux et dans les cas graves de fracture de Dupuytren, le talus peut être poussé *vers le haut* entre les os de la jambe. Il y a un grand élargissement dans la région de la cheville et les malléoles sont excessivement saillantes sous la peau, qui est étroitement tendue sur elles. Ils sont également plus proches de la semelle que d'habitude. Les mouvements de l'articulation de la cheville sont perdus.

La luxation de l' *articulation tibio-fibulaire inférieure* est extrêmement rare, sauf en association avec des fractures des extrémités inférieures des os de la jambe, notamment la fracture de Dupuytren, ou avec une luxation de l'articulation de la cheville proprement dite.

Traitement de la luxation de la cheville. — Le patient étant anesthésié, le pied est étendu et les articulations du genou et de la hanche fléchies pour détendre le plus complètement possible les muscles du mollet. Une traction est ensuite effectuée sur le pied, tandis qu'une contre-extension est appliquée à la jambe et les os sont manipulés pour se mettre en position. La réduction s'effectue généralement progressivement, sans le claquement caractéristique qui accompagne la réduction de la plupart des luxations. Il est parfois nécessaire de sectionner le tendon d'Achille, notamment en cas de luxation vers l'avant.

Lorsque le talus remonte entre le tibia et le péroné, il est parfois impossible d'effectuer une réduction par manipulation, et les meilleurs résultats sont alors obtenus par opération.

Le post-traitement consiste à maintenir la jambe sur un oreiller entre des sacs de sable et à effectuer le massage et le mouvement habituels.

Dans les luxations complexes infectées, une amputation primaire peut être indiquée, mais chez des sujets jeunes et sains, on peut tenter de sauver le pied.

La luxation du talus à partir de ses articulations avec les os de la jambe au-dessus et le calcanéum et le naviculaire en dessous, est une blessure relativement courante et résulte d'une violente torsion du pied. Il peut être incomplet ou complet. Lorsque le pied est en flexion plantaire au moment de la blessure, le déplacement se fait généralement *vers l'avant* avec une tendance vers l'extérieur. Le talus vient reposer sur les troisièmes os cunéiforme et cuboïde, le pied étant en abduction, inversé et déplacé médialement. Dans une grande proportion de cas, la luxation est composée, une plus ou moins grande partie du talus étant forcée à travers la peau (Fig. 100).

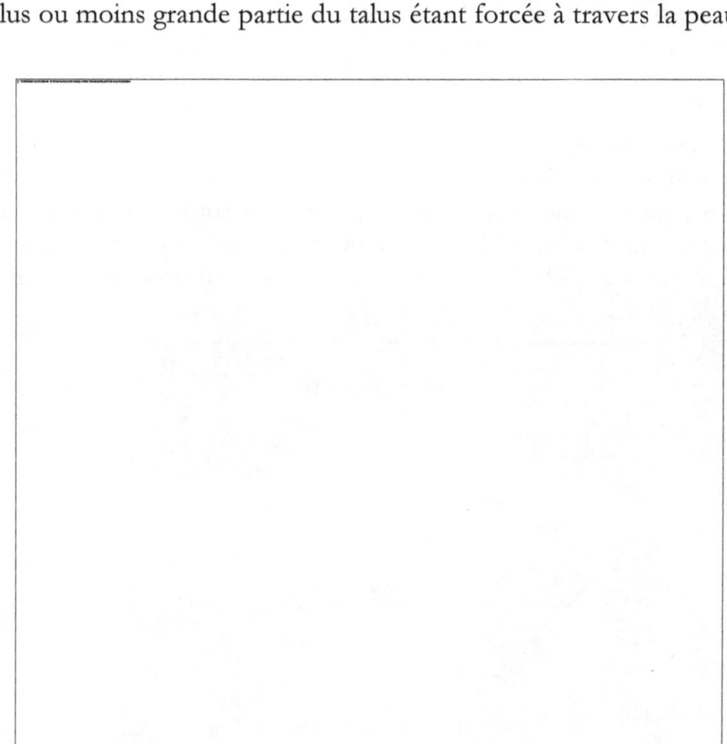

FIG. 100. —Luxation composée du talus.

Lorsque le pied est en dorsiflexion au moment de la blessure, le déplacement se fait *vers l'arrière* , mais cela est rare, tout comme *la luxation d'un côté ou de l'autre* , et *la luxation par rotation* , dans laquelle le talus tourne dans son alvéole. Dans toutes ces blessures, le corps du talus perd sa relation normale avec les malléoles.

Il faut tenter de réduire la luxation sous anesthésie, le membre étant placé dans la même position que pour la réduction de la luxation de la cheville. Pendant que la traction est effectuée sur le pied, un assistant appuie directement sur l'os déplacé et s'efforce de le manipuler pour le mettre en position. Dans les luxations incomplètes, cela réussit généralement, mais il n'est pas rare qu'il échoue dans les luxations complètes, et dans ces circonstances, il peut être nécessaire de ciseler la malléole latérale pour permettre une réduction, ou d'exciser le talus. Dans la plupart des cas de luxation composée, cet os doit également être retiré.

Luxation sous-taloïdienne. — Dans cette luxation, qui résulte des mêmes sortes de violences que la précédente, le talus conserve sa position dans l'emboîture tibio-fibulaire, et le calcanéum et le naviculaire, avec le reste du pied, en sont emportés. Le corps du talus conserve donc sa relation normale avec les malléoles, point important dans le diagnostic différentiel entre cette lésion et la luxation du talus. Le déplacement est généralement incomplet et le pied peut passer soit en arrière et médialement, soit en arrière et latéralement. Lorsque le pied passe *en arrière et médialement*, la tête du talus fait saillie sur la partie externe du dos, en s'appuyant sur le cuboïde. Le dos du pied est raccourci, le talon allongé, les orteils en adduction et le bord médial du pied relevé. La malléole latérale est excessivement proéminente et atteint presque la plante.

FIG. 101. —Radiogramme de Fracture-Dislocation du talus.

Dans la variété *arrière et latérale*, la malléole médiale et la tête du talus se projettent indûment vers le côté médial du pied, qui est en abduction et renversé.

Dans aucune des deux variétés, il n'y a d'obstacle mécanique au mouvement au niveau de l'articulation de la cheville.

Le *traitement* s'effectue selon les mêmes modalités que pour la luxation du talus, la réduction s'effectuant sans difficulté dans la plupart des cas. Si cela échoue, comme c'est parfois le cas, il peut être nécessaire d'exciser le talus.

La luxation médio-tarsienne ou transverse du tarse , c'est-à-dire au niveau des articulations talo-naviculaire et calcanéo-cuboïde, est extrêmement rare. Le segment distal du pied est généralement déplacé vers la plante ; le pied est raccourci, les malléoles relevées de la plante, la voûte plantaire est perdue et la première rangée d'os tarsiens fait saillie sur le dos. Le traitement consiste à réduire le déplacement par des manipulations, après quoi des massages et des mouvements sont utilisés.

Luxations tarso-métatarsiennes. — Un, plusieurs ou tous les métatarsiens peuvent être séparés de la rangée distale des os tarsiens, la cause habituelle étant une chute de cheval, le pied étant fixé dans l'étrier. Les bases des os métatarsiens sont déplacées latéralement et vers le dos. La base du deuxième métatarsien et du premier cunéiforme sont parfois fracturés. La réduction par manipulation est généralement facile dans les luxations dorsales, mais peut être difficile lorsque les os sont déplacés latéralement. Cela peut être dû à des fragments d'os ou à des parties molles qui se sont glissés entre les os et peut nécessiter une intervention chirurgicale. Dans les luxations anciennes, l'opération n'est à conseiller qu'en cas de gêne grave à la locomotion.

Luxation des orteils. — Le gros orteil peut être luxé au niveau de son articulation métatarso-phalangienne, la base de la phalange proximale passant vers le dos (Fig. 102). Le diagnostic et la réduction sont également faciles.

FIG. 102. —Radiogramme de luxation des orteils.

(Cas de Sir Montagu Cotterill.)

inter-phalangiennes sont rares et faciles à réduire.

CHAPITRE IX
MALADIES DES ARTICULATIONS INDIVIDUELLES

L'ARTICULATION DE L'ÉPAULE

L'épaule est rarement le siège des maladies, et la plupart des affections de l'articulation se rencontrent chez les adultes. Chez le sujet jeune, les processus infectieux résultent principalement de l'extension de la maladie à partir de la jonction épiphysaire supérieure de l'humérus, en partie incluse dans les limites de la cavité synoviale. La membrane synoviale, en plus de tapisser le ligament capsulaire, se prolonge le long du sillon intertuberculaire (bicipital) autour du long tendon du biceps, et le pus peut s'échapper de l'articulation par ce diverticule et graviter le long du bras ; nous avons également observé des corps lâches d'origine synoviale dans ce diverticule. Il existe fréquemment une communication entre l'articulation et la bourse sous-deltoïdienne. Il n'y a pas d'attitude caractéristique d'une maladie de l'articulation de l'épaule, mais la ceinture est généralement surélevée, le haut du bras tenu près du côté et tourné médialement, tandis que le coude est porté un peu en arrière. Aux stades ultérieurs, la tête de l'humérus peut être tirée vers le haut et médialement vers le processus coracoïde. La fixation de l'articulation de l'épaule est largement compensée par le mouvement de la scapula sur le thorax, de sorte que lors du test de rigidité, la scapula doit être fixée d'une main tandis que les mouvements passifs du bras sont effectués de l'autre. Le deltoïde est généralement atrophié, permettant à l'acromion, à la coracoïde et à la grande tubérosité de l'humérus de ressortir bien en évidence sous la peau. Le gonflement est rarement une caractéristique importante, sauf en cas d'accumulation de liquide synovial ou de pus dans la bourse séreuse située sous le deltoïde.

La maladie tuberculeuse touche généralement les jeunes adultes et est plus fréquente dans l'épaule droite. Les caractéristiques marquantes sont la douleur, la rigidité et l'atrophie des muscles deltoïdes et scapulaires. La douleur est parfois intense, s'abattant sur le bras et interférant avec le sommeil, et elle peut être associée à une sensibilité à la pression sur l'extrémité supérieure de l'humérus. Dans les cas de destruction carieuse des surfaces articulaires, des douleurs apparaissent et le bras est raccourci. Si un abcès froid se forme dans la bourse sous le deltoïde, le pus peut s'enfouir et apparaître à la limite antérieure ou postérieure de l'aisselle ou dans l'espace axillaire. Le pus formé dans l'articulation a tendance à graviter le long du sillon intertuberculeux. Les glandes axillaires peuvent être infectées.

La lésion primaire est soit un foyer caséeux dans l'un des os, le plus souvent à l'extrémité supérieure de l'humérus, soit une carie sèche. La plus grande partie de la tête peut disparaître et l'extrémité supérieure de la tige être tirée contre la douille. Dans des cas exceptionnels, des parties de la glène ou de l'humérus sont retrouvées séparées en séquestres, ou la maladie implique des parties extérieures à l'articulation, comme l'acromion ou l'apophyse coracoïde. Les hydrops avec des corps en forme de graines de melon sont rares. Chez le sujet jeune, la destruction des tissus au niveau de la jonction ossifiante peut entraîner un raccourcissement important du bras.

Le *diagnostic* doit être posé à partir de (1) arthrite déformante, dans laquelle les mouvements sont moins restreints et sont accompagnés de râpages et de fissures ; 2° paralysie des muscles deltoïdes et scapulaires, par l'absence de douleur et le caractère semblable à celui d'un fléau des mouvements ; (3) maladie de la bourse sous-deltoïdienne – par l'absence de rigidité et d'autres signes d'implication des surfaces articulaires ; et (4) sarcome de l'extrémité supérieure de l'humérus - par l'histoire du cas, l'utilisation des rayons X ou une incision exploratoire. Les lésions de la région de l'épiphyse supérieure entraînant une perte de mouvement peuvent, en l'absence d'antécédents fiables, être confondues avec une maladie tuberculeuse.

Si le *pronostic* est globalement favorable, la guérison s'accompagne généralement d'une ankylose fibreuse et d'une incapacité à lever le bras au-dessus du niveau de l'épaule. La maladie évolue souvent lentement et peut durer des années.

Traitement. — Le membre doit être immobilisé en position d'abduction avec l'avant-bras et la main dirigés vers l'avant ; l'appareil le plus efficace est un spica en plâtre enserrant le thorax et le membre supérieur jusqu'au poignet. Si les surfaces articulaires sont touchées et que la maladie est susceptible de conduire à une ankylose, le bras doit être en abduction à angle droit. La douleur intense de la carie sèche peut être soulagée par la formation de cloques ou par l'application d'un cautère. Pour injecter de l'iodoforme, l'aiguille est introduite soit immédiatement à l'extérieur du processus coracoïde, soit juste en dessous de la jonction du processus acromion et de la colonne vertébrale de la scapula. Lorsque la maladie ne cède pas aux mesures conservatrices ou que les radiographies montrent une lésion osseuse importante , l'excision de l'articulation doit être pratiquée ; il en résulte généralement une ankylose fibreuse étroite, et le bras est très utile à condition que la position en abduction ait été maintenue tout au long.

Maladies pyogéniques. — L'articulation de l'épaule peut être infectée par extension d'une ostéomyélite suppurée à partir de l'extrémité supérieure de l'humérus, ou par suppuration dans l'aisselle, ou par la circulation sanguine par des organismes pus ordinaires, des pneumocoques, des bacilles typhoïdes ou des gonocoques. L'extension doit être appliquée au bras enlevé à angle droit. Lorsqu'il est nécessaire d'ouvrir l'articulation, l'incision doit être pratiquée en avant dans la ligne du sillon intertuberculeux ; si une contre-ouverture est nécessaire, elle est réalisée sur la face postérieure en coupant la pointe d'une pince à pansement introduite par l'incision antérieure.

Arthrite déformante. — L'épaule est rarement atteinte seule, sauf lorsque l'arthrite est la suite d'un traumatisme, telle qu'une fracture du col de l'humérus. Le type de lésion le plus courant est une arthrite sèche avec fibrillation et éburnation des surfaces articulaires. Le tendon long du biceps est généralement détruit, la tête de l'os est tirée vers le haut et, après avoir traversé la capsule, frotte sur la face inférieure de l'acromion, qui devient également éburnée. Les caractéristiques cliniques sont la douleur, la raideur et les craquements lors du mouvement. Comme ces symptômes peuvent également être causés par des corps lâches dans l'articulation, une radiographie doit être prise pour les différencier.

Les neuro-arthropathies de l'épaule se rencontrent principalement dans la syringomyélie. Dans certains cas, il existe un gonflement important, fluctuant et indolore ; chez d'autres, atrophie marquée et rapide des muscles deltoïdes et scapulaires avec mouvements de l'articulation en forme de fléau associés à une disparition de l'extrémité supérieure de l'humérus (Fig. 104).

FIG. 103. —Arthropathie de l'épaule dans la syringomyélie. L'extrémité supérieure de l'humérus a disparu et les mouvements sont semblables à ceux d'un fléau (cf. Fig. 104).

FIG. 104. —Radiogramme d'un spécimen d'arthropathic de l'épaule dans la syringomyélie. La tête de l'humérus a disparu et des masses osseuses nouvelles se sont formées dans les muscles environnants (cf. Fig. 103).

Les corps lâches sont rares à l'épaule ; nous avons rencontré un cas dans lequel la cavité articulaire était distendue par des corps lâches d'origine synoviale, et comme la plupart d'entre eux avaient subi une ossification, les aspects radiologiques étaient très caractéristiques. Ils ont été retirés par une incision antérieure.

L'ankylose n'est pas aussi invalidante au niveau de l'épaule qu'au niveau des autres articulations, car la mobilité de la scapula sur la paroi thoracique compense largement la fixation de l'articulation.

L'ARTICULATION DU COUDE

Dans les maladies du coude, l'attitude habituelle est celle de flexion avec pronation de la main. Le gonflement de l'articulation, soit par épanchement de liquide, soit par épaississement de la membrane synoviale, s'observe principalement sur la face postérieure, au-dessus et de chaque côté de l'olécrane, parce que le sac synovial est ici le plus près de la surface. Il convient de garder à l'esprit la libre communication entre le coude et l'articulation radio-ulnaire supérieure.

FIG. 105. —Radiogramme montrant plusieurs corps lâches cartilagineux
partiellement ossifiés dans l'articulation de l'épaule. Le plus bas se situe dans
le prolongement synovial le long du tendon du biceps.

La tuberculose est l'affection la plus fréquente et la plus importante (Fig.
106). Elle survient généralement chez des patients de moins de vingt ans,
mais peut se rencontrer à tout âge ; chez les enfants, l'incidence selon l'âge
est plus précoce que dans les autres grosses articulations, une proportion
considérable étant rencontrée au cours des deux premières années de la vie
(Stiles). Lorsque la maladie est confinée à la membrane synoviale, son
apparition est insidieuse, il y a peu ou pas de douleur et aucune interférence
avec les mouvements sauf son extension complète. Le principal signe de
maladie est un gonflement blanc de chaque côté et au-dessus de l'olécrane,
masquant les repères osseux. Les progrès ultérieurs s'accompagnent d'une
atrophie du triceps, de symptômes d'atteinte des surfaces articulaires et de
formation d'abcès.

FIG. 106. —Épaississement tuberculeux diffus de la membrane synoviale du coude (gonflement blanc) chez un garçon æt. 12.

La survenue de caries articulaires sans gonflement de la membrane synoviale est exceptionnelle et s'accompagne de douleurs importantes et d'une restriction considérable des mouvements. La rigidité due à la contraction musculaire survient tardivement et est rarement complète. Les foyers tuberculeux dans les os se rencontrent principalement dans l'extrémité inférieure de la diaphyse de l'humérus ; chez l'enfant, les épiphyses sont si petites que la jonction ossifiante est intra-articulaire. Des foyers sont également rencontrés à l'extrémité supérieure du cubitus. Les lésions osseuses les plus grossières provoquent une hypertrophie de l'os et sont facilement mises en évidence par la skiagraphie. La formation d'abcès se produit le plus souvent sous le triceps et l'abcès pointe sur l'un ou l'autre bord de ce muscle. Un abcès sous-cutané peut se former sur l'extrémité supérieure du cubitus ou sur l'articulation radio-humérale. Les hydrops tuberculeux avec des corps en forme de graines de melon sont rares.

FIG. 107. —Contracture du coude et du poignet suite à une brûlure dans l'enfance. Traitée par résection des deux articulations, et insertion, sur la face palmaire de chacune, d'un lambeau de la paroi abdominale.

Traitement. — Les mesures conservatrices sont maintenues aussi longtemps qu'il existe une perspective d'obtenir un joint mobile. Le membre est placé dans une forme légère d'attelle allant de l'aisselle au poignet, fléchie à un angle plutôt inférieur à un angle droit et avec la main en semi-pronation et en dorsiflexion. Pour injecter de l'iodoforme ou autre agent antituberculeux, l'aiguille de la seringue s'introduit facilement entre le condyle latéral et la tête du radius. Un foyer localisé de maladie dans l'un ou l'autre des os peut être éradiqué sans déboucher sur la cavité synoviale.

Si les surfaces articulaires sont tellement atteintes que la guérison est susceptible d'être accompagnée d'une ankylose, la maladie doit être éliminée par opération, et la guérison avec une articulation utile et mobile peut alors être raisonnablement anticipée dans un délai de deux ou trois mois. Lorsque la profession du patient est telle qu'une articulation forte et rigide est préférable à une articulation mobile plus faible, il convient de viser une ankylose osseuse plutôt à angle droit.

L'arthrite déformante se présente sous la forme d'un hydrops avec hypertrophie des franges synoviales et des corps lâches, ou sous la forme d'une arthrite sèche avec éburnation et lèvres des marges articulaires.

Les neuro-arthropathies se rencontrent principalement dans la syringomyélie et s'accompagnent d'altérations frappantes dans la forme des os et d'une mobilité anormale.

Les maladies pyogènes résultent d'une ostéomyélite staphylococcique, principalement de l'humérus ou du cubitus, et de la gonorrhée.

Les autres maladies du coude comprennent la syphilitique chez les jeunes enfants, les articulations hémorragiques, les affections hystériques et les corps lâches, et n'appellent pas de description particulière.

L'ankylose de l'articulation du coude, si elle interfère avec les moyens de subsistance du patient, peut être éliminée en réséquant les extrémités articulaires des os, ou en insérant entre elles un lambeau de fascia et de graisse sous-cutanée dérivé de la face postérieure de la partie supérieure. bras—*arthroplastie* .

L'ARTICULATION DU POIGNET

La proximité des gaines fléchisseurs avec les articulations du carpe permet aux processus infectieux de se propager facilement de l'une à l'autre. La disposition des membranes synoviales favorise également l'extension de la maladie à travers les nombreuses articulations de la région du poignet.

La maladie tuberculeuse touche principalement les jeunes adultes, mais elle peut survenir à tout âge. Il prend généralement naissance dans la membrane synoviale, mais des foyers sont fréquemment présents dans les os du carpe, et moins fréquemment dans les extrémités inférieures du radius et du cubitus, ou dans la base des métacarpiens. Les signes cliniques sont presque invariablement ceux d'un gonflement blanc, plus marqué sur le dos où il masque les proéminences osseuses et les contours des tendons extenseurs. L'atrophie des éminences thénar et hypothénar et le comblement des creux au-dessus et au-dessous du ligament annulaire antérieur rendent l'aspect de la face palmaire caractéristique.

L'attitude est une légère flexion avec affaissement de la main et des doigts. Les doigts deviennent raides en raison des adhérences dans les gaines tendineuses et la capacité d'opposer le pouce et les doigts peut être perdue. La douleur est généralement absente jusqu'à ce que les surfaces articulaires deviennent carieuses. Le ramollissement des ligaments peut permettre une mobilité latérale et parfois une luxation partielle se produit. L'abcès peut être suivi de sinus et d'une infection des gaines tendineuses, notamment celles de la paume.

La localisation de la maladie dans des os ou des articulations individuels peut être déterminée par l'utilisation des rayons X.

Traitement. — Les mesures conservatrices peuvent être maintenues pendant une période plus longue que dans la plupart des autres articulations. L'avant-bras, le poignet et le métacarpe sont immobilisés dans l'attitude de flexion dorsale, tandis que les doigts et le pouce sont laissés libres pour permettre des mouvements passifs. Il peut être nécessaire de donner une anesthésie pour obtenir le degré de dorsiflexion nécessaire. Pour injecter de l'iodoforme, l'aiguille est insérée immédiatement sous le processus styloïde radial ou ulnaire. Parfois, les os du carpe sont si mous que l'aiguille peut être amenée à les pénétrer dans différentes directions. Le traitement opératoire est indiqué dans les cas qui résistent aux mesures conservatrices ou lorsque l'état de santé général exige une guérison rapide de la maladie.

Les autres maladies du poignet sont relativement rares. Il s'agit notamment des affections pyogènes, telles que celles résultant d'affections infectieuses dans la paume de la main, de différents types d'affections gonorrhéiques, rhumatismales et goutteuses, ainsi que de l'arthrite déformante. Un trait intéressant, parfois rencontré dans l'arthrite déformante, consiste en une éburnation des surfaces articulaires des os du carpe, bien que l'amplitude des mouvements soit presque nulle.

L'ARTICULATION DE LA HANCHE

En raison de la profondeur de cette articulation par rapport à la surface, il n'est pas possible de détecter la présence d'un épanchement ou d'un épaississement synovial aussi facilement que dans d'autres articulations. Par conséquent, pour reconnaître une maladie de la hanche, nous devons nous fier en grande partie à des preuves indirectes, telles que une claudication dans la marche, une altération de l'attitude du membre ou une restriction de ses mouvements.

La totalité de la face antérieure et la moitié de la face postérieure du col du fémur sont recouvertes par une membrane synoviale, de sorte que les lésions non seulement de l'épiphyse et de la jonction épiphysaire, mais aussi du col de l'os, sont capables de se propageant directement à la membrane synoviale et à la cavité de l'articulation. À l'inverse, une maladie de la membrane synoviale peut se propager à l'os en relation avec celle-ci. Le matériel infectieux peut s'échapper de l'articulation dans les tissus environnants par n'importe quel point faible de la capsule, notamment par la bourse qui s'interpose entre la capsule et le psoas-iliaque et qui chez un sujet sur dix communique avec l'articulation.

MALADIE TUBERCULEUSE

La maladie tuberculeuse de la hanche, morbus coxæ, ou « maladie de l'articulation de la hanche », est particulièrement fréquente dans les classes les plus pauvres. C'est une cause fréquente d'invalidité prolongée et de déformation permanente, et elle s'accompagne d'une mortalité considérable. Il s'agit essentiellement d'une maladie précoce, qui débute rarement après la puberté et presque jamais après la maturité.

Anatomie pathologique. — Les lésions osseuses sont plus nombreuses dans les maladies de la hanche que dans les maladies des autres articulations — cinq cas provenant de l'os pour un cas de la membrane synoviale étant l'estimation habituelle. L'extrémité supérieure du fémur et l'acétabulum sont touchés à peu près à la même fréquence.

En plus des lésions tuberculeuses primaires, des modifications secondaires résultent de la pression des os enflammés et ramollis les uns contre les autres suite à la destruction de leurs cartilages articulaires. La tête du fémur subit une absorption de haut en bas, devenant aplatie et tronquée, voire disparaissant complètement. Dans l'acétabulum, l'absorption s'effectue vers le haut et vers l'arrière, la cavité s'agrandissant et s'allongeant vers le dos ilii. Volkmann a donné à cet élargissement progressif de l'alvéole le nom évocateur de « cotyle errant » (Fig. 108). Le déplacement du fémur résultant de ces modifications secondaires est une des causes d'un véritable raccourcissement du membre.

FIG. 108. —Maladie tuberculeuse avancée de l'acétabulum avec carie et perforation dans le bassin.

(Musée anatomique, Université d'Édimbourg.)

Caractéristiques cliniques. — Il est d'usage de décrire trois stades dans l'évolution de la maladie de la hanche, mais cela est arbitraire et adopté uniquement pour des raisons de commodité de description.

Stade initial. — A ce stade, la maladie se limite à un foyer osseux qui ne s'est pas encore ouvert sur l'articulation ni sur la membrane synoviale. Le début est insidieux, et si la blessure est invoquée comme cause excitante, quelques semaines s'écoulent généralement entre la réception de la blessure et l'apparition des symptômes. L'enfant est amené consulter car il commence à boiter et à se plaindre de douleurs. Il y a une histoire selon laquelle il est devenu pâle et a cessé de bien manger, que son sommeil a été perturbé et que la douleur et la claudication, après des allées et venues pendant un certain temps, sont devenues plus prononcées. Lors de la marche, le membre atteint est traîné de manière à éviter tout mouvement au niveau de la hanche, et à lui substituer un mouvement à la jonction lombo-sacrée. L'enfant rejette le moins possible le poids du tronc sur le membre atteint et a tendance à s'appuyer sur la pointe des orteils plutôt que sur la plante. Il y a généralement une atrophie des muscles de la cuisse et un aplatissement des fesses. La diminution ou la perte du pli fessier indique une flexion de la hanche qui autrement pourrait passer inaperçue. La douleur se plaint dans la hanche, ou est référée au côté médial du genou, dans la distribution du nerf obturateur. Parfois, la douleur se limite au genou et si l'examen se limite à cette articulation, la maladie de la hanche peut passer inaperçue. A ce stade, l'attitude du membre n'est pas constante ; à un moment donné, il peut être naturel, et à un autre moment légèrement fléchi et enlevé. La sensibilité de l'articulation peut être obtenue en appuyant soit devant, soit derrière la tête de l'os, mais elle a peu d'importance diagnostique. La douleur provoquée par l'enfoncement de la tête contre l'acétabulum peut parfois aider à reconnaître une maladie de la hanche, mais la valeur diagnostique de ce signe a été surestimée et, à notre avis, cet examen devrait être omis.

La plupart des informations sont obtenues en testant les fonctions de l'articulation, et si cela est fait doucement et sans à-coups, cela ne provoque pas de douleur. L'enfant doit être allongé sur le dos, soit sur les genoux de sa nourrice, soit sur une table ; et pour le rassurer, les mouvements doivent être pratiqués d'abord sur le membre sain. En fléchissant lentement la cuisse du membre atteint, on constate que l'amplitude de flexion de la hanche est bientôt épuisée et que tout mouvement ultérieur dans cette direction a lieu au niveau de la jonction lombo-sacrale. L'enfant est ensuite amené à s'allonger sur le visage, les genoux fléchis, afin de tester les mouvements de rotation. La cuisse est tournée dans les deux sens, et en comparant les deux côtés, on constate que la rotation est restreinte ou supprimée du côté affecté, toute rotation apparente ayant lieu au niveau de la jonction lombo-sacrale. Ces tests révèlent la présence d' *une rigidité* résultant de la contraction involontaire des muscles, qui est le signe le plus fiable d'une maladie de la hanche au stade initial, et ils possèdent l'avantage d'être universellement applicables, même dans le cas des jeunes enfants.

Deuxième étape. — Cela correspond probablement à un début de maladie des surfaces articulaires et à une atteinte progressive de toutes les structures de l'articulation. L'enfant se plaint davantage et présente généralement une attitude d'abduction, d'éversion et de flexion (Fig. 109).

FIG. 109. —Maladie tuberculeuse précoce de l'articulation de la hanche droite chez un garçon æt. 14, montrant la flexion, l'abduction et l'allongement apparent du membre.

Au début, l'attitude est maintenue entièrement par l'action des muscles ; mais lorsqu'il se prolonge, les muscles, les fascias et les ligaments se raccourcissent, de sorte qu'il se fixe.

A l'examen du patient, l'attitude anormale peut ne pas être immédiatement évidente, car il rétablit habituellement le parallélisme des membres en abaissant le bassin du côté atteint et en adductant le membre sain. Cette obliquité ou inclinaison du bassin provoque *un allongement apparent* du membre malade, et est mieux démontrée en traçant une ligne droite entre les épines iliaques antérieures et une autre pour la rejoindre depuis le cartilage xiphoïde jusqu'à l'ombilic ; si le bassin est dans sa position normale, les deux lignes se coupent à angle droit ; s'il est incliné, les angles au point d'intersection sont inégaux. La flexion peut être largement compensée en augmentant la courbure vers l'avant de la colonne lombaire (lordose) et en fléchissant la jambe au niveau du genou. Il peut également être tenté de compenser l'éversion du membre en faisant pivoter le bassin vers l'avant du côté affecté.

FIG. 110. —Maladie de la hanche gauche : position d'aisance prise par le patient, montrant une flexion et une lordose modérées.

FIG. 111. —Maladie de la hanche gauche : disparition de la lordose lors d'une flexion ultérieure de la hanche.

Pour démontrer la lordose, le patient doit être allongé sur une table plate ; en position de repos, la lordose est modérée, lorsque la hanche est fléchie elle disparaît, lorsqu'elle est étendue, la lordose est exagérée et la main ou le poing fermé peut être inséré entre la colonne vertébrale et la table (Fig. 112).

FIG. 112. —Maladie de la hanche gauche : exagération de la lordose produite par l'extension du membre.

Lorsque les fonctions de l'articulation sont testées, on constate qu'il y a une rigidité et que les mouvements actifs et passifs ont lieu à la jonction lombo-sacrée plutôt qu'à la hanche. Si la rigidité est généralement absolue en ce qui concerne la rotation, il peut parfois être possible, avec précaution et douceur, d'obtenir une certaine augmentation de la flexion. À des fins de diagnostic, l'accent doit donc être mis sur la présence ou l'absence de rotation.

Si le membre sain est fléchi au niveau de la hanche et du genou jusqu'à ce que la colonne lombaire soit en contact avec la table, la flexion réelle de la hanche malade devient manifeste et peut être grossièrement mesurée en observant l'angle entre la cuisse et la table (Fig. 113). Ceci est connu sous le nom de « test de flexion de Thomas » et repose sur l'incapacité d'étendre la hanche malade sans produire de lordose.

FIG. 113. —Test de flexion de Thomas, montrant l'angle de flexion de la hanche malade (gauche).

Un gonflement est observé sur la face antérieure de l'articulation ; il peut remplir le pli de l'aine et faire avancer les vaisseaux fémoraux. Elle est pâteuse et élastique, mais peut à tout moment se liquéfier et former un abcès froid. Le gonflement autour du trochanter et du col de l'os peut être estimé en mesurant le diamètre antéro-postérieur avec un pied à coulisse et en comparant avec le côté sain. Un gonflement de la face pelvienne du cotyle peut parfois être découvert au toucher rectal.

FIG. 114. —Maladie tuberculeuse de la hanche gauche : troisième stade, montrant l'adduction et le raccourcissement.

Troisième étape. — Cela correspond probablement à des caries des surfaces articulaires, puisque la douleur est désormais un phénomène prédominant et qu'elle commence généralement la nuit. L'attitude est celle de l'adduction, de l'inversion, de la flexion et du raccourcissement apparent ou réel du membre (fig. 114). La *flexion* est habituellement si prononcée qu'elle ne peut plus être masquée par la lordose, de sorte que lorsque le patient est couché, bien que la colonne vertébrale soit cambrée en avant, le membre est toujours fléchi tant au niveau de la hanche qu'au niveau du genou ; avec la colonne vertébrale à plat sur la table, la flexion de la cuisse peut atteindre un angle droit. L' *adduction* varie considérablement en degré ; lorsqu'elle est légère, comme c'est le plus souvent le cas, les orteils du membre atteint reposent sur le dos du pied sain. Lorsqu'elle est modérée, elle est compensée par une surélévation du bassin du côté atteint, avec *un raccourcissement apparent* du membre, ceci étant le résultat d'un effort du patient pour rétablir le parallélisme normal des membres, le membre sain étant en abduction. dans la même mesure que le membre affecté est en adduction. Il est important de reconnaître la cause de ce raccourcissement, car elle peut être corrigée par un traitement. En raison de l'obliquité du bassin, le patient, en érection, présente une courbure latérale de la colonne vertébrale avec la convexité dorso-lombaire du côté sain.

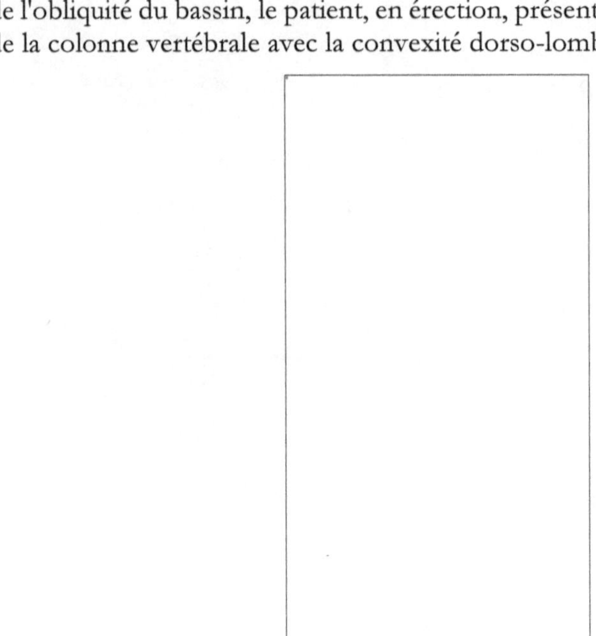

FIG. 115. —Maladie tuberculeuse avancée de l'articulation de la hanche gauche chez une fille æt. 14, montrant la flexion, l'adduction, le raccourcissement et l'abcès iliaque.

Lorsque l'adduction est prononcée, le patient est incapable de rétablir le parallélisme normal des membres et le genou du côté affecté peut traverser le membre sain. Il y a un sillon profond à la jonction du périnée et de la cuisse, une grande proéminence du trochanter et le bassin peut être incliné à un point tel que la crête iliaque entre en contact avec les côtes inférieures.

En raison de la pression des surfaces articulaires carieuses les unes contre les autres, le cotyle est élargi et l'extrémité supérieure du fémur est progressivement tirée vers le haut et vers l'arrière dans l'alvéole. L'examen révélera alors l'existence d'un *raccourcissement réel d'importance variable* ; on constate également que le trochanter est déplacé au-dessus de la ligne de Nélaton, tandis qu'au-dessus et en arrière du trochanter se trouve une tuméfaction dure et proéminente correspondant à l'élargissement du cotyle.

Il peut donc y avoir une combinaison de raccourcissements réels et apparents s'élevant ensemble à plusieurs pouces (Fig. 115).

Dans les cas d'ancienneté, commençant dans l'enfance, le raccourcissement s'ajoute encore à une croissance insuffisante en longueur du fémur, et il peut s'agir de tous les os du membre ; même le pied est plus petit du côté affecté.

L'explication la plus raisonnable des attitudes adoptées face à la maladie de la hanche est celle donnée par König. Si le malade marche sans béquilles, comme il est habituellement capable de le faire dans un stade précoce de la maladie, l'attitude d'abduction, d'éversion et de légère flexion lui permet de sauver au maximum le membre ; en revanche, s'il utilise une béquille, comme il est obligé de le faire à un stade plus avancé, il n'utilise plus le membre comme support et le tire donc vers le haut et médialement dans la position d'adduction, d'inversion et de plus grande flexion. . De même, s'il est alité, il se couche du côté sain, et le membre atteint s'enfonce par gravité jusqu'à se coucher sur le membre normal dans la position d'adduction, d'inversion et de flexion. L'explication de König s'accorde avec le fait que dans les cas exceptionnels qui commencent par une adduction et une inversion, nous avons généralement affaire à un type grave de maladie, associé à de graves lésions osseuses, précisément dans les cas où le patient est contraint d'emblée de mentir. ou à adopter l'usage des béquilles. En outre, le passage de la position en abduction à la position en adduction fait généralement suite à une telle aggravation des symptômes que le patient n'est plus capable de marcher sans l'aide d'une béquille.

Au cours de la troisième étape, les autres signes et symptômes deviennent plus prononcés ; le malade a l'air malade et maigre, il est habituellement incapable de quitter son lit, son sommeil est troublé par des sursauts de membre, et la rigidité de l'articulation et l'atrophie des muscles sont bien marquées. La température peut légèrement augmenter après un examen du membre ou après un voyage en train.

Formation d'abcès dans la maladie de la hanche. — La formation d'abcès n'est liée à aucun stade de la maladie ; elle peut survenir avant l'apparition de la déformation et elle peut être différée jusqu'à ce que la maladie soit apparemment guérie. Son importance réside dans le fait que si une infection mixte par des organismes pyogènes se produit, la gravité de la maladie est considérablement augmentée.

Un abcès peut apparaître *dans la cuisse* , devant ou derrière l'articulation. L' *abcès antérieur* émerge d'un côté ou de l'autre du muscle psoas ; à cause de la résistance offerte par le fascia lata, le pus peut graviter le long de la cuisse avant de perforer le fascia. Il est arrivé parfois que lorsqu'un tel abcès était ouvert et infecté par des organismes pyogènes, les vaisseaux fémoraux étaient érodés et il en résultait une hémorragie grave, voire mortelle. L' *abcès postérieur* apparaît dans la fesse et peut remonter à la surface par le grand fessier ; le plus souvent, il pointe vers le bord inférieur de ce muscle, dans la région du grand trochanter, ou peut graviter le long de la cuisse.

Les abcès qui se forment *à l'intérieur du bassin* proviennent soit du cotyle, soit du muscle psoas où il passe devant l'articulation. Ceux qui sont directement liés à une maladie du cotyle peuvent rester localisés à la paroi latérale du bassin ou se propager vers le creux du sacrum. Ils peuvent déboucher dans la vessie ou le rectum, ou bien remonter dans la fosse iliaque et pointer au-dessus du ligament de Poupart (Fig. 115), ou encore descendre vers la fosse ischio-rectale. L'abcès qui se développe en relation avec le muscle psoas peut avoir la forme d'un sablier, un sac occupant la fosse iliaque, l'autre remplissant le triangle de Scarpa, les deux sacs communiquant entre eux par un col étroit sous le ligament de Poupart.

Tant que la peau est intacte, l'abcès ne présente aucun symptôme et peut passer inaperçu. Si elle éclate au dehors, l'infection pyogène est presque inévitable, et le malade passe peu à peu à l'état de fièvre hectique ou de toxémie chronique ; il perd du terrain de jour en jour, peut devenir sujet à une maladie cireuse des viscères, ou mourir d'épuisement, de méningite tuberculeuse ou de tuberculose générale.

La luxation est une complication rare de la maladie de la hanche et est plus susceptible de survenir au stade de l'adduction avec inversion. On sait qu'elle se produit pendant le sommeil, apparemment à la suite d'une contraction spasmodique des muscles. Dans la luxation dorsale, qui est la forme la plus fréquente, l'adduction et l'inversion sont exagérées, le trochanter fait saillie au-dessus et en arrière de la ligne de Nélaton et la tête de l'os peut être palpée sur le dos ilii. Il est frappant de constater qu'après une luxation, on se plaint moins de douleurs ou de démarrages qu'auparavant, et l'on peut effectuer des mouvements passifs qui étaient auparavant impossibles.

Diagnostic de la maladie de la hanche. — Le diagnostic doit être posé non seulement à partir d'autres affections de l'articulation, mais aussi à partir d'états morbides au voisinage de la hanche, car dans chacun d'eux le patient peut demander conseil en raison de douleurs et d'une claudication à la marche. Le patient doit être déshabillé et, s'il est capable de marcher, sa démarche doit être observée. Il est ensuite examiné couché sur le dos, et l'attention est portée sur la longueur comparée des membres, sur l'attitude des membres et du bassin, ainsi que sur les mouvements de l'articulation de la hanche, notamment ceux de rotation. En cas de doute sur le diagnostic, l'examen doit être répété à quelques jours d'intervalle. Chez les enfants, il existe trois états non fébriles accompagnés d'une claudication et d'un raccourcissement du membre, qui peuvent être confondus avec une maladie de la hanche : la *luxation congénitale* , *la coxa vara* et *la paralysie consécutive à la* *poliomyélite* ; mais dans tous ces cas, les mouvements ne sont pas presque aussi limités qu'ils le sont dans les maladies des articulations.

Dans la maladie tuberculeuse de l' *articulation sacro-iliaque* , si le bassin peut être incliné et le membre apparemment allongé, les mouvements de la hanche sont conservés. Dans la maladie tuberculeuse du *grand trochanter* ou de l'une ou l'autre des *bourses* qui le recouvrent, bien qu'il puisse y avoir un abduction, une éversion, une déficience de la mobilité et un gonflement dans la région du trochanter suivi de la formation d'un abcès, les mouvements sont moins restreints que dans la maladie. de l'articulation.

Dans *un abcès du psoas* associé à une maladie de la colonne vertébrale ou dans *une maladie de la bourse sous le psoas* , le membre est fléchi et renversé, il peut y avoir une lordose et le patient peut boiter en marchant, mais les mouvements de la hanche sont limités uniquement dans les directions. d'extension et d'inversion, alors que dans la maladie de la hanche, elles sont restreintes dans toutes les directions.

Les nouvelles excroissances à proximité de la hanche, en particulier le sarcome central de l'extrémité supérieure du fémur, sont difficiles à différencier d'une maladie de la hanche sans l'aide des rayons X.

Parmi les autres affections qui, en interférant avec la libre mobilité de la hanche, peuvent simuler une maladie de la hanche, figurent l'appendicite, l'inflammation des glandes de l'aine, la maladie staphylococcique de l'extrémité supérieure du fémur et la sciatique.

Le diagnostic *d'autres maladies de l'articulation de la hanche* repose sur un examen attentif des antécédents, des symptômes et des aspects radiologiques.

Pronostic. — Le pronostic de la maladie de la hanche est plus grave que celui de la tuberculose des autres articulations, à l'exception seulement de celles de la colonne vertébrale, et il est plus défavorable lorsqu'il existe des lésions macroscopiques des os et des sinus infectés.

Quel que soit le stade de la maladie, la guérison est un processus lent et, même dans les cas précoces et bénins, elle se produit rarement en moins d'un ou deux ans et est susceptible de s'accompagner d'une certaine altération de la fonction. Au cours du processus de guérison, des complications sont susceptibles de survenir et, après une guérison apparente, les rechutes ne sont pas rares. Une fois arrêté au cours de la phase initiale, la guérison peut être complète ; mais lorsqu'il y a destruction des surfaces articulaires, il peut y avoir ankylose de l'articulation et raccourcissement du membre.

Dans les cas mortels, la mort résulte généralement d'une tuberculose méningée, pulmonaire ou générale, ou de complications pyogènes et d'une dégénérescence cireuse.

Traitement. — Une grande proportion de cas guérissent sous traitement conservateur, et les résultats fonctionnels sont tellement meilleurs que ceux consécutifs à une intervention opératoire que, sauf indications particulières contraires, des mesures conservatrices doivent toujours être adoptées en premier lieu.

Traitement conservateur. — La première chose essentielle est de soulager le membre et d'assurer sa fixation dans l'attitude d'extension presque complète et d'abduction modérée. Lorsque les symptômes sont bien marqués, l'enfant est maintenu au lit et le membre est étendu à l'aide d'un poids et d'une poulie.

Extension par poids et poulie (Fig. 116). — Le poids employé varie de un à quatre livres chez les enfants, à dix livres ou plus chez les adolescents et les adultes, et doit être ajusté pour répondre aux exigences de chaque cas. Si la douleur réapparaît après avoir été soulagée, cela est dû à un étirement des ligaments, et le poids doit être diminué ou supprimé pendant un certain temps. En cas de déformation, la ligne de traction doit être dans l'axe du membre déplacé jusqu'à ce que la déformation soit éliminée. L'extension doit être poursuivie jusqu'à ce que la douleur, la sensibilité et la contraction musculaire aient disparu et que le membre ait été amené dans l'attitude souhaitée.

FIG. 116. —Extension par plâtre adhésif et poids et poulie.

Chez les enfants agités, en plus de l'extension, une longue attelle est appliquée du côté sain et un sac de sable du côté atteint ; ou, mieux encore, une double attelle longue et une barre transversale, l'attelle longue du côté atteint étant munie d'une charnière opposée à la hanche pour permettre de varier le degré d'abduction (fig. 117).

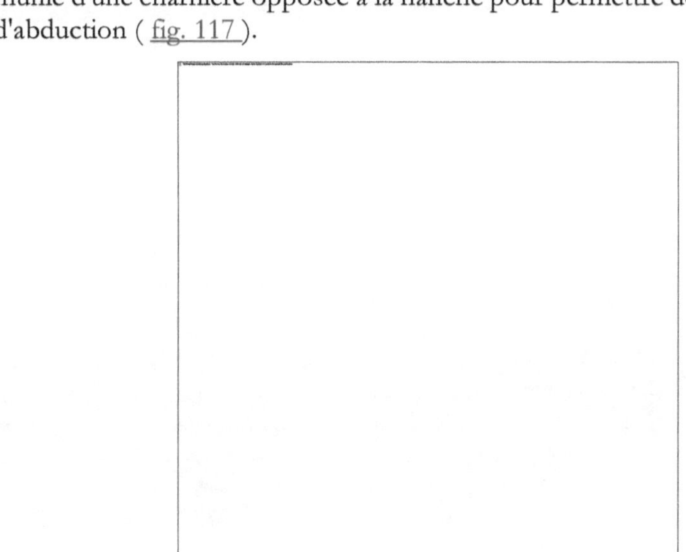

FIG. 117. —Double attelle longue de Stiles pour admettre l'enlèvement du membre malade.

Lorsque l'attitude déformée ne cède pas rapidement à l'extension, elle doit être corrigée sous anesthésie, et si les tendons et fascias adducteurs sont tellement contractés que cela est difficile, ils doivent être étirés ou divisés de force.

La correction immédiate des attitudes déformées sous anesthésie a largement remplacé la méthode plus progressive par extension avec poids et poulie ; et dans la pratique hospitalière, elle est généralement suivie de l'application d'un plâtre. Les pansements en plâtre sont appliqués sur une paire de tiroirs tricotés ; le bassin et les deux cuisses, la malade en position d'abduction, sont inclus. Le boîtier peut être renforcé par des bandes d'aluminium et doit être renouvelé toutes les six semaines ou tous les deux mois.

Traitement ambulatoire. — Lorsque le malade peut utiliser des béquilles, on empêche le membre atteint de toucher le sol en fixant une patte sur la semelle de la chaussure du côté sain. Cela peut suffire, ou bien, en complément, l'articulation de la hanche est maintenue rigide par une attelle de Thomas (fig. 118) ou de Taylor. L'attelle de Thomas doit être posée au patient sous la surveillance du chirurgien, qui doit se familiariser avec la construction de l'attelle et son altération au moyen de clés.

FIG. 118. —Attelle de hanche de Thomas appliquée pour une maladie de la hanche droite. A noter le motif sous le pied sain. Le pied du côté affecté est trop près du sol.

Chez les enfants qui ne peuvent pas utiliser de béquilles, une double attelle de Thomas est utilisée ; l'enfant se transforme ainsi en un objet rigide, capable d'être transporté d'une pièce à l'autre et à l'air libre. Personnellement, nous avons obtenu satisfaction de la double attelle de Thomas employée pour les maladies de la colonne vertébrale, qui s'étend de l'occiput jusqu'à la plante des pieds.

La fixation de l'articulation de la hanche et l'allègement du membre par l'une ou l'autre des méthodes ci-dessus doivent, en règle générale, être continuées pendant au moins un an.

Si un abcès se développe, il est traité selon les modalités habituelles.

Interférence opératoire. — Des opinions très diverses s'expriment sur la question de savoir s'il convient ou non de recourir à une ingérence opérationnelle.

Certains chirurgiens s'opposent à l'intervention chirurgicale, estimant que, quel que soit le stade avancé de la maladie, elle cédera aux mesures conservatrices si elles sont appliquées judicieusement et avec persévérance. D'autres chirurgiens préconisent un traitement opératoire dans tous les cas qui ne s'améliorent pas rapidement sous un traitement conservateur. On peut adopter une attitude intermédiaire qui recommande l'intervention chirurgicale dans les cas où la maladie progresse malgré un traitement conservateur et où l'examen périodique par radiographie montre l'existence de lésions progressives à l'extrémité supérieure du fémur ou dans le cotyle.

Ceux qui préconisent l'opération dans ces conditions prétendent que la douleur et la souffrance sont immédiatement supprimées, que le sommeil est rétabli, que l'appétit revient, qu'il y a une nette amélioration de l'état de santé général, et que ce résultat s'obtient en mois au lieu de années, et que la guérison a plus de chances d'être permanente. Il est certainement imprudent de retarder l'opération jusqu'à la formation des sinus, car une telle évolution est en grande partie responsable des mauvais résultats qui suivaient autrefois l'excision de l'articulation.

L'amputation pour maladie tuberculeuse de la hanche est devenue une des opérations les plus rares, mais elle est encore nécessaire dans les cas qui ont continué à progresser après l'excision, et lorsqu'il existe une maladie du bassin ou de la diaphyse du fémur, avec sinus, albuminurie. , et fièvre trépidante.

La correction de la déformation résultant d'une maladie antérieure de la hanche. — Suite à une négligence ou à un traitement inapproprié, la déformation peut avoir persisté pendant que la maladie était guérie. Elle est associée à une ankylose de l'articulation, ou à une contracture des parties molles, ou aux deux. La contracture des parties molles concerne spécialement les tendons, les fascias et les ligaments des faces antérieure et médiale de l'articulation, et est généralement présente à un tel degré que, même si l'articulation était rendue mobile, ces structures raccourcies empêcheraient la correction de la déformation. La déformation habituelle est une combinaison de raccourcissement, de flexion et d'adduction.

Maladie bilatérale de la hanche. — Les deux articulations de la hanche peuvent être atteintes de tuberculose, soit simultanément, soit successivement, et des abcès peuvent se former des deux côtés. Le malade est nécessairement alité, et si la maladie se rétablit, sa capacité de marcher peut être sérieusement altérée, surtout si les articulations se fixent dans une attitude indésirable. La déformation la plus frappante se produit lorsque les deux membres sont en adduction de sorte qu'ils se croisent - une variété de déformation en « jambe en ciseaux » ou en « jambe croisée » - dans laquelle le patient, s'il est capable de marcher, le fait en avant. mouvements des genoux. Il convient de tenter, par arthroplastie, de sécuriser une articulation mobile au moins d'un côté.

AUTRES MALADIES DE L'ARTICULATION DE LA HANCHE

Les maladies pyogènes surviennent pendant l'enfance et la jeunesse à la suite d'une infection par des organismes pyogènes courants, les gonocoques, les pneumocoques ou les bacilles typhoïdes. Alors que les organismes accèdent généralement aux tissus de l'articulation par la circulation sanguine, une infection directe est parfois observée par suppuration dans les ganglions lymphatiques fémoraux ou dans la bourse sous le psoas-iliaque.

Les *signes cliniques* sont parfois remarquablement latents et beaucoup moins frappants qu'on pourrait s'y attendre, surtout lorsque l'affection de la hanche survient comme complication d'une maladie aiguë telle que la scarlatine. Il peut même être entièrement négligé au cours de la phase active et ne s'observer que lorsque la tête du fémur est luxée ou l'articulation ankylosée. Dans l'arthrite aiguë des nourrissons également, les signes cliniques peuvent être relativement bénins, mais ils revêtent en général un type dans lequel l'élément suppuratif prédomine. Le membre devient généralement fléchi et adduit, et un gonflement se forme devant l'articulation dans la partie supérieure du triangle de Scarpa ; l'épiphyse fémorale supérieure peut être séparée et fournir un séquestre.

La flexion et l'adduction du membre favorisent la survenue d'une luxation. Un enfant qui s'est rétabli d'une luxation du dos ilii est généralement capable de marcher et de courir, mais avec une claudication ou un dandinement qui devient plus prononcé à mesure qu'il grandit. La condition ressemble beaucoup à une luxation congénitale, mais l'histoire et la présence d'altérations macroscopiques à l'extrémité supérieure du fémur, comme le montrent les radiographies, devraient généralement suffire à les différencier.

Traitement. — Dans l'état aigu, le membre est étendu au moyen du poids et de la poulie, et maintenu au repos avec l' attelle simple ou double longue, ou par des sacs de sable. En cas de suppuration, l'articulation doit être aspirée ou ouverte par une incision antérieure, et le plan de Murphy consistant à remplir l'articulation avec du formol-glycérine peut être adopté. Chez les enfants, il est remarquable de constater à quel point l'articulation peut se rétablir complètement.

En cas de luxation, la tête du fémur doit être réduite par manipulation avec ou sans extension préalable ; elle a réussi dans environ la moitié des cas où elle a été tentée. Une ténotomie préliminaire des tendons raccourcis est nécessaire dans certains cas. Lorsque la réduction par manipulation est impossible, les structures articulaires doivent être exposées par opération et la tête de l'os replacée dans le cotyle. Lorsque l'extrémité supérieure du fémur a disparu, le col doit être implanté dans le cotyle et le membre placé en abduction.

Arthrite déformante. — Cette maladie est relativement fréquente à la hanche, soit sous forme d'affection mon-articulaire, soit simultanément avec d'autres articulations.

FIG. 119. —Arthrite déformante, montrant l'érosion du cartilage et le rebord du bord articulaire de la tête du fémur.

Les modifications articulaires sont caractéristiques de la forme sèche de la maladie et affectent principalement le cartilage et les os. L'atrophie et l'usure des surfaces articulaires s'accompagnent d'une nouvelle formation de cartilage et d'os autour de leurs bords. La tête du fémur peut acquérir la forme d'un casque, d'un champignon ou d'une coquille de patelle, et par absorption du cou, la tête peut devenir sessile à la base du cou et occuper un niveau considérablement inférieur à celui de le grand trochanter (Fig. 120). Ces modifications s'étendent parfois jusqu'à la partie supérieure de la tige et se traduisent par une courbure de la tige et du col, suggérant une ressemblance avec un point d'interrogation (Fig. 121). L'acétabulum peut « errer » vers l'arrière et vers le haut, comme dans la maladie tuberculeuse. Il est généralement approfondi et son plancher fait saillie sur la face pelvienne ; ses bords peuvent former une collerette saillante qui surplombe le col du fémur ou le saisit, de sorte que même à l'état macéré, la tête est emprisonnée dans l'emboîture et l'articulation verrouillée. Il existe une éburnation des surfaces articulaires dans les zones les plus exposées aux frottements et à la pression.

FIG. 120. —Extrémité supérieure du fémur dans l'arthrite déformante avancée de la hanche. La diaphyse est courbée et la tête de l'os est à un niveau inférieur au grand trochanter.

FIG. 121. —Fémur dans l'arthrite déformante avancée des articulations de la hanche et du genou. L'extrémité supérieure de l'os montre l'état de la coxa vara ; l'extrémité inférieure montre un élargissement du condyle médial et une altération de l'axe de la surface articulaire.

Ces modifications sont nécessairement associées à une restriction des mouvements et, dans les cas avancés, à une déformation prononcée, qui consiste en un raccourcissement du membre, généralement avec éversion et déplacement du trochanter vers le haut et vers l'arrière par rapport à la ligne de Nélaton.

Les *caractéristiques cliniques* sont généralement si caractéristiques que le diagnostic est peu difficile. La restriction des mouvements d'abduction et d'adduction, la présence de fissures et de râpages des surfaces articulaires, ainsi que l'aggravation de la douleur et de la raideur après le repos du membre, sont caractéristiques des arthrites déformantes. L'importance de la douleur sciatique peut conduire à considérer la maladie comme une sciatique.

La plus grande difficulté se rencontre dans les cas où la maladie se présente sous forme d'affection mon-articulaire chez l'adolescent, car la ressemblance avec la maladie tuberculeuse de la hanche et avec la coxa vara peut être proche. Les skiagrammes ne permettent pas toujours de les différencier.

Le traitement est effectué selon les mêmes lignes que pour les autres articulations. Les mouvements normaux sont maintenus par des exercices appropriés, et l'on s'efforce de diminuer la pression sur les surfaces articulaires lors de la marche au moyen de bâtons ou de béquilles.

Le raccourcissement du membre peut être compensé en surélevant la semelle de la chaussure. Lorsque les radiographies montrent que le handicap est principalement dû à un nouvel os verrouillant la tête du fémur, ce nouvel os peut être retiré par opération, *chéilotomie* (Sampson Handley). L'excision de l'articulation a donné dans certains cas des résultats satisfaisants ; il est indiqué chez les patients jeunes, par ailleurs en bonne santé et incapables de marcher en raison de douleurs et de déformations.

Ostéo-chondrite déformante juvénile. — Sous ce terme, Perthes décrit une affection de la hanche chez les enfants, qui diffère à bien des égards de la forme juvénile de l'arthrite déformante. Des îlots de cartilage apparaissent dans l'épiphyse de la tête du fémur, et l'épiphyse elle-même s'aplatit sans atteinte de la surface articulaire ou du cotyle.

La maladie se rencontre chez les enfants entre cinq et dix ans ; il y a une claudication dans la marche sans douleur ni sensibilité, de sorte que l'enfant continue à participer aux jeux. L'abduction est nettement restreinte et le trochanter est élevé et proéminent. Il n'y a pas de crépitation au mouvement ni d'autres signes d'atteinte des surfaces articulaires. Les radiographies montrent la déformation de la tête et des zones claires à l'intérieur de l'épiphyse supérieure correspondant aux îlots de cartilage ; ces zones claires ressemblent à celles dues aux foyers caséeux de la coxite tuberculeuse.

La maladie évolue de manière chronique et, au bout d'un an ou deux, la claudication et la restriction de l'abduction disparaissent, de sorte qu'aucun traitement actif n'est nécessaire.

Neuro-Arthropathies. — *La maladie de Charcot* se rencontre habituellement chez les hommes de plus de trente ans qui souffrent de tabès dorsal. Une ou les deux articulations de la hanche peuvent être touchées. Parfois, la première manifestation est un hydrops et un gonflement fluctuant dans la partie supérieure du triangle de Scarpa. Cependant, dans de nombreux cas enregistrés, l'attention a d'abord été attirée sur la maladie par la déformation et la claudication associées à la disparition de la tête du fémur, ou par l'apparition d'une luxation pathologique. L'absence de douleur et de sensibilité est caractéristique. En cas de luxation, le membre est court et l'extrémité supérieure du fémur est librement mobile sur le dos ilii. Lorsque les deux hanches sont luxées, l'attitude et la démarche sont similaires à celles observées dans les luxations congénitales bilatérales. L'arc de rotation du grand trochanter peut être très réduit du fait de la disparition de la tête du fémur. Il peut y avoir une formation considérable d'os nouveau, donnant naissance à de grandes masses ressemblant à des tumeurs en relation avec le ligament capsulaire et les muscles entourant l'articulation.

Le *traitement* consiste à protéger et soutenir l'articulation. Lorsque l'affection est unilatérale, l'avantage peut être obtenu d'une attelle de Thomas ou d'une autre forme d'attelle, accompagnée d'une patte et de béquilles ; dans les cas bilatéraux, de l'utilisation seule de béquilles.

Les corps lâches de la hanche sont le plus souvent le résultat d'une hypertrophie des franges synoviales dans les arthrites déformantes et dans la maladie de Charcot, et n'apparaissent pas dans les aspects cliniques de ces affections ; Caird a observé un cas dans lequel la cavité de l'articulation et la bourse sous le psoas étaient remplies de corps lâches, dont beaucoup avaient subi une ossification et donnaient une image caractéristique aux rayons X.

Les affections hystériques de la hanche ressemblent à celles des autres articulations.

L'ARTICULATION DU GENOU

Le genou est plus souvent le siège de maladies que toute autre articulation du corps.

La membrane synoviale s'étend sous l'extenseur du quadriceps sous la forme d'un cul-de-sac, qui soit communique avec la bourse sous-crurale, soit forme avec elle une cavité continue. Lorsque l'articulation est distendue par du liquide, cette poche supérieure se gonfle au-dessus et de chaque côté de la rotule, et cet os « flotte » hors des condyles du fémur. Lorsqu'il n'y a qu'une petite quantité de liquide, on le reconnaît plus facilement lorsque le patient se tient debout, les pieds joints, le tronc penché en avant au niveau des articulations de la hanche et les quadriceps complètement détendus ; le liquide fait alors saillie au-dessus et de chaque côté de la rotule, et sa présence est facilement détectée, surtout par comparaison avec l'articulation de l'autre côté.

En raison de la grande étendue de la membrane synoviale, une grande quantité d'épanchement séreux peut s'accumuler dans l'articulation en un temps relativement court, à la suite d'une blessure ou d'une maladie. Les processus villeux et les franges peuvent prendre une croissance exagérée et donner naissance à des formes pédiculées et autres de corps lâche.

Les bourses séreuses de l'espace poplité, notamment celle située entre le semi-membraneux et le chef médial du gastrocnémien, ainsi que la bourse sous-crurale, communiquent fréquemment avec la cavité synoviale du genou et peuvent participer à ses maladies.

Comme les épiphyses du genou sont principalement responsables de la croissance en longueur du membre inférieur et qu'elles tardent à s'unir à leurs diaphyses respectives (entre vingt et un et vingt-cinq ans), un raccourcissement important du membre peut survenir si leurs fonctions sont perturbées. avec, que ce soit par maladie ou blessure. Les cartilages épiphysaires se situent au-delà des limites de la cavité synoviale, de sorte que les lésions infectieuses au niveau des jonctions ossifiantes sont moins susceptibles de se propager à l'articulation que ce n'est le cas à la hanche ou à l'épaule, où l'épiphyse supérieure se trouve en partie ou en totalité à l'intérieur de l'articulation ; une maladie de l'extrémité inférieure du fémur est plus susceptible d'impliquer l'articulation du genou qu'une maladie de l'extrémité supérieure du tibia.

L'une des causes les plus fréquentes d'invalidité prolongée et de sentiment d'insécurité au niveau du genou réside dans l'atrophie et la perte de tonus du muscle extenseur du quadriceps ; le sentiment d'insécurité est plus marqué dans la descente des escaliers. L'instabilité de l'articulation s'ajoute souvent à l'étirement des ligaments et à la mobilité latérale. En raison de ces deux facteurs, l' articulation est sujette à de légères tensions ou à des secousses répétées qui irritent la membrane synoviale et tendent à entretenir l'épanchement et à provoquer la prolifération de ses éléments tissulaires.

MALADIE TUBERCULEUSE

Bien que la maladie tuberculeuse du genou soit particulièrement fréquente chez les enfants et les jeunes, elle peut survenir à tout moment de la vie et n'est pas rare chez les patients de plus de cinquante ans. La maladie prend naissance respectivement dans la membrane synoviale et dans les os avec une fréquence à peu près égale.

Lorsque la membrane synoviale est malade, elle a tendance à sé développer vers l'intérieur au-dessus des surfaces articulaires (Fig. 122), fermant la poche supra-patellaire et fixant la rotule au fémur, et diminuant la surface des surfaces articulaires. La croissance interne de la membrane synoviale peut remplir la cavité de l'articulation ou la diviser en compartiments. L'ulcération du cartilage et les caries des surfaces articulaires sont des accompagnements courants.

FIG. 122. —Membrane synoviale tuberculeuse du genou, s'étendant sur la surface articulaire du fémur.

FIG. 123. —Extrémité inférieure du fémur provenant d'un cas avancé d'arthrite tuberculeuse du genou. Vers la face postérieure du condyle médial se trouve un séquestre en forme de coin dont la surface exposée à l'articulation est polie comme de la porcelaine.

(Musée anatomique, Université d'Édimbourg.)

Le fémur et le tibia sont touchés avec une fréquence à peu près égale, et la nature et le siège des lésions osseuses sont sujets à de grandes variations. Plusieurs petits foyers peuvent être trouvés sous le cartilage articulaire du tibia ou le long des bords des condyles fémoraux, en particulier le médial. Les foyers caséeux sont relativement rares, mais ils atteignent parfois une taille considérable, notamment à la tête du tibia, où ils peuvent prendre la forme d'un abcès caséeux. Les foyers sclérosés, qui forment des séquestres, sont relativement fréquents (Fig. 123).

Types cliniques. —(1) *L'hydrops* provient généralement d'une lésion purement synoviale, mais l'articulation peut se distendre soudainement avec du liquide lorsqu'un foyer osseux se rompt dans la cavité synoviale.

On la rencontre principalement chez les jeunes adultes. Au fur et à mesure que le liquide s'accumule, il étire progressivement la capsule et pousse la rotule vers l'avant, de sorte qu'elle flotte. Il y a peu de douleur ou d'interférence avec la fonction ; le patient est généralement capable de marcher, mais se fatigue facilement. La quantité de liquide diminue au repos et augmente après l'utilisation du membre. Dans un certain nombre de cas, il peut être possible de reconnaître un épaississement localisé de la membrane synoviale, ou la présence de masses flottantes de fibrine ou de corps de graines de melon. Ceci est mieux apprécié si le genou est alternativement fléchi et étendu par le patient pendant que le chirurgien le saisit et le comprime avec les deux mains. Si l'articulation est ouverte, du matériel fibrineux, souvent sous la forme de corps de graines de melon, peut être trouvé tapissant la membrane synoviale.

L'anasarque tuberculeux doit être diagnostiqué par l'épanchement qui résulte d'entorses répétées, par l'anasarque du corps lâche, la gonorrhée, l'arthrite déformante, la maladie de Charcot et l'abcès de Brodie dans l'os adjacent, et par l'hémarthrose rencontrée dans les saignements.

(2) *Tubercule papillaire ou nodulaire de la membrane synoviale.* —Il s'agit d'une condition dans laquelle il existe une croissance frangée, papillaire ou polypoïde à partir de la membrane synoviale. On le rencontre le plus souvent chez les hommes adultes. L'apparition et la progression sont progressives, et la plainte principale est une raideur et un gonflement qui s'aggravent après l'effort. Parfois, il existe des symptômes de relâchement du corps, tels qu'un blocage occasionnel de l'articulation, accompagné de douleur et d'une incapacité à étendre le membre ; mais le verrouillage se débloque facilement, et les mouvements sont aussitôt à nouveau libres. Le patient peut faire état

d'une invalidité partielle et intermittente de plusieurs années, avec boiteries et blocages occasionnels, même s'il a pu vaquer à ses occupations, voire continuer son activité.

Il y a un degré modéré d'épanchement dans l'articulation, et lorsque celui-ci s'est atténué au repos, il peut être possible de palper des cordons, ou des touffes, ou des masses nodulaires mal définis, et de saisir entre les doigts ceux de la poche supra-rotulienne. Il y a peu d'atrophie musculaire et il est exceptionnel d'avoir des signes de maladie des surfaces articulaires ou d'abcès froid.

A l'ouverture de l'articulation, il peut s'échapper du liquide et des corps lâches semblables à ceux décrits sous l'anasarque, et si le doigt est introduit dans la cavité, la poche supérieure semble occupée par des franges ou des processus polypoïdes dérivés de la membrane synoviale.

Le diagnostic doit être posé à partir d'une arthrite déformante et, dans certains cas, d'un corps meuble d'origine autre que tuberculeuse.

(3) *L'abcès froid* ou *l'empyème* du genou est une affection rare dans laquelle l'articulation se remplit de pus. Elle résulte généralement d'une tuberculose primitive de la membrane synoviale survenant chez des enfants en mauvaise santé et sujets à tuberculose par ailleurs.

(4) *Épaississement diffus de la membrane synoviale – gonflement blanc.* — Tant que cette forme de la maladie reste confinée à la membrane synoviale, le caractère principal est celui d'un gonflement élastique indolent au niveau de l'articulation. Le gonflement s'amenuise en haut et en bas, de sorte qu'il acquiert une forme fusiforme, et à cause de l'atrophie des muscles, il paraît plus grand qu'il ne l'est réellement. L'amplitude de mouvement est modérément limitée.

Au début, le patient boite, garde le genou légèrement fléchi et se plaint de fatigue et de raideur après l'effort. A mesure que les surfaces articulaires sont affectées, il se produit une douleur qui est facilement excitée par les secousses du membre ou par toute tentative de mouvement ; le joint est maintenu rigide, et il peut y avoir des démarrages la nuit. Si elle n'est pas traitée, la flexion devient plus prononcée - elle peut être à angle droit - la jambe et le pied sont renversés et, chez l'enfant, le tibia peut être déplacé vers l'arrière (Fig. 124). La fonte musculaire continue, la partie devient chaude au toucher, le gonflement augmente et peut présenter des zones de ramollissement ou de fluctuation dues à la formation d'un abcès.

FIG. 124. —Maladie tuberculeuse avancée du genou, avec déplacement vers l'arrière du tibia.

Le gonflement blanc doit être différencié des gommes péri-synoviales, du myélome et du sarcome de l'extrémité inférieure du fémur et du genou du saignement. Dans le premier cas, le gonflement est nodulaire et moins uniforme, et il peut y avoir des ulcères tertiaires ou des cicatrices déprimées au voisinage de la rotule. Dans les tumeurs, le gonflement est plus marqué d'un côté de l'articulation, il est irrégulier ou nodulaire, il ne correspond pas à la forme de la membrane synoviale et peut s'étendre au-delà des limites de l'articulation et il atteint l'os sur une plus grande partie. mesure que ce qui est habituel dans les maladies des articulations. Les skiagrammes montrent une expansion de l'os dans les tumeurs centrales ou une abondance d'os nouveau dans les sarcomes ossifiants. Le diagnostic de genou hémorragique doit être posé à partir de l'anamnèse.

(5) *Maladie tuberculeuse primaire des os du genou*. — Tant que les foyers sont confinés à l'intérieur de l'os, il est impossible de reconnaître leur existence, à

moins qu'ils ne soient d'une taille suffisante pour provoquer un élargissement de l'os ou pour être discernables sur un skiagramme.

La formation d'abcès péri-articulaires se produit dans un peu plus de cinquante pour cent. de cas. Lorsqu'ils sont laissés à eux-mêmes, ces abcès ont tendance à se propager le long de la cuisse ou à l'arrière de la jambe entre les couches superficielles et profondes des muscles du mollet, et de nombreux sinus peuvent résulter de leur rupture à travers la peau.

Attitudes du membre dans les maladies de l'articulation du genou. — L'attitude adoptée le plus souvent est celle de *flexion*, avec ou sans *éversion de la jambe et du pied*. La flexion s'explique par le fait qu'elle est l'attitude de repos de l'articulation et celle qui offre le plus d'aisance et de confort au patient. Une fois l'articulation fléchie, la contraction involontaire des muscles fléchisseurs maintient l'attitude, et si le patient est capable d'utiliser le membre pour marcher, le poids du corps est un puissant facteur d'augmentation. L'éversion de la jambe est probablement associée à une contraction du muscle biceps. *Le déplacement vers l'arrière du tibia* se rencontre surtout dans les cas négligés de maladie chronique du genou, lorsque l'enfant a marché sur le membre après sa flexion.

Dans certains cas, *un genu valgum* ou abduction de la jambe est présent accompagné d'un léger degré de flexion. L'attitude valgus est associée à un léger déplacement latéral de la rotule, avec une proéminence et un élargissement apparent du condyle médial, avec un enfoncement du bassin du côté malade et un allongement apparent du membre.

Traitement de la maladie tuberculeuse du genou. — Les mesures conservatrices sont toujours indiquées en premier lieu, et sont poursuivies tant qu'il y a une perspective d'obtenir une articulation mobile.

Traitement conservateur. — Si l'articulation est sensible et tend à se fléchir, le malade est alité, le membre est fixé sur une attelle postérieure et l'extension avec poids et poulie est poursuivie jusqu'à disparition de ces symptômes ; pendant cette période, de trois à six semaines, on emploie des méthodes pour provoquer une hyperhémie et d'autres procédés antituberculeux. S'il est proposé d'injecter de l'iodoforme ou un autre médicament, l'aiguille est insérée dans l'intervalle entre les os du côté médial du ligament rotulien ou dans la poche supérieure lorsque celle-ci est distendue avec du liquide.

S'il n'y a ni douleur ni tendance à la flexion, ou lorsque celles-ci sont surmontées, le membre est mis dans une attelle de Thomas (Fig. 125) et le patient peut circuler. L'attelle est portée pendant une durée variant de six à douze mois ; avant d'être jeté, il peut être laissé de côté la nuit ; il est finalement remplacé par un pansement.

FIG. 125. —Attelle de genou de Thomas appliquée. Notez les sangles d'extension appliquées à la jambe affectée et la patte sous le pied sain.

Les indications du *traitement opératoire* sont : (1) des symptômes marqués de destruction des cartilages articulaires ; (2) une attitude déformée incapable d'être rectifiée sans opération ; (3) un état de santé général qui exige que la maladie soit éliminée le plus rapidement possible ; (4) progression ou persistance de la maladie malgré un traitement conservateur. Lorsqu'il n'y a aucune perspective de guérison avec une articulation mobile, persévérer avec des mesures conservatrices est une perte de temps et une source possible de danger. L'opération permet d'éradiquer la maladie et de restaurer un membre utile dans un délai raisonnable, en moyenne de trois à six mois.

Chez l'adulte, l'opération consiste à exciser l'articulation ; chez l'enfant, le but est d'éliminer les tissus malades sans endommager les cartilages épiphysaires.

L'amputation est pratiquée lorsque la maladie a rechuté après l'excision et qu'il existe une suppuration persistante, et lorsque la vie est menacée par l'apparition d'une tuberculose pulmonaire ou ailleurs.

Traitement des déformations résultant de maladies antérieures du genou. —La flexion est la plus courante d'entre elles ; lorsque, par suite de contracture des parties molles, celles-ci sont soit étirées peu à peu, le membre étant enrobé de plâtre après chaque séance, soit divisées par dissection ouverte dans l'espace poplité. En cas d'ankylose fibreuse ou osseuse, le choix se situe entre l'arthroplastie, l'ablation d'un coin osseux incluant l'articulation ou, chez les patients encore en croissance, un coin du fémur au-dessus du niveau du cartilage épiphysaire. Le déplacement vers l'arrière du tibia, du genu recurvatum et du genu valgum nécessite également un traitement chirurgical.

AUTRES MALADIES DE L'ARTICULATION DU GENOU

Les maladies pyogéniques résultent d'une infection par la circulation sanguine, par l'un des os adjacents ou par une plaie pénétrante de l'articulation. Les types les plus courants comprennent la *synovite* associée à une maladie de l'os adjacent, *l'arthrite aiguë des nourrissons* , la suppuration articulaire dans *la pyémie* , *l'arthrite pyogène* consécutive à des plaies pénétrantes et les affections résultant d' une infection *gonococcique* ou *pneumococcique* .

Traitement. — Le membre est immobilisé sur une attelle postérieure rembourrée de manière à permettre une légère flexion du genou et une extension appliquée avec un poids suffisant pour soulager la douleur ; il est également utile de provoquer l'hyperhémie par l'une ou l'autre des méthodes imaginées par Bier. Pour tapoter l'articulation, l'aiguille est introduite obliquement dans la poche supra-rotulienne, et s'il est nécessaire d'ouvrir l'articulation, l'incision est pratiquée sur un ou des deux côtés de la rotule, et le plan de Murphy d'insertion de formol-glycérine peut être employé. Si l'infection progresse et menace la vie du patient, il peut être nécessaire d'ouvrir librement l'articulation d'un côté à l'autre, en sciant à travers la rotule, et, le membre étant fléchi, la plaie entière est laissée ouverte et remplie de gaze. À mesure que l'infection disparaît, le membre se redresse progressivement. Si ces méthodes échouent, l'amputation de la cuisse pourrait être le seul moyen de sauver des vies.

L'arthrite déformante affecte le genou plus fréquemment que n'importe quelle autre grosse articulation. Les modifications liées à la membrane synoviale atteignent ici leur développement maximum et peuvent prendre la forme d'anasas avec ou sans corps fibrineux, ou d'une prolifération des franges synoviales et de la formation de corps lâches pédonculés. Il est suggéré que ces modifications synoviales font suite à des entorses répétées ou à une infection pyogène antérieure de l'articulation. L'épanchement et l'étirement des ligaments qui suivent une entorse ne sont pas complètement récupérés ; la membrane synoviale se plisse, le quadriceps s'atrophie et ne met plus en tension le ligament muqueux ; et le coussinet de graisse infrapatellaire, ne subissant pas la compression normale pendant l'extension, est facilement pincé entre le fémur et le tibia. Chaque pincement implique une nouvelle entorse, avec retour de l'épanchement, et ainsi s'établit un cercle vicieux qui se termine par ce qu'on a appelé une *arthrite villeuse* , avec franges et corps lâches ; avec le temps, le cartilage articulaire situé au niveau de la réflexion synoviale subit une fibrillation et une conversion en tissu conjonctif, et le processus se propageant aux surfaces articulaires, le tableau d'une polyarthrite rhumatoïde est complet. La fibrillation du cartilage confère une sensation de rugosité lorsque l'articulation est saisie lors de la flexion et de l'extension, et un rebord des bords de la surface trochléaire du fémur peut être ressenti lorsque l'articulation est fléchie ; on le voit également facilement dans les skiagrammes. Lorsqu'une partie du « lèvre » est cassée, cela peut donner lieu à un corps lâche. Dans les cas avancés de destruction des cartilages, il peut y avoir un mouvement de côté et d'autre, avec un grincement des surfaces articulaires.

Dans les premiers temps, le traitement consiste à limiter les mouvements d'extension au moyen d'une attelle munie d'une charnière qui se verrouille à trente degrés dès l'extension complète et d'un massage vigoureux du quadriceps. Dans les formes d'arthrite sèches et grinçantes, les symptômes sont soulagés par l'introduction de vaseline liquide dans l'articulation. Lorsque les symptômes sont dus à la présence de franges et de corps lâches, ceux-ci peuvent être éliminés chirurgicalement. Lorsque la maladie est grave et se limite à un seul genou, la question de l'excision de l'articulation peut être envisagée.

Le genou hémorragique , *la maladie de Charcot* , *le genou hystérique* et *les corps lâches* dans l'articulation ont déjà été décrits.

L'ARTICULATION DE LA CHEVILLE

Il existe une cavité synoviale commune à la cheville et aux articulations tibio-fibulaires inférieures. Le cartilage épiphysaire du tibia se situe au-dessus du niveau de cette cavité synoviale, mais celui du péroné est inclus dans ses limites (Fig. 93). Le talus est lié à trois articulations : la cheville au-dessus, l'articulation talo-naviculaire en avant et l'articulation calcanéo-taloïdienne en dessous. Les gaines tendineuses, notamment celles du péronier et du tibial postérieur, sont susceptibles d'être infectées par la propagation d'une maladie infectieuse à partir de l'articulation.

Maladie tuberculeuse. — La maladie tuberculeuse de la cheville se rencontre à tout âge. Dans la majorité des cas, la maladie touche à la fois les os et la membrane synoviale. Les lésions osseuses grossières sont relativement rares et se rencontrent principalement dans la tête ou le cou du talus.

La maladie synoviale primaire présente généralement les caractéristiques d'un gonflement blanc, se projetant sous les tendons extenseurs du dos et, vers l'arrière, remplissant les creux de chaque côté du tendon d'Achille et sous les malléoles (Fig. 126). Le pied peut conserver son attitude normale ou les orteils peuvent être pointus et adductés. Les muscles des mollets sont gaspillés, il y en a peu plainte de douleur, et les mouvements de l'articulation peuvent être si peu gênés que le patient peut marcher sans boiter. Lorsque la maladie touche les surfaces articulaires, il y a douleur et sensibilité, les mouvements sont restreints ou abolis et le patient est incapable de poser le pied au sol.

FIG. 126. —Maladie tuberculeuse chez un homme æt. 35, d'une durée de six semaines.

Un foyer primaire dans l'os provoque une douleur et une sensibilité localisées, ainsi qu'une claudication lors de la marche, mais le premier signe peut être la formation d'un abcès ou le développement rapide de symptômes articulaires. Dans de tels cas, les skiagrammes fournissent des informations précieuses.

La formation d'abcès est un phénomène précoce et marquant, que la maladie soit d'origine osseuse ou synoviale, et des sinus sont susceptibles de se former autour de l'articulation. Les abcès et les sinus périphériques sont généralement le résultat d'une infection des gaines tendineuses voisines.

Diagnostic. — Lorsque la ténosynovite survient indépendamment d'une maladie de la cheville, le gonflement se limite à une seule face de l'articulâtion. Dans le sarcome de l'extrémité inférieure du tibia, le gonflement n'a pas la répartition uniforme de celui rencontré dans les maladies articulaires. Dans l'abcès de Brodie de l'extrémité inférieure du tibia, il peut y avoir un gonflement de la cheville, mais il existe une zone de sensibilité particulière à la percussion sur l'os.

Traitement. — Le pied est immobilisé perpendiculairement à la jambe par des attelles ou du plâtre de Paris ; si les symptômes articulaires sont absents ou atténués, une attelle de genou de Thomas doit être posée pour permettre au patient de se déplacer sans porter son poids sur le pied atteint (Fig. 125). Pour injecter de l'iodoforme, la pointe de l'aiguille est insérée sous l'une ou l'autre malléole, puis poussée vers le haut, le long du talus. Si une maladie localisée dans l'un des os est reconnue avant que l'articulation ne soit infectée, elle doit être éradiquée par une opération.

Lorsque la maladie est diffuse et résiste au traitement conservateur, il convient de procéder à une excision en enlevant les surfaces articulaires des os constitutifs et, si nécessaire, la totalité du talus.

L'amputation n'est nécessaire que chez les adultes présentant une maladie à progression rapide et une suppuration diffuse, ainsi que dans les cas qui ont rechuté après l'excision.

Les autres maladies de la cheville comprennent les affections *pyogènes* , *gonorrhéiques* , *rhumatismales* , *goutteuses* et *hystériques* , *l'arthrite déformante* et *la maladie de Charcot* . Cette dernière est généralement associée à une désintégration rapide et indolore des os de la cheville et du tarse, entraînant une grande déformation et une perte de la voûte plantaire, parfois associée à un ulcère perforant de la plante.

La maladie tuberculeuse du **tarse** , **du métatarse** et **des phalanges** a été abordée dans le chapitre sur les maladies des os.

CHAPITRE X
DÉFORMITÉS DES EXTRÉMITÉS

- <u>L'origine des déformations :</u>
- <u>(1) Ceux survenus avant la naissance ;</u>
- <u>(2) ceux produits pendant la naissance ;</u> et
- <u>(3) ceux acquis après la naissance</u>.
- <u>Paralysies des enfants :</u>
- *<u>Poliomyélite antérieure</u>*.
- <u>Paralysies cérébrales :</u> *<u>Paralysie spastique</u>*.
- <u>LE MEMBRE INFÉRIEUR :</u>
- <u>Luxation congénitale de la hanche</u>
- — <u>Casser la hanche</u>
- — <u>Déformations paralytiques</u>
- — <u>Contracture et ankylose de la hanche</u>
- — <u>Coxa vara et coxa valga</u>
- — <u>Luxation congénitale du genou et de la rotule</u>
- — <u>Genu recurvatum</u>
- — <u>Déformations paralytiques</u>
- — <u>Contracture et ankylose du genou</u>
- — <u>Genu valgum et genu varum</u>
- — <u>Malformations congénitales de la jambe</u>
- — <u>Jambe arquée</u>
- - <u>Pied bot :</u>
- *<u>Pieds équins-varus</u>* ;
- *<u>Pied équin</u>* ;
- *<u>Pied calcanéum</u>* ;
- *<u>Pieds calcanéo-valgus</u> et <u>varus</u>* ;
- *<u>Pieds creux</u>* ;

- Pied plat et pied valgus

- — Affections douloureuses du talon

- — Métatarsalgie

- — Hallux valgus et oignon

- — Hallux varus

- — Hallux rigidus et flexus

- - Orteil en marteau

- — Hypertrophie des orteils

- — Orteils surnuméraires

- — Orteils palmés .

- LE MEMBRE SUPÉRIEUR :

- Absence congénitale de clavicule

- — Élévation de l'omoplate

- — Omoplate ailée

- — Déformations paralytiques congénitales de l'épaule

- — Déformations du coude

- — Main de club

- — Déformations du poignet

- — Malformation de Madelung

- — Déformations des doigts

- — Contraction de Dupuytren

- — Polydactylie .

La chirurgie des extrémités s'occupe si largement de la correction des déformations qu'il est nécessaire d'abord de rappeler brièvement quelques points relatifs à l'époque et au mode d'origine de celles-ci.

1. *Les malformations congénitales* , c'est-à-dire celles qui naissent *in utero* et sont présentes à la naissance, sont relativement courantes et peuvent être dues à diverses causes. Certaines résultent d'erreurs de développement, par exemple des doigts ou des orteils surnuméraires et des déficiences des os de la jambe ou de l'avant-bras. Un plus grand nombre sont à attribuer à une attitude anormale persistante du fœtus, généralement associée à un manque de place

dans l'utérus, par exemple la forme courante du pied bot et la luxation congénitale de la hanche. Plus rarement, les bandes amniotiques resserrent les doigts ou les membres au point de produire une distorsion, ou même de sectionner la partie distale : *amputation intra-utérine* . Enfin, certaines maladies du fœtus, et notamment celles affectant le squelette, par exemple l'achondroplasie, provoquent des malformations congénitales.

2. *Les malformations survenues lors de l'accouchement* sont toutes imputables aux effets de blessures subies au cours d'un travail difficile. En voici quelques exemples : le torsadé résultant d'une rupture du sterno-mastoïdien ; lésions de l'articulation de l'épaule et du plexus brachial dues à une hyper-extension du bras ; une affection spastique des membres inférieurs – maladie de Little – résultant d'une déchirure des vaisseaux sanguins à la surface du cerveau avec hémorragie et interférence avec le fonctionnement de l'aire corticale motrice.

3. *Les malformations acquises après la naissance* ont des causes très diverses, parmi lesquelles les maladies des os, y compris le rachitisme, les maladies des articulations et les affections du système nerveux accompagnées de paralysie, sont parmi les plus fréquentes. D'autres déformations sont produites par des vêtements inadaptés, tels qu'un corset serré ou des chaussures mal ajustées déformant les orteils, une position debout prolongée chez les sujets en croissance sollicitant excessivement le mécanisme du pied et donnant naissance à la forme courante de pied plat.

Le rôle joué par les paralysies des enfants dans les affections chirurgicales des extrémités nécessite une brève description de leurs caractères les plus importants.

La poliomyélite antérieure est la lésion à l'origine de ce qu'on appelait autrefois *la paralysie infantile* , un nom à éviter car cette affection ne se limite pas aux nourrissons et n'est pas la seule forme de paralysie rencontrée chez les jeunes enfants. La poliomyélite antérieure est caractérisée par une maladie accompagnée de fièvre, dans laquelle l'enfant a perdu la puissance d'un membre inférieur, plus rarement des deux membres inférieurs ; ou, ce peut être, d'un ou des deux bras. Après une période variant de six semaines à trois mois, la paralysie tend à diminuer tant en étendue qu'en degré et, dans la majorité des cas, elle ne persiste finalement que dans certains muscles ou groupes de muscles. Au début de la paralysie, le membre affecté est impuissant et détendu, les réflexes sont perdus, les muscles s'atrophient et ceux qui sont paralysés présentent une réaction de dégénérescence. Dans les cas graves, et surtout si un traitement approprié est négligé, la nutrition du membre est profondément affectée ; sa température est inférieure à la normale, la peau est bleutée par temps froid et devient facilement le siège d'escarres. Au fil du temps, le membre accuse un retard de croissance par rapport à son homologue et tend à adopter une attitude déformée, qui au début peut être facilement corrigée, mais qui devient ensuite permanente.

FIG. 127. —Fille montrant les résultats de la poliomyélite affectant le membre inférieur gauche ; le membre est court et peu développé, le bassin est incliné et la colonne vertébrale est courbée.

Lorsque la phase aiguë de la maladie est passée, la principale question est de savoir dans quelle mesure une récupération fonctionnelle peut être recherchée dans les muscles paralysés.

Il semble établi que si un muscle réagit au faradisme, il récupérera, mais la proposition contraire ne s'ensuit pas. On croyait autrefois qu'un muscle qui présente une réaction de dégénérescence est incapable de se rétablir, mais l'observation a montré que tel n'est pas le cas. La destruction complète des cellules motrices de la corne antérieure de la matière grise consécutive à la poliomyélite est désormais reconnue comme exceptionnelle ; en fait, les dommages causés aux cellules nerveuses peuvent généralement être réparés. Les muscles gouvernés par ces cellules peuvent sembler complètement paralysés, mais avec un traitement approprié, leur activité fonctionnelle peut être restaurée. Comme l'incapacité fonctionnelle est souvent due à un *étirement excessif du muscle affecté*, il est de la première importance, lorsque les symptômes aigus disparaissent, de prendre toutes les précautions nécessaires pour éviter que les groupes musculaires faibles ne soient soumis à l'étirement, et la plus grande attention doit être portée à *la posture du membre pendant la convalescence* . Par exemple, si l'enfant est autorisé à s'allonger avec le poignet fléchi, les muscles fléchisseurs se raccourcissent et les extenseurs sont trop étirés et se trouvent donc dans une situation désavantageuse mécanique. À mesure que les changements inflammatoires dans la corne antérieure de la moelle s'atténuent, les tendons fléchisseurs, de par leur position avantageuse, sont en mesure de répondre aux premiers stimuli provenant de leurs cellules motrices en convalescence, tandis que les extenseurs ne sont pas en mesure de réagir. fais-le. Si, au contraire, le poignet et les doigts sont maintenus dans une attitude de dorsiflexion extrême, les extenseurs se raccourcissent et, soulagés de la tension, ils commencent bientôt à répondre aux stimuli qui leur sont envoyés par les cellules nerveuses en convalescence. De même dans le membre inférieur, lorsque, par exemple, les muscles innervés par le nerf péronier (poplité externe) sont paralysés, si l'on laisse le pied rester dans l'attitude d'inversion avec le talon relevé - équino-varus paralytique - attitude qui est rendue plus prononcée par la pression des draps, les chances que les muscles retrouvent leur fonction sont sérieusement diminuées. Un autre facteur puissant empêchant la récupération, en particulier dans les membres inférieurs, est *une déviation erronée du poids corporel* . Si, par exemple, il y a une faiblesse dans le groupe musculaire tibial et que l'enfant est autorisé à marcher, l'éversion du pied augmentera régulièrement, les muscles tibiaux seront de plus en plus étirés, les muscles péroniers opposés se raccourciront et , avec le temps, les os du tarse subiront des altérations structurelles qui perpétueront la déformation. Si, au contraire, par quelque altération de la chaussure, le pied est maintenu dans l'attitude d'inversion, les muscles tibiaux affaiblis ou paralysés sont placés dans un état beaucoup plus favorable à la récupération.

Il faut souligner qu'aucune opération ne doit être pratiquée dans ces cas jusqu'à ce que la question de savoir s'il est possible ou non de restaurer le muscle apparemment paralysé soit réglée. Le test clinique de la capacité de récupération d'un muscle consiste à le maintenir pendant une longue période – six voire douze mois – dans un état de relaxation. Ce test doit être effectué, quel que soit le nombre de mois ou d'années pendant lequel le muscle a été paralysé.

La première étape du traitement est donc la correction de la déformation existante, après quoi le membre doit rester immobile jusqu'à ce que les ligaments, les muscles et même les os aient retrouvé leur longueur et leur forme normales. Le moindre étirement d'un muscle en voie de récupération le désactive à nouveau.

L'âge du patient influence la méthode de traitement. Chez les jeunes enfants dont les structures sont molles et souples, la correction progressive de la déformation est préférable aux méthodes plus rapides employées chez les enfants plus âgés. La séquence appropriée consiste à corriger la déformation, à fournir l'appareil le plus simple pour maintenir le membre en bonne position, à éviter une déviation erronée du poids corporel lors de la marche, puis à laisser l'enfant grandir et se développer jusqu'à ce qu'il atteigne l'âge de cinq ans avant d'envisager une opération telle qu'une transplantation de tendons, et l'âge de dix ans avant de décider d'ankyloser une articulation en forme de fléau.

Repositionnement, Manipulations, Supports. — On tente de corriger la déformation par manipulation, et l'attitude appropriée est maintenue par un support mécanique. Si le pied a tourné de telle sorte que la semelle regarde latéralement, le côté médial de la chaussure doit être relevé et un fer porté qui s'étend du genou jusqu'au côté latéral de la jambe, pour se terminer, sans articulation, dans le talon. de la botte. En pied équin, le fer est introduit à l'arrière du talon et s'étend vers l'avant jusqu'à la taille de la botte, pour maintenir le pied perpendiculairement à la jambe et pour détendre les muscles extenseurs faibles.

Division des contractions. —Les bandes de fascia et les tendons contractés qui empêchent la correction de la déformation peuvent devoir être divisés ou allongés. Il est préférable d'utiliser la méthode ouverte.

Enlèvement de la peau. — Pour aider à maintenir l'attitude souhaitée, Jones recommande d'exciser une zone de peau redondante sur la partie la plus faible du membre ; en équin, la peau est prélevée sur le dos ; en équino-varus, de la face antérieure et latérale du pied. Lorsque les bords de l'espace se sont réunis, le pied est maintenu dans la position souhaitée pendant quelques mois, même si les parents enlèvent négligemment le support en fer pour laisser l'enfant courir.

La transplantation de tendon , procédure introduite par Nicoladoni, doit être envisagée chez les enfants de cinq ans et plus. Il peut être utilisé à différentes fins : (1) Pour renforcer un muscle faible par un muscle sain, par exemple en transplantant un tendon des ischio-jambiers dans la rotule pour renforcer un quadriceps faible, ou en renforçant les inverseurs faibles du pied par un extenseur transplanté. hallucis long. (2) La transplantation peut également être réalisée pour remplacer un muscle qui est assez inactif et ne montre aucun signe de récupération - par exemple, les tibiaux étant paralysés, le long péronier peut être implanté dans le naviculaire ou le premier métatarsien pour agir comme inverseur. du pied.

Dans la mesure du possible, un tendon doit être transplanté directement dans l'os, car s'il est attaché à des parties molles, il tient rarement suffisamment fermement. L'os doit si possible être tunnelisé et le tendon passé à travers le tunnel et solidement fixé. Lorsqu'on amène un tendon vers son nouveau point d'attache, il doit suivre une ligne aussi droite que possible, en évitant toute courbure ou angle qui pourrait nuire à son action. La graisse est le meilleur support pour le tendon transplanté, car elle agit comme une gaine et empêche la formation d'adhérences qui interféreraient avec le fonctionnement du nouveau tendon. Toute déformation doit être corrigée avant le transfert du tendon ; si le tendon est trop court pour cela, on peut l'allonger au moyen de fils de soie (Lange).

Selon Jones, les transplantations les plus réussies sont les suivantes, dans l'ordre : (1) Le tibial antérieur dans le tarse latéral dans une paralysie des péroniers ; (2) le long péronier dans le naviculaire en cas de paralysie du groupe tibial ; (3) l'extenseur du long hallucis dans n'importe quelle partie du pied où il peut être nécessaire ; (4) les ischio-jambiers dans la rotule, pour renforcer les quadriceps, à condition que le traitement ultérieur le plus strict puisse être assuré ; (5) déviation d'une partie du tendo d'Achille vers l'un ou l'autre côté du pied.

Arthrodèse. — Cette opération, pratiquée pour la première fois par Albert en 1877, consiste à enlever le cartilage recouvrant les surfaces articulaires des os dans le but de produire une ankylose ferme. La procédure est plus efficace dans les articulations de la cheville et du tarse moyen, et on obtient ainsi une base de soutien sûre et ferme pour la marche. Avant de réaliser une arthrodèse, le chirurgien doit décider si le patient se portera mieux avec une articulation raide ou avec une cheville faible et mobile soutenue par un appareil. C'est souvent une question de position sociale ; chez les pauvres, une articulation ankylosée est plus utile et moins coûteuse. Il est rare qu'une arthrodèse soit pratiquée à la cheville avant que l'enfant ait dépassé la huitième année, ou au genou avant la vingtième année. Il y a beaucoup à faire pendant la période d'attente, et si cela est bien fait, il est possible que l'opération ne soit pas nécessaire. Il faudra par exemple corriger les déformations existantes, retirer des zones de peau pour soulager les muscles infonctionnels, dévier le poids du corps de manière appropriée et apprendre à l'enfant à marcher à l'aide d'un support, en balançant son membre, et l'utiliser efficacement dans une position correcte. Un tel exercice est un puissant agent favorisant le développement physiologique et fonctionnel.

L'anastomose nerveuse , qui vise à fournir un nouveau canal de transmission des impulsions motrices aux muscles paralysés, a jusqu'à présent un champ d'application restreint : par exemple, les nerfs tibial et péronier peuvent être anastomosés lorsque les muscles alimentés par l'un d'eux sont anastomosés. paralysé. Stoffel de Heidelberg insiste sur la nécessité de tenir compte de la disposition anatomique des faisceaux nerveux à l'intérieur du tronc nerveux, afin que les fibres motrices puissent être reliées aux fibres motrices et non aux fibres sensorielles. Il est nécessaire également de couper certaines des fibres du nerf sain pour qu'elles puissent se développer dans le nerf dégénéré.

Dans les cas extrêmes où le membre est désespérément paralysé et inutile, il peut être *amputé* pour permettre le port d'un membre artificiel ; il faut cependant garder à l'esprit que de tels membres fournissent de pauvres moignons, généralement incapables de supporter la pression.

Paralysies cérébrales de l'enfance - Paralysie spastique. — Celles-ci peuvent être dues à un arrêt du développement du cerveau, à des lésions de la tête à la naissance, à une hémorragie méningée ou à d'autres lésions du cerveau, avec des modifications dégénératives secondaires de la moelle épinière. La cause la plus fréquente est une hémorragie survenant lors de l'accouchement à partir des veines qui montent de la partie médiane de la convexité de l'hémisphère pour déboucher dans le sinus sagittal supérieur (longitudinal supérieur). Le sang s'écoule sous la dure-mère d'un ou des deux côtés de la faux cérébrale et, à mesure qu'il s'accumule près du sommet, les dommages causés aux centres moteurs des jambes sont généralement plus étendus que ceux des centres des bras. La paralysie peut affecter un côté du corps : *hémiplégie* , ou les deux côtés : *diplégie* ; plus rarement, une seule extrémité est atteinte : *la monoplégie* . Dans la diplégie, dans laquelle les deux bras et les deux jambes sont touchés en premier lieu, les bras peuvent récupérer tandis que les membres inférieurs restent dans un état spastique, une condition connue sous le nom de *maladie de Little* . Les fonctions mentales peuvent être normales, mais le plus souvent elles sont imparfaitement développées, l'altération équivalant dans certains cas à l'idiotie. Les membres atteints présentent une rigidité musculaire ou des spasmes, qui s'aggravent au mouvement mais disparaissent sous l'anesthésie ; les réflexes sont exagérés, et parfois il y a des mouvements involontaires pervertis (*athétose*). La croissance du membre est altérée et des déformations dues à la contracture peuvent survenir (Fig. 131). La quantité de puissance dans le membre est souvent étonnante, en contraste marqué avec ce que l'on observe lors d'une poliomyélite antérieure. Le degré d'amélioration naturelle n'est en aucun cas grand et la fonction normale n'est presque jamais retrouvée.

Le *traitement* vise en premier lieu à améliorer l'état des muscles par des exercices méthodiques et des massages. Lorsqu'une irritabilité réflexe des muscles entraînant des spasmes est une caractéristique importante, l'arc réflexe peut être interrompu par *la résection des racines nerveuses postérieures* correspondant à la partie affectée. Cette opération, suggérée pour la première fois par Spiller, mais surtout popularisée par Foerster, a donné les meilleurs résultats dans les cas de maladie de Little, dans lesquels il reste encore une quantité considérable de mouvements volontaires, et pourtant il y a une incapacité de marcher à cause de spasmes involontaires. Dans le cas des membres inférieurs, trois racines nerveuses lombaires ou plus et une ou plusieurs racines nerveuses sacrées sont réséquées dans le canal vertébral. La sensation est diminuée mais pas abolie dans la zone cutanée concernée. Les massages et les exercices et éventuellement les attelles ou appareils sont des facteurs essentiels pour favoriser la récupération fonctionnelle. Il n'a pas encore été décidé si les résultats de la résection des racines nerveuses justifient le risque.

En dehors de l'opération de Foerster, ou en cas d'échec, le spasme d'un muscle ou d'un groupe de muscles peut être éliminé en diminuant l'innervation nerveuse du muscle ou en allongeant le tendon. La diminution de l'apport nerveux a été suggérée par Stoffel ; elle consiste à exposer le nerf moteur à son entrée dans le muscle et à réséquer le tiers ou la moitié des fibres, de manière à réduire l'innervation au degré requis. La méthode est encore à l'essai.

Allongement des tendons. — Dans la paraplégie spastique, par exemple, Jones réséque les origines des adducteurs longs et courts, allonge le tendon d'Achille, divise le fascia poplité et les ischio-jambiers et transplante le biceps dans le quadriceps ; après quoi les membres sont mis en position d'abduction large pendant six semaines. Il est important que le patient commence à marcher avec les jambes écartées et apprenne à s'équilibrer sans aucun sentiment d'insécurité ; il faut lui apprendre à regarder un objet directement devant lui plutôt que par terre.

LE MEMBRE INFÉRIEUR

DISLOCATION CONGÉNITALE DE LA HANCHE

C'est la plus courante de toutes les luxations congénitales. Sa fréquence varie selon les pays, étant plus grande sur le continent européen que dans ce pays. Elle est plus souvent unilatérale que bilatérale (environ 4 pour 1) et est environ trois fois plus fréquente chez les filles que chez les garçons.

La luxation survient dans les premiers mois de la vie intra-utérine et peut être associée à un déficit de la liqueur amniotique.

Anatomie pathologique. — *Chez le nourrisson* , les modifications anatomiques de l'articulation sont moins marquées qu'elles ne le sont après que l'enfant a porté son poids sur le membre. Le cotyle, n'ayant jamais été occupé par la tête du fémur, est imparfaitement développé ; il reste plat et peu profond, est en partie rempli de tissu fibro-graisse dérivé de la membrane synoviale et est toujours trop petit pour la tête du fémur. Le ligament cotyloïde étant plus large et plus épais que d'habitude, la partie osseuse de l'alvéole paraît plus profonde qu'elle ne l'est réellement. Dans les cas unilatéraux, la moitié affectée du bassin est contractée, de sorte que le bassin pelvien est rétréci et oblique. La tête du fémur est petite, aplatie et, dans certains cas, conique ; et l'angle formé par le col avec la tige est altéré, quelquefois diminué, il peut être droit : *coxa vara* (fig. 129) ; parfois augmentée : *coxa valga* . Il existe également un degré variable de torsion du col, l'anté-torsion étant d'une importance pratique car elle augmente la difficulté de retenir la tête dans l'emboîture. La capsule est lâche et permet à la tête de passer vers le haut sur une distance variable jusqu'au dos ilii. Dans les cas unilatéraux, le ligament rond est allongé et épaissi ; dans les cas bilatéraux, il est fréquemment absent.

FIG. 128. —Radiogramme d'une double luxation congénitale de la hanche chez une fille æt. 4.

FIG. 129. —Os innomé et extrémité supérieure du fémur provenant d'un
cas de luxation congénitale de la hanche.

Chez *les enfants qui ont marché* , la tête du fémur est poussée plus vers le haut
sur le dos ilii ; la capsule s'allonge en supportant le poids du corps. La partie
de la capsule qui naît du bord inférieur du cotyle s'étend à travers l'alvéole et
la isole en partie du reste de la cavité articulaire. Avec le temps, la capsule
s'épaissit considérablement et peut présenter une constriction en forme de
sablier vers son milieu, ce qui peut constituer un obstacle sérieux à la
réduction. L'emboîture devient petite et triangulaire, et il n'y a presque aucun
rebord contre lequel la tête du fémur puisse reposer. Une dépression
superficielle peut se former sur l'ilium où il est pressé par la tête du fémur,
recouverte par la capsule ; et au cours des années, à mesure que la tête change
de position, plusieurs alvéoles secondaires peuvent se former. Aucune
nouvelle alvéole osseuse proprement dite ne se forme comme celle-là dans
les luxations traumatiques qui restent non réduites car dans la variété
congénitale la capsule épaissie intervient entre la tête de l'os et le dos ilii. Le
déplacement de la tête se fait le plus souvent vers l'arrière (luxation dorsale),
et comme le point d'appui tombe ainsi derrière le cotyle, le bassin s'incline
vers l'avant et la colonne lombaire devient indûment concave (lordose). Les
muscles de la hanche et de la cuisse se modifient en conséquence des
relations modifiées ; les gémelles, les obturateurs et les piriformes sont
allongés, les adducteurs, les ischio-jambiers et le psoas-iliaque sont
raccourcis, tandis que les fessiers et les quadriceps ne sont que peu altérés.

Dans de rares cas, la tête est déplacée vers le haut et se trouve immédiatement au-dessus du cotyle.

FIG. 130. —Luxation congénitale de la hanche gauche chez une fille æt. 8. Le patient met tout son poids sur le membre luxé.

Caractéristiques cliniques. — Cette affection attire rarement l'attention jusqu'à ce que l'enfant commence à marcher, mais parfois la largeur inhabituelle du bassin, la présence d'une bosse dans la fesse, un claquement autour de la hanche, ou une manière particulière de tenir le membre, amènent les parents à rechercher des conseils dès le début. Dans *les cas unilatéraux*, lorsque l'enfant a appris à marcher à l'âge tardif de deux, trois ans ou même de quatre ans, on remarque que le dos est creux et les fesses exagérément saillantes, et qu'il existe un signe particulier et caractéristique. mous; chaque fois que le poids du corps est appliqué sur le membre atteint, le tronc fait un brusque plongeon vers ce côté. Il n'y a aucune douleur à la marche. Le membre atteint est raccourci, comme le montre la projection du grand trochanter au-dessus de la ligne de Nélaton ; le raccourcissement augmente graduellement et, avec le temps, peut atteindre plusieurs pouces. Elle est en partie compensée en posant le membre affecté sur la pointe des orteils et en fléchissant le genou du côté sain. Le sillon fessier est plus court, plus profond et plus haut que du côté sain, et, à cause de l'obliquité du bassin, la colonne vertébrale présente une courbure latérale, avec sa concavité vers le côté atteint. Les mouvements de l'articulation de la hanche sont libres dans toutes les directions sauf en abduction ; en pratiquant la rotation externe, on la trouve souvent anormalement libre ; enfin, chez les jeunes enfants, si le bassin est fixe, la tête de l'os peut glisser de haut en bas sur l'ilium.

Dans les cas bilatéraux, le tronc apparaît bien développé contrairement aux membres inférieurs courts, le creux du dos est exagéré, l'abdomen est saillant, le périnée est élargi et les fesses sont excessivement saillantes. La démarche se dandine comme celle d'un canard, le tronc vacillant d'un côté à l'autre à chaque pas. Dans les cas non traités, la déformation et l'invalidité deviennent plus prononcées à mesure que les ligaments capsulaires et ronds sont davantage étirés, le raccourcissement et la claudication deviennent plus marqués, le patient est facilement fatigué en marchant ou en restant debout et est généralement inapte à gagner sa vie. Nous avons cependant eu en observation un homme adulte présentant une luxation bilatérale et une extraversion de la vessie, qui a efficacement exercé les fonctions de porteur pendant de nombreuses années.

Sauf chez les nourrissons obèses, le *diagnostic* n'est pas difficile ; l'absence de douleur et de sensibilité, la liberté de mouvement et l'absence de la tête du fémur par rapport à sa position normale différencient la maladie de la maladie tuberculeuse de l'articulation, de la coxa vara et d'autres déformations de la région de la hanche. *Le test de Trendelenburg* consiste à relever le niveau relatif des fesses lorsque le patient se tient debout sur la jambe affectée. Normalement, les fesses restent au même niveau lorsque le patient se tient sur une jambe ; dans la luxation congénitale, la fesse du membre soulevé du sol descend à un niveau inférieur ; à Coxa Vara, il monte plus haut.

Dans les cas de paralysie de la hanche, il peut y avoir une ressemblance considérable avec une luxation, mais les muscles sont relâchés et atrophiés, et l'attitude normale peut facilement être rétablie en tirant sur le membre. Le moyen de diagnostic le plus sûr est la radiographie, qui montre la position de la tête de l'os par rapport au cotyle et toute torsion du col du fémur qui peut être présente. Ce dernier point est déterminé en prenant une série de skiagrammes dans différentes positions du membre ; ceux-ci sont également utiles pour corriger des impressions erronées quant à l'angle du col du fémur.

Traitement. — Nous sommes redevables à Paci, Schede, Calot, Lorenz et Hoffa pour le traitement rationnel qui cherche à réduire la dislocation par la manipulation.

Réduction par manipulation (*méthode de Lorenz*). — L'enfant est anesthésié et placé sur le dos, les jambes au-dessus du bout de la table. Pendant qu'un assistant stabilise le bassin, le chirurgien tire sur le membre de manière à ramener le trochanter jusqu'à la ligne de Nélaton ; ceci est suivi d'une rotation forcée vers l'extérieur et vers l'intérieur et d'un enlèvement forcé à angle droit, et d'un pétrissage des adducteurs jusqu'à ce qu'ils soient étirés et déchirés. L'étape suivante consiste à étirer les ischio-jambiers, en levant le pied, sans plier le genou, jusqu'à ce que l'avant de la cuisse rencontre l'abdomen et les orteils le visage. Pour étirer les muscles antérieurs, le patient est tourné sur le côté ou face, et la hanche est en hyper-extension aussi bien en position droite qu'en abduction. Le stade est maintenant atteint où des tentatives de réduction peuvent être faites ; l'enfant est à nouveau allongé sur le dos, le chirurgien saisit le genou, fléchit la cuisse à angle droit, tourne latéralement, fléchit et enlève lentement, tandis que le pouce pousse par derrière sur le trochanter, essayant de le guider et de le soulever par-dessus le bord de l'emboîture lorsque la hanche atteint la position d'abduction excessive. Lorenz utilise un coin de bois rembourré de cuir d'environ 3 pouces de haut pour reposer le trochanter tout en essayant de le soulever vers l'avant. Lorsqu'une réduction a lieu, il y a généralement un bruit et un sursaut brusque, comme lors de la réduction d'une luxation traumatique.

Pour maintenir la tête dans l'emboîture, le membre doit être maintenu en position d'abduction à angle droit et de rotation externe (90°) par un étui plâtré, qui comprend la partie inférieure du tronc et les deux membres jusqu'au genou. Sous le plâtre, des tiroirs en jersey sont usés et les protubérances osseuses sont rembourrées de coton. Le plâtre doit recouvrir le bord costal. Le premier étui est porté pendant deux mois ou plus, puis renouvelé à des intervalles plus rapprochés, le degré d'abduction diminuant à chaque renouvellement jusqu'à ce que les membres soient presque parallèles. L'enfant n'est gardé au lit que pendant une semaine ou deux, puis il est autorisé à se lever, muni d'une botte et d'une semelle haute du côté affecté, mais il ne doit pas utiliser de béquilles. Au bout de six mois, lorsque la capsule s'est resserrée autour de la tête du fémur, le plâtre est abandonné et des massages et des exercices sont employés.

Dans les cas bilatéraux, les deux luxations sont réduites en une seule séance si possible et un plâtre est appliqué avec les deux cuisses en abduction et fléchies à angle droit, ce qu'on appelle la « position de la grenouille ».

En cas d'échec de réduction d'une luxation dès la première tentative, le membre sera plâtré en position d'abduction pendant dix jours ou quinze jours, puis une nouvelle tentative sera effectuée. Le plus grand nombre de succès dans les affaires bilatérales se produisent chez les moins de cinq ans et dans les affaires unilatérales chez les moins de sept ans. Toutefois, une réduction peut parfois être obtenue chez les enfants plus âgés.

S'il s'avère impossible de remettre la tête du fémur sur le cotyle, il faudra tenter, par des manipulations similaires, de la coincer sous la tête longue du droit fémoral ou, à défaut, sous l'épine iliaque antérieure, sous le couturier et tenseur du fascia fémoral. En transformant ainsi une luxation postérieure en luxation antérieure, l'inclinaison du bassin et la lordose sont fortement diminuées. Ce procédé, nommé par Lorenz *transposition antérieure de la tête du fémur*, est spécialement applicable aux cas dans lesquels une rechute a eu lieu après réduction, et à ceux qui ont dépassé l'âge où il faut tenter une réduction.

La réduction par opération ouverte peut être utilisée dans les cas où, après plusieurs tentatives, la réduction a échoué ou dans lesquels une re-luxation s'est produite ; c'est pourtant une opération sérieuse. Des tentatives ont également été faites au moyen de chevilles et d'autres dispositifs pour fixer la tête de l'os et l'empêcher de glisser vers le haut sur l'ilium. Lorsque la réduction est impossible par quelque moyen que ce soit, une veste en cuir rigide avec des prolongements autour des cuisses peut diminuer la déformation et améliorer la marche.

Snapping Hip (*Hanche à ressort*). — Il s'agit d'une affection rare, rencontrée chez les enfants et les jeunes adultes, et caractérisée par l'apparition d'un bruit brusque et claquant, parfois accompagné de douleur dans la région du grand trochanter. Cela se produit généralement lorsque le membre est légèrement fléchi ou en adduction et tourné vers l'intérieur ou vers l'extérieur. À la palpation, une structure en forme de cordon peut être ressentie, qui glisse d'avant en arrière sur le trochanter lorsque la position du membre est modifiée.

Cette affection était autrefois décrite comme une luxation volontaire de la hanche ; On pense maintenant que cela est dû à une bande de tissu en forme de cordon glissant d'avant en arrière sur le trochanter. La bande est généralement issue du fascia lata, parfois renforcée par les fibres antérieures du grand fessier, parfois par le tenseur du fascia fémoral. Cette pathologie entraîne rarement un handicap appréciable et un traitement chirurgical est rarement nécessaire. Dans un certain nombre de cas, le muscle a été fixé par des sutures avec des résultats satisfaisants. Dans un cas récent, une dissection ouverte étendue s'est révélée négative, mais la suture du fessier au trochanter a été suivie de la disparition de la cassure.

Déformations paralytiques de la hanche. — Dans la poliomyélite antérieure, la paralysie musculaire peut être si étendue que le membre est incapable de supporter le poids du corps, ou bien certains groupes de muscles seulement sont paralysés et l'enfant peut marcher à l'aide d'appareils. Même si le psoas-iliaque est paralysé, la flexion reste possible par les fibres antérieures du moyen fessier, les adducteurs antérieurs, et lorsque la jambe est en rotation vers l'extérieur par les tenseurs des fascias et du couturier, la luxation diffère de la variété traumatique en ce que la tête, bien qu'elle quitte l' alvéole, reste à l'intérieur de la capsule. La luxation a tendance à résulter d'une perturbation de l'équilibre musculaire, la luxation antérieure étant plus fréquente que la luxation postérieure dans une proportion de deux pour un ; la nature de la luxation est mieux démontrée au moyen des rayons X. La réduction est rarement possible sans une opération ouverte. Les greffes de tendons et de nerfs sont rarement possibles et les arthrodèses sont rarement recommandées ; les déformations contractures, cependant, bénéficient souvent d'une ténotomie chez les jeunes enfants et, chez les enfants plus âgés, d'une ostéotomie à travers le trochanter et de la mise en place du membre en position d'abduction.

Dans *la paralysie spastique* d'origine cérébrale, la tendance est à la contracture, généralement en attitude de flexion, avec adduction et inversion. Cela peut entraîner une luxation vers l'arrière sur le dos iliaque et peut survenir chez les patients alités (Fig. 131).

FIG. 131. —Déformations de contraction des membres supérieurs et inférieurs résultant d'une paralysie cérébrale spastique chez l'enfant.

(Photographie prise après le décès par le Dr Thomson de Norwich.)

Contractures et ankyloses de la hanche. — Diverses formes de contracture se rencontrent à la suite d'une contraction cicatricielle ou d'un raccourcissement des fascia, des muscles et des ligaments lorsque la hanche a été maintenue en position fléchie pendant de longues périodes, par exemple dans l'abcès du psoas, les rhumatismes chroniques, ou l'hystérie. La majorité, cependant, résulte d'une maladie tuberculeuse de l'articulation de la hanche. Dans l'ankylose osseuse, on peut tenter de rétablir le mouvement par l'opération de Murphy, qui consiste à ciseler la jonction osseuse entre les os, à approfondir si nécessaire le cotyle, puis à interposer entre les surfaces osseuses une portion de fascia adipeux. dérivé du fascia lata sur le grand trochanter. L'opération de Jones consiste à détacher le grand trochanter (les insertions des fessiers y étant laissées intactes), à diviser le col du fémur, puis à fixer la partie séparée du trochanter à l'extrémité proximale du col pour empêcher l'union des les fragments.

<h2 style="text-align:center">Coxa Vara et Coxa Valga</h2>

Ces déformations dépendent d'anomalies de l'angle du col du fémur ; l'élévation moyenne ou normale est de 125° pour l'adulte et de 135° pour l'enfant ; les variations entre 120° et 140° sont considérées comme normales. Si l'angle est inférieur à 120°, il s'agit d'une condition de coxa vara ; si supérieure à 140°, coxa valga. L'angle d'inclinaison du col du fémur dépend de l'ajustement de certaines forces, à savoir le poids du corps, l'action des muscles et la résistance de l'os. La cause la plus évidente de déviation du cou par rapport à l'angle normal est une condition qui provoque un ramollissement de l'os de sorte qu'il cède sous la pression du poids, les plus courantes étant les fractures partielles, le rachitisme et d'autres maladies des os.

Coxa Vara—Incurvation du col du fémur. — Il peut y avoir une simple courbure d'adduction du cou, la tête s'enfonçant jusqu'au niveau du grand trochanter, voire au-dessous (Fig. 132) ; ou bien cela peut être combiné avec une courbure du cou, dont la convexité est en haut et en avant, de sorte que le bord inférieur du cou est considérablement raccourci et la tête rapprochée du petit trochanter. En même temps, la diaphyse du fémur est en adduction et pivote vers l'extérieur.

FIG. 132. —Coxa Vara rachitique.

(Cas de Sir Robert Jones. Radiogramme du Dr Morgan.)

Adolescente Coxa Vara. — Ce type clinique, le plus courant, se rencontre chez les garçons âgés de douze à dix-huit ans. La forme *unilatérale* résulte presque toujours d'une lésion du col du fémur ou de la jonction épiphysaire, bien que la déformation puisse ne pas se manifester avant des mois, un an ou deux après la lésion. La déformation peut être la première indication, ou elle est précédée de douleurs et de raideurs ; le patient se plaint d'être facilement fatigué, de difficultés à s'agenouiller et à s'asseoir, de difficultés à monter à cheval et d'une claudication croissante en marchant. A l'examen, le membre est raccourci, le grand trochanter est déplacé vers le haut et vers l'arrière et est indûment proéminent, et les muscles de la fesse et de la cuisse sont un peu plus petits et plus mous que du côté normal. Le membre est en adduction, son amplitude normale d'abduction et parfois aussi de flexion est restreinte et il existe, en règle générale, un certain degré de rotation latérale, de sorte que les orteils pointent vers l'extérieur. Il convient de noter que le même tableau – raccourcissement avec éversion et raideur de la hanche – résulte de la fracture courante du col de l'os chez les personnes âgées. L'élément d'adduction de la déformation est en partie compensé par l'inclinaison vers le haut du bassin du côté affecté et la courbure de la colonne vertébrale avec sa concavité vers le membre affecté.

Lorsque la maladie est bilatérale, elle est généralement le résultat d'une maladie osseuse, le rachitisme étant le plus fréquent dans ce pays. L'attitude et la démarche sont très caractéristiques, car les jambes en adduction et en éversion ont tendance à se croiser au niveau du genou, la déformation étant du type en ciseaux (Fig. 134), et dans les cas extrêmes, le patient ne peut marcher qu'avec l'aide de béquilles.

Diagnostic. — Une douleur à la hanche et une claudication en marchant suggèrent *une maladie de l'articulation de la hanche* , mais alors que dans la coxa vara les mouvements sont principalement restreints dans la direction de l'abduction, dans la maladie de la hanche, ils sont restreints ou absents dans toutes les directions. En cas de luxation *congénitale de la hanche,* le diagnostic peut généralement être posé par l'anamnèse, l'examen de l'articulation et de ses mouvements ; et par le test de Trendelenburg (p. 252). Dans *la maladie sacro-iliaque* , la douleur et la sensibilité se situent au niveau de l'articulation sacro-iliaque et les mouvements de la hanche sont libres dans toutes les directions. Des preuves précieuses sont obtenues à partir des skiagrammes.

Traitement. — Dans les premiers stades, surtout en cas de douleur et de sensibilité, le patient doit s'allonger et l'extension est appliquée en position d'abduction du membre ; au bout d'une quinzaine de jours, on a recours aux massages et aux exercices, et on laisse le malade se lever un peu chaque jour, en faisant attention aux pieds plats, qui sont un accompagnement courant. Lorsque la déformation est la caractéristique la plus importante et interfère avec la locomotion, elle doit être corrigée. La méthode sans effusion de sang est à privilégier ; sous anesthésie générale, les adducteurs raccourcis sont étirés ou divisés, et des mouvements forcés sont effectués dans toutes les directions, jusqu'à ce que le membre puisse être amené dans une attitude d' abduction et de rotation interne marquées. Un plâtre est ensuite appliqué, du bassin jusqu'au milieu du mollet, le genou étant légèrement fléchi pour plus de confort ; au bout d'une semaine environ, le patient est capable de se déplacer, et au bout de deux mois, un deuxième plâtre est appliqué, laissant cette fois le genou libre. Après environ six semaines, une attelle moulée est utilisée, qui peut être retirée au moment du coucher. Les formes traumatiques peuvent presque toujours être corrigées par cette méthode sans effusion de sang. Dans les cas avancés, la déformation ne peut être corrigée que par une opération ouverte, qui consiste à diviser le fémur obliquement vers le bas et médialement à travers le grand trochanter et, les muscles adducteurs ayant été rompus ou divisés, le membre est mis en abduction avec , si nécessaire, extension de poids puissante.

FIG. 133. —Coxa Vara, montrant
la courbure d'adduction du col du
fémur associée à l'arthrite de la
hanche et du genou.

FIG. 134. —Coxa Vara
bilatérale, montrant une
déformation de la jambe
en ciseaux.

Dans les cas d'origine traumatique — séparation épiphysaire — Sprengel a obtenu de bons résultats en enlevant de force et en tournant intérieurement le membre sous anesthésie, puis en appliquant un plâtre qui descend jusqu'au genou.

Autres formes de Coxa Vara. — Chez *les enfants rachitiques* , la coxa vara est le plus souvent associée à une éversion prononcée des deux membres inférieurs, sans que la capacité d'abduction soit nécessairement restreinte et avec peu d'altérations fonctionnelles. L'enfant doit être traité contre le rachitisme et placé dans une double attelle longue avec les membres en abduction et inversés.

Dans *l'arthrite déformante* de la hanche, il n'est pas rare d'avoir une dépression considérable de la tête de l'os et une diminution de l'angle de son col, avec pour conséquence une restriction de l'abduction. Parfois, l'extrémité supérieure de la tige est également courbée.

Dans *l'ostéomyélite fibreuse* , impliquant l'extrémité supérieure du fémur, une forme macroscopique de coxa vara peut être observée, dont un exemple frappant est montré dans les figures des pp. 476, 478, Volume I.

La *variété congénitale* de la coxa vara est due à diverses affections intra-utérines, dont la principale est un défaut de développement de l'extrémité supérieure du fémur ; comme elle ne se manifeste que lorsque l'enfant commence à marcher, la ressemblance avec une luxation congénitale de la hanche est très proche.

Coxa Valga. — La Coxa valga est l'inverse de la coxa vara, l'angle au col du fémur étant supérieur à 140°. En pratique, ce n'est pas aussi important que la coxa vara. Elle peut résulter de fractures incomplètes ou de séparations épiphysaires, de rachitisme ou de diverses formes d'ostéomyélite, mais elle accompagne également fréquemment d'autres déformations, telles qu'une luxation congénitale de la hanche et une paralysie consécutive à une poliomyélite antérieure. Elle est plus fréquente chez les garçons que chez les filles et est plus souvent unique que bilatérale. Le membre est allongé, enlevé et tourné vers l'extérieur ; il y a un aplatissement de la fesse et le trochanter est déprimé jusqu'à se situer en dessous de la ligne de Nélaton. Le patient est incapable d'adduire le membre et présente une démarche particulière, ce qui a souvent fait confondre cette affection avec une luxation congénitale unilatérale de la hanche.

Dans des cas récents, il peut être possible, sous anesthésie, d'adduire de force le membre et de le faire pivoter vers l'intérieur, et de le maintenir dans cette position avec un pansement plâtré. Dans les cas avancés, la longueur des membres peut être égalisée par une semelle haute du côté sain, ou en réalisant une ostéotomie par le grand trochanter.

LA RÉGION DU GENOU

La luxation congénitale de l'articulation du genou est rare ; elle est généralement incomplète et la rotule est parfois absente. La luxation peut être permanente ou résulter uniquement de mouvements accidentels du membre. Dans certains cas, elle peut être réalisée à volonté par le patient ou le chirurgien. Nous avons observé un tel cas chez un cycliste professionnel chez qui cette capacité de luxation partielle du genou n'entraînait aucun handicap. Lorsque l'enfant commence à marcher, un appareil empêchant l'hyperextension et les mouvements latéraux doit être installé sur le membre.

L'absence congénitale de la rotule complique généralement d'autres anomalies de l'articulation du genou. Le tubercule du tibia est proéminent et le tendon extenseur inhabituellement épais. En flexion, le tendon remonte sur le condyle latéral du fémur.

Luxation congénitale de la rotule latéralement. —Cela peut être persistant ou intermittent. Dans la *forme persistante*, la luxation est présente dès la naissance ; la rotule repose sur la surface trochléaire du condyle latéral et, lorsque le genou est fléchi, peut passer plus loin vers l'extérieur et se luxer complètement, s'appuyant contre la face latérale du condyle.

Dans *la forme intermittente* ou *récurrente* , la rotule repose à sa place normale, mais est susceptible de se déplacer vers l'extérieur lorsque l'articulation est fléchie ; le déplacement se produit de manière soudaine et inattendue lors de la marche, et le patient peut tomber au sol, souffrant d'une douleur intense. La rotule est facilement remplacée lors de l'extension de l'articulation, mais l'entorse de l'articulation est suivie d'un épanchement et le patient est généralement invalide pendant un jour ou deux. On le rencontre principalement chez les filles, et il peut y avoir une histoire selon laquelle l'enfant marchait tard et apprenait avec difficulté. À l'examen, la rotule présente une amplitude de mouvement anormale vers l'extérieur, même si elle ne peut être complètement luxée sans douleur considérable. Si l'on amène l'enfant consulter alors qu'il y a du liquide dans l'articulation, on risque de le confondre avec une synovite tuberculeuse. L'observation selon laquelle la mobilité excessive de la rotule est présente dans les deux genoux est utile pour établir un diagnostic, ainsi que l'histoire selon laquelle la jeune fille s'est blessée au genou à plusieurs reprises en tombant.

La cause de la mobilité anormale de la rotule varie selon les cas ; dans certains cas, il existe une laxité congénitale des ligaments, dans d'autres, une formation défectueuse de l'extrémité inférieure du fémur. Bade a observé des familles dans lesquelles plusieurs enfants étaient atteints et, bien qu'il n'y ait rien d'anormal dans la forme des os, le genou était mince et délicatement formé.

L'utilisation d'une rotule solide peut empêcher la chute, mais en règle générale une opération est nécessaire, et il en existe un grand nombre, le principe de toutes étant d'empêcher le déplacement de l'os sans restreindre indûment la flexion de l'articulation. . Celle imaginée par Goldthwait consiste à exposer, au moyen d'une incision verticale, toute la longueur du ligament rotulien, à le fendre longitudinalement, à séparer la moitié latérale du tibia, à le passer sous la partie médiale et à le suturer au périoste ; cela donne aux quadriceps une ligne de traction droite. Nous avons obtenu le même résultat en divisant la capsule laxiste et la membrane synoviale du côté médial de la rotule et en superposant les bords avec une double ligne de sutures en catgut.

La luxation latérale de la rotule se rencontre dans les formes extrêmes de *cognement du genou* , et après correction de cette déformation par ostéotomie, et sa survenue éventuelle doit être prévenue au moment de l'opération.

Genu Recurvatum. — Dans cette déformation, le genou est en hyperextension, la cuisse et la jambe formant un angle ouvert en avant ; l'attitude peut être permanente ou n'apparaître qu'à la marche. Il s'agit d'une déformation extrêmement invalidante et inesthétique.

Il existe plusieurs variétés. Dans la *forme congénitale* , due apparemment à une mauvaise attitude des membres inférieurs *in utero* , la rotule peut être imparfaitement développée ou absente ; le genou est convexe vers l'arrière et les tentatives de flexion de l'articulation provoquent des douleurs. D'autres déformations coexistent fréquemment. Le traitement consiste à fléchir l'articulation à angle droit sous anesthésie, et à maintenir cette attitude au moyen de plâtre de Paris ou d'attelles jusqu'à ce que la croissance des parties ait vaincu toute tendance à la rechute.

Formes acquises. — La forme acquise la plus courante résulte d'une poliomyélite antérieure et est décrite dans la section suivante.

La déformation peut également être due au rachitisme qui a provoqué une courbure vers l'arrière du tibia immédiatement sous son épiphyse supérieure, parfois combinée à une courbure exagérée du fémur vers l'avant. S'il n'y a aucune perspective de rectification spontanée, l'extrémité supérieure du tibia doit être divisée avec l'ostéotome et le membre redressé.

Elle peut résulter aussi d'une fracture ou d'un décollement d'une des épiphyses dans la région du genou, ou d'une contraction cicatricielle du quadriceps. Conséquence d'une maladie des os et des articulations, on la rencontre principalement dans les neuro-arthropathies lorsque le genou est devenu désorganisé et ressemble à un fléau.

Déformations du genou résultant d'une poliomyélite antérieure et d'une paralysie spastique. — Lorsqu'il y a paralysie de tous les muscles agissant sur le genou, l'articulation peut ressembler à un tel fléau que le patient est incapable de se tenir debout sans l'aide d'une béquille, ou lorsque le poids est mis sur le membre, elle prend l'attitude de genre recurvatum. L'utilité du membre peut être améliorée par l'application d'un appareil rigide avec un verrou au niveau de l'articulation afin qu'il puisse être utilisé en position étendue pour la marche ou en position fléchie pour s'asseoir. Le genou rigide produit par l'arthrodèse offre un bon maintien mais est peu pratique en position assise.

Lorsque le *quadriceps seul* est paralysé, le malade est obligé de maintenir l'articulation dans la position d'extension extrême, car la moindre flexion fait céder le membre sous lui. Au fil du temps, le ligament postérieur s'étire et l'articulation devient hyper-étendue, acquérant l'attitude du *genu recurvatum* . Lorsqu'elle est bilatérale, la démarche est sérieusement altérée. Le traitement consiste à appliquer un appareil qui évite l'hyperextension , à améliorer l'état des muscles de la cuisse et à porter la nuit une attelle qui sécurise la position fléchie. On peut avoir recours à des mesures opératoires, comme la transplantation d'un des ischio-jambiers dans la rotule, afin de compenser la perte de puissance du quadriceps, une arthrodèse ou une ostéotomie sus-condylienne du fémur.

Lorsque le quadriceps est vaincu par une *contraction des ischio-jambiers* , comme dans la paraplégie spastique, le genou est bloqué en position fléchie et l'enfant est incapable de marcher. La flexion peut être corrigée en allongeant les tendons des ischio-jambiers, en amenant le tendon divisé du biceps à travers une ouverture du vaste latéral et en l'attachant au droit et à la rotule. En cas de combinaison de flexion et de genu valgum, l'articulation du genou doit être réséquée et ankylosée en position droite.

Contracture et ankylose au genou. — Outre les différentes formes paralytiques décrites ci-dessus, la contracture peut résulter d'une ulcération et d'une suppuration de l'espace poplité, ainsi que d'une maladie (ostéomyélite) d'un des os adjacents. La plupart des contractures et des ankyloses sont le résultat de maladies de l'articulation et ont déjà été décrites.

GENU VALGUM ET GENU VARUM

Dans le membre normal, une ligne tracée depuis le centre de la tête du fémur jusqu'à un point situé à mi-chemin entre les malléoles passe par le centre de l'articulation du genou. Si la ligne passe en dehors du centre de l'articulation du genou, il s'agit d'un genu valgum ; s'il est à l'intérieur, c'est un genu varum (Fig. 135).

FIGURE 135.

Genu Valgum—Cogne-genou. — Dans cette déformation, la jambe rejoint la cuisse selon un angle ouvert vers l'extérieur, et lorsque l'affection est bilatérale, les genoux saillants ont tendance à se heurter lors de la marche ; le terme X-legs lui est parfois appliqué.

Étiologie. — Les observations de Macewen et de Mikulicz, ainsi que les renseignements fournis par les rayons de Röntgen, ont montré que la cause première de la déformation est une inégalité de croissance à la jonction ossifiante du fémur ou du tibia, ou des deux. Cette inégalité de croissance est presque toujours due au rachitisme, et sa direction est déterminée par une mauvaise attitude des membres à la station debout et à la marche. Les jambes étant enlevées, le poids du corps retombe inégalement sur les parties médiale et latérale des jonctions ossifiantes, et il en résulte une inégalité de croissance.

Anatomie pathologique. — L'examen du fémur montre habituellement que le tiers inférieur de la diaphyse est allongé sur sa face médiale et raccourci sur sa face latérale, et que l'épiphyse, elle-même inchangée, est ajustée obliquement sur la diaphyse, de sorte que le condyle médial semble être augmentée en longueur et occuper un niveau nettement inférieur à celui du condyle latéral. Dans de nombreux cas, le tibia présente des altérations correspondantes. Sur coupe des os, le cartilage épiphysaire et la zone d'ossification se révèlent excessivement larges et irréguliers.

FIG. 136. —Fille avec Genu Valgum du côté droit, résultat du rachitisme. Le bassin est incliné et la colonne vertébrale est courbée.

Le col du fémur est raccourci et son angle diminué. Les os de la jambe sont parfois courbés vers l'intérieur dans leur tiers inférieur, ce qui compense en partie la déformation en valgus du genou. Le cartilage articulaire du condyle latéral et du ménisque latéral sont généralement épaissis. Dans les cas prononcés, le tendon du quadriceps et la rotule sont déplacés latéralement, et cela peut être si prononcé que lors de la flexion de l'articulation, la rotule se luxe sur le condyle latéral du fémur. Le tendon du biceps et la bande ilio-tibiale sont raccourcis et plus saillants du fait du rapprochement de leurs attaches, et ils sont également déplacés latéralement. Le sartorius et le gracilis sont déplacés vers l'arrière, de sorte qu'ils descendent en arrière plutôt que sur le côté médial du genou. L'artère poplitée se trouve à l'arrière du condyle latéral plutôt que dans le creux entre les condyles, et le nerf tibial (poplité interne) est déplacé encore plus vers l'extérieur. Les ligaments capsulaires et autres sont relâchés, de sorte que l'articulation est instable et facilement hyper-étendue. Il y a souvent un épanchement dans l'articulation.

FIG. 137. —Enfant de sexe féminin présentant des déformations rachitiques des membres supérieurs et inférieurs.

(Cas de M. DM Greig.)

Les radiogrammes révèlent les modifications des os (Fig. 138) ; la diaphyse du fémur ou du tibia, ou des deux, qui peuvent également être courbées, est placée obliquement sur son épiphyse ; et la zone claire, correspondant au cartilage épiphysaire, est inégale et plus large que la normale. Il existe également des changements moins évidents dans la densité de l'ombre et dans la disposition de la structure trabéculaire des os.

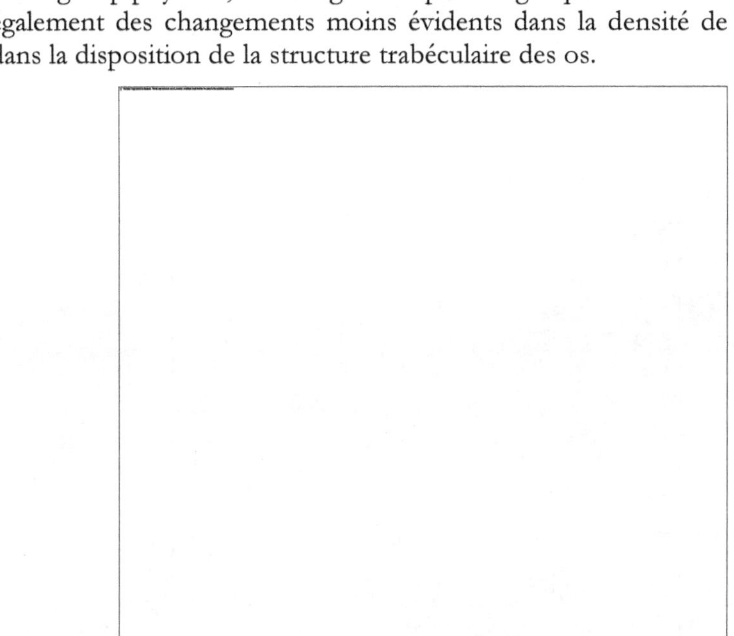

FIG. 138. —Radiogramme d'un cas de Double Genu Valgum chez un enfant æt. 4.

Caractéristiques cliniques. — Dans la forme infantile (Fig. 139), le genou cagneux est communément associé au rachitisme dans d'autres parties du squelette, et spécialement à la courbure du tibia et du fémur, et dans les cas extrêmes, l'enfant peut être incapable de marcher.

FIG. 139. —Genu Valgum chez un enfant æt. 4. Patient debout.

La déformation est aussi souvent bilatérale qu'unilatérale. Il peut y avoir un genou cagneux d'un côté et un genou arqué de l'autre. Si, comme c'est habituellement le cas, la déformation est due à l'obliquité du fémur, elle disparaît à la flexion de l'articulation (Fig. 140), car en flexion le tibia glisse derrière le condyle médian saillant ; si la déformation affecte seulement le tibia, l'influence de la flexion pour la dissimuler n'est pas aussi marquée. Il est généralement possible d'hyper-étendre l'articulation et, en position étendue, de faire pivoter la jambe vers l'extérieur dans une plus grande mesure que la normale. En cas de cognement unilatéral, le membre affecté est un peu plus court que son homologue, mais le patient compense cela en abaissant le bassin du côté affecté.

FIGURE 140. —Genu Valgum. Même patient que Fig. 139. Assis, pour montrer la disparition de la déformation à la flexion du genou.

Pronostic. —Chez les enfants de moins de six ans, les os ont naturellement tendance à se redresser si l'enfant n'est pas debout. Après cet âge, une telle perspective n'existe plus.

Le *traitement du genou cagneux chez l'enfant* vise à guérir le rachitisme et à empêcher l'enfant de mettre les pieds sur terre. S'il ne peut pas bénéficier des services d'une infirmière et de l'utilisation d'une poussette, une attelle légère et rembourrée est appliquée sur le côté latéral du membre, s'étendant de la crête iliaque jusqu'à 3 pouces au-delà du pied. L'attelle est fixée en haut et en bas par des bandages, et le genou en saillie est attiré vers elle par quelques tours de sangle élastique. Une méthode spécialement applicable aux malades externes des hôpitaux consiste à redresser les membres autant que possible sous anesthésie et à appliquer un pansement plâtré ; le pansement est renouvelé toutes les trois semaines jusqu'à ce que la déformation soit corrigée. Quel que soit le plan adopté, il doit être persévéré pendant au moins six mois, jusqu'à ce que les changements branlants dans les os soient entièrement guéris.

Si l'enfant approche l'âge de cinq ou six ans avant d'être traité, ou si la déformation ne cède pas au traitement par attelles, il est préférable de redresser le membre par *ostéotomie* .

Dans *le genou cagneux de l'adolescent,* le patient demande conseil en raison d'une déformation ou de douleurs après effort, notamment du côté médial des jonctions épiphysaires, d'une fatigue facile et d'une incapacité à toute occupation impliquant de rester debout. Les os sont grossiers et mal formés, et il existe fréquemment une apophyse épineuse faisant saillie vers le bas depuis la face médiale du tibia, à environ trois largeurs de doigt en dessous de l'articulation.

Lorsque la déformation est bilatérale, le patient enlève la cuisse et fait pivoter le membre vers l'extérieur au niveau de la hanche pour masquer la déformation et permettre aux genoux saillants de se croiser. Il supine ou inverse habituellement le pied, dans le but de mettre en contact avec le sol toute la longueur du bord latéral de la plante. Le pied plat est exceptionnel. Les bottes sont généralement plus portées le long du bord latéral que le long du bord médial de la semelle et du talon.

Aucun appareil permettant au patient de marcher n'a de valeur. Si la déformation est marquée, il ne faut pas hésiter à recourir à l'opération par l'une ou l'autre des différentes méthodes d'ostéotomie.

Dans les cas graves, on peut constater que lorsque la déformation est corrigée par ostéotomie, la rotule a tendance à se luxer latéralement lors de la flexion du genou. Ceci peut être évité en mettant le membre dans une attitude de léger genu varum.

Les cas les plus difficiles à traiter sont ceux dans lesquels, en raison de la courbure de la partie inférieure de la diaphyse du fémur avec la convexité vers l'avant, le genou est fléchi en permanence et ne peut être complètement étendu.

Les autres formes de genu valgum sont relativement rares. Il existe une forme congénitale provenant d'une mauvaise position des membres *in utero* ; une forme traumatique consécutive à une fracture ou à un décollement épiphysaire au niveau du genou ; et une forme paralytique, généralement associée à une flexion, en cas de paralysie spastique. Enfin, le genu valgum peut être le résultat de diverses formes d'ostéomyélite de l'extrémité inférieure du fémur, ou d'une maladie de l'articulation du genou, comme la tuberculose, l'arthrite déformante ou la maladie de Charcot.

Genu Varum—Bow-genou. — Dans cette déformation, qui est l'inverse du genu valgum, la jambe rejoint la cuisse selon un angle ouvert médialement. Elle est presque invariablement bilatérale, d'origine rachitique et est fréquemment associée à des jambes arquées (Fig. 141). Le tibia participe davantage à sa production que le fémur. Bien qu'il s'agisse d'une déformation disgracieuse, elle est beaucoup moins souvent source de plaintes que le genou cagneux, car elle ne gêne pratiquement pas la locomotion. En fait, les sujets au genou arqué, bien que de petite taille, sont particulièrement robustes sur leurs jambes. . Un exemple extrême de déformation est illustré à <u>la Fig. 141</u>.

FIG. 141. —Bow-genou chez Rickety Child.

Le traitement est effectué selon les mêmes principes que pour le genu valgum.

Déformations rachitiques des os de la jambe—jambe arquée. — Ces malformations sont fréquentes chez les enfants ; sont presque toujours bilatérales et symétriques et peuvent être associées à un genou cagneux ou à un genou arqué. Ils peuvent survenir avant que l'enfant soit capable de marcher, les os se pliant dans l'attitude dans laquelle les membres sont habituellement placés, sur le genou de la nourrice, par exemple, ou lorsqu'ils sont croisés sous l'enfant en position assise. Chez les enfants capables de marcher, la courbe est due au poids du corps agissant sur les os ramollis. Dans les deux cas, la flexion peut être augmentée par la traction des muscles, et parfois par l'apparition d'une fracture du bâton vert. La déformation la plus courante est une courbure uniforme des os latéralement et vers l'avant, ou une courbure plus aiguë dans les tiers inférieurs de leur diaphyse. Dans certains cas, la courbure principale est vers l'avant. La disgracieuseté de la marche peut être aggravée par le pied plat. La courbure vers l'arrière de l'extrémité supérieure du tibia a déjà été décrite comme l'une des causes du genu recurvatum. Les déformations les plus extrêmes se rencontrent chez les nains branlants.

Traitement. — Avant l'âge de six ans, et particulièrement chez les enfants en pleine croissance, les os se redresseront probablement si l'enfant est traité contre le rachitisme et éloigné de ses pieds ; des attelles latérales bien rembourrées sont appliquées comme recommandé en cas de genou cagneux, et celles-ci doivent être retirées à intervalles réguliers pour le massage et les douches vaginales. Au-delà de six ans, le choix se situe entre l'ostéoclasie et l'ostéotomie. Lors de la réalisation d'une ostéotomie, l'os est soit simplement divisé, soit un segment est réséqué. Le péroné peut généralement être redressé de force, mais peut nécessiter d'être divisé par une incision séparée. Dans les cas aggravés, il peut également être nécessaire d'allonger le tendon d'Achille.

Les déformations des os de la jambe dans *la syphilis héréditaire* , *l'ostite déformante* et *l'ostéomalacie* ont déjà été décrites.

Déficiences congénitales des os de la jambe. — Le *tibia* peut être absent totalement ou en partie, plus souvent d'un côté que des deux côtés. Dans les deux cas, la jambe est courte et rabougrie, le genou est fléchi, le pied occupe la position d'équino-varus extrême et le membre est inutile. L'étendue des défauts est démontrée par les rayons de Röntgen. Parmi les autres défauts auxquels elle peut être associée, l'absence ou le développement déficient de la rotule est le plus fréquent. Lorsque l'extrémité supérieure du tibia est absente, le péroné s'articule avec le condyle latéral du fémur. Le traitement opératoire vise à corriger la flexion du genou, la déformation équino-varus du pied et à remplacer le tibia absent par le péroné. Le déficit de l'extrémité supérieure peut être compensé en implantant la tête du péroné entre les condyles du fémur, et celui de l'extrémité inférieure en fendant le péroné de manière à former une alvéole pour le talus. L'amputation doit être évitée, car même une jambe et un pied nains améliorent le service d'un membre artificiel. Une modification du démarrage de l'extension O'Connor peut être utilisée.

Le *péroné* peut être absent totalement ou en partie. Les aspects cliniques dépendent de l'état du tibia. Lorsque le tibia est normal, la caractéristique la plus notable est l'absence de malléole latérale et l'attitude extrême en valgus du pied. Le plus souvent, le tibia présente une courbure prononcée vers l'avant juste en dessous de son milieu et la peau sus-jacente présente une dépression ressemblant à une fossette ou à une cicatrice. Ceci a généralement été considéré comme une preuve de fracture intra-utérine, mais les observations de Hoffa suggèrent que la courbure de l'os et la dépression sur la peau sont dues à la pression exercée sur la jambe de l'extérieur par une bande amniotique ou une adhérence. La jambe ne grandit pas, la déformation devient plus prononcée et les orteils deviennent pointus. Si le tibia est nettement courbé, il peut être redressé par ostéotomie ; et les tendons, Achille et Péroné, peuvent nécessiter un allongement. Si la cheville est instable en raison de l'absence de malléole latérale, elle peut être artificiellement ankylosée, ou l'extrémité inférieure du tibia peut être fendue verticalement de manière à former une alvéole pour le talus. Dans les deux cas, le pied est placé en équin pour compenser le raccourcissement de la jambe. L'insuffisance du tibia est fréquemment associée à un développement imparfait du gros orteil ; déficience du péroné avec absence des orteils latéraux et de leurs os métatarsiens.

Déformation supra-malléolaire de Volkmann. — Cette affection, étroitement apparentée à celle qui vient d'être décrite, consiste en une déficience congénitale du développement des os de la jambe, et spécialement du péroné, à la suite de laquelle la surface articulaire est oblique et le pied dévie vers l'un. ou de l'autre côté. Le pied occupe généralement une position valgus, la plante étant tournée latéralement, et seul son bord médial entrant en contact avec le sol. Elle est traitée par ostéotomie supra-malléolaire.

LE PIED

Diverses déformations sont rencontrées au niveau de la cheville et du tarse. Le terme « talipes » est communément utilisé pour inclure tous ces éléments, mais il sera limité ici à la forme dans laquelle le talon est plus ou moins élevé et le pied en supination de manière à ce qu'il repose sur son bord latéral : *talipes équin-varus*. Dans le *pied équin,* le pied est en position de flexion plantaire et le patient marche sur les orteils. Dans *le pied calcanéen,* le pied est en dorsiflexion de sorte que la pointe du talon entre en contact avec le sol ; cette déformation peut être associée à une éversion du pied, *pied calcanéo-valgus*, ou à une inversion, *pied calcanéo-varus*. Lorsque le cou-de-pied est indûment cambré, on emploie les termes *pes cavus*, *pes arcuatus* ou *griffe creuse ;* tandis que la perte de la voûte plantaire constitue *un pied plat* et une éversion de la semelle, *un pied valgus*.

PIED BOT

Talipes Equino-varus. — Cette déformation peut être congénitale ou acquise.

Le talipes équin-varus congénital (Fig. 142) est une malformation courante, parfois associée à d'autres malformations, comme le bec de lièvre ou le spina bifida, et qui peut se rencontrer chez plusieurs membres d'une même famille. Elle est presque deux fois plus fréquente chez les garçons que chez les filles et est légèrement plus fréquemment bilatérale qu'unilatérale. Son étiologie est obscure et diverses hypothèses ont été avancées pour l'expliquer, mais aucune n'est convaincante. On peut cependant faire remarquer que le pied fœtal est très facilement modelé dans des attitudes anormales par une pression extérieure telle que celle qui pourrait être exercée par la paroi de l'utérus lorsque la liqueur amniotique est déficiente. Dans un certain nombre de cas, il existe des indications d' une telle pression sur les proéminences osseuses du pied, sous la forme de zones circonscrites ressemblant à des cicatrices dans lesquelles la peau est atrophiée ; et chez le nourrisson, la position intra-utérine peut être reproduite, démontrant ainsi sa méthode d'origine. L'apparition du pied bot sur plusieurs générations serait en faveur de la loi mendélienne.

FIG. 142. —Pied bot congénital bilatéral chez un nourrisson.

Anatomie pathologique. — Dans les cas bien marqués, le pied présente une concavité vers le côté médial, le point maximum de la courbe étant opposé à l'articulation médio-tarsienne. Lorsque le patient tente de se lever, seul le bord latéral du pied touche le sol et le poids repose sur le cinquième métatarsien, le cuboïde et le grand processus du calcanéum.

FIG. 143. —Radiogramme du pied bot congénital bilatéral chez un
nourrisson.

Les différents os du tarse, en particulier le talus et le calcanéum, sont modifiés
dans leur forme ainsi que dans leurs relations entre eux et avec la cavité tibio-
fibulaire. Le naviculaire et le cuboïde tournent médialement autour des
extrémités antérieures du talus et du calcanéum respectivement, et le
tubercule du naviculaire vient se trouver près de la malléole médiale. Le tiers
inférieur du tibia est tordu médialement sur son axe vertical.

Les changements dans les parties molles suivent la loi générale selon laquelle
les tissus qui sont détendus se raccourcissent, tandis que ceux qui sont mis
en étirement s'allongent. Tous les tissus de la face médiale et concave du pied
sont raccourcis, les structures les plus touchées étant les ligaments médial et
postérieur de la cheville et le ligament calcanéo-naviculaire inférieur. Il existe
également un raccourcissement des muscles insérés dans le tendon d'Achille
et, dans une moindre mesure, des tibiaux antérieurs et postérieurs. Les
tendons extenseurs du dos sont déplacés médialement.

Caractéristiques cliniques. — *Chez les enfants qui n'ont pas marché* , le degré de
déformation est variable, parfois très léger ; dans les cas prononcés, le pied
est tourné médialement et, dans cette position, forme un angle droit avec la
jambe ; la semelle regarde vers l'arrière et le bord médial vers le haut. Le pied
apparaît raccourci car courbé sur lui-même, le talon est plus étroit et plus
vertical que la normale, la malléole médiale est obscurcie par le
rapprochement du naviculaire et la malléole latérale est indûment
proéminente.

Dans les cas extrêmes, le pied supiné forme un angle aigu avec la jambe, et il
existe fréquemment une profonde dépression transversale à travers la plante,

résultat de la contraction du fascia plantaire, caractéristique distinctive de la forme congénitale du pied bot.

Chez les enfants qui ont marché , la déformation s'aggrave. Le dos du pied est nettement inégal, en partie à cause de la proéminence des os tarsiens individuels, et en particulier de la tête du talus et du processus plus important du calcanéum, et en partie à cause d'une dépression sur le col du talus. Au lieu de reposer sur son bord latéral, le pied peut finalement reposer sur le dos, la semelle tournée vers le haut et vers l'arrière. Tandis que la peau du talon reste relativement fine et délicate, celle qui recouvre le bord latéral et le dos du pied devient le siège de callosités, sous lesquelles se forment des bourses adventives. Ces bourses sont susceptibles de s'enflammer, et sont alors source de grandes souffrances, et si elles suppurent, elles peuvent provoquer des sinus persistants. Les muscles de la jambe et du pied, bien que non paralysés, subissent une atrophie par inutilisation. En marchant, le patient lève un pied sur l'autre d'une manière disgracieuse et laborieuse, sans aucun ressort, comme s'il marchait sur des échasses.

Chez les adultes , ces caractéristiques sont encore aggravées et des modifications permanentes des os se produisent (Fig. 144).

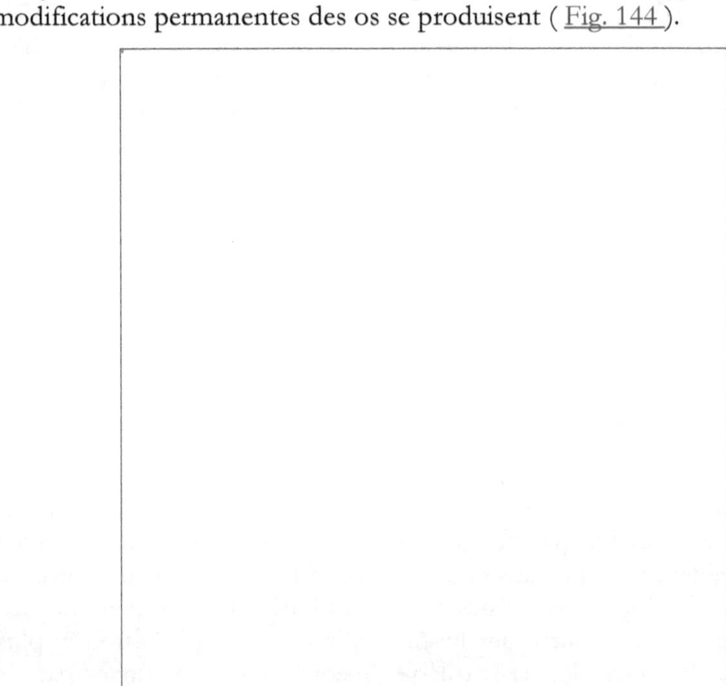

FIG. 144. —Talipes congénitaux Equino-varus chez un homme æt. 24 ; vu de derrière.

Traitement. — Cette opération doit être commencée dès que la viabilité de l'enfant est hors de doute, car plus le patient est jeune, plus la déformation est facilement et complètement rectifiée. Les manipulations pour corriger la déformation doivent être effectuées deux à trois fois par jour, et les membres sont également massés et douchés. Au bout de deux ou trois mois, une aide peut être apportée par l'utilisation d'une simple attelle latérale en poroplastique ou en aluminium avec un repose-pied, ou plus simplement par une bande de plâtre en caoutchouc. Le pied est maintenu dans l'attitude sur-corrigée et le plâtre est appliqué de manière à maintenir cette attitude. Si ce régime est systématiquement poursuivi quelques jours après la naissance, au moment où l'enfant commence à marcher, la semelle peut être mise en contact avec le sol et le poids du corps va aider à corriger la déformation. Si l'élément équin résiste à la correction, le tendo d'Achille doit être allongé.

Le retournement des orteils peut être surmonté en attachant les pieds la nuit à une planche de bois avec tout le membre inférieur tourné latéralement de sorte que les orteils de chaque pied pointent directement vers l'extérieur. En raison de la tendance aux rechutes, les manipulations et les massages doivent être persévérés pendant au moins un an.

Ténotomie et correction forcée sous anesthésie. — Dans les cas plus graves, nous avons affaire non seulement aux parties molles contractées, mais aussi aux modifications des os résultant de leur croissance pour s'adapter à l'attitude déformée. La majorité des chirurgiens reportent les mesures opératoires jusqu'à ce que l'enfant ait environ un an.

Les parties molles à diviser sont le tendon d'Achille, les ligaments médial et postérieur de la cheville, le fascia plantaire, les ligaments calcanéo-naviculaires et le tendon tibial postérieur. La déformation en varus peut alors être corrigée en posant le pied sur sa face latérale sur un bloc de bois triangulaire rembourré, et en appuyant avec force sur les extrémités antérieure et postérieure du pied de manière à défaire la courbure sur sa face médiale et à permettre l'abduction du pied. pied; cela s'accompagne généralement de fissures lorsque les ligaments raccourcis cèdent. L'élément équin est ensuite traité en dorsiflexant le pied de force jusqu'à ce que la déformation soit sur-corrigée. Si l'on préfère corriger la déformation par étapes plutôt qu'en une seule séance, l'élément équin est laissé en dernier. Chez les enfants plus âgés, la force des mains est généralement insuffisante pour étirer les tissus et des clés mécaniques peuvent être utilisées, comme celles conçues par Thomas, Bradford ou Lorenz.

La résection d'une cale du tarse (Davies Colley, 1876) est réservée aux cas les plus graves où la forme et la rigidité des os empêchent la correction de la déformation par tout autre moyen. La base du coin se trouve sur la face latérale et l'os retiré comprend des parties du calcanéum, du cuboïde, du talus et du naviculaire.

L'ablation du talus est une opération alternative à la résection du tarse et peut donner des résultats tout aussi bons.

Chez l'enfant, avant que les os du tarse ne soient complètement ossifiés, la méthode d'Ogston donne de bons résultats ; au lieu de retirer un coin du tarse, le noyau osseux de chaque os est arraché, laissant la coquille cartilagineuse. De cette manière, les articulations intertarsiennes ne sont pas gênées et le tarse cartilagineux peut être moulé de telle sorte que, une fois l'ossification terminée, les os ne diffèrent que peu de la normale.

Après chacune de ces interventions opératoires, les manipulations, les massages, les exercices, la stimulation électrique des muscles et le port de certains appareils doivent être persévérés pendant au moins douze mois. Les échecs sont dus à une correction insuffisante de la déformation dans un premier temps et à la négligence du traitement ultérieur ; dans la pratique hospitalière, il est difficile d'assurer une surveillance continue sur de longues périodes.

Enfin, *l'amputation* peut être demandée lorsque les autres méthodes ont échoué et que le malade ne peut poser le pied à terre à cause de bourses suppurantes et d'ulcérations cutanées.

Acquisition de Talipes Equino-varus. — Dans la grande majorité des cas, cette affection résulte d'une poliomyélite antérieure. Elle touche particulièrement les péroniers et les extenseurs des orteils et est unilatérale. Le patient est incapable de dorsiflexer et d'abduire le pied, qui pend avec les orteils pointés et la plante tournée médialement.

Au début, les articulations sont flasques et l'attitude peut facilement être corrigée par manipulation. Cependant, au fil du temps, les muscles opposés - ceux insérés dans le tendon d'Achille, le tibial postérieur et les longs fléchisseurs des orteils - se raccourcissent et il y a une contraction secondaire du fascia plantaire et des ligaments du côté médial. du pied, et la déformation est ainsi rendue permanente. Les os sont également modifiés dans leur forme et leurs relations mutuelles, le talus étant tourné vers l'avant de sorte qu'une grande partie de sa surface trochléaire dépasse de la cavité tibio-fibulaire. La peau est froide et livide et souffre facilement d'escarres. Le membre entier est mal développé et peut être plus court que son homologue, et les muscles paralysés sont atrophiés et présentent pendant un certain temps une réaction de dégénérescence.

Une déformation similaire peut résulter d'une section du nerf péronier (poplité externe), de la forme péronière d'atrophie musculaire progressive et d'une névrite périphérique.

Le *traitement* de l'équino-varus paralytique, en l'absence d'opération, a été évoqué sous le terme de poliomyélite antérieure (p. 242). Si une transplantation tendineuse est indiquée, le tendon du tibial antérieur est attaché au cuboïde et une bande du tendon d'Achille à la face dorsale du tarse. Jones déplace le tibial antérieur vers la base du cinquième métatarsien.

Si la paralysie est largement répandue et que les articulations ressemblent à des fléaux, il est préférable d'ankyloser la cheville et les articulations médio-tarsiennes. Il peut être nécessaire de diviser en plusieurs endroits le fascia plantaire et d'autres structures ayant subi un raccourcissement secondaire.

Comme l'utilisation du membre accélère la restauration de la fonction, l'enfant doit être remis sur pied le plus tôt possible.

La forme spastique du pied équin-varus est relativement rare. Les fléchisseurs et inverseurs plantaires déforment le pied en attitude équino-varus. Le talon est remonté, la partie antérieure du pied est en adduction et inversée au niveau de l'articulation médio-tarsienne. Les muscles sont tendus et rigides et les réflexes exagérés. La pathologie est souvent bilatérale et est souvent associée à d'autres déformations du membre inférieur et à une démarche spastique caractéristique. Une amélioration considérable peut être obtenue en allongeant les tendons des muscles raccourcis. Dans les cas graves, il peut être nécessaire de réséquer une partie du tarse.

La survenue d' **un varus sans équin** est si exceptionnelle qu'elle n'appelle pas une description séparée.

Pes Équin. — Cette déformation, dans laquelle le pied est en position de flexion plantaire, le talon relevé et les orteils pointés, est presque toujours acquise à la suite soit d'une poliomyélite, soit d'une paralysie spastique. Dans les cas typiques, le patient marche sur la pointe des orteils (Fig. 145). On la rencontre rarement comme une maladie congénitale. Parfois, cela est dû à des lésions nerveuses telles que la névrite périphérique, ou à des blessures et des maladies dans la région de la cheville, lorsque le pied a été laissé pendant de longues périodes dans l'attitude de flexion plantaire. Dans un nombre limité de cas, l'attitude équin est supposée compenser le raccourcissement du membre.

FIG. 145. —Pes Equinus bilatéral chez un garçon æt. 7, résultat d'une paralysie spastique.

Dans *la poliomyélite*, la déformation est le plus souvent unilatérale (Fig. 146), tandis que dans *la paralysie spastique* , elle est fréquemment bilatérale (Fig. 145) et s'accompagne généralement d'une cambrure excessive du pied - pied creux - résultant d'une flexion plantaire au niveau du pied. l'articulation mitarsienne et l'hyper-extension des premières phalanges et la flexion plantaire des deuxième et troisième phalanges des orteils – « griffes des orteils ».

FIG. 146. —Forme extrême de Pes Equinus chez une fille æt. 8, résultat
d'une poliomyélite antérieure.

FIG. 147. —Squelette de pied provenant d'un cas de Pes Equinus dû à la
poliomyélite.

Caractéristiques cliniques. — Dans les cas les plus légers, le patient est capable d'amener le pied à angle droit. Dans les cas moyens, le talon est soulevé du sol et le pied repose sur la pointe des orteils. Dans les cas extrêmes, et surtout lorsque les extenseurs sont complètement paralysés, les orteils peuvent être fléchis vers la plante et le poids repose sur le dos du pied (Fig. 146). Le malade souffre de cors et de callosités douloureuses, ainsi que d'inflammation des bourses qui se forment au niveau des points de pression. Lorsqu'il est unilatéral, le patient compense l'allongement du membre en fléchissant le genou et en projetant le membre vers l'extérieur en marchant. Dans les cas graves, notamment lorsque les deux membres sont touchés, le patient peut être dépendant des béquilles.

Le talus fait saillie sur le dos, la partie antérieure de sa face trochléaire s'échappe de la cavité tibio-fibulaire, et le calcanéum se remonte pour venir en contact avec les os de la jambe (Fig. 147).

Le raccourcissement des parties molles affecte principalement les muscles insérés dans le tendon d'Achille, le ligament postérieur et les parties postérieures des ligaments latéraux de la cheville. Les fasciæ, les ligaments et les muscles de la plante du pied sont également raccourcis. Les fléchisseurs des orteils, le tibial postérieur et le long péronier sont moins raccourcis.

Traitement. — De toutes les déformations du pied, le pied équin est celle qui se corrige le plus facilement. Dans les cas récents, des manipulations régulières et le port d'une attelle ou d'un appareil correcteur peuvent faire beaucoup.

Dans les cas bien marqués, il est nécessaire d'allonger les structures raccourcies, et notamment le tendo d'Achille. Lorsque l'équin est corrigé, la cambrure excessive du pied (pieds creux) et les griffes des orteils disparaissent généralement, mais il peut être nécessaire d'allonger les tendons fléchisseurs, notamment celui du gros orteil, ainsi que l'aponévrose plantaire.

Jones divise le tendo d'Achille et les fléchisseurs des orteils par voie sous-cutanée et maintient la dorsiflexion en excisant un lambeau de peau ovale à l'avant de la cheville.

Dans les cas aggravés, il faut s'attaquer aux os, par exemple en excisant le talus. Une arthrodèse de la cheville seule ou associée à l'articulation médio-tarsienne peut être indiquée lorsque ces articulations ressemblent à des fléaux. L'amputation est réservée aux cas autrement désespérés, comme celui illustré à la Fig. 147 .

Lorsque la déformation compense un raccourcissement du membre, on dit généralement que la correction de l'équin est une erreur. L'expérience montre cependant que chez les patients jeunes, la croissance est stimulée par la marche sur le membre après correction de la déformation ; la semelle de la chaussure est alors relevée dans la mesure nécessaire.

Pes Calcanéum. — Dans cette déformation, le pied est en dorsiflexion au niveau de l'articulation de la cheville. Elle est parfois associée à une éversion du pied - *pied calcanéo-valgus* , ou à une inversion - *pied calcanéo-varus* .

Le pied calcanéen peut être congénital ou acquis. Dans la *forme congénitale,* la déformation est souvent bilatérale. Il y a une dorsiflexion au niveau de l'articulation de la cheville, et si l'on tente de fléchir le pied vers la plante, les tendons extenseurs ressortent de façon proéminente. Dans les cas marqués, le grand axe du calcanéum est vertical, le tendon d'Achille est en contact étroit avec le tibia et les creux de chaque côté du tendon sont absents. Les péroniers sont déplacés de leurs sillons et peuvent se trouver devant la malléole latérale.

Les manipulations correctives sont commencées quelques jours après la naissance et une attelle malléable est portée entre temps. Lorsque l'enfant commence à marcher, il existe une tendance naturelle à la récupération. Dans les cas graves, il peut être nécessaire d'allonger les tendons contractés : l'extenseur des orteils, l'extenseur de l'hallux et, peut-être aussi, le troisième fibulaire et le tibial antérieur ; le tendo d'Achille peut nécessiter un raccourcissement.

Dans la *forme acquise* , les apparences sont différentes, car la partie antérieure du pied est généralement fléchie vers la plante, masquant ainsi dans une certaine mesure la dorsiflexion au niveau de la cheville. Cette forme est presque toujours due à la poliomyélite, mais elle peut aussi résulter d'une division accidentelle du tendon d'Achille. La partie antérieure du pied est fléchie vers la semelle par la contraction du fascia plantaire et des muscles courts de la plante, la pointe des orteils est rapprochée du talon et une rainure transversale profonde se forme dans la semelle opposée au milieu. articulation tarsienne. La déformation présente une combinaison du pied creux - pes cavus - et du pes calcanéum et ressemble à celle du pied d'une dame chinoise. Le pied repose sur le talon et sur la pointe des gros et des petits orteils, la plante du pied étant si profondément creusée que même le bord latéral ne touche pas le sol.

Dans la paralysie des muscles du mollet seuls, les tendons du péronier ou du long fléchisseur des orteils peuvent être divisés et cousus au calcanéum, pour remplacer le tendo d'Achille. Si les muscles du mollet ne sont pas complètement paralysés et que le tendon d'Achille est simplement étiré, ce tendon peut être raccourci en le divisant longitudinalement et en faisant chevaucher ses extrémités, ou son insertion peut être déplacée vers le bas. Lorsque la cheville est en forme de fléau, il peut être nécessaire de réaliser une arthrodèse.

Jones se débarrasse de la déformation du creux en réséquant un coin avec sa base vers le dos à partir du milieu du tarse ; le pied est alors placé dans une position de calcanéum extrême, le dos venant en contact avec l'avant de la jambe. Quatre semaines plus tard, une cale est prélevée sur la partie postérieure du talus, suffisamment grande pour ramener le pied à angle droit avec la jambe ; les surfaces articulaires du tibia et du péroné étant dénuées de cartilage, l'ankylose s'effectue en bonne position.

Pes Calcanéo-valgus. — Cette déformation, qui consiste en une combinaison de dorsiflexion de la cheville et d'éversion du pied, est aussi fréquente que le calcanéum pur (Fig. 148 et 149) ; le talon est déprimé, la semelle regarde latéralement et son bord médial est convexe. Bien qu'elle puisse être congénitale, elle est généralement acquise à la suite d'une poliomyélite. Les muscles du mollet sont paralysés tandis que les péroniers conservent leur puissance et, avec le tibial antérieur et les extenseurs des orteils, se contractent secondairement. Le traitement est effectué de la même manière que pour le pied calcanéen, et le valgus peut être contrôlé en implantant le court péronier dans le naviculaire.

FIG. 148. —Pes Calcaneo-valgus avec cambrure excessive du pied.

FIG. 149. —Pes Calcaneo-valgus, résultat de la poliomyélite.

Pes Calcaneo-varus. — Dans cette déformation rare, le talon est enfoncé et la plante du pied regarde vers l'intérieur.

Pes Cavus. — Dans cette déformation, connue aussi sous le nom de *pied-griffe creux* , *pes arcuatus* ou *pes excavatus* , la voûte longitudinale du pied est exagérée par suite du rapprochement de la pointe des orteils avec le talon (fig. 150). . On le rencontre le plus souvent en complément du pied équin ou du pied calcanéen d'origine paralytique, et il a déjà été décrit. Il existe une forme légère, congénitale et tout à fait indépendante de la paralysie ; une autre variété se produit dans les maladies de la moelle épinière, comme l'ataxie de Friedreich.

Le nom de pied-griffe creux indique à juste titre les aspects cliniques. La cambrure est exagérée et le cou-de-pied anormalement haut ; il existe une hyper-extension des orteils au niveau des articulations métatarso-phalangiennes et une flexion plantaire au niveau des articulations inter-phalangiennes ; le fascia plantaire et les muscles sont raccourcis. L'empreinte montre qu'aucune des bordures du pied ne touche le sol. Le patient se plaint de douleurs au niveau du cou-de-pied, de cors douloureux au-dessus des têtes des os métatarsiens et de difficultés à mettre des bottes bien ajustées.

Le traitement doit d'abord être dirigé vers l'élément équin ou calcanéum de la déformation, car si ceux-ci sont corrigés, l'état du creux a tendance à disparaître. Les exercices et les massages doivent être persévérés et des bottes sans talons doivent être portées. Les structures contractées de la plante peuvent nécessiter d'être divisées, soit par voie sous-cutanée, soit par méthode ouverte, comme préalable à une correction forcée, et le tendon de l'hallucis peut être amené à travers la tête du premier métatarsien. Dans les cas aggravés, le talus et les têtes des os métatarsiens peuvent être excisés.

FIG. 150. —Pes Cavus en association avec Pes Equinus, résultat de la poliomyélite.

FIG. 151. —Radiogramme du pied d'adulte, montrant les changements dans les os de Pes Cavus.

PIED PLAT – PES PLANUS ET PES VALGUS

Le pied plat ou pied évasé est une déformation dans laquelle il y a une perte de la voûte plantaire et le pied a tendance à être en pronation et en abduction. Le terme *pied plan* est applicable lorsqu'il y a simplement perte de l'arcade ; *pes valgus* lorsque le pied est en pronation et que la plante regarde latéralement. De toutes les déformations du pied, le pied plat est celle pour laquelle des conseils sont le plus fréquemment demandés ; c'est également une complication courante d'autres handicaps du pied et des membres inférieurs. Elle est généralement bilatérale et est environ deux fois plus fréquente chez l'homme que chez la femme. On en rencontre différents types ; on les appelle, selon leur cause, statiques, congénitales, traumatiques, paralytiques, rachitiques, rhumatismales, arthritiques, gonorrhéiques et tabétiques.

Pied plat statique ou adolescent. —Cette variété, de loin la plus commune et la plus importante (Fig. 152), se développe généralement entre quatorze et vingt ans. On l'appelle statique car le facteur essentiel dans sa production est une disproportion entre le poids du corps et la puissance d'appui de la voûte plantaire.

FIG. 152. —Adolescent pied plat.

On le rencontre chez les enfants ou les adolescents à croissance rapide, au développement musculaire faible et aux pieds longs et étroits, et surtout chez ceux qui, après avoir quitté l'école, commencent un travail qui exige beaucoup de position, comme celui d'ouvrier d'usine, de messager ou de domestique. serviteur. Pour pouvoir se tenir debout avec le moins d'effort pendant de longues périodes, le malade adopte une attitude qui sollicite peu les muscles et rejette presque toute la tension du poids du corps sur les ligaments et les os des pieds. Celle-ci, qu'on a appelée « l'attitude de repos », consiste à se tenir debout, les membres écartés, les genoux légèrement fléchis, les jambes légèrement tournées latéralement au niveau du genou et les pieds en pronation, les orteils pointés latéralement. Les facteurs locaux les plus importants prédisposant au pied plat sont la faiblesse des muscles qui soutiennent normalement la cheville et les arcs tarsiens, en particulier les tibiaux ; faiblesse des ligaments du pied ; et la douceur des os du tarse. Lorsque ces conditions sont présentes et qu'une mauvaise méthode de position debout et de marche est adoptée, la tension excessive à laquelle les tendons et les ligaments sont exposés a pour résultat leur étirement ; la position des os est modifiée et il en résulte un pied plat. La tête du talus est déplacée médialement et fait saillie entre le calcanéum et le naviculaire, tendant à les séparer l'un de l'autre, étirant le ligament calcanéo-naviculaire inférieur et provoquant l'abduction de la partie antérieure du pied. Les ligaments plantaires, notamment le calcanéo-naviculaire inférieur, sont étirés et allongés. Dans quelque chose comme 80 pour cent. il y a la déformation combinée – pes plano-valgus – chez ceux qui demandent un traitement.

FIG. 153. —Pied plat, montrant la perte de la voûte plantaire.

Caractéristiques cliniques. — Le malade se plaint d'être facilement fatigué et de douleurs au pied après avoir marché ou debout. Il y a généralement plus de douleur avant l'apparition de la déformation que lorsqu'elle s'est développée, et à ce stade elle n'est pas si facilement reconnaissable et on a tendance à l'appeler « rhumatisme ». Le siège de la douleur le plus fréquent se situe au bord médial du pied, derrière le tubercule du naviculaire, et cela est dû à l'étirement du ligament calcanéo-naviculaire inférieur. On se plaint également de douleurs au milieu du dos, en travers du cou-de-pied, dues à l'étirement des ligaments interosseux. Plus tard, il y a une douleur au niveau du processus majeur du calcanéum en avant de la malléole latérale, à cause du contact de ces os. Il peut y avoir des crampes nocturnes dans les muscles de la jambe et du pied.

L'attitude défectueuse du pied en position debout et en marchant est généralement évidente. Le pied semble plus long et plus large que la normale et, lorsque le poids du corps est appliqué, il s'étend avec les orteils étendus jusqu'à ce que toute la semelle soit en contact avec le sol. Dans les cas avancés, le bord médial du pied peut être effectivement convexe. Au-dessous et en avant de la malléole médiale proéminente, la tête du talus forme une éminence arrondie, et un peu plus en avant et plus bas encore se trouve la projection du tubercule du naviculaire. L'éversion du pied dans son ensemble est mieux vue de derrière ; si l'axe central de la jambe se prolonge vers le bas, il se rapproche du bord médial du talon au lieu de passer par son centre ; ou, autrement dit, au lieu que l'axe du calcanéum soit dans le prolongement de celui de la jambe, il dévie latéralement et la malléole médiale est anormalement proéminente. Lorsque l'éversion est plus prononcée, la semelle regarde latéralement et les tendons des péroniers ressortent en relief. La partie antérieure du pied est déplacée latéralement. Le pied plat est fréquemment associé à un gros orteil raide ; le patient ayant perdu la faculté de dorsiflexion de l'orteil, la première phalange et le premier métatarsien sont en ligne droite, au lieu de former un angle ouvert vers le dos.

Les muscles de la jambe sont flasques et peu développés. Lorsque le patient est assis et qu'on lui demande de bouger le pied dans différentes directions, il apparaît une raideur caractéristique, une perte de souplesse et une restriction de l'amplitude des mouvements. Les pieds sont généralement froids et transpirent excessivement. La démarche est avachie et manque de ressort et d'élasticité. L'allongement du pied a pour conséquence que les tendons, en particulier les fléchisseurs, sont trop courts, ce qui peut provoquer une contraction des orteils en forme de marteau. Les bottes, après avoir été portées, présentent un renflement du cou-de-pied vers la semelle, une usure plus importante de la semelle le long du bord médial et, en cas de raideur du gros orteil, une absence de pli transversal sur le dos opposé à la pointe des pieds. les orteils. Des empreintes de pas peuvent être obtenues en mouillant la plante des pieds. L'empreinte d'un pied normal ne montre que le talon, le bord latéral du pied ainsi que la pointe et la pointe des orteils. Dans le cas du pied plat, la bordure médiale apparaît plus ou moins dans l'empreinte (Fig. 154). Si l'on veut un enregistrement pour estimer le progrès du traitement, la plante du pied est peinte avec un 5 pour cent. solution de ferrocyanure de potassium, et le malade se tient debout sur du papier peint avec la liqueur de perchlorure de fer diluée à moitié ; l'impression apparaît en bleu foncé sur fond jaune.

FIG. 154. —empreinte de pied normal et plat.

Les skiagrammes sont utiles pour montrer le déplacement des os et les différences entre la position assise et debout, ainsi que pour enregistrer les résultats du traitement.

Prophylaxie du pied plat. — L'accent doit être mis sur un entraînement surveillé de tout le système musculaire, et spécialement de celui des jambes. En marchant et en position debout, les pieds doivent être maintenus parallèles et non pointés vers l'extérieur, comme cela était formellement enseigné dans les écoles de gymnastique et sur lequel insistaient les instructeurs d'exercices militaires. Les enfants doivent apprendre à marcher correctement, en se levant successivement sur la pointe des orteils avec chaque pied. Il convient également de prêter attention aux bottes, qui doivent être façonnées de manière à ce que le côté médial de la botte reste droit et que l'extrémité de la botte soit opposée au gros orteil.

Traitement. — Ceci vise à restaurer et à entretenir la voûte plantaire. Comme les mesures adoptées varient nécessairement avec le degré d'évolution de l'affection, il convient, aux fins du traitement, de reconnaître les quatre degrés suivants. Un premier degré, dans lequel la voûte plantaire réapparaît lorsque le poids est retiré du pied ou que le patient se lève sur la pointe des orteils ; une seconde, dans laquelle l'attitude normale peut être rétablie par manipulation ; une troisième, où cela n'est possible que sous anesthésie ; un quatrième, dans lequel les os sont tellement déplacés et altérés dans leur forme que la correction est impossible sans opération.

Cas du premier degré. — En cas de douleur et de sensibilité marquées, le patient doit s'allonger. La santé générale est améliorée par une alimentation nourrissante et par l'huile de foie de morue et les toniques ; et les jambes et les pieds sont douchés et massés trois fois par jour. Lorsque la douleur et la sensibilité ont disparu, le patient apprend à marcher et à exercer ses pieds. Lors de la marche, les bords médiaux des pieds doivent être parallèles les uns aux autres, le talon doit d'abord toucher le sol, puis la pointe des orteils. Il ne doit ni rester debout ni marcher assez longtemps pour provoquer de la fatigue, et en position debout, il doit modifier l'attitude de ses pieds de temps en temps et se lever occasionnellement sur la pointe des orteils. Les exercices suivants, imaginés par Ellis de Gloucester, doivent être pratiqués : (1) S'élever sur la pointe des orteils, les orteils étant dirigés droit vers l'avant ; (2) s'élevant sur la pointe des orteils, avec les pointes des gros orteils se touchant et les talons dirigés vers l'extérieur, de sorte que les bords médiaux des pieds se rejoignent devant à angle droit ; (3) dans la même attitude, après être montés sur la pointe des orteils, les genoux sont fléchis puis étendus avant que les talons redescendent ; (4) en position assise sur une chaise, une jambe croisée sur l'autre, des mouvements de circumduction du pied sont effectués ; (5) en position debout, le bord médial du pied est soulevé du sol plusieurs fois, puis le patient marche de long en large sur le bord latéral du pied et, dans la même attitude, lève un pied sur l'autre. Ces exercices doivent être effectués lentement et délibérément, pieds nus, et ils doivent être soigneusement surveillés jusqu'à ce que le patient comprenne parfaitement ce qui est visé. Les mouvements doivent être effectués un certain nombre de fois à intervalles réguliers, mais ne doivent pas être poussés de manière à provoquer de la douleur ou de la fatigue. Le patient doit être équipé de bottes à lacets bien faites, dont le talon et la semelle sont surélevés d'environ un demi-pouce sur le côté médial afin que le pied repose principalement sur son bord latéral. Le cuir supplémentaire, qui peut être appliqué par n'importe quel bottier, se présente sous la forme d'une cale, avec sa base sur le côté médial, une sur la semelle et une sur le talon. Le coin s'efface vers le bord latéral, puis vers l'avant vers la pointe. Avec le temps, les membres sont renforcés par les bains de mer, le vélo, le saut à la corde et d'autres exercices.

Dans *les cas du deuxième degré*, le patient doit disposer d'une plaque métallique à l'intérieur de la botte. Celle connue sous le nom de source de Whitman est la plus populaire. Un moulage en plâtre est réalisé sur la semelle pendant que le pied est maintenu dans sa position correcte, et sur celui-ci une plaque métallique, de préférence en bronze d'aluminium, est modelée. Celui-ci est recouvert de cuir et inséré dans la botte. Nous avons trouvé les supports imaginés par Scholl simples et efficaces. Le traitement décrit pour les cas du premier degré est réalisé en complément.

Dans *les cas du troisième degré* , la déformation est corrigée sous anesthésie. Le pied est déplacé de force dans toutes les directions afin d'étirer les ligaments raccourcis et de briser les adhérences, il est ensuite tourné dans une position extrême en varus et fixé au plâtre de Paris ou à une attelle de Dupuytren. Il faudra peut-être recourir à la clé de Thomas, employée dans la correction du pied bot. Lorsque la réaction consécutive à cette intervention s'est apaisée, la question du raccourcissement ou du renforcement des tendons concernés dans le soutien de la voûte plantaire peut être envisagée ; l'un des péroniers, par exemple, peut être attaché au tubercule du naviculaire. Nous n'avons pas jugé nécessaire d'employer cette procédure.

Dans *les cas du quatrième degré* , où le déplacement et les altérations de forme des os constituent un obstacle infranchissable à la correction, un traitement opératoire peut être envisagé, soit la résection d'une cale incluant l'articulation talo-naviculaire, soit le déplacement vers l'avant de la tubérosité de l'os. calcanéum.

Pied plat spasmodique. — Il existe des cas de pieds plats dans lesquels la douleur et les spasmes des muscles péroniers sont les caractéristiques prédominantes. Si le spasme n'est pas calmé par le repos au lit et par des fomentations chaudes, le pied doit être inversé sous anesthésie ; et dans cette position il est encastré dans du plâtre de Paris. Jones réséque un pouce de chacun des tendons péroniers à environ 2 1/2 pouces au-dessus de la pointe de la malléole latérale ; Armor et Dunn affirment avoir obtenu de meilleurs résultats en écrasant le nerf péronier dans la substance du long péronier.

Pied plat paralytique (Fig. 155). — Dans les cas typiques, cela résulte d'une poliomyélite affectant les muscles tibiaux. Lorsque d'autres groupes de muscles sont touchés en même temps, des déformations composées, telles que le pied calcanéo-valgus, sont plus susceptibles de se produire.

FIG. 155. —Pes Valgus et Hallux Valgus bilatéraux chez une fille æt. 15,
résultat d'une poliomyélite antérieure.

Dans le valgus paralytique, le bord médial du pied est déprimé et convexe vers la plante, et bien que le pied puisse facilement être ramené à sa position normale par manipulation, il reprend immédiatement l'attitude valgus. La jambe est décharnée, la peau est froide et livide et la cheville ressemble à un fléau. Le traitement consiste à renforcer les muscles tibiaux paralysés en attachant le péronier, ou une bandelette du tendon d'Achille, au scaphoïde, ou à provoquer une ankylose des articulations situées au-dessus et en avant du talus.

Le pied plat traumatique est la forme qui résulte directement d'une blessure. Elle est le plus souvent due à une chute de hauteur sur les pieds ; les ligaments soutenant la voûte plantaire sont rompus et les os sont déplacés, soit au moment de la blessure, soit plus tard lorsque le patient sort du lit. L'arcade ne peut être restaurée que par une résection en coin du tarse. La perte de la voûte plantaire peut résulter de la marche sur le pied inversé suite à des blessures à la cheville, notamment une fracture de Pott mal unifiée ; le pied peut être déplacé latéralement et en pronation, la plante regardant latéralement. Cette variété est très inesthétique et invalidante ; elle est traitée par ostéotomie supra-malléolaire du tibia et du péroné.

Autres formes de pieds plats. — Le pied plat se rencontre quelquefois chez les enfants rachitiques, en association avec un genou cagneux ou une courbure des os de la jambe, et est traité dans le même sens que les autres déformations rachitiques. Elle peut faire suite à une crise de rhumatisme aigu ou à des maladies de la région de la cheville et du tarse, telles que la gonorrhée, l'arthrite déformante, la tuberculose et la maladie de Charcot ; le pied plat gonorrhéique est extrêmement résistant au traitement. Il existe une forme congénitale dans laquelle la plante du pied est convexe et le dos concave, résultat de la persistance d'une attitude anormale du fœtus *in utero* . Il existe enfin une variété raciale, rencontrée principalement chez les nègres et les juifs, qui est héréditaire et développementale et qui, bien que disgracieuse, est rarement une cause d'invalidité.

Pes Transverso-planus. — Lange décrit sous cette tête un enfoncement ou un aplatissement de l'arc antérieur formé par les têtes des os métatarsiens, dont normalement seules les têtes du premier et du cinquième reposent sur le sol. Dans cette condition, tout peut être au même niveau ou la voûte est en réalité convexe vers la semelle. Il peut coexister avec la forme courante de pied plat ou être associé à une douleur névralgique connue sous le nom de métatarsalgie.

Affections douloureuses du talon. — Il s'agit notamment de l'inflammation de la bourse séreuse entre la face postérieure du calcanéum et l'extrémité inférieure du tendon d'Achille, de l'inflammation du tendon lui-même et de sa gaine de tissu cellulaire, et de la présence d'un éperon osseux dépassant de la face plantaire du tubérosité du calcanéum. L'éperon osseux est la source d'une douleur considérable en position debout et en marchant, et une sensibilité est provoquée par une pression sur la face plantaire du talon ; cela est bien démontré par les radiographies (fig. 156). La condition est généralement bilatérale. Un soulagement complet est obtenu en retirant l'éperon par opération.

Sever de Boston attire l'attention sur un état douloureux du talon rencontré chez les enfants et associé à des modifications de la jonction épiphysaire, alliées à celles rencontrées dans l'épiphyse du tubercule du tibia dans la maladie de Schlatter. Les modifications de la jonction épiphysaire peuvent être démontrées par des skiagrammes. Le traitement est conduit dans le même esprit que dans la téno-synovite du tendon d'Achille.

Métatarsalgie. — Cette affection, décrite pour la première fois par Morton de Philadelphie (1876), est une névralgie de la région de l'arc métatarsien antérieur, spécialement localisée dans la région des têtes des troisième et quatrième métatarsiens. On le rencontre le plus souvent chez les adultes entre trente et quarante ans, il est plus fréquent chez les femmes que chez les hommes et s'associe souvent au pied plat. Le patient se plaint d'une douleur sourde ou d'une douleur intense, semblable à une crampe, dans la partie antérieure du pied. La douleur est généralement soulagée par le repos et en enlevant la botte. Il peut être excité en pressant les têtes des métatarsiens l'une contre l'autre ou en saisissant la quatrième articulation métatarso-phalangienne entre le doigt et le pouce. Dans les cas avancés, la douleur peut être si intense qu'elle paralyse la patiente, de sorte qu'elle est obligée d'utiliser une béquille. À l'examen, la semelle peut être élargie au niveau de la pointe des orteils et il peut y avoir des cors au-dessus de la tête des troisième et quatrième métatarsiens. Les skiagrammes peuvent montrer un déplacement vers le bas de la tête de l'un ou l'autre de ces os, et les empreintes du pied peuvent montrer une zone de contact accrue au niveau de la pointe des orteils. L'affection est d'évolution insidieuse et est généralement attribuée à un affaissement de la voûte transversale du pied - pes transverso-planus - résultant d'une faiblesse ou du port de bottes mal ajustées. On pense que la douleur intense est due à l'étirement ou à la pression exercée sur les nerfs interdigitaux ou sur la branche communicante entre les nerfs plantaires médial et latéral ; Whitman pense que cela est dû à une pression latérale anormale sur les articulations déprimées.

FIG. 156. —Radiogramme de l'éperon sous l'aspect du calcanéum.

Traitement. — Une grande amélioration résulte généralement du traitement des pieds plats coexistants, et la douleur est soulagée par le repos, le massage et les douches vaginales. Un bandage serré ou une bande de plâtre appliqué autour du cou-de-pied avant d'enfiler le bas peut soulager la douleur. Les bottes doivent être fabriquées à partir d'un plâtre du pied, hautes et étroites au niveau du cou-de-pied de manière à comprimer la base des métatarsiens, et avec le bord médial de la semelle et du talon légèrement relevés ; un support peut être porté dans la semelle, comme celui utilisé pour les pieds plats, avec les arcs longitudinaux et transversaux exagérés. Scholl a mis au point un support pour l'arcade antérieure que nous avons utilisé avec profit. Lorsque la tête de l'un des métatarsiens est déplacée, elle peut être retirée par une incision dorsale parallèle au tendon du long extenseur.

Hallux Valgus et Oignon. — *L'hallux valgus* est cette déformation dans laquelle le gros orteil dévie vers la ligne médiane du pied et vient se situer au-dessus ou au-dessous du deuxième orteil (Fig. 155 , 157). La tête du premier métatarsien fait saillie sur le bord médial du pied et, sous la pression de la botte, se forme une bourse adventive qui, lorsqu'elle s'épaissit par une inflammation chronique, constitue un gonflement ou un *oignon proéminent* . C'est une affection courante dans les communautés civilisées et surtout urbaines, et atteint son apogée de développement chez les femmes adultes. Elle peut survenir d'un côté ou des deux côtés et est parfois associée au pied plat.

FIG. 157. —Radiogramme de l'Hallux Valgus. L'os sésamoïde est déplacé
vers la ligne médiane du pied.

La déformation se développe lentement et est généralement attribuée au port
de bas trop serrés au niveau des orteils et de bottes mal confectionnées. La
botte qui favorise l'apparition de l'hallux valgus est celle qui est trop courte
et qui a des orteils pointus, avec le sommet dans la ligne médiane du pied au
lieu d'être dans l'alignement du gros orteil. La pression de la botte déplace le
gros orteil en position valgus, surtout si un talon haut est porté, car les orteils
sont alors poussés vers l'avant vers le sommet de la botte. Une fois que le
gros orteil est enlevé par la pression de la chaussure, la déformation est
augmentée en appuyant indûment sur le côté médial de la pointe du gros
orteil et en pointant le pied vers l'extérieur lors de la marche.

L'arthrite déformante est rarement la cause de l'hallux valgus, mais les
modifications caractéristiques de cette affection sont généralement présentes
au niveau de l'articulation du gros orteil. Dans les cas prononcés, la base de
la première phalange est déplacée sur la face latérale de la tête du premier
métatarsien, dont la tête exposée présente fréquemment une fibrillation et
une usure du cartilage, et est souvent entourée d'os nouveau, s'élevant parfois
à à une exostose. Il existe également des franges de la membrane synoviale
qui peuvent être coincées entre les surfaces articulaires. L'extrémité distale

du premier métatarsien est déplacée médialement, élargissant la bande de roulement du pied, et dans les cas graves, sa tige est tournée sur son axe long, de sorte que sa surface dorsale semble médialement ; le gros orteil subit alors une rotation similaire (Fig. 157). Les tendons fléchisseurs et extenseurs ainsi que les os sésamoïdes sont déplacés latéralement. Les ligaments et autres parties molles du côté médial sont allongés, tandis que ceux du côté latéral sont contractés.

Chez les femmes, la plainte principale peut être la défiguration de la botte ; dans d'autres, de douleur et d'invalidité résultant de la sensibilité de l'articulation et de la bourse élargie au-dessus de la tête du premier métatarsien. La bourse enflammée, qui communique parfois avec l'articulation, peut suppurer et l'infection peut se propager à l'articulation.

Le *traitement* varie en fonction de la gravité de la déformation. Dans les cas bénins, on peut faire beaucoup en portant des bottes et des bas correctement confectionnés avec un compartiment séparé pour le gros orteil, ou un tampon de coton ou une tente en caoutchouc entre le gros et le deuxième orteil. Le patient doit pratiquer des manipulations et des exercices des orteils et des pieds, et poser correctement le pied au sol lors de la marche. Dans les cas prononcés, la douleur et la sensibilité doivent d'abord être éliminées par du repos et des applications apaisantes. La nuit, l'attitude de l'orteil peut être corrigée par une attelle moulée fixée sur la face médiale du pied par des bandes de plâtre ; l'orteil est ensuite bandé jusqu'à l'extrémité distale de l'attelle. Scholl a conçu un accessoire en caoutchouc à porter entre le gros et le deuxième orteil. En cas de pied plat, celui-ci doit recevoir un traitement approprié.

Dans les cas aggravés, la déformation ne peut être corrigée que par une opération qui consiste à réséquer la tête du métatarsien, et le tendon du long extenseur peut être détaché de son insertion et fixé sur la face médiale de la première phalange. Une barre peut être placée sur la semelle juste derrière la pointe des orteils, et la botte doit également épouser la forme anatomique du pied.

Hallux Varus ou Pigeon-toe (Fig. 158). — Dans cette déformation extrêmement rare, le gros orteil s'écarte de la ligne médiane du pied ; elle survient principalement chez les enfants en association avec d'autres malformations et gêne le port de bottes. Le traitement consiste à redresser l'orteil et à le maintenir en position par une attelle ou un plâtre de Paris. Le ligament collatéral médial et le tendon de l'abducteur de l'hallux peuvent nécessiter une section.

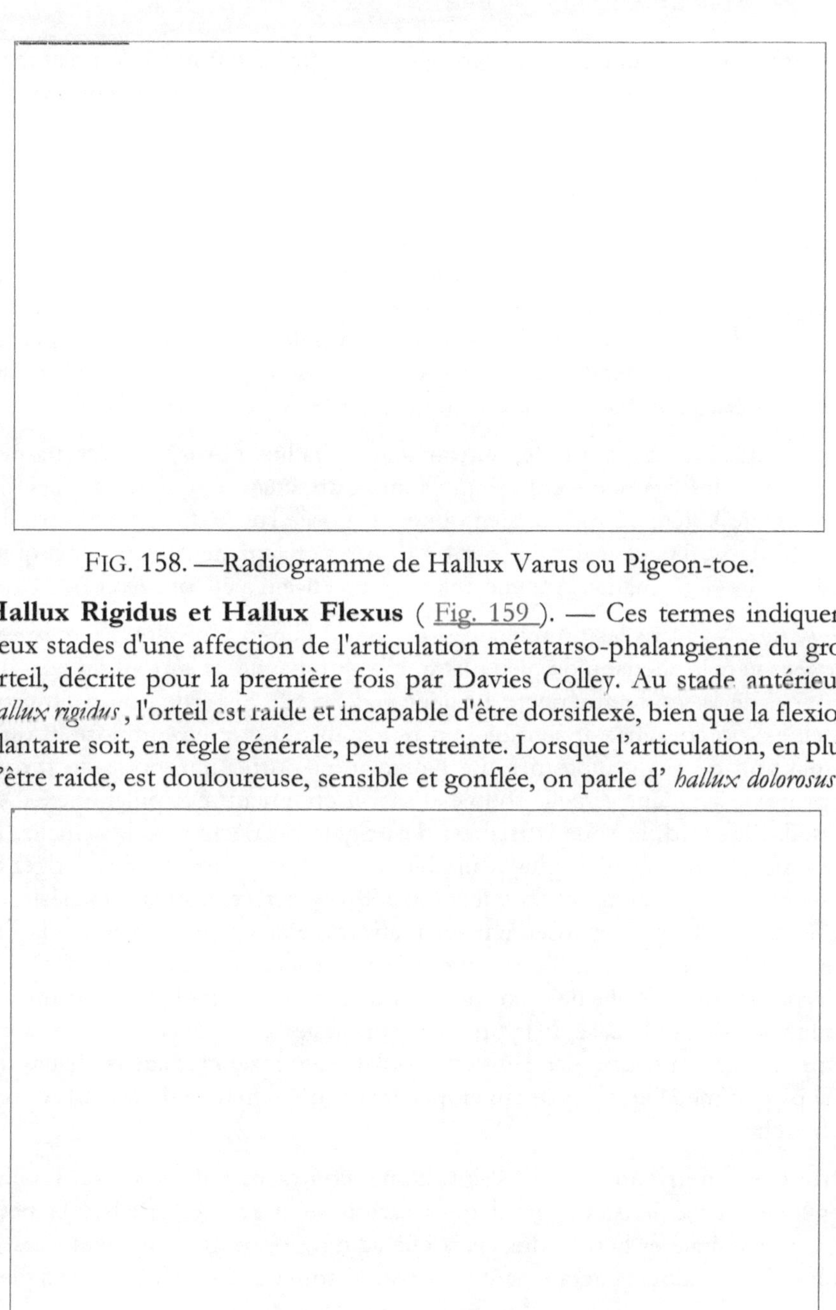

FIG. 158. —Radiogramme de Hallux Varus ou Pigeon-toe.

Hallux Rigidus et Hallux Flexus (Fig. 159). — Ces termes indiquent deux stades d'une affection de l'articulation métatarso-phalangienne du gros orteil, décrite pour la première fois par Davies Colley. Au stade antérieur, *hallux rigidus*, l'orteil est raide et incapable d'être dorsiflexé, bien que la flexion plantaire soit, en règle générale, peu restreinte. Lorsque l'articulation, en plus d'être raide, est douloureuse, sensible et gonflée, on parle d' *hallux dolorosus* .

FIG. 159. —Hallux Rigidus et Flexus chez un garçon æt. 17. Il y a un cor suppurant au-dessus de la tête du premier os métatarsien.

Au fur et à mesure que la maladie progresse, l'orteil est attiré vers la plante et devient fléchi de façon permanente - *hallux flexus* - et toute tentative de dorsiflexion s'accompagne de douleurs.

Cette affection touche principalement les adolescents de sexe masculin, est presque toujours associée au pied plat et est alors généralement bilatérale. La démarche du patient, en plus d'avoir les traits caractéristiques associés au pied plat, est particulièrement en bois et inélastique, car au lieu de monter sur la pointe des orteils à chaque pas, il pose et soulève la semelle comme s'il s'agissait d'une semelle rigide. plaque. La douleur est augmentée par la marche. La botte a tendance à s'user au niveau de la pointe des orteils et du bord postérieur du talon, et le pli habituel sur le dos est absent.

A la dissection, on constate, surtout dans l'hallux flexus, que les parties inférieures des ligaments collatéraux sont contractées, et que le cartilage de la partie de la tête du métatarsien qui est exposée sur le dos est converti en tissu fibreux ; il peut également y avoir d'autres changements caractéristiques de l'arthrite déformante. Aucune ankylose osseuse n'a été observée.

Traitement. — Dans les premiers cas, un grand bénéfice résulte des mesures dirigées vers la guérison du pied plat qui l'accompagne, et surtout du port du support de la voûte antérieure imaginé par Scholl. Si l'articulation du gros orteil est douloureuse et sensible, un repos absolu doit être imposé jusqu'à disparition de ces symptômes. Le patient doit porter une botte de forme appropriée avec une semelle souple et savoir comment manipuler et exercer l'orteil. Plus tard, lorsque l'orteil est déjà rigide ou fléchi vers la semelle, le traitement ci-dessus n'est plus réalisable. Il est alors préférable de corriger la déformation, soit en tirant l'orteil en position dorsiflexée, sous anesthésie, et en le fixant avec un pansement en plâtre de Paris ; ou, lorsque cela est impossible, en excisant l'extrémité articulaire de l'os métatarsien et en interposant une couche de tissu adipeux ou de bourse entre l'extrémité distale du métatarsien et la base de la première phalange. Lorsque ces mesures sont impraticables, la souffrance peut être soulagée en insérant dans la chaussure une plaque métallique rigide qui empêchera toute tentative de dorsiflexion à la marche.

Orteil en marteau. — Il s'agit d'une contracture-flexion qui touche généralement le deuxième orteil, mais parfois aussi d'autres orteils. Elle peut être congénitale et héréditaire, mais elle se développe généralement vers la puberté et est alors généralement bilatérale et souvent associée à un pied plat.

La première phalange est en dorsiflexion et la seconde en flexion plantaire, tandis que la troisième varie dans son attitude, étant tantôt dans l'alignement de la seconde (Fig. 160), tantôt encore plus fléchie plantaire, tantôt en dorsiflexion. Lorsque le deuxième orteil seul est atteint, comme c'est le cas ordinaire, il est en partie enfoui par ceux qui le bordent de part et d'autre, seule la jointure de la première articulation inter-phalangienne dépassant au-dessus du niveau des autres orteils (fig. 160). La peau au-dessus de la tête de la première phalange sur laquelle s'appuie la botte présente généralement un cor, sous lequel se forme une bourse (Fig. 161). Le cor et la bourse sont sujets à des crises d'inflammation, qui provoquent des souffrances et des incapacités à marcher. Les parties molles de l'extrémité distale de l'orteil sont aplaties au contact de la semelle de la botte, d'où la ressemblance supposée avec la tête d'un marteau.

FIG. 160. —marteau-orteil.

A la dissection, on constate que la contracture est entretenue par un raccourcissement des parties plantaires des ligaments collatéraux de la première articulation inter-phalangienne et du ligament glénoïde sur lequel repose la tête de la première phalange.

L'orteil en marteau est généralement attribué à l'utilisation de chaussettes serrées et de bottes mal ajustées, en particulier celles à pointe médiane et trop courtes pour les pieds, mais chez certaines personnes, il semble y avoir une prédisposition héréditaire à la déformation.

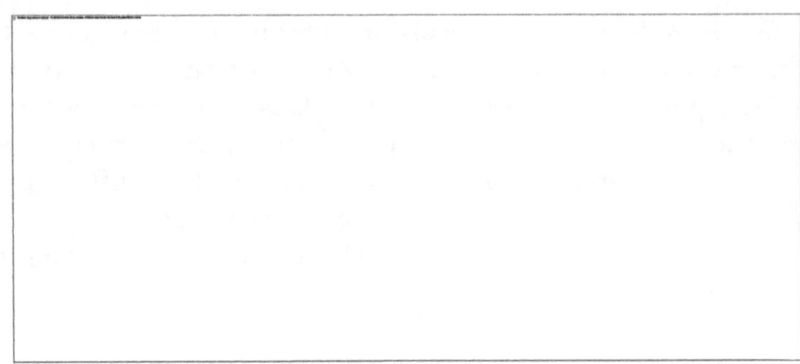

FIG. 161. —Section du marteau-orteil.

un , le maïs.

b , bourse séreuse au-dessus de la première articulation inter-phalangienne.

Si les manipulations correctives, le cerclage et l'utilisation d'attelles peuvent s'avérer utiles dans des cas légers, il est généralement nécessaire de réaliser une opération afin d'étendre définitivement l'orteil. Avant d'opérer, toute condition infectieuse, telle qu'un cor ou une bourse suppurée, doit être corrigée. Les ligaments collatéraux et glénoïdiens sont divisés par voie sous-cutanée - Spitzy divise également les tendons fléchisseurs et la capsule - et si l'orteil peut alors être redressé, le pied est solidaire d'une attelle métallique moulée sur la semelle et munie de fentes longitudinales opposées aux intervalles de chaque côté. de l'orteil touché. L'orteil est tiré jusqu'à l'attelle en passant une boucle de coton ou de bandage élastique autour de l'orteil et à travers les fentes. Dans de nombreux cas, la contraction de tous les tissus de la face plantaire, y compris la peau, empêche le redressement de l'orteil même après division des ligaments, et il est alors nécessaire d'enlever la tête et le cou de la première phalange par une incision latérale. C'est plus satisfaisant que l'amputation de l'orteil atteint au niveau de l' articulation métatarso-phalangienne, car après cela, les orteils adjacents ont tendance à se regrouper et favorisent l'hallux valgus. Si une amputation est pratiquée, un tampon de coton ou un accessoire en caoutchouc doit être porté pour remplir l'espace vacant.

Le terme *gampsodactylie* a été appliqué à une déformation dans laquelle tous les orteils prennent la position d'orteil en marteau, généralement à cause d'un état spastique des muscles contrôlant les orteils.

Hypertrophie des orteils. — Un ou plusieurs orteils peuvent être le siège d'une hypertrophie ou d'un géantisme local. Celle-ci est généralement présente à la naissance ou apparaît dans la petite enfance et peut faire partie d'une prolifération impliquant l'ensemble du membre inférieur (Fig. 162). La prolifération peut concerner tous les tissus de manière égale, ou la graisse sous-cutanée peut être particulièrement affectée. Les orteils médiaux sont ceux qui sont le plus souvent hypertrophiés. En plus d'être agrandi, l'orteil peut être déplacé de son axe normal. L'hypertrophie peut affecter deux ou plusieurs orteils fusionnés ou palmés (Fig. 162). Le traitement consiste à amputer l'orteil autant que le permet le port d'une botte ordinaire.

FIG. 162. —Hypertrophie congénitale du membre inférieur gauche chez un garçon æt. 5. Les deuxième et troisième orteils sont fusionnés.

Orteils surnuméraires (*polydactylisme*).—Ceux-ci varient de simples appendices cutanés à des orteils pleinement développés (Fig. 163); s'ils gênent le port des bottes, ils doivent être retirés.

Sanglage des orteils (*syndactylisme*). — Cela peut affecter deux orteils ou plus, qui peuvent être unis simplement par une toile de peau, ou si complètement fusionnés que les doigts individuels ne sont indiqués que par les ongles ; le degré de fusion est indiqué au moyen de skiagrammes. Sauf en cas d'hypertrophie congénitale, aucun traitement n'est nécessaire.

FIG. 163. —grand orteil surnuméraire.

(Photographie prêtée par Sir George T. Beatson.)

LE MEMBRE SUPÉRIEUR

Absence congénitale de la clavicule. — Les deux clavicules peuvent être absentes, et il est possible au patient de mettre volontairement en contact ses épaules devant la poitrine ; il y a peu ou pas de déficience fonctionnelle.

Déplacements de l'omoplate. — *Élévation congénitale de l'omoplate* (épaule de Sprengel, 1891). — Cette anomalie est rare et n'est généralement reconnue que plusieurs années après la naissance. Dans une variété, il existe un pont d'os ou de tissu fibreux reliant l'angle supérieur de la scapula à l'apophyse épineuse de l'une des vertèbres cervicales, et il peut y avoir une fausse articulation à une extrémité du pont permettant un certain mouvement de l'omoplate. Les anomalies associées au niveau des vertèbres et des côtes sont représentées par des skiagrammes. Dans le type le plus courant, la scapula semble être maintenue dans sa position élevée par le raccourcissement des muscles attachés à son corps, et elle est souvent tournée de manière à ce que son angle inférieur soit proche de la colonne vertébrale et son bord axillaire presque horizontal, ou le bord axillaire peut se trouver à proximité des côtes et le bord vertébral peut dépasser de la paroi thoracique. L'épaule est généralement plus haute et plus en avant du côté affecté, et il existe un degré modéré de scoliose. Il y a un manque d'achat dans les mouvements de l'épaule et du haut du bras.

FIG. 164. —élévation congénitale de l'omoplate gauche chez une fille :
montre également une taupe velue sur le sacrum.

(Cas de M. DM Greig.)

Lorsque la déformation est bilatérale, ce qui est rare, le cou est court et épais, le menton est proche du sternum et les bras peuvent à peine être élevés à l'horizontale.

Les exercices de gymnastique et le port d'une attelle pour maintenir les épaules en arrière et vers le bas peuvent être suivis d'une certaine amélioration, mais, en règle générale, il est nécessaire de mobiliser l'omoplate par opération. Il faut d'abord prendre une radiographie, car lorsque l'omoplate est reliée à la colonne vertébrale par un pont osseux, celui-ci doit être réséqué. Les muscles attachés au bord vertébral et à la colonne vertébrale de l'omoplate sont divisés, l'os est ramené dans sa position appropriée et les parties sont fixées par des bandages en plâtre.

Omoplate ailée. — Cet état consiste en un déplacement marqué vers l'arrière de l'angle inférieur et du bord vertébral de la scapula, lorsque le malade tente de lever le bras de côté (Fig. 165). Dans des conditions normales, en effectuant ce mouvement, les muscles dentelés et rhomboïdes tirent vers l'avant le bord vertébral et l'angle inférieur de l'omoplate, et fixent ainsi fermement l'os contre la paroi thoracique. Lorsque ces muscles sont paralysés, à la suite d'une poliomyélite antérieure, d'une névrite ou d'une lésion du nerf thoracique long de Bell, ou des cinquième et sixième racines nerveuses cervicales par lesquelles ils reçoivent leur alimentation, le patient est incapable d'abduire le bras. , et le deltoïde ayant perdu son *point d'appui* , sa contraction a simplement pour résultat d'incliner l'angle de la scapula vers l'arrière (Fig. 165).

FIG. 165. —omoplate ailée ; le patient tend les bras devant.

Traitement. — Dans la majorité des cas récents, l'affection cède à l'administration de strychnine et d'autres toniques musculaires et nerveux, ainsi qu'à l'usage du massage et du courant faradique. L'application d'une ceinture matelassée soigneusement ajustée est parfois utile. La méthode de traitement par suture du grand dorsal sur l'angle inférieur de l'omoplate repose sur l'hypothèse erronée que le déplacement est dû au glissement de ce muscle hors de l'os ; en même temps, il faut admettre que l'opération diminue parfois la déformation et ajoute au confort du patient.

Une méthode plus efficace consiste à détacher la partie claviculaire du grand pectoral de son insertion, et à la coudre au grand dentelé antérieur de manière à lui faire assumer la fonction de ce muscle, ou à la coudre au bord axillaire de la scapula. Le succès a également suivi la suture du bord vertébral de la scapula aux côtes sous-jacentes (Eiselsberg).

Un déplacement de la scapula vers le haut et latéralement a été observé à la suite d'une paralysie partielle du trapèze lorsque les nerfs qui l'alimentaient ont été sectionnés lors de l'ablation des glandes tuberculeuses du cou. Dans ces déplacements acquis, le traitement s'oriente vers la lésion nerveuse et vers l'amélioration des muscles par l'électricité, le massage et les exercices ; lorsque la paralysie du trapèze est permanente, le handicap est progressivement surmonté par l'hypertrophie compensatrice du muscle releveur.

Luxation congénitale de l'épaule. —Cette affection rare est généralement bilatérale et est associée à d'autres malformations congénitales. La cavité glénoïde est déformée ou absente et la luxation peut être sous-coracoïde, sous-acromiale ou sous-épineuse. Les mouvements du bras sont restreints et le développement du membre dans son ensemble est imparfait. Il est parfois possible de réduire la luxation par manipulation ou, en cas d'échec, par opération. La luxation unilatérale est parfois confondue avec une luxation survenue lors de l'accouchement et *vice versa* .

La luxation habituelle est décrite à <u>la p. 65</u> .

Déformations paralytiques—Luxation paralytique de l'épaule. — L'innervation des muscles de la région de l'épaule peut être perturbée par diverses affections, parmi lesquelles la poliomyélite et les lésions du plexus brachial à la naissance sont les plus importantes. Le ligament capsulaire de l'articulation de l'épaule, n'étant plus maintenu tendu par les muscles scapulaires, notamment les deltoïdes et les rotateurs latéraux, se détend et s'étire progressivement sous le poids du bras. Les apparences sont caractéristiques ; les muscles de l'épaule sont atrophiés, l'acromion est proéminent, et entre lui et l'extrémité supérieure de l'humérus il y a un creux marqué dans lequel un ou plusieurs doigts peuvent être insérés. Le bras pend flasque sur le côté, tourne médialement et en pronation, et se déplace à la manière d'un fléau dans toutes les directions, le patient ayant peu de contrôle sur lui. Les meilleurs résultats sont obtenus par la transplantation de muscles, le trapèze étant détaché de la clavicule et cousu à la surface du deltoïde, et le haut du bras fixé en position d'abduction horizontale avec le bras tourné latéralement et supiné. Bradford insère une partie du trapèze dans l'insertion humérale du deltoïde. Lorsque ces méthodes sont impraticables, le haut du bras peut être fixé au tronc par une forme quelconque d'appareil, ou une arthrodèse est réalisée de manière à ce que les mouvements de l'omoplate soient communiqués au haut du bras ; la meilleure attitude en cas d'ankylose est celle de l'abduction avec rotation médiale, afin que la main puisse être amenée à la bouche.

Dans les cas de poliomyélite, lorsque tous les muscles régissant le coude sont paralysés tandis que les muscles de la main se sont échappés, il peut être d'une grande utilité de fixer cette articulation de façon permanente à un angle plutôt inférieur à celui droit. Cela peut être effectué par arthrodèse ou en retirant une vaste partie de peau en forme de losange de la face fléchisseur de l'articulation et en rapprochant les surfaces brutes, en commençant la couture aux sommets latéraux de l'espace.

FIG. 166. —Croissance arrêtée et atrophie des tissus du membre supérieur droit, résultat de la poliomyélite antérieure dans l'enfance.

Luxations congénitales au coude. — *La tête du radius* peut être luxée en avant, en arrière ou latéralement, généralement en association avec un développement imparfait du radius et du condyle latéral de l' humérus. Lorsque la tête déplacée de l'os gêne la supination ou l'extension, elle doit être retirée. La luxation congénitale des deux os de l'avant-bras est extrêmement rare.

Cubitus Valgus et **Cubitus Varus** . — Lorsque le bras normal pend sur le côté avec la paume de la main dirigée vers l'avant, l'avant-bras et le haut du bras forment un angle ouvert vers l'extérieur, connu sous le nom d'« angle de portage » ; elle est généralement plus marquée chez la femme en association avec la plus grande largeur du bassin et la relative étroitesse des épaules. Lorsque cet angle est augmenté, l'attitude est décrite comme étant celle d'un *cubitus valgus* . Cette déformation peut être acquise à la suite du rachitisme, mais le plus souvent elle est due à une fracture du condyle latéral de l'humérus, dans laquelle le fragment séparé a été déplacé vers le haut.

Le Cubitus varus est l'inverse du Cubitus valgus. Elle est plus fréquente, est toujours pathologique et résulte presque toujours d'une fracture de l'extrémité inférieure de l'humérus ou d'une séparation de l'épiphyse humérale inférieure et d'une interférence ultérieure avec la croissance. Ces déformations peuvent être corrigées par une ostéotomie supra-condylienne de l'humérus.

FIG. 167. —Extrémité inférieure de l'humérus du cas de Cubitus Varus.

La synostose de l'articulation radio-ulnaire supérieure est une affection congénitale rare, dans laquelle les mouvements de charnière au niveau du coude sont libres, mais la supination est impossible ; une tentative peut être faite par opération pour former un nouveau joint.

La contracture ischémique de Volkmann des muscles de l'avant-bras, aboutissant à la production d'une main en griffe, est décrite dans le tome I, p. 415.

Déformations de l'avant-bras et de la main. —Le *radius* peut être absent totalement ou en partie, souvent en combinaison avec d'autres malformations. Le résultat le plus évident est une déviation de la main vers le côté radial – une variété de *main de club* . L'avant-bras est raccourci, le cubitus épaissi et souvent courbé, le pouce et son os métacarpien sont souvent absents, de sorte que l'utilité de la main et du bras est fortement altérée (Fig. 171). Pour cette condition, Bardenheuer a imaginé une opération qui consiste à fendre longitudinalement l'extrémité inférieure du cubitus et à insérer les os proximaux du carpe dans la fente.

La déficience congénitale du *cubitus* est extrêmement rare.

L'amputation intra-utérine par constriction des bandes amniotiques se produit parfois (Fig. 168 , 169).

FIG. 168. —amputation intra-
utérine de l'avant-bras.

FIG. 169. —Radiogramme du bras
du patient illustré à la Fig. 168 .

Laissez tomber le poignet de la poliomyélite antérieure. — Dans cet état, la capacité d'étendre les doigts est déficiente ou absente. La récupération peut être prédite avec confiance si, en fléchissant encore davantage les doigts, ils peuvent être volontairement étendus vers le point à partir duquel ils sont fléchis (Tubby et Jones). Une amélioration considérable peut résulter de la fixation de la main au moyen d'une attelle dans l'attitude de flexion dorsale. L'attelle est retirée à intervalles fréquents pour permettre des massages et autres traitements, et elle doit généralement être portée pendant une période d'un à deux ans. Dans certains cas, il faudra recourir à l'arthrodèse.

FIG. 170. —absence congénitale du rayon gauche et du tibia chez un enfant
æt. 8.

(Cas de M. DM Greig.)

Dans *la paralysie spastique*, la déformation la plus prononcée est la flexion de
l'avant-bras et la pronation et la flexion de la main (Fig. 166). L'extension
progressive du poignet peut être provoquée par l'utilisation d'une attelle
malléable, dont l'angle est progressivement augmenté, sur une période d'au
moins douze mois. A défaut de succès de cette méthode, on peut avoir
recours à une opération qui consiste en un allongement des tendons et une
transplantation de tendons. Tubby a imaginé une opération pour convertir le
rayon rond pronateur en supinateur, et Robert Jones une autre dans laquelle
les fléchisseurs du carpe sont amenés à remplacer les extenseurs. « Ces
opérations, combinées si nécessaire à un allongement des fléchisseurs des
doigts, ouvrent la voie à une diminution de l'angle de flexion au niveau du
coude, une diminution du spasme pronateur, une augmentation de la

puissance supinatrice, une réduction de la flexion carpienne et une addition à la puissance extenseur du poignet »(Tubby et Jones).

Main de club congénitale. — Cette malformation rare correspond au pied bot congénital et se produit probablement de la même manière. La main et les doigts sont fléchis de manière rigide vers le côté ulnaire ou radial, de sorte que le patient est incapable de les bouger. Le traitement s'effectue selon les mêmes modalités que pour le pied bot.

Une déformation semblable à celle-ci, *acquise en main-bot*, se produit lorsque la croissance de l'un ou l'autre des os de l'avant-bras a été arrêtée par suite d'une maladie ou d'une séparation traumatique de son épiphyse inférieure. La main dévie du côté où la croissance a été arrêtée : *manus valga* ou *vara*. Le traitement consiste à réséquer une partie de l'os le plus long.

FIG. 171. —Club-main, résultat d'un développement imparfait du rayon. Le pouce est absent.

(Photographie prêtée par Sir George T. Beatson.)

Déformation du poignet de Madelung. — En 1878, Madelung a attiré l'attention sur une déformation également appelée sub-luxation de la main, dans laquelle la surface articulaire inférieure du radius est tournée de manière à regarder vers la paume ; il y a un déplacement palmaire du carpe et l'extrémité inférieure du cubitus fait saillie sur le dos. La cause de cette affection est obscure, mais on la rencontre principalement chez les jeunes femmes aux ligaments relâchés, dont les occupations laborieuses ou les activités sportives soumettent la main et le poignet à des tensions prolongées ou répétées. Elle est aussi souvent unilatérale que bilatérale et peut se reproduire au fil des générations successives. Il y a beaucoup de douleur, la capacité de préhension de la main est altérée et la dorsiflexion est considérablement restreinte. La déformation disparaît lors d'une traction forcée, mais réapparaît immédiatement lorsque la traction est supprimée. Un bracelet en poroplastique ou en cuir s'étendant du milieu de l'avant-bras jusqu'aux jointures est moulé sur le membre dans la position corrigée et est retiré à intervalles réguliers pour des massages et des exercices.

Lorsqu'un *traitement opératoire* est nécessaire, il prend la forme d'une ostéotomie du radius et du cubitus à environ un pouce ou plus au-dessus de leurs surfaces articulaires.

La luxation congénitale du poignet est rare.

Déformations des doigts. — On rencontre diverses formes de *luxation congénitale des doigts, mais elles ont peu d'importance clinique, car elles ne gênent que peu l'utilité du doigt atteint.*

La déviation latérale congénitale des phalanges est plus inesthétique que invalidante ; on le rencontre principalement dans le pouce, dans lequel la phalange terminale dévie vers le côté radial ou cubital en extension ; la déviation disparaît à la flexion.

La contraction congénitale des doigts est relativement courante. C'est une malformation héréditaire, souvent rencontrée chez plusieurs membres d'une même famille. Elle touche le plus souvent l'auriculaire ou l'annulaire (Fig. 172) et est généralement bilatérale. Les deuxième et troisième phalanges sont fléchies vers la paume ; la première phalange est en dorsiflexion, ce qui est l'inverse de ce qu'on observe dans la contraction de Dupuytren. Duncan Fitzwilliams suggère qu'il devrait être appelé « doigt-crochet » et qu'il est probablement dû à un développement imparfait du ligament antérieur de la première articulation inter-phalangienne. Il l'a observé en association avec une laxité des ligaments des autres articulations du corps.

FIG. 172. —contraction congénitale de l'anneau et des petits doigts.

L'affection est généralement négligée dans la petite enfance et l'enfance comme n'ayant aucune importance. Chez le jeune enfant, la déformation est corrigée par le port d'une attelle légère fixée avec des bandes de plâtre, ou un morceau de baleine ou d'acier placé à l'intérieur du doigt d'un gant. Chez les enfants plus âgés, le doigt peut être redressé par division sous-cutanée du ligament sur la face palmaire de la base de la phalange moyenne, ou à défaut par allongement des tendons fléchisseurs et résécation d'une cale de la face dorsale de la première phalange proche de la articulation inter-phalangienne.

Contraction de Dupuytren. — Il s'agit d'une déformation acquise résultant de la contraction du fascia palmaire et de ses prolongements numériques (Fig. 173). Elle est rare dans l'enfance et la jeunesse, mais est courante après la cinquantaine, en particulier chez les hommes. Elle est souvent héréditaire et on dit qu'elle survient chez les personnes sujettes à la goutte et à l'arthrite déformante. Si on le rencontre dans les classes populaires et qu'on l'attribue à la pression d'un objet dur sur la paume de la main, comme un marteau, une pelle ou un fouet, sa plus grande fréquence chez ceux qui n'effectuent aucun travail manuel et le fait que elle est très souvent bilatérale, ce qui indique que le facteur constitutionnel est le plus important dans sa causalité.

FIG. 173. —contraction de Dupuytren.

Au stade initial, il existe une induration localisée dans la paume opposée à l'articulation métacarpo-phalangienne, et la peau qui la recouvre est plissée et adhère étroitement au fascia sous-jacent. Après un intervalle variable, le doigt est progressivement et progressivement fléchi au niveau de l'articulation métacarpo-phalangienne. L'annulaire est généralement le premier à être touché, moins souvent le cinquième, bien que les deux soient généralement concernés. C'est le plus rare de tous dans l'index. La flexion peut être confinée à l'articulation métacarpo-phalangienne, ou les phalanges moyennes et distales peuvent également être fléchies ; et à mesure que la déformation s'accentue, l'ongle du doigt affecté peut entrer en contact avec la peau de la paume. Les dissections montrent que la flexion du doigt est le résultat d'une prolifération interstitielle chronique ou fibrosite et d'une contraction ultérieure du fascia palmaire et de ses prolongements sur les côtés des doigts. Les processus numériques du fascia sont épaissis et raccourcis et se détachent comme la corde d'un arc. Le tissu adipeux de la peau de la paume disparaît et la peau et le fascia ainsi mis en contact fusionnent. Les tendons et leurs gaines ne sont pas impliqués ; on les trouve profondément dans la concavité de la courbe du doigt fléchi. Il n'y a pas de douleur, mais la préhension de la main est gênée, le patient est incapable de porter un gant ordinaire et il peut être incapable d'exercer son activité.

La maladie est facilement diagnostiquée à partir d'une contraction congénitale par le fait que dans cette dernière, la phalange proximale est en dorsiflexion.

Traitement. — Lorsqu'elle est observée au stade initial, la contraction peut être évitée par des mouvements passifs du doigt et par un massage du fascia induré ; nous avons observé des cas où ces mesures ont tenu la maladie en échec pendant de nombreuses années, mais lorsque la flexion s'est déjà produite, elles sont inutiles, et selon la position sociale, les habitudes ou la profession du malade, l'état est laissé tranquille ou la déformation est corrigée par opération.

L'opération d'Adam consiste en de multiples divisions sous-cutanées du fascia contracté de la paume et de ses prolongements jusqu'au doigt ; En plus de diviser le fascia, le couteau de ténotomie doit également être utilisé pour séparer la peau du fascia. Le doigt est ensuite étendu de force et une attelle bien rembourrée est fixée à la main et à l'avant-bras. La peau de la face palmaire opposée à la première articulation inter-phalangienne peut céder lorsque le doigt est étendu ; si cela se produit, l'espace qui en résulte peut être recouvert par une greffe de peau.

Après la guérison, il faut persévérer dans les massages et les mouvements, et porter une attelle (Fig. 174) la nuit, car il existe une tendance invétérée à la récidive de la contraction. Compte tenu de cette tendance, il y a beaucoup à dire en faveur de l'opération radicale qui consiste en l'ablation du fascia par dissection ouverte. En raison du temps nécessaire à la cicatrisation et de la sensibilité de la cicatrice, les résultats de l'excision du fascia sont parfois décevants. Greig a obtenu de bons résultats en réséquant la tête de l'os métacarpien. Lorsque le petit doigt est complètement fléchi vers la paume, il peut être amputé, car il gêne toujours.

FIG. 174. —Attelle utilisée après l'opération pour la contraction de Dupuytren.

Doigts surnuméraires (polydactylisme). — Ceux-ci peuvent coexister avec des orteils surnuméraires, et cet état se rencontre souvent chez plusieurs membres d'une même famille. Parfois le doigt supplémentaire est représenté par un simple appendice cutané dont la nature ne peut être indiquée que par la présence d'un ongle rudimentaire ; parfois il contient de l'os représentant une ou plusieurs phalanges, ou il peut être entièrement formé (Fig. 175). Dans la majorité des cas, le doigt superflu doit être retiré.

FIG. 175. —pouce surnuméraire.

(Photographie prêtée par Sir George T. Beatson.)

Déficiences congénitales du nombre de doigts. — Un ou plusieurs doigts peuvent être absents, cette déficience étant souvent associée à un développement imparfait du radius ou du cubitus ; ou bien ils peuvent être représentés par de courts moignons arrondis, attribués à l'étranglement des doigts par des bandes amniotiques *in utero* , ce qu'on appelle l'amputation intra-utérine.

Sangle des doigts (syndactylisme). — Les sangles ou fusions congénitales des doigts peuvent être associées à une polydactylie ou à une hypertrophie congénitale et, comme d'autres malformations digitales, peuvent toucher plusieurs membres d'une même famille. Le degré de fusion va d'un réseau de peau reliant les doigts à une fusion des os, cette dernière étant bien visible sur les skiagrammes. Si une opération est décidée, elle ne doit être pratiquée qu'à l'âge de cinq ou six ans. Dans les cas les plus simples, il suffit de diviser la bande et de réunir les bords de peau coupés le long de chaque doigt par des sutures, une greffe de peau étant insérée dans l'angle entre les doigts. Une opération au cours de laquelle la peau est disséquée sous forme de lambeaux peut être nécessaire, mais elle ne doit pas être entreprise à la légère, car chez les jeunes enfants, on sait qu'elle est suivie d'une gangrène d'un ou plusieurs doigts.

Hypertrophie congénitale des doigts. — Il s'agit d'une forme de géantisme local affectant un ou plusieurs doigts, et impliquant tous les tissus. Le doigt est généralement de taille anormale à la naissance, et continue de croître plus rapidement que les autres, et il peut également venir s'écarter de son axe normal. Un tel doigt doit être coupé ou retiré pour permettre l'utilisation des autres chiffres.

Doigt à gâchette (Fig. 176). — Il s'agit d'un état acquis dans lequel le mouvement d'un doigt ou d'un pouce, soit en flexion, soit en extension, est arrêté et ne se termine qu'avec l'aide de l'autre main. L'obstacle au mouvement est généralement surmonté par une secousse ou un claquement suggérant une ressemblance avec la gâchette d'un pistolet ou la lame d'un couteau à fermoir. La cause la plus fréquente est une disproportion entre la taille du tendon et de sa gaine, pouvant résulter d'un épaississement localisé du tendon. La récupération s'effectue généralement sous massage et mouvements passifs. A défaut, la partie épaissie du tendon est réduite à sa taille normale ; si c'est la gaine du tendon qui est étroite, elle est ouverte librement.

(Photographie prêtée par Sir George T. Beatson.)

goutte ou **maillet** est décrit à <u>la p. 121</u> .

CHAPITRE XI
LE CUIR CHEVELU

- <u>Anatomie chirurgicale</u>

- — <u>Blessures</u> :

- *<u>Contusion</u>* ;

- *<u>Hématome</u>* ;

- *<u>Hématome céphalique</u>* ;

- *<u>Blessures</u>* ;

- *<u>Avulsion</u>*

- - <u>Maladies</u> :

- *<u>Conditions infectieuses</u>* ;

- <u>Tumeurs kystiques et solides</u> ;

- <u>Gonflements contenant de l'air</u> ;

- <u>Tumeurs vasculaires</u> .

Anatomie chirurgicale. — La *peau* du cuir chevelu est intimement unie à l' *aponévrose épicrânienne* par un réseau de tissu fibreux ferme contenant de la graisse granuleuse et représentant le tissu conjonctif sous-cutané. Ces trois couches constituent le cuir chevelu proprement dit, et elles sont si étroitement liées qu'elles forment une structure unique qui peut être déplacée dans une certaine mesure par l'action du muscle épicrânien. Le muscle épicrânien (occipito-frontalis) avec son aponévrose s'étend de la crête sourcilière en avant jusqu'à la ligne nucale supérieure (incurvée) de l'os occipital en arrière, et latéralement jusqu'au niveau du zygoma où il se confond avec le fascia temporal. Entre le cuir chevelu proprement dit et le *péricrâne* se trouve une quantité de tissu aréolaire lâche, dans les mailles duquel le sang extravasé ou les produits inflammatoires peuvent se propager rapidement sur une large zone. Le sang extravasé sous le péricrâne est limité par les attaches de cette membrane au niveau des sutures.

L' *apport sanguin* de la région frontale provient des artères carotides internes par l'intermédiaire de leurs branches supra-orbitales ; le reste du cuir chevelu est alimenté par les carotides externes par leurs branches temporales, auriculaires postérieures et occipitales. Les vaisseaux, qui parcourent le tissu sous-cutané, superficiel à l'aponévrose épicrânienne, s'anastomosent librement les uns avec les autres et à travers la ligne médiane. Les branches principales se dirigent vers le sommet et les incisions doivent, autant que possible, être dirigées parallèlement à celles-ci.

Le *retour veineux* se fait par les veines frontales, temporales et occipitales. Celles-ci communiquent librement, par les *veines émissaires* , avec les sinus intra-crâniens, et par ces voies les affections infectieuses du cuir chevelu peuvent facilement se transmettre à l'intérieur du crâne. Les veines émissaires les plus importantes sont : la *mastoïde* , *le condyloïde* et *l'occipital* , passant au sinus transverse (latéral) ; le *pariétal* , qui pénètre dans le sinus sagittal supérieur (longitudinal) ; et une branche du nez qui traverse le foramen caecum et pénètre dans l'extrémité antérieure du sinus sagittal supérieur.

Les branches supra-trochléaires, supra-orbitales et auriculo-temporales du nerf trijumeau, ainsi que les nerfs grand et petit occipital, alimentent le cuir chevelu en sensations, tandis que les muscles sont alimentés par le nerf facial.

Les *vaisseaux lymphatiques* passent aux groupes de glandes parotides, occipitales, mastoïdes et sous-maxillaires, les différentes zones de drainage étant mal définies.

Blessures du cuir chevelu

Blessures sous-cutanées. — *Dans la simple contusion* des couches superficielles, en raison de la densité des tissus, le sang épanoui est peu abondant et reste confiné à la zone directement lésée, ferme et sensible au toucher, gonflée et décolorée. La disparition du gonflement peut être accélérée par des pressions élastiques et des massages.

Un hématome du cuir chevelu survient lorsque des vaisseaux lacérés saignent dans l'espace sous-aponévrotique. En raison de la laxité du tissu conjonctif dans cette zone, le sang épanchement tend à se diffuser largement et, selon la position prise par le patient, gravite vers la région du sourcil, de l'occiput ou du zygoma. Lorsqu'une grosse artère est déchirée, le gonflement peut palpiter. Un hématome du cuir chevelu peut facilement être confondu avec une fracture déprimée du crâne, en raison du fait que les bords de l'épanchement sont souvent surélevés et présentent un caractère ferme et résistant. Un diagnostic différentiel peut généralement être posé en observant que le gonflement est à un niveau plus élevé que le reste du crâne ; que la marge surélevée peut dans une large mesure être dispersée en exerçant une pression ferme et constante dessus avec le doigt ; et que ce faisant, on puisse reconnaître la surface lisse et intacte du crâne. Lorsqu'une fracture existe, le doigt s'enfonce dans la dépression et le bord irrégulier de l'os se fait sentir. Dans les cas douteux, si des symptômes cérébraux sont présents, une incision exploratoire doit être pratiquée.

Même un hématome volumineux est généralement complètement résorbé, mais la dispersion du caillot peut être accélérée par un massage et une pression élastique. Toute excoriation ou plaie de la peau doit être désinfectée.

Parfois, un kyste sanguin, constitué d'une capsule de tissu conjonctif remplie d'un liquide rouge jaunâtre, subsiste et peut nécessiter d'être vidé avec une aiguille creuse.

Ces épanchements sont à distinguer des *céphal-hématomes* , dans lesquels le sang s'accumule entre le péricrâne et l'os. Ceci est le plus souvent observé chez les nouveau-nés en raison de la pression exercée sur la tête pendant l'accouchement et se caractérise par sa limitation à un os particulier - généralement le pariétal - la propagation ultérieure du sang étant freinée par la fixation du péricrâne au niveau de l'os. sutures. Parfois, un épaississement permanent des bords de l'os persiste après l' absorption du sang extravasé. Cette condition doit être diagnostiquée à partir d'une hydrocèle céphalique traumatique (p. 390).

Plaies du cuir chevelu. — Tant qu'une plaie du cuir chevelu, aussi étendue soit-elle, reste exempte d'infection, elle comporte relativement peu de risques, mais l'introduction d'organismes, même dans la plaie la plus insignifiante, est lourde de dangers, en raison de la facilité et de la rapidité avec lesquelles l'infection peut se propager le long des veines émissaires jusqu'aux méninges et aux sinus intra-crâniens.

Plus la blessure est profonde, plus le risque est grand. Si l'aponévrose épicrânienne est divisée, la « zone dangereuse » entre elle et le péricrâne est ouverte, et si une infection se produit, elle peut conduire à une suppuration généralisée. Si la plaie s'étend au péricrâne, l'infection est plus susceptible de se propager aux os et au contenu crânien.

Les variétés habituelles de blessures — incisées, percées, contusionnées et lacérées — se rencontrent dans le cuir chevelu, et leur degré varie depuis une simple coupure superficielle jusqu'à une avulsion complète. À des fins médico-légales, il est important de garder à l'esprit qu'une blessure au cuir chevelu provoquée par le coup d'une arme contondante, telle qu'un bâton ou une matraque, peut simuler fidèlement une blessure faite avec un instrument coupant.

En raison de la densité du tégument et de son lien étroit avec l'aponévrose, les plaies du cuir chevelu ne sont béantes que si l'aponévrose épicrânienne est largement divisée. Ceci facilite la consolidation des plaies incisées, mais gêne le drainage des voies longues et étroites qui résultent des piqûres et qui sont si susceptibles de s'infecter et d'impliquer l'espace sous-aponévrotique, le péricrâne ou même l'os. Il favorise également l'inclusion dans la plaie d'un corps étranger, comme la pointe cassée d'un couteau, ou un morceau de verre. Le saignement des plaies du cuir chevelu est souvent abondant et difficile à contrôler, car les vaisseaux, fixés dans le tissu sous-cutané dense, ne peuvent se rétracter et se contracter de manière à provoquer l'arrêt naturel de l'hémorragie, et il est difficile d'appliquer des pinces ou des pinces. ligatures à leurs extrémités coupées, les ligatures de suture sont plus efficaces. En raison de l'anastomose artérielle libre dans les couches profondes du tégument, de larges lambeaux de cuir chevelu survivront une fois remplacés, même s'ils sont gravement meurtris et déchirés, et il n'est jamais conseillé de couper une partie non infectée du cuir chevelu, aussi grave soit-elle. il peut être lacéré ou quelque étroit que soit le pédicule qui l'unit à la tête.

Les blessures par balle au cuir chevelu sont généralement associées à des lésions du crâne et du cerveau. Un coup de feu, cependant, peut percer le cuir chevelu, puis, en jetant un coup d'œil hors de l'os, se loger dans les parties molles.

Avulsion complète. — Chez la femme, le cuir chevelu est parfois arraché du crâne à cause des cheveux pris dans des machines tournantes. La partie retirée est généralement constituée d'un tégument et d'une aponévrose avec des portions de muscle attachées. Dans quelques cas, le péricrâne a également été arraché. Tant qu'il reste un attachement au cuir chevelu intact, les pièces doivent être remplacées et, si l'asepsie est maintenue, un résultat satisfaisant peut être espéré. Lorsque le cuir chevelu est entièrement séparé, il faut recourir à une greffe de peau.

Traitement des blessures récentes du cuir chevelu. —Pour assurer l'asepsie, les poils doivent être rasés autour de la plaie, puis purifiés. La saleté grossière incrustée sur les bords des plaies lacérées est mieux éliminée en les coupant avec des ciseaux. Les rabats minés doivent être davantage ouverts et drainés – par des contre-ouvertures si nécessaire. Lorsqu'il y a lieu de soupçonner leur présence, il convient de rechercher des corps étrangers. Le saignement est arrêté par force-pression ou par ligature ; lorsque, comme c'est souvent le cas, ces mesures échouent, l'hémorragie peut être contrôlée en faisant passer une aiguille enfilée de boyau de chat à travers le cuir chevelu de manière à inclure le vaisseau qui saigne. La plaie est cousue avec du crin de cheval ou de la soie et, sauf dans les plaies très petites et superficielles, il est préférable de permettre un drainage. Avec l'utilisation de l'iode comme désinfectant, il est souvent avantageux de renoncer complètement aux pansements.

Complications des blessures du cuir chevelu. — Les complications les plus courantes sont celles dues à une infection, qui non seulement aggrave l'état local, mais est susceptible de conduire à la propagation d'une cellulite, d'une ostéomyélite, d'une méningite ou d'une inflammation des sinus intra-crâniens. Ces séquelles dangereuses sont susceptibles de suivre l'infection de toute plaie du cuir chevelu, mais plus particulièrement celles impliquant la zone sous-aponévrotique, ou le péricrâne. Dans le tégument, un petit abcès localisé, accompagné de douleurs et d'œdèmes des parties environnantes, peut se former. Le pus se formant sous l'aponévrose est susceptible de se propager largement, pointant au-dessus du sourcil, dans la région occipitale ou dans la ligne du zygoma. La suppuration sous le péricrâne a tendance à être limitée par les attaches inter-suturales de la membrane. Une nécrose de la table externe, voire de toute l'épaisseur du crâne, peut s'ensuivre, bien qu'il ne soit pas rare que de grandes zones osseuses dénudées conservent leur vitalité.

Le début de l'infection est indiqué par une agitation, une douleur lancinante et une chaleur dans la plaie, une sensation de froid ou l'apparition d'un raideur et une tension des points de suture due à un œdème des tissus environnants. L'œdème s'étend souvent aux paupières et au visage ; en effet, un gonflement des paupières est souvent le premier signe de l'apparition d'une infection dans la plaie.

Traitement. — Lorsqu'il y a suppuration, les points de suture doivent être retirés, la plaie ouverte, purifiée avec de l'eusol et emballée. Un pansement à base d'ichtyol et de glycérine doit être utilisé pendant quelques jours.

L'érysipèle du cuir chevelu peut provenir même de blessures si insignifiantes qu'elles sont presque invisibles, ou de processus suppuratifs dans la région des sinus frontaux ou des fosses nasales. Elle a tendance à être limitée par les attaches des fascias profonds et s'étend rarement à la joue ou au cou. Des symptômes de complications cérébrales, sous forme de délire ou de coma, et de méningite peuvent survenir. La cellulite sous l'aponévrose due à une infection mixte est une complication dangereuse.

MALADIES DU CUIR CHEVELU

Conditions infectieuses. — Il n'est pas rare que *des abcès localisés* surviennent dans le tissu cellulaire sous-cutané chez les enfants délicats, et de telles collections ne sont pas rarement associées à des pédicules, à un impétigo ou à une dermatite chronique. Ils se développent lentement et sans douleur et ne sont recouverts que d'une fine pellicule de peau bleuâtre. Il n'est pas improbable qu'ils résultent d'une infection mixte par des organismes pyogènes et tuberculeux. En règle générale, ils guérissent rapidement après incision et drainage, mais lorsqu'on les laisse éclater, des ulcères superficiels fastidieux peuvent se former. Des abcès localisés peuvent également se former en relation avec une maladie des os crâniens. Nous avons déjà parlé *de suppuration consécutive à des blessures.*

Les furoncles et les anthrax ne sont pas courants sur la partie poilue du cuir chevelu. *Le lupus* prend rarement naissance sur le cuir chevelu, bien qu'il puisse s'y propager à partir du visage. Les lésions *syphilitiques* sont fréquentes et présentent les mêmes caractères qu'ailleurs. Les gommes peuvent se développer dans les parties molles, mais le plus souvent elles prennent leur origine dans le péricrâne ou l'os. *L'eczéma capitis* n'a d'importance chirurgicale que dans la mesure où il constitue souvent le point de départ de l'infection des ganglions lymphatiques par des organismes pyogènes et autres.

Tumeurs kystiques et solides. — On rencontre une grande variété de gonflements dans le cuir chevelu.

Les kystes sébacés ou *wens* sont fréquents et ont été décrits dans le tome I.

Un *kyste dermoïde* est le plus souvent situé au-dessus de la position de la fontanelle antérieure, dans la région de la protubérance occipitale ou à l'angle latéral de l'orbite. Comme elle se situe fréquemment dans une fente du crâne, elle peut être reliée par un pédicule à la dure-mère et risque d'être confondue avec une méningocèle.

FIG. 177. —Plusieurs Wens.

(Photographie prêtée par Sir George T. Beatson.)

Des kystes séreux sont parfois trouvés dans la région occipitale et seraient des méningocèles fermées de l'intérieur du crâne avant la naissance.

Les adénomes provenant des glandes sébacées ou sudoripares sont parfois multiples, de couleur violacée, et la peau qui les recouvre est fine et luisante. Ils présentent une tendance à s'ulcérer et à s'infecter, donnant lieu à un écoulement fétide, et peuvent être confondus avec un épithéliome ; ils sont également susceptibles de devenir le siège d'épithéliomes. Ils sont traités par excision.

papillomes plats ou les verrues peuvent être simples ou multiples ; ils ont une croissance lente, et comme ils peuvent aussi devenir le point de départ d'un épithéliome, il faut les enlever.

FIG. 178. —Adénome du cuir chevelu.

Le *névrome plexiforme* forme une tumeur molle et lâche située au cours d'une ou plusieurs branches du nerf trijumeau, notamment la branche supra-orbitaire. Dans sa forme la plus aggravée, la tumeur pend au-dessus du visage ou du cou en grandes masses pendantes et est décrite comme une *pachydermatocèle* (V. Mott).

Un *sarcome* trouve généralement son origine dans les os du crâne et n'implique que secondairement le cuir chevelu.

L'épithéliome du cuir chevelu peut provenir d'une verrue, d'un wen ulcéré ou d'un adénome sébacé, ou de la cicatrice d'une brûlure. Elle peut toucher des personnes relativement jeunes, s'étendre sur une zone étendue ou pénétrer profondément et impliquer l'os. Un retrait gratuit et anticipé est indiqué.

Le cancer des rongeurs peut provenir du cuir chevelu, mais s'y propage généralement à partir du visage.

En opérant des tumeurs étendues du cuir chevelu, l'hémorragie est parfois redoutable. Elle peut être contrôlée par un garrot élastique appliqué horizontalement autour de la tête, ou si, en raison de la position de la tumeur ou pour d'autres causes, cela n'est pas réalisable, par ligature ou clampage temporaire de la carotide externe d'un ou des deux côtés. .

Gonflements contenant de l'air — *Pneumatocèle capite.* — On a enregistré des cas où, à la suite de perforations pathologiques ou traumatiques de la mastoïde, et plus rarement des cellules frontales, de l'air est passé sous le péricrâne et a donné naissance à une tumeur tendue, arrondie, résonante à la percussion, et capable de être vidé par une pression ferme. De tels gonflements ne présentent ni pulsation ni fluctuation ; et comme ils sont indolores et ne causent presque aucun inconvénient, ils n'appellent pas de traitement.

L'emphysème du cuir chevelu peut faire suite à des fractures impliquant l'un des sinus aériens du crâne, l'air s'infiltrant dans le tissu cellulaire lâche entre le péricrâne et l'aponévrose, et donnant à la palpation une crépitation caractéristique. Elle disparaît généralement au bout de quelques jours.

Tumeurs vasculaires. — *Les nævi* sur le cuir chevelu présentent les mêmes traits qu'ailleurs. S'il est placé sur l'une des fontanelles, un nævus peut dériver une pulsation du cerveau et ainsi simuler une méningocèle.

L'anévrisme cirsoïde se rencontre habituellement au cours de l'artère temporale et peut intéresser la plus grande partie du cuir chevelu. De gros vaisseaux distendus, tortueux et bleuâtres, palpitant de manière synchrone avec le cœur, sont vus et palpés. Ils peuvent être vidés par pression, mais se remplissent immédiatement dès que la pression est supprimée. Le patient se plaint de vertiges, de maux de tête et d'un bruit persistant dans la tête. Une ulcération de la peau au niveau des vaisseaux dilatés, entraînant une hémorragie mortelle, peut survenir.

On peut les traiter par excision, après division et ligature des gros vaisseaux entrant dans la tuméfaction ; ou bien les vaisseaux dilatés peuvent être sectionnés en plusieurs points et les deux extrémités ligaturées. Krogius recommande l'introduction d'une série de ligatures sous-cutanées de manière à entourer toute la périphérie de la tumeur pulsatile et à interrompre le flux sanguin. La ligature des principaux vaisseaux afférents, ou de la carotide externe ou commune, a été suivie de récidives, dues à la libre circulation anastomatique dans le cuir chevelu. Dans certains cas, l'électrolyse a donné de bons résultats.

L'anévrisme traumatique de l'artère temporale était relativement courant à l'époque où la pratique du saignement de ce vaisseau était en vogue, mais on le rencontre rarement aujourd'hui.

Un anévrisme artério-veineux peut également survenir au cours de l'artère temporale, à la suite d'une blessure, et est mieux traité par l'extirpation complète des segments des vaisseaux impliqués.

CHAPITRE XII
LE CRÂNE ET SON CONTENU

- <u>Anatomie et physiologie</u>
- — <u>Localisation cérébrale</u>
- - <u>Ponction lombaire</u> .
- <u>BLESSURES À LA TÊTE</u>
- — <u>Commotion cérébrale</u>
- — <u>Irritation cérébrale</u>
- - <u>Compression</u>
- — <u>Contusion et lacération du cerveau, et hémorragie traumatique intra-crânienne</u> :
- *<u>Hémorragie méningée moyenne</u>* ;
- *<u>Hémorragie des sinus carotidiens internes</u> et <u>veineux</u>*
- — <u>Hémorragie intra-crânienne du nouveau-né. Œdème cérébral</u>
- — <u>Plaies du cerveau</u>
- — <u>Séquelles de traumatismes crâniens</u>
- — <u>Épilepsie traumatique</u> et <u>folie</u>
- — <u>Complications infectieuses</u> .

Anatomie et physiologie. — Le *crâne* est de forme irrégulièrement ovoïde, et son plancher est brisé par diverses saillies pour former trois fosses distinctes — antérieure, moyenne et postérieure — dans lesquelles reposent respectivement les lobes frontal, temporal et occipital du cerveau ; le cervelet, le pont et la moelle allongée occupent également la fosse postérieure.

La table *externe* est la couche la plus élastique du calvaire et son épaisseur varie considérablement selon les crânes et les différentes parties du même crâne. Il se nourrit principalement du péricrâne qui est fermement lié le long des lignes de suture. La table *interne* ou vibratoire est mince et fragile, et sa surface interne lisse est rainurée par les artères méningées moyennes et les autres artères de la dure-mère, ainsi que par les gros sinus veineux. La couche intermédiaire, la *diploë* , est très vasculaire, les branches des vaisseaux méningés s'anastomosant librement dans sa substance poreuse ouverte avec des branches dérivées des vaisseaux péricrâniens. Certaines de ses veines s'ouvrent dans les veines externes, d'autres dans les sinus intra-crâniens et communiquent avec les veines émissaires lors de leur passage à travers l'os, ce qui explique la propagation des processus infectieux depuis les structures extérieures au crâne vers celles situées à l'intérieur. La possibilité de prélever du sang de l'intérieur du crâne par sangsue, saignement ou ventouses dépend de l'existence des veines émissaires.

Les membranes du cerveau. —La *dure-mère* est une membrane fibro-séreuse, la couche fibreuse externe constituant l'endoste du crâne, la couche séreuse interne formant l'une des enveloppes du cerveau. Entre la couche fibreuse et l'os se ramifient les vaisseaux méningés ; et le long de certaines lignes, les deux couches se divisent pour former des canaux dans lesquels passent les sinus veineux crâniens. À l'intérieur de la dure-mère, et séparée de celle-ci par un espace étroit, l' *espace sous-dural* , se trouve la *membrane arachno-piale* , constituée d'une couche externe (*arachnoïde*) qui enveloppe le cerveau mais ne passe pas dans les sillons, et d'une couche hautement vasculaire. couche interne – la *pie-mère* – qui enveloppe étroitement le cerveau et tapisse toute sa surface.

L'espace entre ces couches, l' *espace sous-arachnoïdien* , est parcouru par un réseau de fins brins fibreux, dans les mailles desquels circule le liquide céphalo-rachidien. Chaque tronc nerveux, lorsqu'il quitte le crâne ou le canal rachidien, porte avec lui un prolongement de chacune de ces membranes et de leurs espaces intermédiaires. Les membranes se perdent progressivement dans les gaines fibreuses des nerfs et les espaces sous-duraux et sous-arachnoïdiens deviennent en continuité avec les espaces lymphatiques des nerfs.

Le *liquide céphalo-rachidien* est sécrété par les plexus choroïdes et remplit les ventricules cérébraux, le canal central de la moelle, les espaces sous-duraux et sous-arachnoïdiens et les gaines des vaisseaux sanguins intra-cérébraux. À la base du cerveau, notamment dans la fosse postérieure, l'espace sous-arachnoïdien est plus large qu'ailleurs, formant des « citernes » remplies de liquide céphalo-rachidien qui soutient les structures cérébrales. Par le foramen de Magendie situé dans le toit du quatrième ventricule, le liquide sous-arachnoïdien de la cavité crânienne communique avec celui du canal vertébral.

Bien qu'il diffère dans sa constitution chimique de la vraie lymphe, le liquide céphalo-rachidien semble fonctionner comme de la lymphe, en plus d'agir comme un agent lubrifiant et de jouer un rôle dans la régulation de l'apport vasculaire du cerveau. Dans les cas d'hémorragie cérébrale, d'abcès, de tumeur ou de fracture déprimée, la place est faite jusqu'à un certain point aux matières étrangères par déplacement du liquide céphalo-rachidien.

Approvisionnement vasculaire. — L'anastomose libre entre les vaisseaux entrant dans la formation du cercle artériel (cercle de Willis) assure un apport sanguin abondant au cerveau. Les plus grosses artères courent dans l'espace sous-arachnoïdien et dégagent des branches qui se ramifient dans la pie-mère avant de pénétrer dans la substance cérébrale. Dans le cerveau, chaque artère étant plus ou moins terminale, il n'y a pas d'anastomose libre entre vaisseaux adjacents, de sorte que si une artère individuelle est obstruée, la vitalité de la zone qu'elle irrigue est sérieusement altérée. Les arrangements veineux sont également particuliers en ce sens que les veines sont à parois minces et sans valvules, et s'ouvrent dans les sinus rigides et incompressibles qui s'étendent entre les couches de la dure-mère. La majeure partie du sang passe dans la veine jugulaire interne et toute augmentation de la pression de ce vaisseau est immédiatement retransmise aux veines cérébrales. Comme les vaisseaux sanguins se projettent dans un étui rigide rempli de matière incompressible et que le *volume total* de sang dans le cerveau est constant (Munro et Kelly), toute altération de l'apport sanguin au tissu cérébral doit être due à une augmentation de *la vitesse.* du débit, et cela dépend à son tour des changements de pression aortique et veineuse cave. Ainsi, si la pression aortique augmente, davantage de sang entrera dans les vaisseaux cérébraux et circulera plus rapidement ; tandis que si la pression dans la veine cave augmente, il y a une obstruction au passage du sang dans les artères et une diminution de la vitesse d'écoulement. Le flux et le reflux du liquide céphalorachidien entrant et sortant du canal rachidien peuvent également aider à contrôler la pression.

Éléments nerveux. —Le système nerveux est composé d'une multitude d'unités, appelées *neurones* , chaque neurone étant constitué d'une cellule nucléée, avec des processus protoplasmiques ramifiés ou *dendrites* et un *axe-cylindre* ou *axone* . La nutrition d'un cylindre d'axe dépend de sa continuité avec une cellule vivante. Si la cellule meurt, le cylindre de l'axe dégénère. Si le cylindre de l'axe est sectionné à un moment quelconque, il dégénère au-delà de ce point et le noyau de la cellule nerveuse se désintègre : chromatolyse.

Le cylindre d'axe d'une cellule se termine par un certain nombre de filaments fins qui s'arborent autour d'une autre cellule nerveuse, la mettant ainsi en relation physiologique, sinon anatomique, avec la première cellule. La terminaison est appelée station cellulaire ou *synapsis* . De cette manière, les différentes sections du système nerveux restent en association les unes avec les autres et avec le reste du corps.

Fonctions motrices et mécanisme. — Les centres nerveux, qui constituent ensemble l'aire motrice et régissent les mouvements musculaires volontaires du corps, sont situés dans la matière grise du gyrus frontal précentral ou ascendant, et de la face frontale du sillon central (fissure de Rolando). La limite supérieure de l'aire motrice atteint la face mésiale du lobule paracentral et la limite inférieure s'arrête avant la fissure cérébrale latérale (fissure de Sylvius) (Fig. 179).

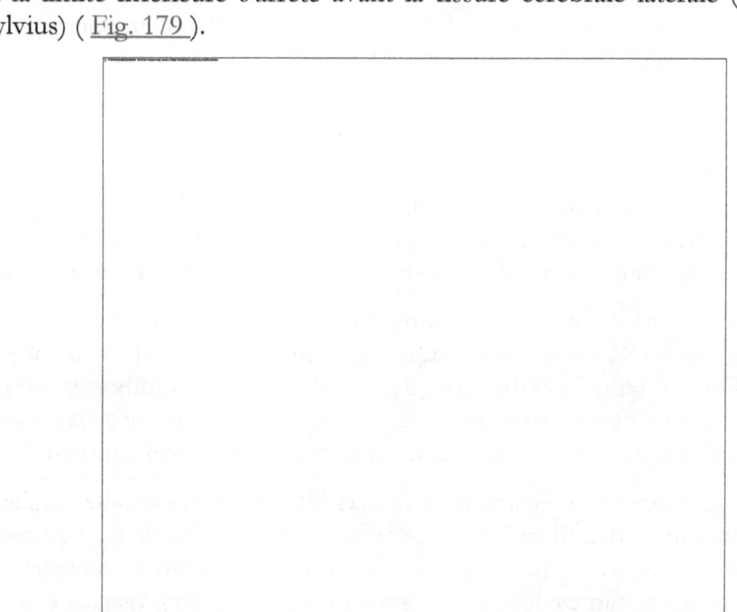

FIG. 179. —Relations des zones motrices et sensorielles avec les circonvolutions et les lignes de Chiene.

(Après Cunningham.)
VOIR L'IMAGE PLUS GRANDE

Chaque groupe de muscles possède son propre centre de régulation, la taille de la zone représentant n'importe quel groupe dépendant du caractère et de la complexité des mouvements effectués par les muscles, plutôt que de la quantité de tissu musculaire régie par le centre. le centre de la bouche, de la langue et des cordes vocales est plus grand que celui des muscles du tronc.

Les centres moteurs ont été localisés à la surface du cerveau avec une précision approximative. Par exemple, au-dessus du genu supérieur du gyrus précentral, sont groupés les centres régissant la hanche, le genou et les orteils ; en face du genu se trouvent les centres des mouvements du tronc ; entre la genua supérieure et la genua moyenne se trouvent les centres du membre supérieur ; en face du genu moyen, ceux du cou, et en dessous, ceux du visage, des mâchoires, de la langue, du pharynx et du larynx.

Les voies motrices. — Il est maintenant généralement admis qu'il existe deux voies par lesquelles les impulsions motrices partent du cerveau : l'une — la *voie rubro-spinale* — qui contrôle les mouvements les plus élémentaires du corps, comme se tenir debout, marcher, respirer, etc. ; l'autre, le *tractus pyramidal*, s'est développé plus tard dans l' évolution du système nerveux et concerne les mouvements les plus fins et les plus habiles.

Le tractus pyramidal est le plus important cliniquement. A partir des cellules pyramidales du cortex de l'aire rolandique, les cylindres de l'axe traversent le centrum ovale vers la base du cerveau. Ils convergent vers la capsule interne et traversent les deux tiers antérieurs de son membre postérieur (Fig. 180 et 195). Les fibres des yeux, du visage et de la langue se trouvent le plus en avant, et ensuite, dans l'ordre d'avant en arrière, celles du bras et de la jambe.

À partir de la capsule interne, les fibres motrices passent comme le *tractus pyramidal* à travers la croûte de chaque crus cerebri, le pont et la moelle allongée. Tout au long de cette partie de son parcours, de nombreux axones quittent le tractus et pénètrent dans le mésencéphale, le pont et la moelle épinière dans lesquels se trouvent les noyaux des nerfs crâniens moteurs.

Lors de la *décussation des pyramides* dans le tiers inférieur de la moelle épinière, la masse principale des fibres motrices traverse la ligne médiane et pénètre dans la colonne latérale de la moelle épinière sous la forme du *tractus pyramidal croisé* . Les fibres restantes descendent sous forme de *tractus pyramidal direct* et se décussent dans la moelle près de leur terminaison.

Les fibres formant la deuxième voie traversent le noyau rouge du pédoncule cérébral (crus cerebri) et de là par le tractus rubro-spinal dans la colonne latérale de la moelle.

L'existence de cette double voie motrice explique qu'après un accident vasculaire cérébral hémiplégique dans lequel le tractus pyramidal est détruit alors que le tractus rubro-spinal s'échappe, le patient est capable d'effectuer des mouvements aussi primitifs que ceux de la marche ou de la station debout, alors qu'il est incapable de le faire. réaliser des mouvements plus fins qui nécessitent une formation supérieure.

Les voies pyramidale et rubro-spinale, en plus de véhiculer les impulsions motrices, véhiculent des impulsions qui influencent le tonus musculaire et les réflexes profonds. Le tractus pyramidal véhicule les impulsions qui inhibent le tonus musculaire, tandis que le tractus rubro-spinal est le chemin par lequel circulent les impulsions excitatrices. Lorsque les influences inhibitrices sont coupées, comme dans une lésion de la capsule interne, les muscles paralysés deviennent spastiques et les réflexes profonds sont exagérés. Lorsque les influx excitateurs sont également perdus, comme dans une lésion transversale totale de la moelle, les muscles paralysés sont flasques et les réflexes profonds disparaissent. Dans les lésions destructrices des neurones inférieurs, les muscles sont toujours flasques.

Les axones issus du cortex cérébral se terminent à différents niveaux dans la moelle en se fragmentant en dendrites qui s'arborent autour des cellules de la matière grise des cornes postérieures, ce système de cellules, d'axones et de processus dendritiques formant un *neurone supérieur* . De cette synapse procède le *neurone inférieur*, ses axones se déplaçant vers la corne antérieure et s'arborant autour des cellules motrices. Les cylindres d'axe passent dans les racines nerveuses antérieures jusqu'aux nerfs spinaux et se prolongent dans celles-ci jusqu'à leur distribution dans les muscles volontaires.

Si la continuité d'un groupe quelconque de ces neurones inférieurs est interrompue, non seulement les fibres nerveuses dégénèrent, mais la nutrition des muscles qu'elles fournissent est perturbée et elles dégénèrent et se gaspillent rapidement, et après un intervalle montrent une réaction de dégénérescence. De plus, l'arc réflexe est perturbé et les réflexes sont perdus. Comme ces changements ne se produisent pas dans les lésions des neurones supérieurs, l'appréciation des différences permet de distinguer les lésions impliquant les neurones supérieurs et inférieurs.

Fonctions et mécanismes sensoriels. — Trois sortes d'impulsions sensorielles passent de la périphérie au cerveau ; (1) sensibilité profonde ou musculaire, (2) sensibilité protopathique et (3) sensibilité épicritique.

La sensibilité profonde inclut la reconnaissance (*a*) d'une pression profonde, par exemple par l'extrémité émoussée d'un crayon ; (*b*) la position d'une articulation lors d'un mouvement passif (sens articulaire) ; (*c*) contraction musculaire active (sens kinesthésique). Les fibres qui transmettent ces impulsions à la moelle épinière passent dans les nerfs afférents des muscles, des tendons et des os, et tant que ces nerfs sont intacts, ces sensations sont conservées, même si la surface de la peau est tout à fait anesthésique.

La sensibilité protopathique est d'un ordre inférieur à celle épicritique. Elle consiste en la reconnaissance de stimuli cutanés douloureux et de degrés extrêmes de chaleur et de froid. Les fibres concernées sont non médullées et se régénèrent relativement rapidement après une lésion, de sorte que la sensibilité protopathique est retrouvée avant l'épicritique.

La sensibilité épicritique est la plus spécialisée et permet de reconnaître le toucher léger, *par exemple* avec un brin de coton, les fines différences de température, et de distinguer les pointes d'un compas de 2 cm de distance. à part. Ces sensations sont véhiculées par les fibres nerveuses médullaires et tardent à revenir après une lésion des nerfs.

Les fibres nerveuses sensorielles véhiculant ces différents influx transitent vers les cellules ganglionnaires des racines nerveuses postérieures. De chacune de ces cellules, un processus passe dans la moelle et bifurque en une branche ascendante et descendante. Dans la moelle, les fibres se réorganisent et parviennent au cerveau par un double chemin. Ceux qui transmettent des sensations de douleur et de température passent par la voie spino-thalamique en passant par le tractus de Gowers et le filet jusqu'au thalamus optique ; ceux qui s'occupent du sens musculaire, du sens articulaire et de la discrimination tactile remontent les colonnes postérieures des voies de Goll et de Burdach jusqu'aux noyaux gracilis et cuneatus de la moelle, d'où ils passent au thalamus optique.

De la station cellulaire du thalamus optique, les fibres se dirigent vers les *centres sensoriels corticaux* , celui de la sensation tactile étant situé dans le gyrus post-central (pariétal ascendant) ; celui du sens musculaire et stéréognostique se situant probablement dans les parties adjacentes du lobe pariétal.

Dans une lésion unilatérale de la moelle, la douleur et la sensation de température peuvent être perturbées dans un membre, et la puissance motrice et la sensibilité tactile dans l'autre, car les fibres qui transmettent les impressions de douleur et celles qui servent à la discrimination de la température passent et décusser dans le cordon quelques segments au-dessus de leur point d'entrée.

FIG. 180. —Diagramme de l'évolution des fibres nerveuses motrices et sensorielles.

<u>Agrandir l'image</u>

Effets des lésions des mécanismes moteurs et sensoriels. — Les lésions du *mécanisme moteur* diffèrent dans leurs caractères fondamentaux selon qu'elles affectent les neurones supérieurs ou inférieurs. Les signes varient également selon que la zone touchée est *détruite* ou simplement *irritée* , par exemple par la pression d'une tumeur. Les lésions irritatives provoquent en général des spasmes musculaires ou des convulsions, tandis que les lésions destructrices provoquent une paralysie. Les différences essentielles dans les effets des lésions destructrices des neurones supérieurs et inférieurs peuvent être indiquées ainsi :

Lésion du neurone supérieur.	*Lésion du neurone inférieur.*
Paralysie spastique des muscles volontaires.	Paralysie flasque des muscles volontaires.
Pas de fonte marquée des muscles paralysés.	Atrophie marquée des muscles paralysés.
Aucune réaction de dégénérescence.	Réaction de dégénérescence.
Exagération des réflexes.	Perte de réflexes.

Les lésions irritatives du mécanisme sensoriel provoquent des engourdissements et des picotements (paresthésie) ; des lésions paralytiques plus étendues produisent une anesthésie, une astéréognose, une perte de la sensation musculaire, une perte de la douleur ou une incapacité à distinguer la température, selon les régions touchées.

Des lésions du motoneurone supérieur peuvent survenir à n'importe quelle partie de son parcours. *Des lésions localisées du cortex moteur* de type irritatif, par exemple une plaque de méningite, une tumeur, une hémorragie méningée ou un spicule osseux, produisent des spasmes dans les groupes de muscles du côté opposé du corps qui sont alimentés par le corps. centres impliqués : épilepsie jacksonienne. L'écoulement cortical peut déborder sur les centres voisins et provoquer des mouvements convulsifs plus étendus ou, s'il est fort et prolongé, peut même conduire à des convulsions générales. La conscience est généralement perdue avant que la totalité d'un côté ne soit impliquée dans les spasmes ; toujours avant qu'ils ne se propagent au côté opposé. Une contracture peut survenir dans les muscles touchés après la fin des spasmes.

Si une zone du cortex est détruite par la lésion, une paralysie se produit dans les muscles correspondants du côté opposé du corps. Au début, les muscles paralysés sont flasques, mais une spasticité se développe rapidement. Dans certaines lésions corticales, pour des raisons encore inconnues, la paralysie reste de type flasque. Le siège et l'étendue de la paralysie dépendent de la zone du cortex détruite. Dans de rares cas, toute l'aire motrice est détruite : *hémiplégie corticale* ; plus généralement, la lésion affecte un ou plusieurs groupes de muscles, et parfois tous les muscles d'un membre sont paralysés : *monoplégie corticale* . Les lésions sont souvent à la fois irritantes et destructrices et conduisent à une paralysie d'un ou plusieurs groupes musculaires associée à des spasmes et des convulsions des muscles régis par les zones voisines du cortex. Une irritation ou une destruction des centres sensoriels peut également exister, donnant lieu à des zones de paresthésie et d'anesthésie.

Les lésions du *centre ovale* , qui détruisent les fibres provenant du cortex sus-jacent, produisent une paralysie spastique correspondante du côté opposé du corps. Aucun phénomène irritatif n'est associé à une telle lésion sous-corticale.

Les lésions dans la région de la *capsule interne* produisent souvent une hémiplégie spastique complète du côté opposé du corps. Lorsque la partie postérieure de la capsule est atteinte, il se produit en outre une hémianesthésie et une hémianopsie, et quelquefois des troubles de l'audition, de l'odorat et du goût.

Une lésion des *crus* peut également produire une hémiplégie spastique et une hémianesthésie du côté opposé, souvent associées à une paralysie des neurones inférieurs des troisième et quatrième nerfs du même côté (paralysie croisée). Le tractus optique, qui traverse le crus, peut également être affecté, entraînant une hémianopsie.

Les lésions des *corps quadrijumeaux* provoquent des interférences avec la réaction de la pupille, des troubles des fonctions du nerf oculomoteur et de la mastication, une ataxie et une incoordination des mouvements des membres.

Les symptômes produits par les lésions du *pont et de la moelle* varient selon la position de la lésion. Si elle est unilatérale, il peut y avoir une hémiplégie spastique et une hémianesthésie du côté opposé ; si elle est située dans la partie inférieure du pont ou dans la moelle, il existe souvent également une paralysie des neurones inférieurs d'un ou plusieurs nerfs crâniens du même côté que la lésion (paralysie croisée). La paralysie du droit externe d'un œil et du droit interne de l'autre (paralysie conjuguée) est fréquemment retrouvée dans les lésions pontines et corticales et capsulaires internes.

cérébelleuses sont associées à des symptômes particuliers. Dans l'ataxie, il existe une incoordination des mouvements musculaires, en particulier des mouvements grossiers, comme la marche. La démarche devient irrégulière et chancelante, avec une tendance à tomber, tantôt du côté où se situe la lésion, tantôt du côté opposé. Chez les patients incapables de marcher, l'ataxie peut être testée en ordonnant une pronation et une supination répétées de l'avant-bras. Une parésie ou une asthénie peut être constatée dans les muscles du tronc, ou se manifester par une faiblesse de la préhension ou un affaissement de la tête sur le côté. Des modifications du tonus musculaire peuvent survenir et entraîner une exagération ou une diminution des réflexes, variant souvent d'un jour à l'autre. Des vertiges et un nystagmus peuvent également être présents, en plus des céphalées occipitales et de la sensibilité à la percussion. Lorsqu'un lobe latéral est impliqué, les symptômes sont référés au même côté ; lorsque le lobe médian est atteint, elles sont bilatérales et il peut y avoir une rétraction du cou avec extension des jambes, probablement du fait de l'hydrocéphalie interne associée.

Une lésion unilatérale de la *moelle épinière* provoque une paralysie des neurones inférieurs des muscles alimentés par la moelle au niveau de la lésion, avec une paralysie spastique des muscles du même côté du corps alimentés par un niveau inférieur de la moelle. Les symptômes sensoriels sont variables. Il existe généralement une certaine anesthésie dans les structures alimentées par la section endommagée de la moelle, incomplète en raison du chevauchement d'autres nerfs sensoriels. Juste au-dessus de la lésion, il y a une irritation des nerfs spinaux, une hyperesthésie et une douleur liée à leur distribution. Du même côté au-dessous de la lésion, on note une perte de la sensibilité épicritique, stéréognostique et profonde, et du côté opposé au-dessous de la lésion, une perte du sens de la douleur et de la discrimination entre le chaud et le froid. La sensibilité tactile ordinaire, régie par un double trajet, peut être perdue ou non de part et d'autre de la lésion.

Autres centres spéciaux. — Les centres corticaux de *la vision* se situent sur les surfaces médianes des lobes occipitaux, au voisinage de la fissure calcarine. Chaque centre de demi-vision, car il y en a un dans chaque lobe occipital, reçoit les fibres du même côté des deux rétines. La destruction d'un demi-centre de vision produit la condition connue sous le nom *d'hémianopsie homonyme* , dans laquelle la moitié médiale (nasale) d'un champ visuel et la moitié latérale (temporelle) de l'autre sont affectées, de sorte qu'il y a une incapacité à voir les objets situés. du côté opposé à la lésion.

Les impulsions auditives sont reçues dans la partie postérieure de la circonvolution temporale supérieure.

Aphasie. — L'utilisation du langage, parlé ou écrit, comme moyen d'expression dépend de la coordination de quatre centres différents : le visuel, l'auditif, le graphique et l'articulatoire. Ceux-ci sont situés dans différentes parties du cerveau et sont reliés par des voies d'association sous-corticales dont la voie principale se situe au voisinage de l'extrémité supérieure de la fissure de Sylvius. Marie a prouvé que l'aphasie résulte de lésions dans cette zone.

Les centres *olfactifs* et *gustatifs* sont situés dans l'uncus, à proximité de la fosse pituitaire.

Les lésions du cortex frontal antérieur aux centres moteurs, même si elles sont étendues, peuvent produire peu ou pas de symptômes, et par conséquent cette région a été qualifiée de zone « silencieuse ». Il en résulte parfois un changement de tempérament ou d'intelligence, et la région est donc censée s'occuper des fonctions psychiques supérieures. Il existe des preuves que le cortex préfrontal possède un centre pour l'initiation consciente des mouvements et que les lésions produisent une « apraxie », c'est-à-dire une *incapacité* à exécuter ou une maladresse à exécuter volontairement des mouvements fins, comme toucher le nez avec le doigt, bien que de tels mouvements peuvent parfaitement être effectués de manière involontaire. Ce centre est probablement situé dans les circonvolutions frontales supérieure et moyenne gauche chez les droitiers. Les fibres du centre vers l'aire motrice droite se croisent dans la partie antérieure du corps calleux.

Localisation cérébrale. — Les différentes parties du cerveau peuvent être localisées par rapport à la surface par diverses méthodes. Celui conçu par le professeur Chiene s'est avéré fiable.

Relation des centres cérébraux à la surface. — De nombreuses tentatives ont été faites pour formuler des règles permettant de localiser les différentes parties du cerveau par rapport à la surface de la tête. La méthode conçue par Chiene est exempte de nombreuses difficultés et erreurs communes à la plupart des autres méthodes, dans la mesure où les résultats obtenus ne dépendent pas de mesures précises en pouces ou de la détermination d'angles particuliers. Certains repères osseux fixes et facilement reconnaissables - la glabelle, la protubérance occipitale externe, l'apophyse angulaire latérale et la racine du zygoma - sont pris et reliés par des lignes, qui sont ensuite subdivisées - *toujours coupées en deux* . Figues. 179 et 181 expliquent la méthode. La tête étant rasée, une ligne (GO) est tracée le long du sommet depuis la glabelle (G) jusqu'à la protubérance occipitale externe (O). Cette droite est divisée en M, ce qui constitue le « point médian ». La moitié postérieure de la droite MO est divisée en T, constituant le « trois quarts de point », et la moitié postérieure TO est divisée en S – « les sept huitièmes de point ». L'apophyse angulaire latérale (E) est ensuite reliée à la racine du zygoma (P) par une ligne EP, et la racine du zygoma au point sept huitièmes par PS ; la ligne EPS forme ainsi la ligne de base. Le processus angulaire latéral est maintenant joint aux trois quarts de point par ET. Les deux segments de la ligne de base EP et PS sont respectivement divisés en N et R, et ces points sont reliés au point milieu (M) par les lignes NM et RM. Ces lignes coupent une partie de ET-AB, qui est maintenant divisée en C, et de C la ligne CD est tracée parallèlement à AM.

FIG. 181. —Méthode de Chiene de localisation cérébrale.

De cette manière, pratiquement tous les points du cerveau nécessaires à des fins opérationnelles peuvent être cartographiés. Ainsi l'espace quadrilatère MDCA contient l'aire rolandique. MA représente le sillon précentral, et s'il est trisecté en K et L, ces points correspondront aux origines des sillons frontaux supérieur et inférieur. Le pentagone ABRPN correspond au lobe temporal. Le sommet du lobe temporal s'étend un peu en avant de N. La circonvolution supra-marginale se situe dans le triangle HBC. Le gyrus angulaire est en B. A est sur la branche antérieure de l'artère méningée moyenne et la bifurcation de la fissure latérale ou sylvienne ; AC suit le bord horizontal de la fissure latérale. Le sinus transverse ou latéral touche en son point le plus élevé la ligne PS en R (Fig. 181).

La *fissure de Rolando* ou *sillon central* peut être délimitée en prenant un point situé à un demi-pouce derrière le point médian (M) (Fig. 181) et en traçant une ligne vers le bas et vers l'avant sur une distance d'environ trois pouces et demi. faisant un angle de 67,5° avec la ligne GO. L'angle de 67,5° peut être facilement déterminé en pliant un morceau de papier carré sur lui-même de manière à former un triangle. L'angle au pli est de 45°. En repliant le papier sur lui-même dans le même sens, l'angle droit du papier est divisé en quatre angles de 22,5° chacun. Trois de ces angles pris ensemble constituent le 67,5°. Si le bord droit du papier est placé le long de la suture sagittale avec l'angle de pliage sur l'extrémité supérieure de la fissure de Rolando, le bord plié tombe sur la ligne de la fissure (Chiene).

FIG. 182. —Pour illustrer le site de diverses opérations sur le crâne.
Agrandir l'image

PONCTION LOMBAIRE

Quincke, en 1891, a été le premier à suggérer le retrait du liquide céphalorachidien de la thèque de la région lombaire, comme moyen de soulager la tension intra-crânienne excessive dans la méningite tuberculeuse et d'obtenir des échantillons de liquide à des fins de diagnostic. La portée de la procédure, tant en tant que mesure thérapeutique que diagnostique, a depuis été largement étendue.

Technique. — La ponction peut être pratiquée soit avec le patient allongé sur le côté gauche, la colonne vertébrale étant complètement fléchie en rapprochant les genoux et les épaules ; ou assis sur la table, les genoux relevés et le corps penché en avant. Le bord supérieur de la quatrième colonne lombaire est identifié en traçant une ligne horizontale traversant le dos au niveau de la partie la plus haute des crêtes iliaques (Fig. 183). L'espace entre la quatrième et la cinquième vertèbre lombaire étant le plus large, est celui habituellement choisi. La peau ayant été purifiée, une aiguille d'exploration, longue d'environ trois pouces, est introduite à environ un demi-pouce au-dessous de la quatrième colonne lombaire dans la ligne médiane, et passée sur environ deux pouces dans une direction vers l'avant et légèrement vers le haut. L'aiguille rencontre généralement une certaine résistance lorsqu'elle perce le ligament interépineux, puis pénètre dans l'espace sous-arachnoïdien. Si l'os est touché, l'aiguille doit être retirée et introduite à un niveau différent. Si le liquide céphalo-rachidien ne s'échappe pas immédiatement, il faut passer un stylet dans l'aiguille pour l'éliminer des caillots de sang ou des lambeaux de tissu. Lorsque la tension intra-thécale est normale, le liquide s'écoule goutte à goutte, mais si elle augmente, comme par exemple dans la méningite, la tumeur intra-crânienne, l'hydrocéphalie ou l'urémie, il peut s'échapper en jet.

FIG. 183. —Localisation du site d'introduction de l'aiguille dans la ponction lombaire.

Le *liquide céphalo-rachidien normal* est clair et incolore, a une densité de 1004 à 1008 et contient une trace de globuline sérique et d'albumose, des chlorures et une substance qui réduit la solution de Fehling. Au microscope, il peut contenir quelques grandes cellules endothéliales et quelques lymphocytes, ou peut être totalement dépourvu de cellules. Il ne contient pas les antitoxines et les opsonines que l'on trouve normalement dans le plasma et la lymphe, d'où le risque de méningite infectieuse après des blessures et des opérations du système nerveux central. Afin de diminuer ces risques, l'hexamine, excrétée dans le liquide céphalo-rachidien, est administrée pour ses propriétés antiseptiques en cas de traumatisme crânien et avant les opérations intra-crâniennes.

Ponction diagnostique. — L'examen du liquide prélevé s'est révélé utile au diagnostic des hémorragies intra-crâniennes et intra-rachidiennes, de diverses formes de méningite, d'abcès cérébral et dans certains cas de tumeur cérébrale.

Les premières gouttes doivent être jetées, car elles peuvent être tachées de sang provenant de la piqûre, et environ 5 cc doivent être collectées dans chacun des deux tubes stériles. Pour déterminer si le sang présent dans le liquide est dû à la ponction ou à une hémorragie intra-crânienne ou intrathécale préexistante, le liquide doit être centrifugé ; dans le premier cas, le liquide surnageant est clair et limpide, dans le second il conserve une teinte jaune. Dans l'hémorragie extra-durale, il n'y a pas de sang dans le liquide céphalo-rachidien.

Dans la méningite aiguë, le liquide est trouble et contient un excès d'albumine. Des organismes sont également présents, tels que le diplocoque intracellulaire dans la méningite cérébro-spinale aiguë ; les staphylocoques, les streptocoques et les pneumocoques, en particulier dans les complications intra-crâniennes des maladies de l'oreille moyenne. Dans tous les cas d'infection microbienne aiguë, et surtout dans les formes suppurées, on trouve dans le liquide des leucocytes polynucléaires ; tandis que dans les affections chroniques, comme la tuberculose et la syphilis, il y a un excès de lymphocytes (Purves Stewart). La détection du bacille tuberculeux confirme le diagnostic de méningite tuberculeuse mais, comme il est souvent difficile à repérer, son absence ne remet pas en cause ce diagnostic. Dans la méningite tuberculeuse, le caillot qui se forme flotte au centre du liquide et est translucide, gris et squameux ; dans les formes pyogènes, elle est jaune et colle aux parois du vaisseau.

Dans quelques cas de tumeurs malignes de la moelle épinière et de ses membranes, des cellules caractéristiques ont été trouvées dans le liquide après centrifugation.

Dans l'urémie, il y a une diminution des chlorures et une augmentation des phosphates et des sulfates.

Le test de Wasserman est parfois positif dans le liquide céphalorachidien, quand il est négatif dans le sang.

Ponction thérapeutique. — Dans certains cas de tumeur cérébrale et de méningite tuberculeuse associées à une quantité excessive de liquide dans l'espace arachno-pial, un soulagement temporaire de symptômes d'augmentation de la tension intra-crânienne tels que maux de tête, vertiges, cécité ou coma a suivi le retrait de 30 à 40 c.cm. du fluide. Terrier et d'autres ont trouvé cette mesure utile pour soulager les douleurs à la tête, le délire et même le coma en cas de fracture basale. Carrière l'a trouvé bénéfique dans certains cas d'urémie. La quantité prélevée ne doit pas dépasser 40 cm3, sous peine de vider les ventricules et d'exercer une pression directement sur les noyaux gris centraux (Tuffier). Dans un certain nombre de cas, une mort subite a suivi le retrait du liquide céphalo-rachidien.

Cette voie est parfois choisie pour l'induction de la rachianesthésie et pour l'injection d'antitoxine en cas de tétanos.

BLESSURES À LA TÊTE

Le cerveau est protégé des blessures par des degrés modérés de violence appliquées à la tête, par le cuir chevelu dense et mobile, la forme en forme de dôme du crâne, l'élasticité de sa table externe et la membrane suturale en forme de tampon entre les nombreux os de qui le compose, et les diverses saillies osseuses internes avec les membranes qui leur sont attachées, qui toutes tendent à diminuer les vibrations et à disperser les forces de sorte qu'elles se dépensent avant d'atteindre le cerveau. Une protection supplémentaire est assurée par le lit d'eau du liquide céphalo-rachidien et par les contreforts externes formés par l'arc zygomatique et les épais coussinets musculaires qui lui sont liés, ainsi que par la mobilité du crâne sur la colonne vertébrale.

Dans tous les cas de traumatisme crânien, les questions qui dominent l'ensemble des perspectives cliniques sont de savoir si le cerveau est directement endommagé ou non et s'il est susceptible de devenir le siège d'une infection.

Il est impossible de considérer séparément dans leurs aspects cliniques les lésions du crâne et les lésions cérébrales. Il arrive rarement que l'un soit gravement endommagé sans que l'autre en souffre plus ou moins. Parfois, le crâne souffre relativement peu, tandis que le cerveau est gravement endommagé, mais il est rare qu'une blessure grave à l'os ne soit pas accompagnée de lésions cérébrales précises. En tout cas, ce sont les lésions cérébrales, si légères soient-elles, qui donnent à la lésion son importance clinique. C'est un dicton ancien et vrai selon lequel « aucune blessure à la tête n'est si insignifiante qu'elle soit méprisée, ni si grave qu'elle soit désespérée ». Des blessures apparemment légères à première vue peuvent s'avérer mortelles par hémorragie ou infection ; d'autre part, la guérison a suivi des blessures d'une grande gravité – par exemple, le fameux « cas du pied de biche américain », dans lequel une barre de fer de trois pieds et demi de long et un pouce et demi d'épaisseur traversait la tête, et pourtant le patient s'est rétabli.

Il convient de considérer les lésions du cerveau avant celles du crâne.

LÉSIONS TRAUMATIQUES DU CERVEAU

Il est probable que dans tous les cas de traumatisme crânien dans lesquels un patient perd connaissance, il y a une lésion certaine du tissu cérébral. Cela prend la forme d'un degré plus ou moins grand de contusion ou de lacération, et les lésions sont généralement plus graves et dangereuses lorsque le crâne est fracturé et que des fragments sont enfoncés dans le cerveau, mais ils peuvent exister - en fait, ils peuvent être très étendus - en l'absence de fracture.

Plusieurs diplômes sont reconnus.

(1) De nombreuses petites *hémorragies pétéchies* peuvent être trouvées largement dispersées dans toute la substance cérébrale, à la suite d'un coup diffus sur la tête, qui a secoué le cerveau et provoqué des symptômes de choc cérébral ou de « commotion cérébrale ». Nous avons constaté, à l'examen microscopique, dans de tels cas, outre ces petites extravasations, des amas de corps colloïdes, des plaques de sclérose miliaire, une chromatolyse et une vacuolisation des cellules nerveuses. [3]

[3] Miles, *rapports de laboratoire, Royal College of Physicians, Édimbourg*, vol. iv.

(2) Dans les cas plus graves, il existe souvent plusieurs *zones d'extravasation visibles*, le plus souvent dans la substance grise du cortex (Fig. 184). Ces foyers varient en taille, du pois cassé à la noisette, et consistent en une zone centrale sombre de sang extravasé, entourée d'une zone de « ramollissement rouge » de la matière cérébrale, au-delà de laquelle se trouvent de nombreuses minuscules hémorragies capillaires. Ces lésions intra-cérébrales peuvent s'accompagner d'un épanchement de sang dans les mailles de la membrane arachno-piale, et elles peuvent survenir soit à la partie de la tête frappée, soit au pôle opposé de l'axe de percussion, le soi- appelé point de *contre-coup* . Les symptômes varient selon la taille et le site des extravasations. Il est probable que les phénomènes d'« irritation cérébrale » s'expliquent par la survenue de telles hémorragies largement disséminées dans le cortex cérébral. Les épanchements dans les aires corticales motrices provoquent une irritation ou une paralysie des muscles régis par les centres affectés. Différentes formes d'aphasie et d'interférences avec la vision ou avec l'audition suivent l'implication des centres régissant ces fonctions. Dans les circonvolutions préfrontales et temporales inférieures, aucun symptôme particulier ne semble se manifester. Lorsque les hémorragies sont étendues et nombreuses, des symptômes de compression peuvent survenir, et ceux-ci s'aggravent lorsqu'on y surajoute un œdème cérébral.

Des hémorragies localisées surviennent également, quoique moins fréquemment, dans les crura cerebri, le pont, le plancher du quatrième ventricule et le cervelet. Dans ces situations, ils s'avèrent généralement mortels en provoquant un coma à évolution rapide et des interférences avec les centres respiratoires et cardiaques. La température monte immédiatement à 106°, voire 108° F., et une forme modifiée de respiration de Cheyne-Stokes est présente.

(3) Des lésions encore plus grossières, sous forme de *lacérations distinctes*, sont relativement fréquentes aux extrémités des lobes frontaux, temporaux et occipitaux, à la surface du cervelet et à la base du cerveau. Ceux-ci sont généralement associés à des symptômes de compression dans leur forme la plus typique et s'avèrent généralement mortels. La matière grise est déchirée et un épanchement sanguin important se produit dans la substance cérébrale et à la surface, remplissant les sillons et distendant l'espace arachno-pial (Fig. 184). Dans une fracture ouverte, la matière cérébrale peut être extrudée par l'ouverture du crâne.

(4) Le sang extravasé peut éclater dans les *ventricules latéraux* , auquel cas le pouls devient petit et rapide — 130, 160 ou même 170. La respiration est également rapide — 45 à 60 — et très embarrassée, et la température s'élève soudainement. à 103° ou 104° F., et continue d'augmenter jusqu'à la mort.

(5) *Œdème traumatique.* — Il n'est pas rare qu'une infiltration œdémateuse diffuse de la substance cérébrale ou de la membrane arachno-piale se produise au voisinage de la partie du cerveau lésée. Cet exsudat séreux, en raison des adhérences naturelles de l'arachnopie, reste généralement limité à la zone lésée, mais il peut se généraliser.

Mécanisme. — L'explication de ces hémorragies étendues est à chercher, selon Duret, dans le trouble du liquide céphalo-rachidien qui accompagne un coup violent sur la tête. Ce fluide non seulement entoure le cerveau, mais il remplit également les ventricules et imprègne sa substance dans toutes les directions dans les espaces péri-vasculaires et périlymphatiques. Le tissu cérébral étant incompressible, si une zone du crâne est momentanément déprimée par un coup localisé, un espace lui est laissé par déplacement d'une quantité de liquide céphalo-rachidien, qui crée une onde fluide, et celle-ci par augmentation de la pression hydrostatique. la tension du fluide dans tout le cerveau. Les navires peuvent être lacérés en tout point, soit par le flux de cette vague, soit lors du reflux qui suit le recul. C'est pourquoi la lésion ne se situe pas toujours au siège de l'impact, mais peut se situer du côté opposé du crâne ou en d'autres points éloignés.

FIG. 184. —Contusion et lacération du cerveau. A noter une lésion limitée au point d'impact du côté gauche, et des dégâts plus étendus au point de contre-coup à droite.

(D'après Sir Jonathan Hutchinson.)

Réparation. — Comme la matière cérébrale désintégrée est remplacée par du tissu cicatriciel, ni les cellules nerveuses ni les fibres n'étant régénérées, la perte de fonction des parties détruites est généralement permanente. Une extravasation localisée de sang peut s'encapsuler et constituer un « kyste hémorragique ». Nous avons confirmé expérimentalement les observations de Duret et sommes d'accord avec ses conclusions.

MANIFESTATIONS CLINIQUES DES LÉSIONS CÉRÉBRALES

Par commodité, les manifestations cliniques d'une lésion cérébrale sont généralement décrites sous les termes « commotion cérébrale », « irritation cérébrale » et « compression », mais aucune signification pathologique précise ne s'attache à ces termes, ils sont essentiellement cliniques. Comme les conditions ainsi décrites ne se présentent pas comme des entités indépendantes et peuvent se chevaucher ou se fondre les unes dans les autres, leur différenciation est plus ou moins arbitraire, et on rencontre fréquemment des cas qui ne suivent pas le cours caractéristique d'aucun de ces groupes.

Commotion cérébrale ou choc cérébral. — Les symptômes associés à une commotion cérébrale sont pratiquement ceux d'un choc chirurgical (Volume I., p. 250), l'activité des centres vitaux étant perturbée par la violence agissant directement sur le tissu cérébral et non par les impulsions transmises. à lui par l'intermédiaire des nerfs afférents. Diverses théories ont été avancées pour expliquer la dépression des fonctions vitales lors d'une commotion cérébrale. Selon Duret, dont nous partageons l'opinion, la vague de liquide céphalo-rachidien mise en mouvement par l'impact du coup sur le crâne, passe, tant dans les ventricules que dans l'espace sous-arachnoïdien, vers la base, où elle empiète sur le pont et la moelle, stimulant les corps restiformes et provoquant ainsi une chute de la tension artérielle et une profonde anémie du cerveau. Le trouble du liquide céphalo-rachidien peut en même temps produire les lésions microscopiques des tissus cérébraux décrites p. 341.

Les symptômes de choc peuvent être la seule preuve d'une blessure, ou ils peuvent s'ajouter à ceux d'une fracture du crâne ou d'une lacération du cerveau.

Les *signes cliniques* varient selon la gravité des violences. Dans les moindres cas, le patient ne perd pas connaissance, mais se sent simplement étourdi, évanoui et étourdi pendant quelques secondes. Son esprit est confus, mais il récupère rapidement et, peut-être après avoir vomi, il se sent à nouveau tout à fait bien, à l'exception d'un léger tremblement dans ses membres.

Dans les cas plus graves, immédiatement après avoir reçu le coup, le patient tombe au sol, inconscient. Il souffre parfois d'une crise tétanique générale associée à un arrêt respiratoire, généralement de courte durée et souvent négligé, mais qui peut s'avérer fatale. Le pouls est lent, petit et faible, et est parfois irrégulier en force et en fréquence. Les respirations sont courtes, superficielles, lentes et souvent soupirantes. La température descend à 97° F., voire moins. La peau est froide et pâle et couverte de sueur moite, et les traits sont pincés et pâles.

Dans les cas simples, les pupilles sont généralement égales, modérément dilatées et réagissent lentement à la lumière. Le patient peut être partiellement réveillé par des cris ou par d'autres formes de stimulation externe, mais il retombe rapidement dans un état léthargique. Bien que les mouvements volontaires et les réflexes profonds soient abolis, il n'y a pas de véritable paralysie musculaire.

Après un certain temps, variant de quelques minutes à plusieurs heures, il se reprend, le premier signe étant souvent des vomissements, qui se répètent généralement. Parfois, la réaction est déclenchée par une légère crise épileptiforme. Il se tourne alors sur le côté, le visage devient rouge, et peu à peu les symptômes disparaissent et la conscience revient. La température monte jusqu'à 99° ou 100° F. et, dans certains cas, reste élevée pendant quelques jours. Dans la plupart des cas, elle retombe à 97° ou 97,5° et reste constamment inférieure à la normale pendant une ou deux semaines. Au cours de la réaction, le pouls devient rapide et bondissant, mais après quelques heures, il redevient lent et reste généralement anormalement lent (40 à 60) pendant dix ou quatorze jours. Il y a parfois une tendance à la constipation et à la distension de la vessie, bien qu'il n'ait aucune difficulté à évacuer l'eau. Très fréquemment, le patient se plaint de douleurs à la tête pendant quelques jours après le retour à la conscience. Les enfants dorment souvent beaucoup les premiers jours, mais ils sont parfois très agités.

Dans les cas compliqués de lésions cérébrales macroscopiques, les symptômes d'une commotion cérébrale peuvent se fondre imperceptiblement dans ceux d'une compression ou il peut y avoir un « intervalle de lucidité » de plusieurs heures.

Séquelles d'une commotion cérébrale. — La majorité des patients guérissent complètement. Un certain nombre se plaignent momentanément de maux de tête, de langueur, de faiblesse musculaire et d'incapacité à fournir un effort soutenu – *neurasthénie traumatique* . Parfois, il existe un état d'instabilité mentale, le patient est facilement excité et est indûment affecté par l'alcool ou d'autres stimulants. Parfois, il existe une déficience mentale permanente. Il n'est pas rare de constater que le patient a complètement oublié les circonstances de la blessure et des événements qui l'ont immédiatement précédée. Dans certains cas, la mémoire est définitivement altérée. En revanche, il est arrivé qu'un patient, après une commotion cérébrale, ait retrouvé la mémoire d'une langue étrangère oubliée depuis longtemps.

Comme il n'est jamais possible de déterminer l'étendue précise des lésions cérébrales, le pronostic immédiat, même dans les cas les plus légers de commotion cérébrale, doit toujours être gardé. Si le patient a été réellement inconscient, l'état doit être considéré comme grave et traité en conséquence.

Traitement. — Le traitement immédiat est le même que celui du choc. Le repos et la tranquillité absolus sont de mise. Lorsque les symptômes commencent à disparaître, la tête doit être surélevée sur des oreillers pour éviter la congestion et diminuer le risque de saignement dû à des vaisseaux sanguins endommagés dans le cerveau. L'intérêt de l'application d'un sac de glace ou de tubes de Leiter en vue d'arrêter les hémorragies à l'intérieur du crâne est plus que douteux. La ponction lombaire, la saignée ou l'application de sangsues sur la tempe ou derrière l'oreille peuvent être utilisées avec bénéfice. L'utilisation de petites doses d'atropine et d'ergotine a été recommandée par von Bergmann. Les intestins doivent être complètement ouverts avec du calomel, de l'huile de croton ou de la solution de Henry, et un régime léger à base de lait. Le patient est gardé dans une pièce ombragée et doit être alité pendant quatorze à vingt et un jours. Il est souvent difficile de convaincre le patient de la nécessité d'un emprisonnement aussi prolongé, mais la responsabilité d'y mettre un terme incombe à lui ou à ses amis. La lecture, la conversation et les disputes doivent être évitées pour assurer un repos absolu au cerveau.

Irritation cérébrale. — Dans certains cas de traumatisme de la tête, en particulier de la partie antérieure et de la région pariétale, à mesure que les symptômes de la commotion cérébrale disparaissent, le patient commence à présenter un ensemble particulier de symptômes, décrits graphiquement par Erichsen sous le nom de irritation cérébrale. « L'attitude du malade est particulière et très caractéristique : il est couché sur le côté et recroquevillé dans un état de flexion générale. Le corps est penché en avant et les genoux sont relevés sur le ventre, les jambes fléchies, les bras fléchis et les mains repliées. Il ne reste pas immobile, mais il est agité et souvent, lorsqu'il est irrité, il se retourne. Mais, si agité qu'il soit, il ne s'étend jamais ni ne prend la position couchée, mais maintient invariablement une attitude de flexion. Les paupières sont bien fermées, et il résiste violemment à tout effort qu'on fait pour les ouvrir ; si cela est effectué, les élèves seront constatés sous contrat. La surface est pâle et fraîche, voire froide. Le pouls est petit, faible et lent, rarement au-dessus de 70. Les sphincters ne sont généralement pas affectés et le patient urine lorsque la vessie a besoin d'être vidée ; il peut cependant y avoir, bien que rarement, une rétention.

« L'état mental est également particulier. L'irritabilité d'esprit est la caractéristique dominante. Le patient est inconscient, ne fait pas attention à ce qui se passe, à moins qu'il ne soit appelé à voix haute, lorsqu'il montre des signes d'irritabilité ou fronce les sourcils, se détourne précipitamment, marmonne indistinctement et grince des dents. Il semble que le tempérament, autant ou plus que l'intellect, soit affecté dans cet état. Il dort sans stertor.

« Après une période variant d'une à trois semaines, le pouls s'améliore, la température du corps augmente, la tendance à la flexion s'atténue et le patient est allongé. L'irritabilité fait place à la fatuité ; il y a moins de manifestations d'humeur, mais plus de faiblesse d'esprit. La guérison est lente, mais, bien que retardée, elle pourrait enfin être parfaite... »

Le *traitement* consiste à maintenir le patient au calme, dans une pièce sombre, à peu près de la même manière que pour une commotion cérébrale.

Compression du cerveau. — Ce terme est utilisé cliniquement pour désigner l'ensemble des symptômes qui suivent une augmentation marquée de la tension intra-crânienne produite par des causes telles que l'hémorragie, l'œdème, l'accumulation d'exsudat inflammatoire ou la croissance de tumeurs à l'intérieur du crâne. La seule idée pathologique que ce terme véhicule est qu'il y a plus à l'intérieur du crâne qu'il ne peut en contenir.

Caractéristiques cliniques. —La description suivante fait référence à une compression due à une hémorragie à l'intérieur du crâne suite à une blessure. Dans la majorité de ces cas, les symptômes de compression succèdent à ceux d'une commotion cérébrale ; dans certaines conditions, notamment les hémorragies de l'artère méningée moyenne, il y a un intervalle pendant lequel le malade reprend complètement conscience, dans d'autres les symptômes de la commotion cérébrale se fondent graduellement et imperceptiblement dans ceux de la compression. La rapidité d'apparition des symptômes, leur évolution et leur durée varient considérablement selon la nature et l'étendue de la lésion cérébrale. La mort peut survenir en quelques heures, ou la guérison peut avoir lieu après que le patient soit resté inconscient pendant plusieurs semaines.

Les premiers symptômes sont de caractère irritatif : douleur sourde à la tête, agitation et hypersensibilité aux stimuli externes. Le visage est imprégné et les pupilles sont généralement contractées au début. La température descend à 97°, voire à 95° F. Les vomissements ne sont pas rares.

À mesure que la pression augmente, des symptômes paralytiques apparaissent. Le patient perd progressivement connaissance et entre dans le coma. La face est cyanosée et la distension des veines des paupières fournit un indice de la sévérité de la stase veineuse intra-crânienne (Cushing). Le pouls devient lent, plein et bondissant. La respiration est lente et profonde, et éventuellement stertoreuse ou ronflante à cause de la paralysie du palais mou, et les lèvres et les joues sont gonflées à cause de la paralysie des muscles de ces parties. La température, qui descend d'abord à 97° ou même 95° F., s'élève ordinairement au bout de trois ou quatre heures (100,5° ou 102,5° F.). Si la température atteint 104° F ou plus, la condition s'avère généralement fatale. Parfois elle s'élève jusqu'à 106° ou 108° F. — *hyperpyrexie cérébrale* (Fig. 185). La rétention d'urine due à une paralysie de la vessie et la défécation involontaire due à une paralysie du sphincter anal sont fréquentes.

FIG. 185. —Deux graphiques de pyrexie dans les traumatismes crâniens.

Au cours de la progression des symptômes, on observe fréquemment une pression directe sur des centres corticaux ou des nerfs crâniens définis, donnant lieu à *des symptômes focaux* . Des groupes particuliers de muscles du côté opposé à la lésion peuvent d'abord présenter des secousses ou des spasmes spasmodiques (monospasme unilatéral), puis ces mêmes groupes deviennent paralysés (monoplégie). La paralysie touche fréquemment la totalité d'un côté du corps (hémiplégie) et le nerf oculomoteur est souvent paralysé en même temps.

Les élèves varient tellement selon les cas que leur état ne constitue pas un signe diagnostique fiable. Il est peut-être plus fréquent que la pupille du même côté que la lésion soit d'abord contractée et ensuite complètement dilatée, tandis que celle du côté opposé reste modérément dilatée. En règle générale, ils ne réagissent pas à la lumière. L'examen ophtalmoscopique montre un gonflement du disque et les vaisseaux de la papille sont distendus et tortueux.

Dans les cas qui aboutissent à une issue fatale, le coma s'approfondit et les paralysies musculaires et sensorielles deviennent générales et complètes. Les centres vitaux de la moelle allongée sont progressivement impliqués et la mort résulte de la paralysie du centre respiratoire. L'issue fatale est souvent accélérée par l'apparition d'une pneumonie hypostatique. Il n'est pas rare qu'un type modifié de respiration de Cheyne-Stokes soit observé pendant un certain temps avant que la mort ne survienne.

Un ensemble similaire de symptômes peut survenir en cas de traumatisme crânien résultant d' *une infection pyogène* ayant donné lieu à une méningite ou à un abcès avec accumulation d'exsudat inflammatoire.

Pathologie. — Lorsqu'on ajoute quelque chose à la masse de matière à l'intérieur de la cavité crânienne, on gagne d'abord de la place par le déplacement dans le canal vertébral d'une certaine quantité de liquide céphalo-rachidien. La capacité de la gaine vertébrale est cependant limitée, et dès que la tension dépasse un certain point, la pression s'exerce de manière nuisible sur les capillaires cérébraux, perturbant la circulation et interférant ainsi avec la nutrition du tissu cérébral. À mesure que la tension intra-crânienne augmente encore, la pression en vient progressivement à affecter le tissu cérébral lui-même, et ainsi se produisent des symptômes extrêmes de compression. Les centres vagues et vasomoteurs sont irrités, ce qui provoque un ralentissement du pouls, une contraction des petites artères et une augmentation de la tension artérielle qui tend à maintenir une circulation adéquate dans les centres vitaux de la moelle. La respiration de Cheyne-Stokes est due à des variations rythmiques de la tension artérielle : pendant la période de chute, les centres deviennent anémiques et la respiration échoue ; pendant la montée, la moelle est à nouveau alimentée en sang et la respiration reprend (Eyster).

Les parties du cerveau directement sollicitées deviennent anémiques, tandis que les autres parties deviennent congestionnées, et la nutrition du cerveau tout entier est ainsi gravement perturbée. Différentes parties du cerveau et du cordon présentent des pouvoirs de résistance variables à ces perturbations circulatoires. Le cortex est la partie la moins résistante, suivi dans l'ordre de la couronne radiée, de la matière grise de la moelle épinière, du pont et enfin de la moelle allongée. C'est pourquoi les centres respiratoires et cardiaques résistent le plus longtemps.

Os déprimé comme cause de compression. — Il est plus que douteux qu'une partie déprimée de l'os soit capable à elle seule d'induire des symptômes de compression du cerveau. Lorsque de tels symptômes accompagnent une fracture déprimée, ils doivent être attribués soit à une hémorragie associée, soit à une interférence avec la circulation et à l'œdème consécutif que produit l'os déplacé. Des fragments d'os peuvent cependant aggraver les symptômes en irritant le tissu cérébral sur lequel ils touchent.

Corps étranger. — Le rôle des corps étrangers, tels que les balles, dans la production des symptômes de compression est semblable à celui d'un os déprimé. Que les corps étrangers ne soient pas en eux-mêmes une cause de compression semble évident du fait qu'il n'est pas rare qu'ils s'incrustent de manière permanente dans la substance cérébrale sans provoquer de symptômes. Non seulement les balles, les pointes d'instruments tranchants et d'autres substances sont restées incrustées dans le cerveau pendant des années sans causer de dommages, mais dans de nombreux cas, les patients ont continué à occuper des postes importants et responsables dans la vie.

Diagnostic différentiel. — Il n'est pas rare qu'un patient se trouve dans un état d'insensibilité dans des circonstances qui ne donnent aucune idée de la cause de son inconscience. Il est généralement transporté à l'hôpital le plus proche, et le chirurgien interne sous la direction duquel il est placé doit faire preuve du plus grand soin et de la plus grande discrétion dans son traitement. En tentant de déterminer la cause de la maladie, de nombreuses possibilités doivent être prises en compte, mais il est souvent impossible de poser un diagnostic définitif. Les principales causes sont les traumatismes, l'apoplexie ou l'embolie cérébrale, le coma épileptique, l'intoxication alcoolique et opium, le coma urémique et diabétique, l'insolation et l'exposition au froid. L'erreur la plus courante est de confondre un cas de compression cérébrale avec un cas d'ivresse. Il est à peine besoin de dire qu'un homme qui sent l'alcool n'est pas nécessairement ivre ; la boisson peut avoir été donnée dans le but de le ranimer. Il se peut que l'une ou l'autre des conditions mentionnées ci-dessus ait provoqué la chute du patient et que, dans sa chute, il ait accidentellement subi une blessure à la tête, qui, cependant, n'est en aucun cas responsable de son inconscience. Dès qu'il y a le moindre doute, le patient doit donc être hospitalisé.

Dans un premier temps, il convient de rechercher soigneusement tout signe de blessure, notamment à la tête. La découverte d'une blessure grave du cuir chevelu ou d'une fracture du crâne, associée à des symptômes de commotion cérébrale ou de compression, fera dans la plupart des cas présumer que la perte de conscience est due à une lésion traumatique intra-crânienne. L'examen du liquide retiré par ponction lombaire peut fournir des renseignements utiles (p. 338).

En l'absence de signes d'un traumatisme crânien, l'estomac doit être lavé et son contenu examiné pour déceler la présence d'un poison narcotique. L'urine doit également être prélevée et examinée pour l'albumine et le sucre.

Dans les hémorragies dues à la rupture d'artères cérébrales malades (apoplexie) ou à l'embolie, les symptômes sont essentiellement ceux de la compression et, en l'absence d'antécédents précis de traumatisme crânien, il est rarement possible d'arriver à une évaluation précise. diagnostic quant à la cause de la maladie. L'histoire selon laquelle le patient a déjà eu « un choc apoplectique », et le fait qu'il est âgé et présente des signes de dégénérescence artérielle et d'hypertrophie cardiaque qui favoriseraient une telle hémorragie, sont des preuves présumées que la lésion n'est pas traumatique.

Si des antécédents indiquent que le patient est épileptique, il existe une forte présomption que les symptômes sont ceux d'un *coma épileptique* .

En cas *d'intoxication alcoolique,* l'examen du contenu de l'estomac fournira des preuves. Le patient n'est pas complètement inconscient ni paralysé ; les élèves sont généralement contractés, mais réagissent ; et la température est souvent nettement inférieure à la normale. L'amélioration se produit rapidement une fois que l'estomac a été vidé.

Dans *l'empoisonnement à l'opium,* l'état général du malade est à peu près le même que dans l'empoisonnement par l'alcool. Les pupilles sont cependant nettement contractées et ne réagissent pas à la lumière. Lorsque le poison a été pris sous forme de laudanum, on le reconnaît à son odeur.

Dans le *coma* de *l'urémie* ou du *diabète* , il n'y a pas de véritable paralysie, ni de stertor. L'urine contient de l'albumine ou du sucre et il peut y avoir un œdème des pieds et des jambes.

Pronostic. — Le pronostic dépend tellement de la nature et de l'étendue de la lésion cérébrale qu'il est impossible de formuler des conclusions générales à son sujet. On peut cependant dire que les symptômes qui indiquent un mauvais pronostic sont une élévation immédiate de la température, surtout si elle dépasse 104° F., l'apparition précoce d'une rigidité musculaire, une contraction extrême et persistante des pupilles, avec perte de la réflexe à la lumière, déviation conjuguée des yeux et apparition précoce d'escarres.

Dans la majorité des cas, la compression se termine fatalement au bout de deux à sept jours. D'un autre côté, la guérison peut avoir lieu après plusieurs semaines d'état de stupeur.

Le *traitement* de la compression s'envisage avec les différentes lésions qui la provoquent ; le principe dans tous les cas étant d'éliminer, si possible, la cause de l'augmentation de la pression à l'intérieur du crâne.

Œdème traumatique. — Dans la pratique, on rencontre fréquemment des cas, notamment chez l'enfant, qui ne correspondent pas à la description classique soit d'une commotion cérébrale, soit d'une irritation cérébrale, soit d'une compression. La blessure peut être suivie d'un degré variable de commotion cérébrale qui disparaît rapidement mais laisse le patient dans un état d'apathie et de somnolence qui peut persister pendant des jours, voire des semaines. La cérébration est perturbée, de sorte que même si le patient n'est pas inconscient, il est apathique, a perdu ses repères et ne parvient pas à reconnaître où et avec qui il se trouve. Il se plaint de maux de tête, il y a une sensibilité à la percussion sur le crâne, les réflexes du genou sont diminués ou absents, mais il n'y a pas de paralysie motrice. Dans certains cas, il y a des secousses localisées, dans d'autres cas des crises convulsives généralisées au cours desquelles le patient devient profondément cyanosé. La condition diffère de la compression due à une hémorragie méningée moyenne en ce sens qu'elle est moins grave et n'est pas progressive.

Lorsque les symptômes sont localisés, il s'agit probablement d'une infiltration œdémateuse de la partie lésée du cerveau ; lorsqu'elle est généralisée, elle entraîne une augmentation de la tension intra-crânienne due à un épanchement séreux dans l'espace arachno-pial.

Le *traitement* consiste à diminuer la tension intra-crânienne par purgation, sangsues, saignements ou ponctions lombaires, ou si le pronostic vital est menacé, par ouverture du crâne au-dessus du siège de la blessure, ou à défaut de preuve, par une opération de décompression dans le temporal. région.

HÉMORRAGIE INTRA-CRÂNIENNE

Outre l'hémorragie qui accompagne la lacération du tissu cérébral, des saignements peuvent survenir à l'intérieur du crâne, soit au niveau des artères, soit au niveau des veines. Le sang épanchement peut s'accumuler soit entre la dure-mère et l'os (*hémorragie extra-durale*), soit à l'intérieur de la dure-mère (*hémorragie intra-durale*).

Hémorragie méningée moyenne. — La cause la plus fréquente d'hémorragie extra-durale est la lacération de l'artère méningée moyenne. Cette artère, branche du maxillaire interne, après avoir pénétré dans le crâne par le foramen spinosum, traverse l'angle antéro-inférieur de l'os pariétal et se divise en une branche antérieure et une branche postérieure qui irriguent les méninges et la calvaire (Fig. 186). L'une ou l'autre branche peut être blessée par des fractures ou par des blessures incisées, percées ou par balle. Le vaisseau peut être rompu sans que le crâne soit fracturé, et parfois c'est l'artère du côté opposé au siège du coup qui est déchirée. Les situations de rupture les plus fréquentes se situent au niveau de l'angle antéro-inférieur de l'os pariétal, auquel cas la branche antérieure est déchirée (90 à 95 %) ; et sur la face interne de l'os temporal, où la branche postérieure est déchirée (5 à 10 pour cent).

FIG. 186. —Relations de l'artère méningée moyenne et du sinus latéral à la surface, comme l'indiquent les lignes de Chiene.

(Après Cunningham.)

Il est probable que l'ampleur de l'hémorragie dépend de la nature, de l'étendue et de la gravité du traumatisme crânien. Le recul du crâne après le coup sépare la dure-mère de l'os, et si l'artère méningée est lacérée ou percée, le sang s'épanche dans l'espace ainsi formé (fig. 187). Un coup localisé entraîne donc une petite zone de séparation et un petit caillot correspondant ; tandis qu'un coup diffus est suivi de lésions plus étendues. On pense qu'une fois la dure-mère partiellement séparée, la force du sang versé par l'artère lacérée est, selon le principe de la presse hydraulique, suffisante pour continuer la séparation.

FIG. 187. —Caillot extra-dural résultant d'une hémorragie de l'artère
méningée moyenne.

Caractéristiques cliniques. — Les caractères typiques de l'hémorragie méningée
moyenne ne se rencontrent que lorsque le saignement a lieu entre la dure-
mère et l'os. Dans ces conditions, les symptômes de commotion cérébrale
sont généralement les plus marqués au début, et ceux de compression
n'apparaissent qu'après un intervalle variable, pendant lequel le patient
reprend généralement conscience. Dans certains cas, en effet, il est capable
de poursuivre son travail, ou de rentrer chez lui ou de se rendre à l'hôpital à
pied, avant que des signes de troubles intra-crâniens ne se manifestent. Cet «
intervalle de lucidité » permet de distinguer les symptômes dus à une
hémorragie méningée moyenne de ceux de lacération de la substance
cérébrale, puisque dans ces dernières les symptômes de commotion cérébrale
se confondent directement avec ceux de compression. La ponction lombaire
peut faciliter le diagnostic différentiel entre hémorragie extra-durale et intra-
durale, car le sang est présent dans le liquide prélevé dans la seconde, mais
pas dans la première.

Quelques heures après l'accident, le patient ressent une douleur intense à la tête et vomit généralement à plusieurs reprises. Pendant un certain temps, il est agité et bruyant, mais peu à peu il devient somnolent et la stupeur augmente plus ou moins rapidement jusqu'à ce que survienne le coma. Le pouls devient généralement lent et plein. La respiration est rapide (30 à 50) et devient très embarrassée et stroreuse. La température augmente progressivement et, avant la mort, elle peut atteindre 106° F., voire plus. La monoplégie, commençant généralement au visage ou au bras du côté opposé à la lésion, apparaît progressivement et est suivie d'une hémiplégie, par pression sur les zones motrices, sous-jacentes au caillot. L'état des élèves est si variable qu'il n'a aucune valeur diagnostique ; mais si les deux sont largement dilatés et insensibles à la lumière, le pronostic est grave. La mort survient habituellement au bout de vingt-quatre à quarante-huit heures, à moins que la pression dans le crâne ne soit soulagée par une opération ; même après l'ablation du caillot, la mort peut survenir si le cerveau a été lacéré ou s'il y a une hémorragie à la base.

Lorsque l'hémorragie a lieu à partir de la branche antérieure, le caillot a tendance à s'étendre vers la base et peut appuyer sur le sinus caverneux, provoquant une congestion et une protrusion de l'œil, avec paralysie du nerf oculo-moteur et une large dilatation de la pupille.

Dans certains cas d'hémorragie méningée moyenne, il n'y a pas de lésion cérébrale grave ; la zone sous-jacente au caillot est simplement comprimée et vidée de son sang, et, lorsqu'on l'expose, le cerveau se trouve aplati, ou même profondément échancré par le caillot de sang, et il ne palpite pas. Si le caillot est retiré, le cerveau peut retrouver son contour normal et son retour de pulsation. La mortalité est supérieure à 50 pour cent.

Si la fracture est complexe, le sang peut s'échapper et les symptômes de pression sont donc moins évidents ou peuvent être totalement absents.

C'est un fait d'une certaine importance médico-légale qu'une hémorragie de la méningée moyenne peut ne se produire que quelques jours, voire quelques semaines, après une blessure qui, à l'époque, n'était accompagnée que de symptômes de commotion cérébrale. Cette condition est connue sous le nom *d'apoplexie traumatique* .

Traitement. — Une opération immédiate s'impose impérativement, non seulement pour arrêter l'hémorragie et enlever le caillot, mais encore pour conjurer l'œdème cérébral, souvent responsable de l'issue mortelle. Lorsqu'il n'y a pas de plaie externe, le point auquel le crâne doit être ouvert est déterminé par les symptômes ; par exemple, une paralysie du bras et de la face d'un côté indique une trépanation des centres régissant ces parties du côté opposé à la paralysie.

Si le saignement ne peut pas être arrêté autrement, il peut être nécessaire de ligaturer l'artère carotide externe. Il a été suggéré par JB Murphy que, lorsque le malade est vu alors que les symptômes de compression apparaissent, au lieu de la trépanation, il faudrait arrêter l'hémorragie des vaisseaux méningés en appliquant une ligature à la carotide externe, sous anesthésie locale.

Une blessure à l' artère **carotide interne** du crâne peut résulter de blessures pénétrantes ou peut être associée à une fracture de la base. C'est presque invariablement mortel. Dans certains cas, une communication s'établit entre l'artère et le sinus caverneux, et un anévrisme artério-veineux se produit ainsi. La ligature de la carotide interne du cou ou de la carotide commune est le seul traitement envisageable.

Des lésions des **sinus veineux** peuvent survenir en dehors des lésions macroscopiques du crâne, mais elles accompagnent généralement des fractures et des plaies pénétrantes. Les sinus transversaux (latéraux), sagittaux supérieurs (longitudinaux) et caverneux sont les plus fréquemment endommagés. En raison de la faible pression dans les sinus, l'arrêt spontané de l'hémorragie extra-durale se produit généralement et la guérison s'ensuit. Dans certains cas, cependant, la quantité de sang extravasée est suffisante pour provoquer une compression. Si la dure-mère est déchirée et que le sang passe dans l'espace sous-arachnoïdien, il peut se propager sur toute la surface du cerveau. Parfois, le saignement ne commence qu'après qu'une fracture déprimée ait été élevée.

En présence d'une plaie ouverte, la source veineuse du saignement se reconnaît à la couleur foncée du sang et au caractère continu du jet. Il peut être arrêté par pression avec des compresses de gaze ou en insérant un brin de boyau dans le sinus (Lister), ou, en cas d'échec, en saisissant le sinus avec des pinces et en les laissant en position pendant vingt-quatre ou quarante-huit heures. Une petite perforation dans la paroi externe du sinus peut être fermée avec des sutures. Les signes d'augmentation de la compression nécessitent une trépanation et une ouverture de la dure-mère si cela est nécessaire pour admettre l'élimination du caillot.

Hémorragie intra-crânienne du nouveau-né. —Une extravasation de sang dans l'espace arachno-pial se produit fréquemment lors de la naissance. Les observations de Cushing semblent montrer que cela est habituellement dû à la déchirure des veines cérébrales délicates qui passent du cortex au sinus sagittal supérieur, à la tension exercée sur elles par le chevauchement des os pariétaux, dans le moulage de la tête. . Cela peut parfois être dû à un degré excessif d'asphyxie lors de l'accouchement. L'extravasation est généralement plus marquée dans la zone centrale du cortex, près de la ligne médiane, et elle est souvent bilatérale.

Cet état se rencontre le plus souvent chez le premier-né, et plus souvent chez les garçons que chez les filles, le travail ayant été prolongé et difficile, et la présentation anormale. Il existe généralement des antécédents selon lesquels le nourrisson était profondément cyanosé à la naissance et avait des difficultés à le faire respirer. En règle générale, il n'existe aucune preuve externe d'un traumatisme. La fontanelle antérieure est tendue et ne palpite pas, le pouls est lent et pendant plusieurs jours l'enfant semble avoir des difficultés à téter et à avaler et est anormalement immobile. Au bout de quelques jours, des symptômes précis de pression localisée apparaissent. On remarque qu'une jambe ou un bras, ou un côté du corps, ne bouge pas, ou que les deux côtés peuvent être affectés ; lorsque la paralysie est bilatérale, l'absence de mouvement est plus susceptible d'être négligée. Le nourrisson peut souffrir de convulsions ; il peut y avoir une paralysie de certains muscles oculaires et une inégalité des pupilles ; parfois il y a cécité. Une rigidité persistante des membres, avec rotation des pouces vers la paume, est présente dans certains cas. La ponction lombaire peut révéler la présence de globules sanguins dans le liquide céphalo-rachidien et une augmentation de la tension de ce liquide.

Si elle n'est pas traitée, la maladie est généralement suivie par le développement d'une paralysie spastique d'un ou plusieurs membres, d'un ou des deux côtés du corps (maladie de Little), d'une cécité, d'une surdité et de divers degrés de déficience mentale, ou d'une épilepsie jacksonienne. .

Traitement. — Pour éviter ces séquelles, le caillot peut être retiré en soulevant un lambeau ostéoplastique incluant la quasi-totalité de l'os pariétal. L'opération doit être entreprise dans la première ou les deux premières semaines, et il faut prendre grand soin de maintenir la chaleur corporelle et d'éviter une perte de sang excessive. Il peut être nécessaire d'opérer des deux côtés, en laissant s'écouler un intervalle entre les deux opérations.

Pour le soulagement immédiat de l'augmentation de la tension intra-crânienne, le retrait quotidien de 10 à 12 cc de liquide céphalo-rachidien par ponction lombaire peut être utilisé, ou une opération de décompression sous-temporale peut être effectuée.

PLAIES DU CERVEAU

Plaies du cerveau. — Les blessures *incisées* au cerveau résultent généralement de coups de sabre, de coups de hache ou de scies circulaires. Une partie du cuir chevelu et du crâne peut être soulevée avec une tranche de matière cérébrale et, dans certains cas, le lambeau entier est sectionné. L'étendue de la blessure, les conditions dans lesquelles elle est reçue et le risque d'infection rendent de telles blessures extrêmement dangereuses.

Les blessures perforantes peuvent être infligées à la voûte par des coups de couteau ou de poignard, ou par d'autres objets pointus, tels que la pointe d'une balustrade. Le plus souvent, un instrument pointu, tel qu'un fleuret d'escrime, l'extrémité d'un parapluie ou une aiguille à tricoter, est enfoncé dans l'orbite jusqu'à la base du cerveau. Parfois, la base du crâne a été perforée à travers le toit du pharynx, par exemple par le tuyau d'une pipe à tabac. Toutes ces blessures sont nécessairement complexes et le risque d'infection est considérable, en particulier si l'objet pénétrant est brisé et qu'une partie reste incrustée dans le crâne. Les complications infectieuses de ces blessures sont décrites plus loin.

Les blessures par balle présentent de nombreux points communs avec les blessures perforantes. Il y a davantage de contusions de la substance cérébrale, de la matière cérébrale désintégrée se trouve généralement dans la plaie d'entrée et la balle entraîne souvent avec elle des morceaux d'os, de tissu ou de bourre, augmentant ainsi le risque d'infection.

Des corps étrangers aseptiques, notamment des balles, peuvent rester incrustés dans le cerveau sans produire de symptômes.

Le *traitement* des plaies perforantes consiste à élargir les plaies dans les parties molles, à trépaner le crâne et à éliminer tout corps étranger qui pourrait s'y trouver, à purifier la piste et à établir un drainage.

SÉQUELLES DES TRAUMATISMES CRÂNIENS

Diverses séquelles peuvent suivre des blessures à la tête. Ainsi, par exemple, *des modifications interstitielles chroniques* (sclérose) peuvent se propager à partir d'une zone de cicatrisation du cerveau ; ou *un ramollissement* peut s'ensuivre, soit sous forme de zones pâles de nécrose (ramollissement blanc), soit de plaques hémorragiques (ramollissement rouge). Les symptômes varient selon la zone impliquée. *Les adhérences* entre le cerveau et ses membranes peuvent produire des maux de tête sévères et des crises de vertige, notamment chez le patient effectuant un effort brusque.

Après un traumatisme crânien, l'attitude mentale entière du patient est parfois modifiée, de sorte qu'il devient irritable, instable et incapable de faire du travail cérébral – *neurasthénie traumatique* . Dans certains cas, la maîtrise de soi est perdue et des habitudes alcooliques et toxicomanes se développent.

L'épilepsie traumatique peut résulter d'une lésion corticale circonscrite, telle qu'un spicule osseux faisant saillie dans le cortex, la présence d'adhérences entre les membranes et le cerveau, une cicatrice dans le tissu cérébral conduisant à une sclérose ou un kyste hémorragique dans le cerveau. membranes ou tissus cérébraux.

Les crises convulsives sont du type jacksonien, commençant dans un groupe particulier de muscles et s'étendant aux groupes voisins jusqu'à ce que tous les muscles du corps soient affectés. Les convulsions peuvent commencer peu de temps après la blessure, par exemple lorsque la cause est un fragment d'os irritant le cortex ; dans d'autres cas, il peut s'écouler plusieurs années avant qu'elles fassent leur apparition. L'apparition est généralement soudaine et le « symptôme signal » – par exemple, secousses du pouce, déviation conjuguée des yeux ou aphasie motrice – indique le siège de la lésion. Au début, les attaques ne se reproduisent qu'à intervalles de plusieurs semaines ou mois, mais avec le temps, elles deviennent de plus en plus fréquentes, jusqu'à ce qu'il y en ait jusqu'à quarante ou cinquante par jour. Parfois, le patient perd connaissance pendant la crise ; parfois il reste partiellement conscient. Au fil du temps, les mêmes changements dégénératifs se produisent dans d'autres formes d'épilepsie : certains groupes de muscles peuvent devenir paralysés ; le malade peut passer dans un état d'idiotie, ou dans ce qu'on appelle l'état de mal épileptique, dans lequel les crises se succèdent sans rémission, la respiration devient saccadée, la température s'élève, le pouls devient très rapide ; enfin le coma survient et le malade meurt.

Traitement. — L'administration de bromures n'est qu'un palliatif. L'opération n'est indiquée que lorsque le « symptôme signal » indique qu'une partie limitée et accessible du cerveau est le siège de la lésion, ou lorsqu'il existe une dépression du crâne ou tout autre signe certain de lésion crânienne. Plus la blessure est récente, meilleures sont les perspectives, car les changements secondaires sont moins susceptibles de se produire et l'état particulièrement irritable du cerveau – parfois appelé « habitude épileptique » – ne s'est pas développé. L'opération consiste à ouvrir librement le crâne et à éliminer toute cause décelable d'irritation : os déprimé, membranes épaissies et adhérentes, kyste ou zone sclérosée du cortex ; il peut être nécessaire d'interposer une couche de tissu, un lambeau de fascia lata par exemple, entre l'os et le cortex cérébral. Le point auquel le crâne est ouvert est déterminé par le siège de la blessure et les symptômes cérébraux focaux.

Le retour des crises quelques jours après l'intervention ne signifie pas nécessairement un échec, car elles se reproduisent souvent. Une guérison complète et permanente n'est pas courante, mais le nombre et la gravité des crises sont généralement tellement diminués que la vie devient supportable.

La folie traumatique peut suivre une lésion de n'importe quelle partie du cerveau, et elle peut survenir immédiatement ou après un intervalle. Cela peut ou non être associé à l'épilepsie. Toute forme de folie peut survenir, soit comme conséquence directe du traumatisme, soit parce que la résistance du cerveau est diminuée par la blessure chez un patient prédisposé à la folie. Lorsque la folie est la conséquence directe d'une blessure, la lésion organique est généralement superficielle et le trouble de la fonction cérébrale est généralement dû à une irritation réflexe de la dure-mère (Duret). Ces faits expliquent peut-être l'amélioration immédiate qui suit parfois l'ouverture du crâne au point de blessure et l'élimination de la cause excitatrice. Les cas survenant quelques jours après la blessure guérissent généralement en un mois ou deux. Plus la maladie se développe tardivement, moins la relation entre le traumatisme et la folie est évidente, et donc plus le pronostic est mauvais.

La méningite , *la thrombose des sinus* et *l'abcès cérébral* peuvent faire suite à toute forme de traumatisme crânien accompagné d'une infection. Les caractéristiques cliniques – à l'exception de l'histoire d'un traumatisme – correspondent si étroitement à celles des mêmes affections se produisant en dehors d'une blessure, qu'il est préférable de les considérer ensemble (p. 374).

CHAPITRE XIII
BLESSURES DU CRÂNE

- <u>Contusions</u>

- — <u>FRACTURES</u>

- — <u>Du coffre-fort</u> :

- *<u>Variétés</u>*

- — <u>Du Socle</u> :

- *<u>Fosse antérieure</u>*

- — *<u>Fosse moyenne</u>*

- — *<u>Fosse postérieure</u>* .

Les os du crâne peuvent être contusionnés ou fracturés. Ces lésions ne sont pas graves en elles-mêmes : leur importance clinique découle de l'atteinte du contenu intra-crânien à laquelle elles sont susceptibles d'être associées.

Une contusion du crâne peut résulter d'une chute, d'un coup ou d'une blessure par balle. Dans la majorité des cas, les lésions des parties molles – cuir chevelu, vaisseaux méningés ou cerveau – éclipsent la lésion osseuse, qui en elle-même est relativement sans importance.

FRACTURES DU CRÂNE

S'il convient de considérer séparément les fractures de la voûte et les fractures de la base du crâne, il faut garder à l'esprit qu'il n'est pas rare qu'une fracture touche à la fois la voûte et la base. Dans les deux cas, les fractures peuvent être simples ou complexes.

FRACTURES DE LA VOÛTE

Mécanisme. — Lorsque le crâne est fracturé par violence *directe* , la fracture a lieu au lieu du choc et son étendue varie selon la nature de l'objet heurté et le degré de violence exercée. Si, par exemple, un instrument pointu, tel qu'une baïonnette, un fleuret ou une pointe, est enfoncé de force contre le crâne, l'arme s'écrase simplement à travers l'os, le désintégrant au point d'entrée et le fissurant ou le brisant pendant une longue période. une distance variable, mais limitée, au-delà. En revanche, lorsque la tête est frappée par un objet « contondant » – par exemple une latte tombant d'une hauteur – la force est appliquée sur une zone plus large et le crâne élastique se plie devant elle. Si les limites de son élasticité ne sont pas dépassées, l'os revient dans sa position normale lorsque la force cesse d'agir ; mais si l'os est plié au-delà du point à partir duquel il peut reculer, une fracture se produit – « *fracture par flexion* ». L'os cède sur une large zone, la partie affectée peut être fragmentée et un ou plusieurs fragments peuvent rester enfoncés en dessous du niveau du reste du crâne. Les fissures et les fissures s'étendent largement dans différentes directions, s'étendant souvent (70 à 75 pour cent) jusqu'à la base. Dans presque toutes les fractures de la voûte, la table intérieure se brise sur une zone plus large que la table extérieure, en partie parce qu'elle est plus fragile et n'est pas soutenue de l'intérieur, mais aussi parce que la diffusion de la force lorsqu'elle passe vers l'intérieur affecte une zone plus large. Si une balle traverse la cavité crânienne, la table intérieure est plus largement brisée à l'ouverture d'entrée et la table extérieure à l'ouverture de sortie. Von Bergmann rapporte trente cas dans lesquels la table intérieure seule a été fracturée par un coup porté à la tête.

Les fractures par violence *indirecte* , c'est-à-dire les fractures dans lesquelles l'os se brise en un point autre que le siège de l'impact, sont presque toujours dues à une violence infligée avec un objet contondant et agissant sur une zone étendue, comme par exemple lorsque la tête heurte le trottoir. De nombreuses discussions ont eu lieu quant à la méthode de leur production. Il a été démontré que lorsque le crâne est enfoncé en un point par une force qui s'exerce sur lui, il se gonfle en un autre point, de sorte que tout son contour est altéré. Mais l'élasticité de l'os varie selon les parties du crâne, en raison des différences d'épaisseur et de structure. Si donc la partie qui est enfoncée, c'est-à-dire la partie directement frappée, se trouve être moins élastique que la partie qui renfle, elle cède, et il en résulte une fracture par « flexion » ; mais si la partie renflée est la moins élastique, elle éclate vers l'extérieur : *fracture par « éclatement* ». Le terme « fracture par *contre-coup* » a été appliqué à tort à de telles fractures lorsque la zone de renflement se trouve être opposée au siège de l'impact. *Le contre-coup* proprement dit n'est possible que dans un corps parfaitement sphérique, ce qui n'est bien entendu pas le cas du crâne.

Lorsqu'une balle à grande vitesse pénètre dans la tête, elle exerce sur le cerveau incompressible et semi-fluide une force explosive (hydrodynamique), qui se transmet à tous les points de la surface interne du crâne et conduit à l'éclatement de l'os.

Réparation. — La réparation des fractures du crâne s'accompagne généralement d'une quantité extrêmement petite de cals. Sauf en présence d'infection, des fragments séparés vivent et se réunissent, mais ils peuvent s'unir de manière à se projeter vers le cerveau et, en irritant les centres corticaux, provoquer une épilepsie traumatique. Dans les fractures comminutives, les lignes de fracture restent visibles en permanence sur l'os, mais les fractures fissurées peuvent ne laisser aucune trace. Les espaces laissés dans le crâne par une blessure ou une opération sont, après un certain temps, comblés par une membrane fibreuse, qui peut subir une ossification de la périphérie vers le centre, mais à moins que l'ouverture ne soit petite, elle est rarement complètement fermée par l'os. Le nouvel os qui se forme dérive de l'ancien os au bord de l'ouverture. Les défauts permanents du crâne sont principalement préjudiciables s'ils sont accompagnés de lésions de la dure-mère sous-jacente, telles que des adhérences au cerveau ; de grands espaces peuvent provoquer des vertiges en se baissant ou en expirant de force, comme en se mouchant ou en jouant d'un instrument à vent.

Variétés. — À des fins descriptives, les fractures de la voûte sont divisées en variétés fissurées, perforées, déprimées et comminutives. Cliniquement, cependant, ces variétés sont souvent combinées. L'importance pratique d'une fracture donnée dépend de son caractère simple ou complexe, plutôt que de la nature exacte des dommages causés à l'os. Les fractures ouvertes qui ouvrent la dure-mère sont les plus graves. Les fractures simples résultent en général de formes diffuses de violence et sont susceptibles de s'étendre bien au-delà du siège de l'impact. Les fractures complexes résultent de violences sévères et localisées – par exemple, le coup de pied d'un cheval ou le coup de marteau – et ont tendance à se limiter plus ou moins au siège de l'impact. Cependant, dans les blessures par balle, il existe généralement de nombreuses fissures rayonnant à partir du point où le missile pénètre dans le crâne.

Les fractures fissurées résultent généralement de coups portés par des objets contondants ou de chutes, et elles s'étendent généralement bien au-delà de la zone touchée, passant dans la plupart des cas jusqu'à la base. La fissure peut traverser l'os verticalement ou obliquement et impliquer une ou les deux tables. Tant que la fracture est simple, elle ne peut guère être diagnostiquée sauf par déduction des symptômes associés d'une lésion méningée ou cérébrale. Lorsqu'elle est composée, la fissure dans l'os peut être vue et ressentie. L'œil le reconnaît comme une fente dans l'os, remplie de sang rouge qui, chaque fois qu'il est épongé, suinte à nouveau dans la fente. Dans les fractures par éclatement, une touffe de cheveux peut se coincer entre les bords de la fracture, ce qui ajoute à la difficulté de purifier la plaie.

Diagnostic. —Une suture normale peut être confondue avec une fracture fissurée. Cependant, une suture peut généralement être reconnue par sa position, l'irrégularité de ses bords et l'absence de sang entre ses bords. En même temps, il n'est pas rare, surtout chez les enfants, qu'une suture ressorte par une violence appliquée sur la tête, ou qu'une fracture fissurée entre dans une suture et, après y avoir parcouru une certaine distance, en ressorte. . Les bords d'une coupe nette dans le périoste peuvent être confondus avec une fissure dans l'os, surtout si l'on se fie à la sonde pour le diagnostic. Cette erreur peut être évitée en soulevant le bord du périoste de l'os, avec le doigt

ganté. A l'auscultation et à la percussion combinées, un son particulier de «
fût creux » peut être détecté dans certains cas de fracture fissurée de la voûte.

Les fractures fissurées en tant que telles ne nécessitent aucun *traitement* .
Lorsqu'elle est composée, la plaie doit être désinfectée ; et les complications
intra-crâniennes, telles qu'une hémorragie méningée, une lacération du
cerveau ou une infection, doivent être traitées selon les lignes déjà décrites.

Les fractures perforantes sont nécessairement complexes et doivent être
considérées comme des blessures graves en raison des risques d'infection.
Elles résultent de l'impact localisé d'un objet pointu, généralement infecté,
dont la pointe reste souvent soit dans l'os, soit à l'intérieur du crâne. Des
fragments d'os sont souvent enfoncés dans le cerveau et de courtes fissures
s'étendent fréquemment dans diverses directions à partir de l'ouverture
centrale.

Diagnostic. — Lorsque l'instrument frappe obliquement la tête, après avoir
percé le cuir chevelu, il peut passer sur une certaine distance en dessous avant
de perforer le crâne, de sorte qu'en le retirant, il reste une plaie valvulaire, et
à première vue il semble que seul le cuir chevelu est touché. . Parfois, un
corps étranger laissé dans l'espace le comble à tel point qu'il est difficile de
détecter la fracture avec une sonde ou même avec le doigt. Dans tous les cas
douteux, la plaie du cuir chevelu doit être suffisamment élargie pour exclure
de telles erreurs. Nous avons connu le cas d'un homme décédé d'une
méningite résultant d'une fracture perforante de la voûte provoquée par le
rayon d'un parapluie, la fracture ayant échappé à la reconnaissance jusqu'à
l'apparition des symptômes méningés.

Traitement. — La plaie du cuir chevelu doit être purifiée et ouverte autant que
nécessaire à cet effet. La partie infectée de l'os doit être retirée pour permettre
la purification des membranes et du cerveau et permettre le drainage.

Fractures déprimées et comminutives. —Comme ces variétés se
présentent presque toujours en combinaison, il est préférable de les
considérer ensemble. Les termes « fracture par indentation », « fracture de
gouttière », « fracture d'étang » ont été appliqués à différentes formes de
fracture enfoncée, selon le degré d'endommagement de l'os et la disposition
des fragments (Figs. 188 , 189 , 190). Ces fractures peuvent être simples ou
composées.

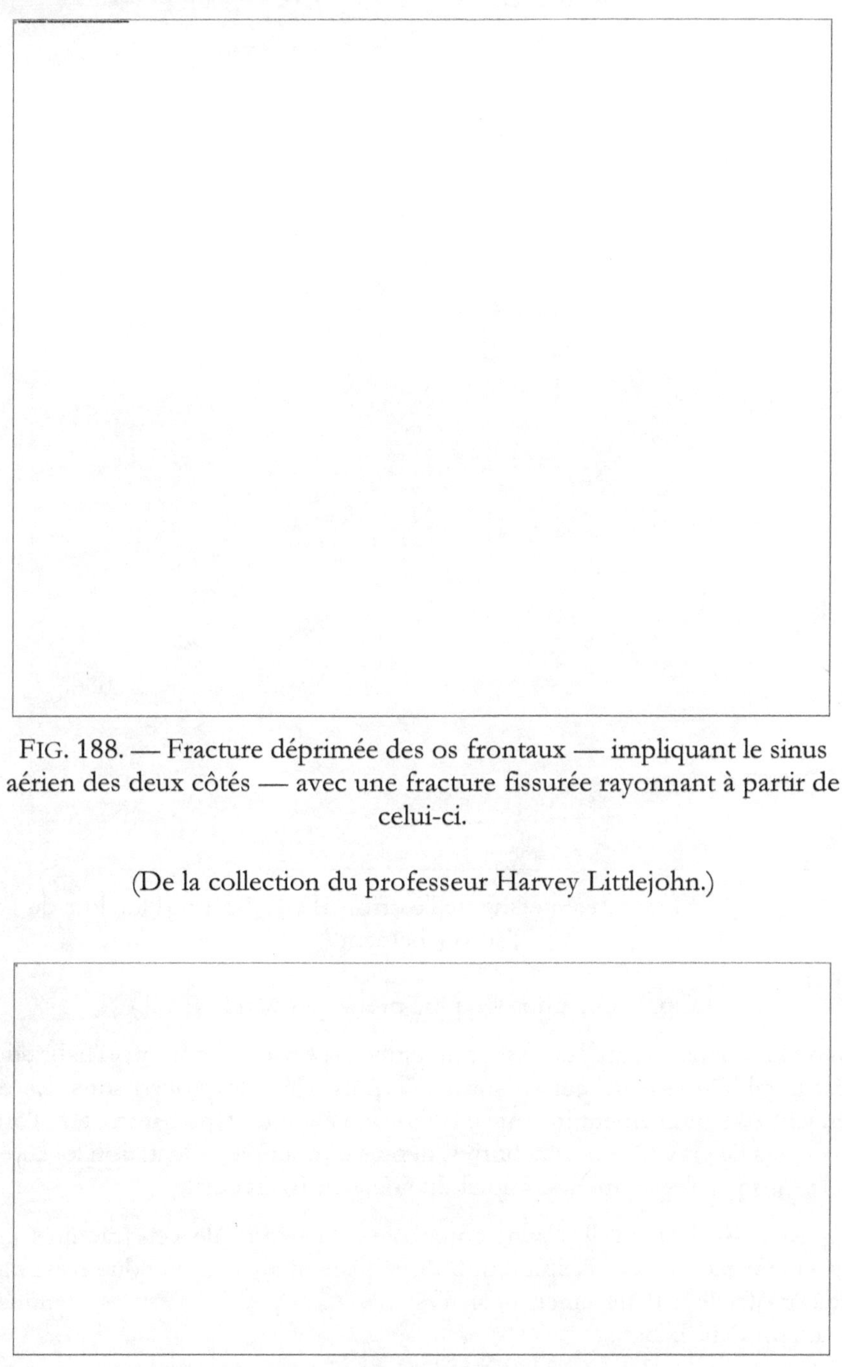

FIG. 188. — Fracture déprimée des os frontaux — impliquant le sinus aérien des deux côtés — avec une fracture fissurée rayonnant à partir de celui-ci.

(De la collection du professeur Harvey Littlejohn.)

FIG. 189. — Fracture déprimée et comminutive de l'os pariétal droit : fracture de l'étang. Le patient a subi la blessure vingt ans avant sa mort.

FIG. 190. —Fracture en étang de l'os frontal gauche, produite lors de l'accouchement.

(D'après une photographie prêtée par MJH Nicoll.)

En règle générale, toute l'épaisseur du crâne est brisée et, comme d'habitude, c'est la table intérieure qui en souffre le plus. Chez les nourrissons, les os peuvent être simplement indentés, la fracture étant du type bâton vert. Tous les degrés de gravité sont rencontrés, depuis une simple indentation localisée de l'os jusqu'à l'éclatement complet du crâne en fragments.

Diagnostic. — Lorsqu'elles sont composées, la nature de ces fractures est facilement reconnue à l'exploration de la plaie, mais leur étendue n'est pas toujours facile à déterminer, et il n'est pas rare que des fissures étendues pénètrent dans la base.

Un hématome du cuir chevelu peut facilement être confondu avec une fracture déprimée. La condensation des tissus autour du siège du choc et le coagulum mou au centre simulent fidèlement une dépression dans l'os ; mais si une pression ferme est exercée avec le doigt, le bord irrégulier de l'os peut être reconnu, et la partie déprimée est ressentie comme étant à un niveau inférieur. D'un autre côté, une dépression osseuse est parfois masquée par un hématome sus-jacent et, à moins d'y prendre grand soin, la fracture peut passer inaperçue.

Traitement. — Tous sont d'accord sur le fait que les fractures complexes déprimées et comminutives, associées ou non à des symptômes cérébraux, doivent être opérées pour permettre de purifier la plaie et de restaurer le contour normal du crâne en surélevant ou en retirant les fragments déprimés ou séparés. . Sauf chez les jeunes enfants, chez lesquels des degrés considérables de dépression sont souvent redressés par la nature, la plupart des chirurgiens recommandent une intervention chirurgicale même dans les fractures simples, dans le but de surélever l'os déprimé et d'anticiper les complications ultérieures telles que maux de tête persistants, crises de vertige, traumatismes. l'épilepsie ou la folie. D'autres, dont von Bergmann et Tilmanns, considèrent que le risque de telles séquelles n'est pas suffisant pour justifier une opération prophylactique aussi sévère que la trépanation.

L'opération est décrite dans *Operative Surgery*, p. 93.

FRACTURES DE LA BASE

La base du crâne peut être fracturée par un objet pointu, tel qu'un fleuret de clôture, une épingle à tricoter ou l'extrémité d'un parapluie, poussé à travers l'orbite, les cavités nasales ou le pharynx. Ces blessures seront évoquées dans la description des fractures de la fosse antérieure.

La majorité des fractures basales résultent d'accidents tels qu'une chute de hauteur, l'atterrissage du patient sur le sommet ou sur le côté de la tête, ou encore la chute d'un objet lourd sur la tête. La violence est donc indirecte dans la mesure où l'os se brise en un autre point que le siège de l'impact.

Dans d'autres cas, la base est brisée par le patient tombant d'une hauteur et atterrissant sur ses pieds ou ses fesses, la force étant transmise à travers la colonne vertébrale jusqu'à l'occiput et l'os cédant autour du foramen occipital. Parfois, le condyle de la mâchoire inférieure est enfoncé à travers la base du crâne par un coup ou une chute sur le menton, et des fissures rayonnent dans la base à partir de la cavité glénoïde. Il est d'usage de les décrire aussi comme des fractures par violence indirecte, mais comme le crâne cède au point où il est frappé, ce sont bien des fractures par violence directe. Von Bergmann, Bruns et Messerer ont beaucoup contribué à élucider le mécanisme des fractures basales.

En considérant le mode de production des fractures basales par violence indirecte, il faut tenir compte de la forme irrégulière de la cavité, de la résistance et de l'épaisseur variable de ses différentes parties, ainsi que de l'existence de foramens à travers l'os. La force agissant sur le crâne tend à augmenter un diamètre de la cavité et à diminuer le diamètre opposé. La fracture qui en résulte est donc due à l'éclatement du crâne et tend à se produire au niveau de la partie la moins élastique, c'est-à-dire à la base. Il a été constaté que le site et la direction des fractures basales ont une relation assez constante avec la direction de la force par laquelle elles sont produites. Lorsque, par exemple, le crâne est comprimé d'un côté à l'autre, la ligne de fracture passant par la base est généralement transversale et peut impliquer un ou les deux côtés (Fig. 191). En revanche, lorsque la pression est antéro-postérieure, la fracture tend à être longitudinale ; et lorsqu'il est oblique, il a tendance à être diagonal.

FIG. 191. —Fracture transversale à travers la fosse centrale de la base du crâne.

Les fractures de la base prennent généralement la forme d'une fissure unique ou d'une série de fissures qui, en règle générale, traversent les foramens dans leur trajet. De petites portions d'os sont parfois complètement séparées. Il est courant qu'une fissure traversant la base se prolonge sur une distance considérable jusqu'à la voûte.

La fracture peut impliquer une seule fosse, mais en règle générale, les fissures irradient en deux ou en toutes. Les fractures des fosses antérieures et moyennes sont généralement aggravées par une déchirure de la membrane muqueuse du nez, du pharynx ou de l'oreille.

Les fractures basales sont fréquemment associées à des contusions et des lacérations du cerveau, ainsi qu'à des lésions d'un ou plusieurs nerfs crâniens.

Une fracture de la fosse antérieure peut résulter d'un coup porté au front, au nez ou au visage ; ou d'une plaie perforante de l'orbite ou de la cavité nasale. Souvent, la blessure est d'abord considérée comme insignifiante, et ce n'est que lorsque des complications infectieuses, sous forme de méningite ou d'abcès cérébral, apparaissent, que l'on soupçonne sa véritable nature. Cette fosse peut également être impliquée dans des fractures de la voûte, des fissures s'étendant du sommet à la plaque orbitaire de l'os frontal, ou à l'aile inférieure du sphénoïde.

Caractéristiques cliniques. — À moins que la fracture ne soit composée d'une ouverture dans le nez ou le pharynx, il y a peu de symptômes permettant de la reconnaître. En cas de composé, il peut y avoir un saignement du pharynx ou du nez dû à une déchirure du périoste et de la muqueuse liée respectivement au basi-sphénoïde et à l'ethmoïde. Lorsque l'hémorragie est abondante, il est probable que les vaisseaux méningés ou même les sinus veineux aient été déchirés. Le liquide céphalorachidien peut s'échapper avec le sang, mais il est rarement possible de le reconnaître. Si l'écoulement se poursuit longtemps, le patient peut être conscient d'un goût salé persistant dans la bouche, dû à la forte proportion de chlorure de sodium que contient le liquide. En cas de blessures très graves, la matière cérébrale peut s'échapper par le nez ou la bouche.

La fracture de la fosse antérieure s'accompagne souvent d'une extravasation de sang dans l'orbite, poussant le globe oculaire vers l'avant et infiltrant la conjonctive (*ecchymoses sous-conjonctivales*). Cela se produit surtout lorsque la plaque orbitaire de l'os frontal est impliquée. Le sang qui infiltre la conjonctive circule d'arrière en avant, apparaissant d'abord à l'angle externe de l'œil et se propageant en éventail vers la cornée. Plus tard, elle s'étend à la paupière supérieure. Lorsque la crête orbitaire est ébréchée, sans que la cavité du crâne soit ouverte, l'hémorragie apparaît à la fois sous la conjonctive et dans la paupière supérieure. Si le sinus frontal est ouvert, de l'air peut s'infiltrer dans le cuir chevelu.

Les divisions olfactive, optique, oculo-motrice, pathétique, ophtalmique du trijumeau et des nerfs abducens sont toutes susceptibles d'être impliquées.

Diagnostic. — Il est à peine nécessaire de préciser qu'un saignement du nez ou de la bouche peut survenir après un coup porté au visage sans qu'il y ait fracture du crâne. C'est seulement lorsqu'il est prolongé et abondant que le saignement fait évoquer une fracture. De même, un épanchement de sang au niveau de l'orbite peut être dû à une simple contusion des parties molles (« œil au beurre noir »), ou à une gravitation du sang depuis le front ou la tempe. Des ecchymoses sous-conjonctivales peuvent également survenir indépendamment d'une fracture impliquant la fosse antérieure, par exemple en association avec un œil au beurre noir ordinaire ou avec une fracture de la crête orbitaire ou de l'os zygomatique (malaire).

Enfin, la paralysie des nerfs crâniens peut résulter de la pression d'un caillot sanguin ou d'une déchirure des nerfs sans que le crâne soit fracturé.

La fracture de la fosse médiane est généralement le résultat d'une violence sévère appliquée à la voûte, comme par exemple lorsqu'un homme tombe de haut, ou est projeté d'un cheval et retombe sur la tête.

Caractéristiques cliniques. — Le signe le plus concluant de fracture de la fosse moyenne est la fuite de sang de couleur foncée en un jet constant de l'oreille, suivie d'un suintement de liquide céphalo-rachidien. Le saignement de l'oreille peut durer des jours, le sang devenant progressivement plus clair à cause du mélange avec le liquide céphalo-rachidien. Finalement le sang cesse, mais le liquide clair continue à s'écouler, parfois pendant des semaines, et en quantité telle qu'elle imbibe les pansements et l'oreiller. D'après notre expérience, les écoulements de liquide céphalo-rachidien sont beaucoup moins fréquents qu'on ne le suppose généralement. Dans la plupart des cas, lors de l'examen de l'oreille au spéculum, on constate une rupture de la membrane tympanique ; lorsqu'il est intact, le sang et le liquide céphalo-rachidien peuvent passer par la trompe d'Eustache jusqu'au pharynx. La fuite de matière cérébrale de l'oreille est extrêmement rare. L'emphysème du cuir chevelu survient parfois lorsque la fracture traverse les cellules mastoïdiennes. Les nerfs facial et acoustique ainsi que les divisions maxillaires et mandibulaires du trijumeau sont fréquemment impliqués. La surdité est un accompagnement grave et assez fréquent d'une fracture de la fosse moyenne, car la fracture implique le labyrinthe et s'accompagne d'une hémorragie et de la formation d'un nouvel os.

Diagnostic. — Il faut veiller à ne pas confondre le sang qui est passé dans l'oreille à la suite d'une blessure au cuir chevelu, ou qui a son origine dans une fracture de la paroi du méat auditif externe ou une lacération de la membrane tympanique, avec du sang s'échappant d'une fracture. du socle. Dans ces conditions, le sang est généralement rouge vif, n'est pas accompagné de liquide céphalo-rachidien et l'écoulement s'arrête rapidement. Il est reconnu [4] que du sang et du liquide céphalorachidien peuvent s'échapper le long de la gaine du nerf acoustique sans que l'os ne soit brisé.

[4] Miles, *Journal médical d'Édimbourg* , 1895.

La fracture de la fosse postérieure est produite par les mêmes formes de violence que celles qui provoquent la fracture de la fosse moyenne ; elle est particulièrement susceptible de se produire si le malade tombe sur les pieds ou sur les fesses.

Caractéristiques cliniques. — Il en résulte parfois une fracture relativement limitée de l'os occipital, et au bout de quelques jours le sang s'infiltre dans le cuir chevelu dans la région de l'occiput et de la mastoïde, ou peut descendre dans les plans plus profonds du cou. Cependant, en règle générale, il n'existe aucune preuve externe immédiate de fracture. Le patient est généralement inconscient et présente des signes de blessures au niveau du pont et de la moelle, provoquant des interférences avec la respiration, qui s'avèrent rapidement mortelles. L'issue rapidement mortelle de ces cas empêche généralement la manifestation de toute lésion des nerfs crâniens postérieurs.

Diagnostic des fractures basales. — Dans le diagnostic des fractures de la base, il faut se fier principalement : (1) à la nature de la blessure ; 2° le caractère diffus des symptômes cérébraux ; (3) la preuve d'une lésion de nerfs crâniens individuels ; (4) l'apparition de saignements persistants du nez, de la bouche ou des oreilles ; (5) l'extravasation de sang sous la conjonctive ou derrière l'apophyse mastoïde ; et (6) la présence de sang dans le liquide céphalorachidien prélevé par ponction lombaire. Dans de rares cas, le diagnostic est assuré par la fuite de liquide céphalo-rachidien ou de matière cérébrale par le nez, la bouche ou l'oreille.

Il faut cependant admettre que dans une grande proportion de cas aboutissant à une guérison, le diagnostic de fracture de la base n'est guère plus qu'une conjecture. Les preuves externes d'une lésion osseuse sont si légères et si susceptibles d'induire en erreur qu'on ne peut guère s'y fier. Les symptômes cérébraux et nerveux associés ne sont également que des preuves présumées d'une fracture de l'os. Cependant, dans tous les cas où il y a des raisons de soupçonner une fracture de la base, le patient doit être traité sur cette base. On constate souvent qu'en l'absence de symptômes cérébraux, il est difficile de convaincre le patient de la nécessité de se soumettre à un traitement et du risque qu'il comporte à quitter son lit et à reprendre son travail.

Pronostic des fractures basales. — Le pronostic dépend de la gravité des lésions cérébrales et de la survenue d'œdèmes traumatiques ou de complications intra-crâniennes infectieuses. De nombreux cas s'avèrent mortels quelques heures après la lésion cérébrale associée, le patient mourant par compression cérébrale due à une hémorragie. Si le patient survit deux jours, le pronostic est plus prometteur (Wagner). Il est possible que la libre sortie du sang du nez ou de l'oreille puisse, dans certains cas, empêcher la compression et, dans une certaine mesure, rendre le pronostic plus favorable. Les fractures perforantes sont souvent mortelles en raison de complications infectieuses : méningite, thrombose sinusale et abcès cérébral. Ces complications sont également susceptibles de survenir lors de fractures aggravées par une ouverture dans le nez, le pharynx ou l'oreille, mais elles sont moins fréquentes qu'on pourrait s'y attendre.

Traitement. — Le traitement général inclut celui de tous les traumatismes crâniens. Dans un certain nombre de cas accompagnés de symptômes de compression, le bénéfice a suivi le soulagement de la tension intra-crânienne par une opération de décompression. Le prélèvement de 30 ou 40 cc de liquide céphalorachidien par ponction lombaire s'est également révélé bénéfique de la même manière ; Quenú recommande fortement des ponctions répétées dans les cas graves. Dans quelques cas, cette procédure a été suivie d'une mort subite.

Des mesures doivent être prises pour prévenir l'infection des surfaces muqueuses impliquées. Ceci est extrêmement difficile dans les fractures débouchant sur le pharynx et le nez. En raison de l'état général du patient, il est généralement impossible de recourir à des douches nasales ou à des bains de bouche, mais la pulvérisation des cavités avec du peroxyde d'hydrogène ou d'autres antiseptiques peut être utilisée avec avantage. Dans les fractures de la fosse moyenne, l'oreille doit être délicatement épongée et le méat bouché avec une gaze, maintenu en place par un sparadrap ou un bandage. En cas d'écoulement persistant de sang ou de liquide céphalo-rachidien, le pansement doit être changé fréquemment.

Dans les fractures ouvertes de la fosse antérieure dues à une perforation de l'orbite, l'os frontal doit être trépané pour permettre l'élimination des fragments libres ou de tout corps étranger ayant pu pénétrer dans le crâne et assurer le drainage.

CHAPITRE XIV
MALADIES DU CERVEAU ET DES MEMBRANES

- Maladies pyogènes
- — Méningite : *variétés*
- — Abcès : *variétés*
- — Phlébite sinusale
- — Tuberculose intra-crânienne .
- Céphalocèles
- — *Méningocèle*
- — *Encéphalocèle*
- — *Hydrencéphalocèle*
- — Céphal-hydrocèle traumatique
- — Hydrocéphalie; *Variétés*
- — Microncéphalie .
- Tumeurs cérébrales .
- Tumeurs du corps hypophysaire .
- Épilepsie
- — Hernie cérébrale .
- Affections chirurgicales des nerfs crâniens
- — Sympathique cervical .

MALADIES PYOGÉNIQUES

Les affections intra-crâniennes les plus importantes résultant d'une infection par des bactéries pyogènes sont : la méningite, l'abcès du cerveau et la phlébite des sinus veineux.

Les organismes les plus fréquemment associés à ces affections sont le staphylocoque doré et le streptocoque, mais il n'est pas rare de rencontrer des infections mixtes dans lesquelles d'autres bactéries sont présentes, notamment le pneumocoque, le bacille fœtidus, le bacille coli, le bacille pyocyaneus et le diplocoque intracellulaire.

La source de loin la plus courante d'infection intra-crânienne est la suppuration chronique de l'oreille moyenne et de l'antre mastoïde, les organismes passant de ces cavités à l'intérieur du crâne directement par une perforation du tegmen tympanique ou de la paroi du sillon sigmoïde. , ou être transporté dans la circulation sanguine par les veines émissaires. Dans certains cas, l'infection se propage le long des gaines des nerfs facial et acoustique.

Des affections moins fréquemment infectieuses de la cavité nasale et de ses sinus aériens accessoires, ainsi que des fractures ouvertes du crâne, en particulier des fractures perforantes, sont suivies de complications intra-crâniennes ; ou l'infection est transmise à l'intérieur du crâne, par l'intermédiaire des veines émissaires, à partir de blessures du cuir chevelu ou d'affections telles que l'érysipèle de la face et du cuir chevelu, une pustule maligne, des anthrax ou des furoncles.

Au chevet du patient, il est souvent difficile de faire la distinction entre les diverses complications intra-crâniennes pyogènes, car de nombreux symptômes sont communs à tous les membres de ce groupe et parce que plus d'une affection est fréquemment présente. Ainsi, une méningite localisée se propageant au cerveau peut provoquer un abcès cérébral ; une phlébite sinusale peut donner lieu à une lepto-méningite purulente ; ou un abcès cérébral faisant irruption dans l'espace sous-arachnoïdien peut produire une méningite.

MÉNINGITE

Pachyméningite. — Ce terme s'applique lorsque l'infection touche la dure-mère, affection qui est généralement due à la propagation de l'infection à partir d'une lésion osseuse localisée, telle que l'érosion du tegmen tympanique lors d'une suppuration chronique de l'oreille moyenne, de la paroi du tympan. sillon sigmoïde en cas de maladie mastoïde, ou de la paroi postérieure du sinus frontal en cas de suppuration de cette cavité. Elle survient également en cas de lésions septiques des os crâniens, telles qu'une gencive décomposée, après des opérations sur les os crâniens et en cas de fracture ouverte accompagnée d'un léger degré d'infection et d'un drainage imparfait. En cas de contusion du crâne sans plaie externe, l'infection peut avoir lieu par voie sanguine.

La couche de la dure-mère en contact avec la partie osseuse affectée est enflammée, épaissie et recouverte d'une couche de granulations — *pachyméningite externe* — et entre elle et l'os il y a un épanchement de liquide. Jusqu'à présent, le processus a des effets largement protecteurs et ne provoque aucun symptôme, hormis peut-être quelques douleurs à la tête.

Mais dans la majorité des cas, la suppuration se produit entre la dure-mère et l'os — *pachyméningite suppurée* — et conduit à la formation d'un *abcès extra-dural* (Fig. 192). Lorsque cela se produit en association avec une maladie de l'oreille moyenne ou du sinus frontal, il s'accompagne de maux de tête sévères liés au siège de l'abcès, d'une élévation soudaine de la température précédée de frissons et d'autres signes d'absorption de toxines. Au fur et à mesure de la situation de l'abcès, le cuir chevelu devient enflé et œdémateux - état que Percival Pott, en 1760, a observé pour la première fois comme étant caractéristique de la suppuration extra-durale, d'où le nom de *tumeur gonflée de Pott* qui lui a été appliqué (Fig. 193). . Dans ces circonstances, l'abcès est rarement d'une taille suffisante pour provoquer une augmentation marquée de la tension intra-crânienne, ou pour donner lieu à des symptômes cérébraux localisés par pression sur le cerveau.

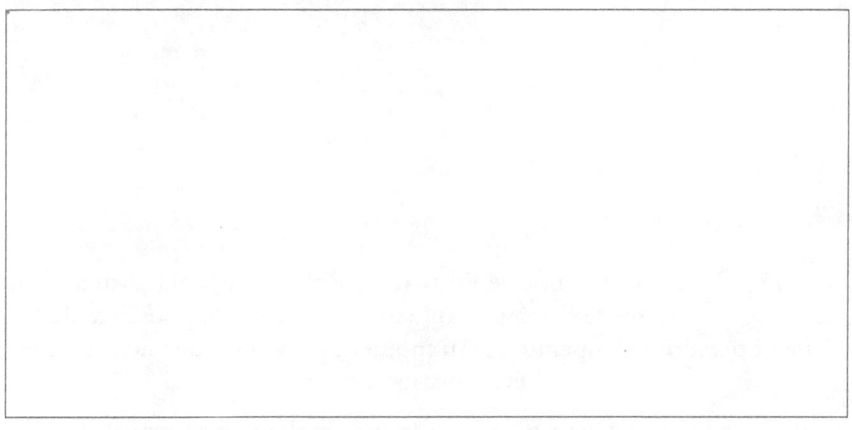

FIG. 192. —Diagramme de l'abcès extra-dural.

FIG. 193. — Tumeur gonflée de Pott en cas d'abcès extra-dural suite à une fracture composée de la marge orbitaire ; infecté par la poussière de la route ; opération; récupération. Au moment de la prise de vue, l'homme était inconscient.

Lorsqu'il est associé à une plaie perforante impliquant le crâne, un abcès extra-dural peut se développer quelques jours après la blessure, ou au bout de plusieurs semaines, et il peut s'étendre sur une large zone et venir empiéter sur la zone crânienne. cavité suffisamment pour élever la tension intra-crânienne et provoquer des symptômes de compression, voire même appuyer sur les centres corticaux et produire des paralysies localisées. Comme un écoulement peut s'échapper de la plaie du cuir chevelu, la tumeur gonflée ne se forme pas nécessairement.

Traitement. — Lorsque l'abcès est secondaire à une maladie de l'oreille moyenne, la mastoïde doit être ouverte, l'os érodé exposé et une quantité suffisante d'os retiré avec une pince-gouge pour permettre un drainage libre. Lorsque l'infection s'est propagée à partir du sinus frontal, le crâne est trépané dans la région frontale, le site précis étant indiqué par la zone œdémateuse du cuir chevelu, et l'os malade est retiré. Dans les cas de fracture ouverte, le drainage est établi en élargissant la plaie du cuir chevelu et en éliminant les parties osseuses lâches, déprimées ou enflammées ; si l'os est relativement intact, il doit être trépané et un os supplémentaire est retiré avec une pince-gouge sur toute la zone dans laquelle la dure-mère a été séparée.

Lepto-méningite. — Si l'infection se propage à l'arachno-pie adjacente (*lepto-méningite localisée*), des adhérences se forment généralement et coupent la zone infectée de l'espace arachno-pial général.

Du pus peut se former parmi ces adhérences, constituant un *abcès sous-dural* , et infiltrer les couches superficielles du cortex (*encéphalite purulente* , ou *méningo-encéphalite*) (Fig. 194). Les symptômes sont similaires à ceux d'un abcès extra-dural, mais peuvent être plus graves ; et il est rarement possible de les distinguer avant d'exposer les pièces par l'opération. Le traitement s'effectue sur les mêmes lignes.

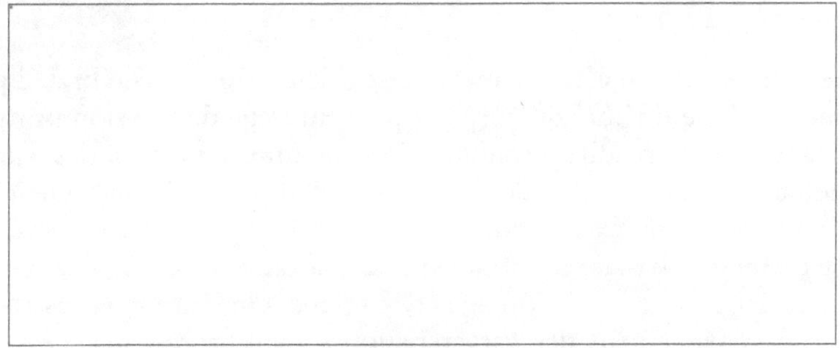

FIG. 194. —Diagramme de l'abcès sous-dural.

Lepto-méningite générale aiguë. — Dans les lésions osseuses, en particulier les fractures ouvertes, l'infection de l'arachno-pie peut avoir lieu avant la formation d'adhérences protectrices, et il en résulte une lepto-méningite diffuse. La structure ouverte de la membrane arachno-piale favorise la propagation rapide de l'infection, qui peut s'étendre à la surface des hémisphères, ou vers le bas vers la base (*méningite basale*), ou dans les deux sens. Le processus s'accompagne d'abord d'un épanchement abondant de liquide céphalo-rachidien dans l'espace arachno-pial et dans les ventricules (*lepto-méningite séreuse*), mais ce liquide a tendance à devenir purulent, le pus se formant en une fine couche à la surface. du cerveau, et dans les sillons entre les circonvolutions (*lepto-méningite purulente*). Les membranes sont congestionnées et épaissies, les veines de l'arachnopie sont engorgées et les couches superficielles de la matière grise corticale peuvent participer au processus (*encéphalite*).

Caractéristiques cliniques. —Le symptôme le plus précoce et le plus marquant est une violente douleur à la tête, souvent référée à la région frontale ou, dans les cas commençant par une maladie de l'oreille moyenne, à la région temporale. Ceci s'accompagne d'une élévation soudaine de la température, généralement sans rigueur préalable ; la température reste constamment élevée (102° à 105° F.) et le pouls est petit, rapide et irrégulier tant en vitesse qu'en force. Le patient, surtout s'il s'agit d'un enfant, est extrêmement irritable, toutes ses sensations sont hyper-aiguës et il pousse périodiquement un cri particulièrement aigu et perçant.

Les vomissements de type cérébral, c'est-à-dire non accompagnés de nausées et non liés à la prise de nourriture ou à des troubles gastriques, sont fréquents et persistent tout au long de la maladie. Les intestins sont généralement constipés. Il y a une augmentation du nombre de leucocytes dans le liquide céphalo-rachidien et des organismes sont également présents dans le liquide. Comme cela ne se produit pas dans les abcès cérébraux, l'examen du liquide céphalo-rachidien peut être utile dans le diagnostic différentiel. Il existe une leucocytose sanguine plus élevée dans la méningite que dans les abcès cérébraux.

Lorsque l'inflammation est plus marquée sur l'hémisphère cérébral, il peut y avoir une paralysie du côté du corps opposé au siège de la lésion primitive ; parfois il y a une rigidité erratique des membres, parfois des spasmes cloniques de groupes de muscles. Les réflexes superficiels disparaissent tôt des deux côtés ; les réflexes abdominaux se perdent plus tôt que les réflexes. Dans la méningite basale, un strabisme temporaire dû à une irritation des muscles oculaires, une rétraction de la tête et une température excessivement élevée sont généralement des caractéristiques marquantes. Les élèves sont d'abord également contractés ; plus tard, ils se dilatent et se fixent. Les deux papilles optiques sont œdémateuses et gonflées.

Peu à peu, le patient perd connaissance, montre des signes d' augmentation de la tension intra-crânienne, de ralentissement du pouls et de respiration difficile, et la maladie s'avère presque toujours fatale en trois ou quatre jours.

Traitement. — Le traitement consiste à éliminer la source de l'infection lorsque cela est possible, mais, en règle générale, on ne peut pas faire grand-chose pour arrêter la propagation de la méningite ou pour en conjurer les effets. Dans les cas résultant d'un abcès sous-dural en relation avec une fracture ouverte, une phlébite sinusale ou une érosion du tegmen tympanique, il faut tenter, après exposition de celui-ci, de purifier et de drainer les espaces méningés. Un soulagement temporaire des symptômes suit parfois le retrait du liquide céphalorachidien par des ponctions lombaires répétées, des saignements par sangsues ou ventouses, ou l'utilisation d'un sac de glace ou de tubes de Leiter. Les intestins doivent être librement évacués par des purgatifs ou des lavements.

Méningite cérébro-spinale. — Cette forme de méningite, due au *diplocoque intracellulaire* , peut survenir sporadiquement, mais se rencontre le plus souvent sous une forme épidémique. Elle s'accompagne de la formation d'un exsudat séro-purulent abondant qui recouvre le cerveau, la moelle, les nerfs et les membranes.

Les signes cliniques sont semblables à ceux de la lepto-méningite générale aiguë et, dans les cas sporadiques, le diagnostic n'est complété que par la découverte du diplocoque intracellulaire dans le liquide prélevé par ponction lombaire. Bien que la guérison ait parfois lieu, la maladie s'accompagne d'une mortalité élevée. Dans les premiers stades, avant que l'exsudat ne devienne trop épais, des ponctions lombaires répétées suivies d'injections de sérum de Flexner se sont révélées bénéfiques. La guérison peut s'accompagner d'une paralysie de l'un ou l'autre des nerfs crâniens.

ABCÈS CÉRÉBRAL ET CÉRÉBELLEUX

Abcès dû à une maladie de l'oreille moyenne. —La cause la plus fréquente d'abcès cérébral est la maladie chronique de l'oreille moyenne, et la majorité des abcès cérébraux sont donc situés dans le lobe temporal. Les uns sont dus à une propagation directe à partir d'une accumulation de pus en relation avec une érosion du tegmen tympanique, soit à l'intérieur soit à l'extérieur de la dure-mère, d'autres à une infection véhiculée par les veines, et de cette manière le matériel infectieux atteint la substance blanche ; moins fréquemment, l'infection de l'oreille moyenne a lieu le long des espaces lymphatiques périvasculaires. Macewen a souligné que l'abcès cérébral ne se produit jamais à partir d'organismes pyogènes passant de l'oreille moyenne par le méat auditif interne, bien que cela puisse se produire dans le cas d'une lepto-méningite. Les abcès cérébraux se rencontrent beaucoup plus fréquemment dans la substance blanche du centre ovale que dans le cortex, et dans la majorité des cas l'abcès est unique.

Le *pus* est souvent de couleur jaune verdâtre, ou il peut être brun foncé à cause d'un mélange avec un caillot sanguin décomposé ; dans certains cas, il est liquide et séreux et contient des pellicules de matière cérébrale, et il a fréquemment une odeur fétide. La quantité varie de quelques gouttes à plusieurs onces.

L' *arachno-pia* au-dessus d'un abcès a généralement un aspect trouble et laiteux.

Dans un abcès aigu, le *tissu cérébral environnant* est engorgé et infiltré de pus ; dans un abcès chronique, il se condense et le pus peut être encapsulé par la formation d'une zone de tissu fibreux jeune à sa périphérie. Dans cette condition, l'abcès peut rester « latent », ne provoquant aucun symptôme pendant plusieurs semaines, voire plusieurs mois.

Caractéristiques cliniques. — La formation *initiale* de pus dans le tissu cérébral est associée à l'apparition soudaine de douleurs intenses à la tête, de frissons et de cutis anserina bien marqués, ainsi que de vomissements de type cérébral. L'écoulement de l'oreille diminue généralement ou peut même cesser.

À mesure qu'un *abcès localisé* se développe, le patient passe graduellement dans un état de stupeur ; il ne perd pas conscience, mais sa réflexion est lente, il semble incapable de maintenir son attention pendant un certain temps et il répond aux questions « lentement, brièvement, mais, en règle générale, correctement » (Macewen). La douleur dans la région de l'oreille devient moins intense, mais les zones mastoïdiennes et temporales du côté affecté sont sensibles à la percussion. La température baisse et reste généralement inférieure à la normale. Les frissons sont inhabituels : leur apparition indique généralement le développement d'une complication telle qu'une phlébite sinusale. Le pouls est plein, régulier et lent (40 à 60). Des vomissements surviennent fréquemment et les intestins sont souvent obstinément constipés.

Il n'y a pas de véritable parésie, mais il y a une « diminution progressive de la capacité à appliquer sa force ». Les réflexes superficiels tardent à disparaître et le trouble est unilatéral. Les disques optiques sont modérément gonflés. « Le visage est inexpressif, passif et trouble. Cela peut prendre l'apparence d'un sourire dénué de sens, avec lequel les traits ne sont pas éclairés ; c'est trop mécanique » (Macewen).

Diagnostic différentiel. — Aux premiers stades, il est souvent difficile de faire la distinction entre une méningite et un abcès cérébral. Les principaux points sur lesquels il faut se fier sont que, dans la méningite, le pouls présente une irrégularité, tant dans sa fréquence que dans sa force, qui fait défaut dans les cas d'abcès simples. Dans la méningite, la température est élevée, tandis que dans les abcès, elle reste constamment inférieure à la normale. Les réflexes superficiels, notamment abdominaux, disparaissent précocement dans la méningite et le trouble est bilatéral ; dans les abcès, ils disparaissent plus lentement et un seul côté est atteint. La rétraction du cou, lorsqu'elle est présente, est un signe caractéristique de la méningite. Dans la méningite, les papilles optiques sont fortement œdémateuses et plus enflées que dans l'abcès, et l'état est également marqué des deux côtés.

Localisation de l'abcès cérébral - Abcès temporal. — L'existence d'une maladie de l'oreille moyenne constitue toujours une présomption que l'abcès se situe dans le lobe temporal du même côté. Un petit abcès dans ce lobe peut ne produire aucun symptôme localisé ; un de grande taille peut exercer une pression indirecte sur le cortex moteur, sur les fibres traversant la capsule interne ou sur des nerfs crâniens individuels.

Il est important d'observer l'ordre dans lequel apparaît la paralysie du côté opposé du corps. Lorsqu'elle débute au niveau du visage et passe successivement au bras et à la jambe, la pression se porte sur les centres corticaux. Lorsque la paralysie progresse dans le sens opposé — jambe, bras, visage — la pression s'exerce sur les fibres nerveuses traversant la capsule interne (Fig. 195). La paralysie peut être spastique dans les lésions du cortex ou de la capsule interne ; si elle est flasque, la lésion est presque certainement corticale.

FIG. 195. —Diagramme illustrant la séquence de paralysie causée par un abcès dans le lobe temporal. (D'après Macewen.)

L'aphasie motrice peut résulter d'une pression sur la circonvolution frontale inférieure gauche ; aphasie auditive par abcès de la partie postérieure de la circonvolution temporale supérieure. Un ptosis et un strabisme latéral, avec une pupille fixe et dilatée, indiquent une pression sur le nerf oculo-moteur du même côté.

L'abcès du *lobe pariétal* entraîne une paralysie de la face et des membres du côté opposé du corps. Un abcès dans le *lobe occipital* produit une interférence avec les fonctions visuelles. Un abcès du *lobe frontal* peut ne donner lieu à aucun symptôme localisé, mais s'il se situe du côté gauche, la capacité d'effectuer des mouvements coordonnés peut être perdue – apraxie – ou le centre moteur de la parole peut être impliqué.

Étape terminale. — Lorsqu'il est laissé à lui-même, un abcès cérébral finit généralement de façon fatale en provoquant une stupeur et un coma progressivement croissants, ou en éclatant, soit dans les ventricules, soit dans l'espace sous-arachnoïdien, et en provoquant une lepto-méningite purulente diffuse.

Lorsque l' *abcès fait irruption dans les ventricules* , l'état du patient s'aggrave soudainement et meurt en quelques heures. « Les pupilles deviennent largement dilatées, le visage livide, la respiration très rapide et soit superficielle, soit stertoreuse. La température s'élève en quelques heures avec une limite inférieure à la normale jusqu'à 104° à 105° F. ; le pouls de 40 ou 50 par minute atteint rapidement 120 et plus. Il y a des contractions musculaires sur tout le corps, éventuellement associées à des convulsions et des crises tétaniques, suivies d'un coma et d'une mort rapide » (Macewen).

L'évacuation spontanée d'un abcès temporal peut avoir lieu par l'oreille moyenne.

Abcès cérébelleux. — Après le lobe temporal, le cervelet est le siège le plus fréquent des abcès. L'abcès cérébelleux est généralement dû à la propagation d'une infection à partir d'un sinus sigmoïde thrombosé, soit directement à partir d'un abcès sous-dural formé par rapport aux parois du sinus, soit par extension du processus thrombotique le long des veines cérébelleuses. Bien que l'abcès soit petit, il peut provoquer peu de symptômes et le patient peut être capable de se déplacer, mais à mesure qu'il grossit, des symptômes graves se développent. Il peut y avoir un nystagmus, le patient souffre de vertiges et est incapable de coordonner ses mouvements. S'il essaie de marcher, il chancelle d'un côté à l'autre ; même lorsqu'il est assis dans son lit, il peut avoir des vertiges et avoir tendance à tomber, généralement du côté opposé à celui où se situe l'abcès. La tête et le cou sont rétractés, le pouls est lent et faible et la température inférieure à la normale. Les bâillements sont fréquents et le discours est lent, syllabique et saccadé. Il peut y avoir une névrite optique et une cécité. Il existe parfois une paralysie spastique unilatérale, voire bilatérale des membres, due à une pression sur la moelle allongée. La respiration peut prendre le caractère de Cheyne-Stokes, étant parfois interrompue pendant quelques minutes, tandis que le cœur continue de battre vigoureusement. Cet arrêt de la respiration est particulièrement susceptible de se produire pendant l'anesthésie.

Traitement. — L'abcès étant localisé, il faut ouvrir le crâne et enlever le pus.

Abcès dû à des causes autres que la maladie de l'oreille moyenne. — À partir des *voies nasales* , l'infection peut se propager à l'intérieur du crâne directement à travers les parois des sinus aériens frontaux, ethmoïdaux ou sphénoïdaux, ou indirectement par les veines, et donner lieu à un abcès cérébral, généralement au niveau frontal. lobe. Les symptômes sont similaires à ceux d'un abcès consécutif à une maladie de l'oreille moyenne, mais les symptômes focaux sont rarement présents. Lorsque l'abcès est du côté gauche, une apraxie et une aphasie motrice peuvent être présentes. L'évacuation spontanée peut avoir lieu par l'éclatement de l'abcès dans le nez à travers la plaque criblée.

Le traitement consiste à trépaner par l'os frontal ou par la fosse temporale, selon la localisation de l'abcès et son siège d'origine. Il faut également s'attaquer au foyer principal d'infection.

Dans *les fractures ouvertes infectées* , un abcès peut se former dans la substance grise corticale quelques jours après la blessure par propagation directe de l'infection à partir de l'os et des membranes. Ceci est généralement associé à une lepto-méningite généralisée dont les symptômes prédominent. La maladie s'avère généralement mortelle, mais en ouvrant la plaie d'origine, en retirant les fragments d'os enfoncés et en établissant un drainage, la vie du patient peut être sauvée.

Il existe des preuves qu'un abcès peut se former dans le cerveau après une simple contusion sans fracture ni autre blessure externe (Ehrenvooth).

Un abcès peut se développer dans la substance blanche du centrum ovale quelques semaines, voire quelques mois, après une blessure, notamment si un fragment d'os ou un corps étranger a été enfoncé dans le cerveau. Si l'infection s'est propagée le long de la trajectoire du missile, l'abcès est généralement proche du siège de la lésion cérébrale, mais s'il est dû à la propagation d'une thrombo-phlébite, il peut en être à une distance considérable, même du côté opposé. côté de la tête. Ces abcès chroniques se situent généralement dans les lobes pariétaux ou frontaux et, à mesure que le pus est encapsulé, ils peuvent rester latents pendant de longues périodes, au cours desquelles ils peuvent provoquer un certain degré de maux de tête, des douleurs névralgiques dans la distribution du nerf trijumeau et des augmentations occasionnelles du nerf trijumeau. température. Lorsque l'abcès devient actif, des symptômes généraux semblables à ceux d'autres formes d'abcès se développent et il peut y avoir une paralysie localisée du côté opposé du corps, dont la répartition dépend de l'implication des centres corticaux ou des fibres motrices.

Le traitement consiste à ouvrir la plaie d'origine, à retirer tout os déprimé ou corps étranger éventuellement présent et à établir un drainage.

La bronchectasie et d'autres maladies infectieuses des poumons sont des causes moins fréquentes d'abcès cérébral, qui sont généralement uniques et peuvent survenir dans n'importe quelle partie du cerveau.

Les maladies des os du crâne , telles que l'ostéomyélite ou la syphilis, peuvent être suivies d'un abcès cérébral.

Les abcès d' origine *pyémique* sont généralement multiples et peuvent survenir aussi bien dans le cerveau que dans le cervelet ; ils ne se prêtent pas à un traitement chirurgical.

PHLÉBITE SINUSALE

L'inflammation des sinus veineux intra-crâniens est due à la propagation de l'infection à partir d'un foyer local de suppuration ; la cause de loin la plus fréquente est la suppuration chronique de l'oreille moyenne. Les sources d'infection moins courantes sont l'érysipèle du visage ou du cuir chevelu, les affections infectieuses de la bouche ou du nez et les maladies des os du crâne.

Les organismes peuvent atteindre le sinus affecté directement par continuité de tissu, comme par exemple lorsque le sinus transverse (latéral) est infecté à partir d'un foyer de suppuration dans l'apophyse mastoïde se propageant à travers l'os jusqu'au sillon sigmoïde et impliquant les parois du sinus. navire; ou ils peuvent l'atteindre par extension d'une thrombose dans une veine tributaire - par exemple, lorsque le sinus sagittal supérieur (longitudinal) est infecté par une pustule charbonneuse de la lèvre, ce qui a provoqué une thrombose de la veine émissaire qui traverse le foramen cæcum.

Les modifications pathologiques sont les mêmes que celles qui surviennent dans la forme suppurée de la thrombo-phlébite des veines périphériques (Volume I, p. 285). Le caillot mou qui se forme adhère à la paroi enflammée du sinus et, étant infecté par des bactéries pyogènes, il subit bientôt une désintégration purulente.

Le processus infectieux peut se propager vers l'arrière le long des vaisseaux affluents et donner ainsi lieu à un abcès cérébral ou cérébelleux, ou à une méningite purulente ; ou bien elle peut se propager dans la veine jugulaire interne et conduire au développement d'une cellulite purulente diffuse tout au long de son parcours.

L'infection pyémique générale peut avoir lieu lorsque du pus ou des bactéries pénètrent dans la circulation, soit directement, soit par flux inversé dans les veines tributaires. Les emboles infectieux sont susceptibles de se loger dans le poumon ou la plèvre et de provoquer un abcès pulmonaire, une gangrène du poumon ou un empyème.

Caractéristiques cliniques. — Dans tous les cas, une douleur à la tête, rapportée à la région du sinus affecté, et si intense qu'elle empêche le sommeil, est un signe précoce et marquant. Le patient est généralement excité, hypersensible et irritable au début, et devient ennuyeux et même comateux vers la fin. Les frissons, suivis d'une transpiration abondante, surviennent tôt et augmentent en fréquence à mesure que la maladie progresse. La température est nettement rémittente, variant de 103° à 106° F. (Fig. 196). Le pouls est rapide, petit et filant. La perte d'appétit, les vomissements et la diarrhée sont presque inévitables.

symptômes persistants.

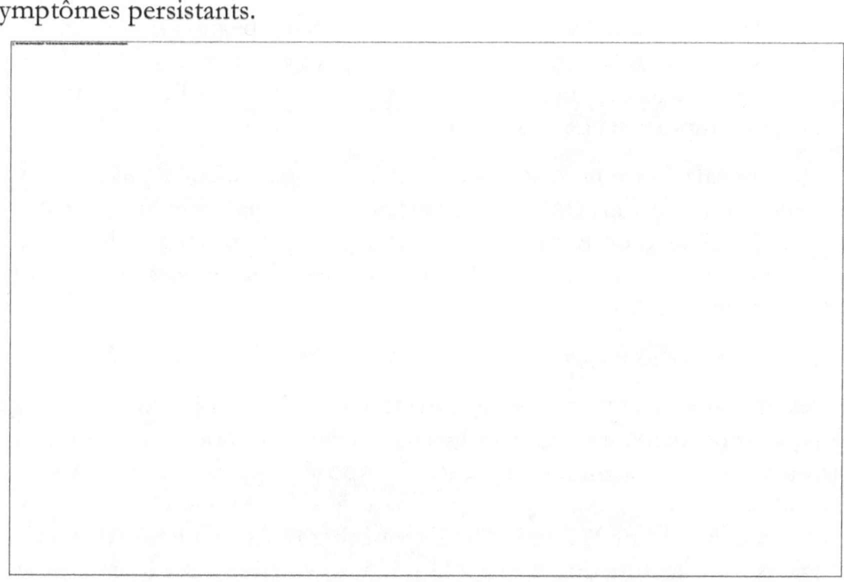

FIG. 196. —Diagramme des cas de phlébite sinusale suite à une maladie de l'oreille moyenne chez un garçon æt. 13.

Phlébite des sinus individuels. — Le *transverse* (*sinus latéral* ou sigmoïde), de par sa proximité avec l'oreille moyenne et les alvéoles mastoïdiennes, est celui le plus fréquemment touché, notamment chez l'adulte jeune. Avec l'apparition de la phlébite, l'écoulement de l'oreille cesse ; il y a une douleur intense à l'oreille et un violent mal de tête. La température augmente, mais présente des rémissions marquées et les frissons sont fréquents. Les vomissements sont fréquents. Une turgescence des veines du cuir chevelu se déversant dans ce sinus et un œdème au-dessus de la mastoïde sont parfois observés ; mais comme ces signes peuvent accompagner diverses autres affections, ils ont peu de valeur diagnostique. Il n'est pas rare que la phlébite s'étende à la veine jugulaire interne, qui peut alors être ressentie comme un cordon ferme et sensible qui descend le long du cou, et la tête est maintenue rigide, parfois dans la position caractéristique du cou torsadé.

Trois types cliniques de phlébite sinusale sont reconnus : pulmonaire, abdominale et méningée, mais il est souvent impossible de reléguer un cas particulier à l'un ou l'autre de ces groupes. De nombreux cas présentent des symptômes caractéristiques de plusieurs types.

Dans le *type pulmonaire,* des signes d'infection des poumons apparaissent vers la fin de la deuxième semaine, sous forme de dyspnée, de toux et de douleurs de côté, de râles grossiers et humides et d'expectorations fétides foncées. La mort survient généralement par gangrène du poumon. Les fonctions cérébrales peuvent rester actives jusqu'à la fin.

Dans le *type abdominal,* les symptômes ressemblent beaucoup à ceux de la fièvre typhoïde, pour laquelle cette affection peut être confondue. L'absence d'éruption cutanée et la coexistence d'une maladie de l'oreille moyenne sont des facteurs importants dans le diagnostic.

Lorsque la maladie est de *type méningé* , les symptômes d'une lepto-méningite purulente générale s'affirment et finissent bientôt par dominer le tableau clinique. La preuve de la présence d'une méningite peut être obtenue par ponction lombaire. L'esprit est d'abord clair, mais le patient est irritable ; plus tard, il tombe dans le coma.

Le *pronostic* est toujours grave, en raison du risque d'infection générale.

Traitement. —Le foyer principal de l'infection doit d'abord être éliminé, ce qui implique généralement l'élimination de l'oreille moyenne et de l'apophyse mastoïde. Le sinus sigmoïde est ensuite exposé et après que tout tissu de granulation ou pus pouvant se trouver dans le sillon ait été éliminé, le sinus est ouvert et le thrombus retiré. Afin d'empêcher la dissémination de matériel infectieux, une ligature doit être appliquée à la veine jugulaire interne du cou avant l'ouverture du sinus, comme l'a d'abord recommandé Victor Horsley. Si la phlébite s'accompagne d'autres infections intra-crâniennes, celles-ci sont bien entendu traitées en même temps.

Le *sinus sagittal* ou longitudinal supérieur est susceptible d'être infecté par des lésions pyogènes du cuir chevelu. Il n'y a pas de symptômes pathognomoniques, mais l'œdème du cuir chevelu avec turgescence des veines, les épistaxis et les convulsions suivies de paralysie sont les plus susceptibles de se rencontrer.

Le *sinus caverneux* est généralement impliqué par la propagation du processus à partir d'autres sinus, par exemple à partir des sinus pétreux ou transversaux (latéraux), ou à partir des veines ophtalmiques en cas de cellulite orbitaire. Bien qu'au début unilatérale, la thrombose s'étend généralement à travers la ligne médiane jusqu'au sinus du côté opposé. Les symptômes particuliers – exophtalmie, œdème des paupières et paralysie des nerfs oculaires – sont dus à la pression exercée sur les structures entrant dans l'orbite.

L'interférence opératoire est rarement réalisable dans la phlébite des sinus sagittaux supérieurs (longitudinaux) ou caverneux.

Tuberculose intra-crânienne. — *La méningite tuberculeuse* se rencontre le plus souvent chez les malades de moins de vingt ans, et l'infection a lieu par la circulation sanguine à partir d'un foyer ailleurs dans le corps ou à partir des membranes vertébrales. En cas de tuberculose de l'oreille moyenne, l'infection peut se propager aux membranes via le méat auditif interne (Macewen). L'arachno-pie, surtout à la base, est parsemée de tubercules miliaires et un excès de liquide s'accumule dans l'espace arachno-pial et dans les ventricules (*hydrocéphalie aiguë*).

Au début, les *symptômes* d'irritation du cerveau prédominent : maux de tête sévères, photophobie, inégalité des pupilles, raideur de la nuque, hyperesthésie cutanée, vomissements et convulsions. Le signe de Kernig – douleur à la flexion de la hanche alors que le genou est en extension et incapacité à étendre le genou en position assise – est présent. Il y a généralement une constipation persistante et l'abdomen est rétracté. Plus tard, des signes d'augmentation de la tension intra-crânienne se développent : perte de conscience se transformant en coma, paralysie des muscles oculaires, pouls rapide, respiration de Cheyne-Stokes et parfois hyperpyrexie. Un excès de lymphocytes mononucléaires et parfois de bacilles tuberculeux peut être découvert dans le liquide céphalorachidien prélevé par ponction lombaire. L'absence du diplocoque intracellulaire permet de différencier la maladie de la méningite cérébro-spinale, qu'elle peut simuler de près.

La seule mesure chirurgicale justifiable est la ponction lombaire, qui permet souvent un soulagement marqué des symptômes, même si le bénéfice n'est que temporaire.

Des nodules tuberculeux localisés se développent parfois dans le cerveau et forment des tumeurs bien définies. Leur taille varie du pois à l'œuf de poule, ils sont arrondis et encapsulés. Parfois le centre est caséeux, parfois fibrineux ou calcifié. Chez les enfants, ils sont généralement multiples ; chez les adultes, ils peuvent être uniques – ce qu'on appelle le « tubercule solitaire ». Ils sont plus fréquents dans le pont, les noyaux gris centraux et le cervelet, mais se produisent également dans le cortex cérébral et parfois dans le centre ovale. Ils proviennent généralement de la pie et envahissent la substance cérébrale, mais n'impliquent généralement pas la dure-mère. Les membranes situées au voisinage de la excroissance sont souvent le siège de la maladie tuberculeuse.

Comme ces nodules provoquent les mêmes symptômes que d'autres formes de tumeurs cérébrales et que leur nature ne peut être diagnostiquée que dans des cas exceptionnels, leurs caractéristiques cliniques et leur traitement sont décrits pour les tumeurs cérébrales.

Syphilis intra-crânienne. — *La méningite syphilitique* est le plus souvent secondaire à une cario-nécrose des os de la voûte ou à une gomme localisée du cerveau. Lorsqu'elle est primaire, elle affecte généralement la région inter-pédonculaire de la base et se présente sous la forme d'une infiltration gommeuse diffuse des membranes qui donne lieu à des symptômes liés aux parties sollicitées, et notamment à une paralysie de l'un ou l'autre des nerfs crâniens. . Comme dans d'autres lésions syphilitiques intra-crâniennes, les symptômes présentent une variabilité d'intensité caractéristique. Le diagnostic est posé par l'anamnèse et le traitement est effectué selon les mêmes principes que pour les autres lésions syphilitiques.

Des gommes localisées sont décrites avec des tumeurs du cerveau.

CÉPHALOCÈLES

Le terme « céphalocèle » s'applique à une saillie d'une partie du contenu crânien due à une déficience congénitale des os du crâne. On pense que cette malformation est due à une irrégularité du développement, dans laquelle une partie de la vésicule cérébrale primaire reste en dehors de la couche mésoblastique de l'embryon. Elle est généralement associée à une adhésion des membranes au niveau du quatrième ventricule et à une hydrocéphalie interne. Les céphalocèles sont recouvertes par le cuir chevelu et se rencontrent le plus souvent dans la région occipitale et à la racine du nez ; moins fréquemment à l'angle antéro-inférieur de l'os pariétal et dans la ligne de suture sagittale. Très rarement, ils se situent à la base du crâne et se projettent dans le pharynx, la bouche ou le nez, où ils risquent d'être confondus avec des polypes. La taille des céphalocèles varie considérablement, certaines étant si petites qu'elles échappent presque à la détection, tandis que d'autres sont plus grandes que la tête d'un enfant. Dans de nombreux cas, cette condition est incompatible avec la vie.

Plusieurs variétés sont reconnues. Ils sont connus sous le nom de (1) *méningocèle* , qui consiste en une saillie d'un cul-de-sac de la membrane arachno-piale, contenant du liquide céphalo-rachidien ; (2) *encéphalocèle* , dans laquelle une partie du cerveau fait saillie en plus des membranes ; et (3) *l'hydrencéphalocèle* , dans laquelle la partie saillante du cerveau comprend une partie de l'un des ventricules.

Caractéristiques cliniques. — La *méningocèle* est plus fréquente dans la région occipitale, où elle s'échappe par une fente osseuse située entre le foramen magnum et la protubérance occipitale (Fig. 197). Il forme une tuméfaction globulaire tendue, lisse et translucide, qui peut être sessile ou pédonculée, et est généralement recouverte d'une peau fine et lisse dans laquelle les vaisseaux sont dilatés et nævides. La tumeur ne palpite pas, mais augmente en taille et en tension lorsque l'enfant pleure ou tousse. Sa taille peut être diminuée ou même faire disparaître par pression, permettant ainsi de sentir l'ouverture dans l'os. Cette manipulation peut cependant être suivie d'un ralentissement du pouls, de vomissements, d'une perte de conscience ou de convulsions.

FIG. 197. —méningocèle occipitale.

(D'après une photographie prêtée par Sir George T. Beatson.)

Les petites méningocèles peuvent rester stationnaires pendant une longue période, voire guérir spontanément. Ceux de plus grande taille progressent habituellement jusqu'à ce qu'ils finissent par éclater, et la mort résulte d'un écoulement de liquide céphalo-rachidien ou d'une méningite. L'infection peut également survenir par eczéma ou par excoriation de la peau sus-jacente.

Les encéphalocèles sont beaucoup plus fréquentes que les méningocèles et surviennent généralement dans la région frontale, où elles forment des tumeurs à base large, élastiques et pulsatiles, de taille très variable.

L' *hydrencéphalocèle* se rencontre habituellement dans la région occipitale et est généralement si grande et associée à une difformité cérébrale si grande qu'elle est incompatible avec la vie. En règle générale, il ne pulse pas (Fig. 198).

FIG. 198. —Hydrencéphalocèle frontale.

(D'après une photographie prêtée par Sir George T. Beatson.)

Les céphalocèles doivent être diagnostiquées à partir de kystes dermoïdes, de nævi (Fig. 199), d'hydrocèle céphalique et d'hématome céphalique. Leur reconnaissance est rarement difficile. Si les bords de la fente dans le crâne peuvent être clairement ressentis ou si la fente dans l'os peut être montrée par les radiographies, le diagnostic est grandement simplifié.

FIG. 199. -Nævus à la racine du nez, simulant la céphalocèle.

(D'après une photographie prêtée par Sir George T. Beatson.)

Traitement. —Seules les petites céphalocèles se prêtent à un traitement chirurgical ; il est préférable de laisser ceux qui sont gros et contiennent de la substance cérébrale, étant simplement protégés de l'irritation et de l'infection.

Si les effets immédiats de l'opération sont dans l'ensemble satisfaisants, les résultats finaux sont décevants car la cause essentielle de la pression intra-crânienne persiste et l'enfant développe une hydrocéphalie. La méthode consistant à tapoter le sac et à injecter de l'iode n'a rien à recommander.

Hydrocèle céphalique traumatique. — Certains cas rares de fracture simple de la voûte survenant dans la petite enfance ont été suivis du développement sous le cuir chevelu d'une tuméfaction liquidienne localisée, de dimension variable de temps en temps et en partie réductible par la pression. Le gonflement résulte d'une lacération des membranes, et parfois de la substance cérébrale, de sorte que le liquide céphalorachidien de l'espace sous-arachnoïdien, voire du ventricule latéral, s'échappe par l'ouverture du crâne et se renfle sous le cuir chevelu . Dans la majorité des cas, le gonflement palpite de manière synchrone avec le cœur et devient tendu à l'effort. Une ouverture distincte dans le crâne peut parfois être ressentie. Lorsqu'il est associé, comme c'est souvent le cas, à une déficience mentale ou à la survenue de crises, le kyste peut être taraudé ou son col ligaturé (Hogarth Pringle). Sinon, il faut le laisser tranquille.

HYDROCÉPHALIE

Un excès de liquide céphalo-rachidien peut s'accumuler dans l'espace arachno-pial entourant le cerveau, ou à l'intérieur des ventricules, constituant dans le premier cas une hydrocéphalie *externe* et dans le second une *hydrocéphalie interne* . L'hydrocéphalie peut être aiguë ou chronique.

L'hydrocéphalie aiguë est pratiquement synonyme de méningite tuberculeuse, même si elle peut résulter d'autres formes d'infection méningée. L'excès de liquide se retrouve à la fois dans l'espace arachno-pial et dans les ventricules. Cette affection mérite seulement d'être mentionnée ici car des tentatives ont été faites pour la traiter par des mesures chirurgicales, telles que la ponction lombaire ou le drainage par la fosse occipitale. Les résultats ne sont cependant pas encourageants.

Hydrocéphalie chronique. — *L'hydrocéphalie externe chronique* est rare et résulte habituellement d'une lésion intra-crânienne bien définie, telle qu'une méningite, une tumeur ou une atrophie cérébrale. Il ne se prête pas à un traitement chirurgical.

L'hydrocéphalie interne chronique , en revanche, est une affection relativement courante. Elle peut être d'origine congénitale ou se développer chez de jeunes enfants rachitiques, généralement à la suite d'un processus inflammatoire chronique dans les membranes de la base, les plexus choroïdes ou l'épendyme des ventricules, provoquant une obstruction à l'écoulement du sang à travers les veines cérébrales internes de Galien. Dans la forme acquise, la communication entre les ventricules et l'espace sous-arachnoïdien, par le foramen de Magendie, est obstruée, de sorte que le liquide céphalo-rachidien est retenu dans les ventricules et les distend progressivement. La pression provoque un élargissement de la tête, un renflement des fontanelles et une séparation des os les uns des autres, l'intervalle entre les os étant occupé par une fine membrane translucide.

Le tissu cérébral est considérablement aminci, mais le cervelet et les nerfs crâniens ne sont généralement pas affectés.

L'aspect du patient est caractéristique (Fig. 200). L'énorme dôme du crâne surmonte un visage chétif et d'une vieillesse surnaturelle ; les yeux sont poussés vers le bas et vers l'avant par la pression exercée sur les plaques orbitaires, et les sourcils sont déplacés vers le haut. La tête roule impuissante d'un côté à l'autre ; l'enfant gémit et pleure beaucoup ; et les vomissements sont souvent un symptôme important. Dans la plupart des cas, l'intelligence est défectueuse et des crises d'épilepsie et d'autres troubles fonctionnels du cerveau peuvent être présents.

FIG. 200. —Hydrocéphalie chez un enfant æt. 3 1/2.

Dans les cas bénins, en particulier lorsqu'ils sont associés au rachitisme ou à la syphilis, la guérison a parfois lieu, mais dans la majorité des cas, la maladie progresse et la mort résulte soit de convulsions, soit d'une maladie intercurrente. Peu de sujets hydrocéphales atteignent la vie adulte.

Traitement. — L'hydrocéphalie étant un symptôme plutôt qu'une maladie, aucune méthode de traitement qui n'élimine pas la cause première ne peut être curative de façon permanente. Un traitement antisyphilitique doit être tenté dans l'hydrocéphalie du nourrisson et du jeune enfant. L'élément rachitique, lorsqu'il est présent, doit également être traité.

Dans l'hydrocéphalie congénitale, comme il n'y a pas d'obstruction des passages au niveau du quatrième ventricule, les foramens étant en règle générale beaucoup plus gros que la normale, aucune forme de drainage n'est bénéfique. La ligature des carotides communes, l'une après l'autre, a réussi à rétablir l'équilibre qui existe normalement entre la sécrétion et l'absorption du liquide céphalo-rachidien (HJ Stiles). Dans l'hydrocéphalie acquise, la ponction des ventricules est parfois suivie d'une amélioration remarquable des symptômes et peut même aboutir à une guérison apparente. Une aiguille d'exploration est introduite à l'angle latéral de la fontanelle antérieure, pour éviter le sinus sagittal supérieur (longitudinal), et une demi à une once de liquide céphalo-rachidien est prélevée. Ceci est répété une fois par semaine pendant plusieurs semaines. Drainage continu du quatrième ventricule par une ouverture pratiquée dans la région occipitale (Parkin), et établissement d'une communication entre le ventricule et l'espace sous-arachnoïdien

(Watson-Cheyne), ou entre l'espace sous-arachnoïdien de la moelle épinière et la cavité péritonéale, ou l'espace rétro-péritonéal (Cushing), ont été essayées, avec un bénéfice guère plus qu'un bénéfice temporaire dans la majorité des cas. Le traitement opératoire, s'il veut faire du bien, doit être entrepris tôt, avant que des changements permanents dans le cerveau ne se produisent.

Microncéphalie. —Cette condition est due à un développement défectueux du cerveau, et non à une fermeture prématurée des sutures crâniennes et des fontanelles, et comme les sujets en sont mentalement déficients, et souvent aveugles, sourds et muets, l'ablation de segments du crâne avec les tentatives visant à permettre au cerveau de se développer se sont révélées vaines.

TUMEURS CÉRÉBRALES

Comme une proportion relativement faible de tumeurs cérébrales – en utilisant le terme « tumeur » dans son sens le plus large – se prêtent à un traitement chirurgical, il suffit ici de se référer aux aspects de ce sujet qui ont une portée spécifiquement chirurgicale.

Diverses formes de croissance se produisent dans le cerveau, les plus courantes étant les nodules tuberculeux, la gomme syphilitique, l'endothéliome, le gliome et le sarcome. On rencontre moins fréquemment des fibromes, des ostéomes, des kystes parasitaires, hémorragiques et autres. La croissance peut provenir principalement du tissu cérébral ou peut se propager à partir des membranes ou du crâne. En ce qui concerne le traitement opératoire, il est regrettable que les formes bien définies et qui ne tendent pas à s'infiltrer dans le tissu cérébral se produisent généralement à la base, où elles sont difficiles à atteindre ; tandis que celles qui se développent dans les régions plus accessibles sont pour la plupart des excroissances infiltrantes de nature gliomateuse ou sarcomateuse, et sont donc inamovibles.

Caractéristiques cliniques. — La présence d'une tumeur au cerveau entraîne inévitablement, tôt ou tard, une augmentation de la tension intra-crânienne, et c'est à cela que sont principalement dus les symptômes.

Les *symptômes généraux les plus précoces et les plus marquants* sont des céphalées paroxystiques sévères, une névrite optique, avec un disque étouffé et une limitation du champ du bleu, équivalant parfois à une cécité bleue (Cushing). Le degré relatif de névrite dans les deux yeux est un indicateur fiable du côté où se situe la tumeur (Horsley). Les symptômes sont rarement absents et sont communs à toutes les formes de tumeurs, où qu'elles se situent. Les vomissements, sans rapport avec la prise de nourriture et généralement sans nausée, sont un symptôme caractéristique lorsqu'ils sont présents, mais ils font défaut dans les deux tiers des cas (Cushing). Des vertiges, des convulsions générales et des signes de détérioration mentale sont également présents dans une proportion considérable de cas.

De plus, certains *symptômes localisés* peuvent être présents. Lorsque, par exemple, la tumeur est située dans le *cortex de l'aire rolandique* , les crises d'épilepsie jacksonienne, précédées d'une aura, généralement rattachée au centre principalement impliqué, sont fréquentes. Le groupe de muscles impliqué en premier et l'ordre dans lequel les autres groupes sont affectés sont des facteurs de localisation importants. Au fur et à mesure que la tumeur grossit, ces phénomènes irritatifs sont remplacés par des paralysies localisées. Les sensations tactiles et musculaires sont également perturbées, et une aphasie motrice et sensorielle peut être présente. Dans certains cas, une sensibilité localisée à la percussion du crâne peut être utile pour indiquer le site de la tumeur.

Lorsque la tumeur est *sous-corticale* , c'est-à-dire dans le centre ovale, il n'y a pas de spasmes jacksoniens, la paralysie motrice est plus étendue et la sensation est également perdue du côté opposé du corps. Il n'y a pas de tendresse particulière sur les percussions. Il n'est cependant pas toujours possible de faire la distinction entre les tumeurs corticales et sous-corticales et, dans de nombreux cas, les deux zones sont envahies.

Les tumeurs situées dans la région de *la capsule interne* et *dans les parties les plus profondes du cerveau* ne sont pas accompagnées de spasmes jacksoniens, la paralysie se développe plus rapidement que dans les tumeurs corticales et sous-corticales, et il y a perte complète de sensation du côté opposé. du corps. Les troncs nerveux crâniens sont également susceptibles d'être pressés.

Les tumeurs et les kystes *du cervelet* provoquent des symptômes similaires à ceux de l'abcès cérébelleux (p. 381).

Les tumeurs *de l'angle ponto-cérébelleux* , outre les symptômes particuliers associés aux lésions cérébelleuses, donnent lieu à des symptômes d'interférence avec les racines nerveuses du même côté. Les nerfs faciaux et acoustiques sont le plus souvent touchés, entraînant une faiblesse faciale, des acouphènes, une perte de perception des notes aiguës, comme le teste le sifflet de Galton, ou une surdité unilatérale absolue. N'importe lequel des autres nerfs crâniens, du cinquième au douzième, peut être soit irrité, soit paralysé. La pression sur le pont peut produire une hémiplégie du côté opposé, avec spasticité et exagération des réflexes. Une mort subite peut survenir en cas d'encombrement du cervelet dans le foramen magnum.

Avec la croissance de la tumeur, les symptômes s'aggravent, la névrite optique est suivie d'une atrophie optique et de la cécité, le patient devient progressivement stupide et finit par mourir dans le coma. La gravité des symptômes dépend dans une large mesure de la rapidité de croissance de la tumeur ; ainsi un ostéome se développant lentement à partir de la table interne du crâne et impliquant le cerveau peut atteindre une taille considérable sans produire de symptômes cérébraux, tandis qu'un sarcome relativement petit ou une gomme syphilitique à croissance rapide peut mettre la vie en danger. Une aggravation soudaine et grave des symptômes peut résulter d'une hémorragie se transformant en une tumeur molle, telle qu'un gliome.

Le *diagnostic* du caractère pathologique d'une tumeur cérébrale n'est généralement « guère plus qu'une supposition » (Gowers). En même temps, il faut garder à l'esprit que *les gommes syphilitiques* surviennent chez les adultes, âgés de quarante à soixante ans, qui ont souffert de syphilis acquise et qui peuvent présenter d'autres manifestations de la maladie. Ils ont tendance à augmenter assez rapidement. Une réaction négative de Wassermann n'exclut pas nécessairement un diagnostic de syphilis cérébrale. Une douleur nocturne intense qui perturbe le sommeil est souvent un symptôme important. Les gommes sont généralement situées à la surface du cerveau ; ils proviennent souvent de la dure-mère et lorsqu'ils sont exposés, ils sont facilement énucléés. L'amélioration des symptômes peut suivre l'administration d'iodures et de mercure, ou de sels d'arsenic organiques du groupe du salvarsan, mais dans de nombreux cas, la croissance est très résistante au traitement antisyphilitique.

Les masses tuberculeuses surviennent le plus souvent chez les enfants et les adolescents, et d'autres signes de tuberculose sont généralement présents. Le cervelet est un siège fréquent de ces tumeurs, et elles sont souvent multiples. Leur croissance peut être rapide au début, puis s'arrêter pendant un certain temps. La croissance spasmodique d'une tumeur suggère fortement sa nature tuberculeuse, et des signes surajoutés de méningite basale confirment le diagnostic.

L'endothéliome se développe à partir de la dure-mère et, dans la mesure où il s'agit d'une excroissance bien définie et non infiltrante, elle se prête à une ablation chirurgicale. Malheureusement, il est généralement situé à la base du cerveau et n'est pas facilement accessible.

Le gliome se rencontre habituellement chez les jeunes ; elle tend à croître lentement au début, mais peut prendre à tout moment une croissance rapide, et une hémorragie est susceptible de se produire dans la substance de la tumeur, provoquant une aggravation soudaine des symptômes.

Le sarcome survient entre la puberté et la cinquantaine ; il se développe lentement et comprime le tissu cérébral au lieu de le détruire. Il est nettement délimité par le tissu cérébral environnant et est donc plus favorable à l'opération que le gliome.

Le *pronostic* est grave pour toutes les formes de tumeur cérébrale. Même dans les tumeurs syphilitiques, bien que les symptômes les plus urgents puissent être améliorés par l'usage de médicaments, une récidive est susceptible de se produire et les changements structurels induits dans le tissu cérébral, ainsi que la contraction de la cicatrice qui en résulte, peuvent interférer de façon permanente avec les fonctions. du cerveau, ou peut provoquer une épilepsie jacksonienne. Les tumeurs tuberculeuses peuvent également s'arrêter et cesser pendant un certain temps de provoquer des symptômes, mais une guérison permanente est extrêmement rare. Nous avons connu une récidive d'un sarcome jusqu'à cinq ans après son retrait. La mort survient parfois subitement par hémorragie, par œdème aigu ou par atteinte des centres vitaux.

Traitement. — Il ne faut pas oublier que les excroissances gommeuses du cerveau sont rarement influencées dans une certaine mesure par les remèdes antisyphilitiques, et il ne faut pas perdre de temps à essayer cette forme de traitement.

La question de l'ablation chirurgicale se pose dans les cas où il y a des raisons de croire que la tumeur est située près de la surface du cerveau et qu'elle est circonscrite et de taille modérée. Malheureusement, ce n'est que dans une petite proportion de cas que ces conditions sont présentes et peuvent être reconnues avant l'ouverture du crâne.

Dans de nombreux cas où il n'y a aucun espoir de pouvoir retirer la tumeur, il est conseillé de soulager les symptômes dus à une tension intra-crânienne excessive, tels que la cécité, les maux de tête sévères et les vomissements persistants, en effectuant une « opération de décompression » (*Chirurgie opératoire* , p. 108). Le soulagement qui suit de telles opérations est souvent remarquable.

La ponction lombaire, fréquemment répétée, a également été pratiquée pour soulager les tensions dans les cas inopérables, mais elle n'est pas exempte de danger et ne doit pas être considérée comme un substitut à une opération de décompression.

Lorsque le traitement chirurgical est contre-indiqué, tout ce qui peut être fait est de pallier les symptômes par des bromures, de l'opium, de la phénacétine, de la caféine et d'autres médicaments.

Tumeurs du corps hypophysaire ou **hypophyse cérébrale** . — Les tumeurs les plus fréquemment rencontrées dans le corps hypophysaire sont de la nature des adénomes avec hyperplasie et dégénérescence kystique ; des carcinomes et des sarcomes surviennent également. Ils se développent lentement et donnent lieu à une augmentation relativement légère de la tension intra-crânienne. Lorsque le lobe antérieur est impliqué et qu'il y a une augmentation pathologique de l'activité fonctionnelle de la glande (*hyperpituitarisme*), des signes d'acromégalie peuvent survenir. La diminution de la fonction (*hypopituitarisme*) s'accompagne d'un infantilisme, d'un dépôt rapide de graisse dans le tissu sous-cutané et d'une diminution ou d'une perte des fonctions génitales. Chez la femme, l'aménorrhée est un symptôme précoce et constant. Une somnolence intense est une caractéristique marquée dans certains cas.

De leur position proche de l'arrière du chiasma optique, ces excroissances affectent les fibres passant à la moitié nasale de chaque rétine, et donnent ainsi lieu à une hémianopsie temporale bilatérale, et bien qu'il n'y ait pas de disque étouffé, les nerfs optiques subissent une atrophie primaire due à la pression. , et il y a une perte de vue.

Un bénéfice temporaire marqué a suivi l'administration d'extrait thyréoïde. Le traitement opératoire a réussi dans de nombreux cas, mais comme le lobe antérieur est essentiel à la vie, l'opération vise simplement à soulager la pression sur le chiasma optique en vue de prévenir la perte de vision. Nous avons vu un soulagement marqué suite à une opération de décompression temporelle.

Épilepsie. — Les aspects chirurgicaux de l'épilepsie jacksonienne consécutive à un traumatisme crânien ont déjà été envisagés (<u>p. 358</u>). Pour guérir les formes d'épilepsie dans lesquelles il n'y a pas de lésion grave du cerveau, de nombreuses interventions chirurgicales ont été suggérées, mais aucune d'entre elles n'a donné de résultats encourageants.

Hernie cérébrale. — Ce terme s'applique à une saillie de substance cérébrale à travers une ouverture acquise dans le crâne et la dure-mère, telle qu'elle peut résulter d'une fracture ouverte ou d'une blessure par balle. La protrusion est due à une tension intra-crânienne accrue et est presque invariablement associée à une infection du cerveau et de ses membranes, ainsi qu'à la présence d'un corps étranger ou de fragments d'os. Toutes choses étant égales par ailleurs, une hernie est plus susceptible de se produire par une petite ouverture que par une grande ouverture du crâne.

Tant que la partie extrudée de la matière cérébrale est petite, elle palpite, mais à mesure qu'elle augmente de taille et est pressée par les bords de l'ouverture par laquelle elle s'échappe, la pulsation cesse et la partie hernie peut s'étrangler et subir une nécrose. .

En cas de fracture ouverte et dans d'autres conditions associées à une nécrose osseuse, des masses de tissu de granulation redondant se développant à partir des parties molles à l'extérieur du crâne peuvent simuler une hernie cérébrale.

Le *traitement* consiste à lutter contre l'infection septique en purifiant la masse saillante, et si nécessaire en élargissant l'ouverture du crâne avec une pince-gouge pour permettre l'élimination de corps étrangers ou de fragments osseux et soulager la tension inter-crânienne. Des mesures doivent également être prises pour prévenir la méningite, qui, si elle survient, est généralement mortelle. Il faut éviter toute pression sur la hernie, dans le but de la ramener vers le crâne, et la partie herniée ne doit être coupée que si elle est en train de se desquamer ou si elle est devenue pédonculée. On peut s'en débarrasser en le peignant à 40 pour cent. le formol, qui provoque la formation d'une croûte sèche et cornée à la surface ; ceci est enlevé et le formol est réappliqué.

Une fois la hernie disparue et la plaie aseptisée, des mesures doivent être prises pour combler l'espace dans le crâne. Cela peut être réalisé par une opération ostéoplastique dans laquelle un lambeau, comprenant un segment de la table externe, est soulevé d'une partie adjacente du crâne et placé dans l'espace ; ou en transplantant une partie de l'os recouvert de périoste provenant de l'omoplate, du tibia ou d'une autre source appropriée. Une méthode alternative consiste à implanter une plaque de celluloïd, d'argent ou un autre métal, ou une partie du fascia lata, dans l'espace. Lorsqu'un trou permanent reste dans l'os, le patient doit porter par-dessus un bouclier en cuir ou en métal pour protéger le cerveau.

La saillie cérébrale résultant d'une opération de décompression délibérément pratiquée pour soulager la tension intra-crânienne, à moins qu'elle ne s'infecte, n'a rien de commun avec une hernie cérébrale.

AFFECTIONS CHIRURGICALES DU NERF CRÂNIEN

L'irritation, ou la paralysie, d'un ou plusieurs nerfs crâniens peut résulter de lésions impliquant leurs centres ou leurs troncs.

Lorsque le tronc du nerf est atteint, la paralysie est du même côté que la lésion et est du type neuronal inférieur ; lorsque le centre cortical ou les axones supérieurs sont impliqués, il est du côté opposé et est du type neurone supérieur (<u>p. 334</u>). Les lésions des centres cérébraux auxquelles les symptômes nerveux sont le plus fréquemment associés sont : les lacérations du cerveau, les hémorragies, les méningites, les tumeurs et les gommes syphilitiques.

Les troncs nerveux peuvent être contusionnés ou déchirés, notamment dans les fractures basales qui traversent leurs foramens de sortie ; du sang peut s'écouler dans leurs gaines à la suite de blessures non accompagnées de fracture ; ou bien ils peuvent être pressés par un épanchement inflammatoire, une tumeur, une gomme ou un anévrisme envahissant la base du crâne. Lorsque le nerf est simplement contusionné ou pressé par un caillot de sang, la paralysie tend à disparaître au bout de quelques jours. Lorsqu'elle est déchirée ou comprimée par une nouvelle excroissance, la paralysie est permanente. Dans certains cas traumatiques, la paralysie n'apparaît que quelques jours après la blessure et est alors due soit à une augmentation progressive de la pression due à un caillot sanguin, soit plus probablement à l'apparition d'une méningite ou d'une névrite ascendante.

I. Les branches du *nerf olfactif* peuvent être rompues lors de leur passage à travers la plaque criblée lors de fractures impliquant la fosse antérieure du crâne, et il en résulte une perte complète et permanente de l'odorat (*anosmie*). Une hémorragie dans la gaine nerveuse ou une contusion du nerf peut provoquer une perte transitoire de l'odorat. Le tronc du nerf peut également être impliqué dans des tumeurs et des méningites de la fosse antérieure. Dans tous les cas d'anosmie, il y a également une interférence avec la capacité de reconnaître différentes saveurs, altérant ainsi considérablement le sens du goût.

II. *Nerf optique.* — La paralysie temporaire d'un ou des deux nerfs optiques est un résultat relativement courant d'un épanchement traumatique de sang dans leurs gaines ; la cécité qui en résulte peut disparaître en quelques jours ou durer quelques semaines. Lorsqu'un épanchement important se produit, la pression prolongée sur le nerf peut entraîner une atrophie optique et une cécité permanente. La section complète du nerf par une balle, la pointe d'un instrument pointu ou un fragment d'os entraîne une perte de la vue de l'œil du même côté. Dans la cellulite de l'orbite, les tumeurs intra-orbitaires, les gencives et les anévrismes de la région du sinus caverneux, le nerf optique peut également être impliqué.

Les lésions impliquant le centre cortical de la vision dans le lobe occipital provoquent une hémianopsie, c'est-à-dire une perte de la vue dans les moitiés latérales des champs de vision des deux yeux, un daltonisme, des sensations subjectives de lumière et de couleur et d'autres symptômes oculaires. .

La double névrite optique, suivie d'une atrophie optique, est l'un des effets les plus constants de la croissance d'une tumeur dans le crâne et n'est pas rare en cas d'abcès cérébral et de méningite. Une pression sur le chiasma optique, par exemple par une tumeur du corps hypophysaire, est associée à une hémianopsie temporale bilatérale.

III. *Nerf oculo-moteur.* — Une ou plusieurs branches de ce nerf peuvent être comprimées par du sang extravasé, ou être contusionnées et lacérées dans des fractures impliquant la région de la fissure sphénoïdale. La dilatation fixe d'une pupille peut résulter de la pression exercée par un caillot sanguin, sans autre perturbation fonctionnelle du nerf. Une tumeur ou un anévrisme se développant dans cette région peut également exercer une pression sur le nerf. Parfois, les deux nerfs sont impliqués, par exemple dans des fractures impliquant les deux côtés de la fosse antérieure et dans des tumeurs, en particulier la gomme, se développant dans la région du plancher du troisième ventricule. Dans les lésions des hémisphères cérébraux, le troisième nerf est fréquemment paralysé. Son centre cortical se situe à proximité immédiate du centre du visage (Fig. 179).

Les symptômes les plus importants de la paralysie complète sont le ptosis ou l'affaissement de la paupière supérieure, le strabisme latéral et une légère rotation de l'œil vers le bas avec diplopie. Il existe également une dilatation de la pupille due à la paralysie des fibres circulaires de l'iris, ainsi qu'une perte d'accommodation et de réaction à la lumière due à une paralysie du muscle ciliaire.

La paralysie du muscle alimenté par le troisième nerf est fréquemment associée à la paralysie des autres muscles oculaires. Lorsque tous les muscles de l'œil sont paralysés, on parle alors d'« ophtalmoplégie externe » ; elle est généralement due à une maladie syphilitique du plancher du troisième ventricule.

IV. Le nerf *trochléaire* ou *pathétique* , qui irrigue le muscle oblique supérieur, peut souffrir de la même manière que le nerf oculo-moteur. Lorsqu'il est paralysé, il y a un mouvement défectueux de l'œil vers le bas et médialement, et le patient peut se plaindre de diplopie lorsqu'il regarde vers le bas.

V. *Nerf trijumeau.* — L'affection chirurgicale la plus importante de ce nerf est la « névralgie du trijumeau », déjà décrite (Volume I, p. 373). L'une ou l'autre des divisions du nerf peut être déchirée dans des fractures de la base du crâne, et il en résulte une anesthésie dans la région qu'elle dessert. Dans les fractures traversant l'apex de la partie pétreuse de l'os temporal, les grands et petits nerfs pétreux superficiels peuvent être rompus, le palais mou et la luette sont paralysés et il y a des difficultés à avaler ; il y a aussi des sensations douloureuses dans l'oreille. Lorsque la division ophtalmique est impliquée, la conjonctive devient insensible, et la conjonctivite, qui peut être suivie d'une ulcération de la cornée, résulte de l'exposition à la poussière et à d'autres corps étrangers qui, en raison de l'état anesthésique de l'œil, sont admis. rester et provoquer une irritation.

VI. *Nerf Abducens.* — Ce nerf, qui alimente le muscle droit latéral, a le trajet le plus long dans le crâne de tous les nerfs crâniens. Malgré ce fait, il est relativement rarement déchiré dans les fractures basales ; mais il est sujet à être pressé par des tumeurs, des gommes ou des anévrismes dans la région de la base du cerveau. Lorsqu'il est paralysé, il en résulte un strabisme médial.

VII. *Nerf facial.* — La paralysie plus ou moins complète des muscles faciaux est le symptôme le plus caractéristique des lésions de ce nerf.

Paralysie de type cérébral. — Lorsque les fibres du nerf sont impliquées dans une partie quelconque de leur trajet entre le centre cortical et le noyau de la partie inférieure du pont, la paralysie est du type neuronal supérieur (cérébrale). Elle affecte le côté du visage opposé à celui de la lésion, et le mouvement défectueux est plus marqué dans la moitié inférieure que dans la moitié supérieure du visage.

Cette forme de paralysie faciale peut être due à la pression d'une tumeur intracrânienne, d'un abcès ou d'une hémorragie, ou à des processus dégénératifs du tissu cérébral et, en règle générale, d'autres nerfs crâniens sont également touchés. Sa reconnaissance a principalement une importance diagnostique et localisée.

Paralysie de type périphérique. — Lorsque le tronc du nerf est impliqué entre le noyau pontique et sa distribution périphérique, la paralysie est de type neurone inférieur (périphérique), les muscles du même côté que la lésion étant flasques et atrophiés.

La majorité des cas sont de type dit « rhumatismal » et sont attribués à une exposition au froid. D'autres résultent de fractures impliquant la fosse moyenne du crâne, ou sont associées à une suppuration chronique de l'oreille moyenne.

Dans les fractures traversant le pétreux temporal, le nerf peut être déchiré au moment de la blessure, ou peut être pressé par un épanchement traumatique ou par un cal plus tard, mais compte tenu de la fréquence de ces fractures, il est relativement rarement endommagé.

La maladie suppurée de l'oreille moyenne est une cause plus fréquente de paralysie faciale. Le nerf, lorsqu'il traverse le canal facial (aqueductus Fallopii), peut être pressé par des épanchements ou des granulations inflammatoires, ou peut être détruit par le processus suppuratif, en particulier chez les jeunes enfants, car chez eux la paroi osseuse de l'aqueduc est très fine. . Il peut également être impliqué dans des maladies tuberculeuses et malignes de l'oreille moyenne.

Le nerf peut également être blessé au cours d'opérations sur la mastoïde ou l'oreille moyenne, ou lors de l'ablation de tumeurs ou de glandes dans la région parotide. Comme le nerf se brise en de nombreuses branches peu après sa sortie du foramen stylo-mastoïdien, la paralysie peut être confinée à une ou plusieurs de ses branches.

Une paralysie temporaire peut résulter de conditions inflammatoires telles qu'une parotidite, ou de coups ou de pressions sur le nerf, par exemple par les forceps lors de l'accouchement.

Symptômes. —*Dans la paralysie faciale* unilatérale complète (paralysie de Bell), le côté affecté du visage est inexpressif et dépourvu de mouvements volontaires ou émotionnels. Les muscles sont flasques, la joue est aplatie et lisse, tous ses plis et rides étant oblitérés. Lorsque le patient parle ou sourit, le visage est attiré vers le côté sonore (Fig. 201). L'œil du côté affecté ne peut pas être fermé et, lors de cette tentative, le globe oculaire roule vers le haut et vers l'extérieur. La paupière inférieure s'affaisse, le patient ne peut pas cligner des yeux et la conjonctive devient donc sèche et irritée par l'exposition au froid et à la poussière. Les larmes coulent sur la joue. La paralysie du muscle buccinateur entraîne l'incapacité de siffler ou de gonfler les joues et la nourriture s'accumule entre la joue et les gencives. L'orbiculaire étant également paralysé, le malade ne peut montrer ses dents supérieures et les consonnes labiales sont prononcées indistinctement. Le sens du goût est souvent altéré par l'implication du nerf de la corde tympanique.

FIG. 201. —Patient souffrant de paralysie faciale gauche. Notez la douceur du côté gauche du visage, la fermeture imparfaite de l'œil gauche et la déviation du visage vers le côté droit.

(D'après une photographie prêtée par le Dr Edwin Bramwell.)

Lorsque la paralysie est bilatérale, l'aspect symétrique du visage rend l'affection susceptible d'être méconnue.

Traitement. — En plus d'éliminer la cause, lorsque cela est possible, la récupération fonctionnelle peut être favorisée par l'administration de médicaments, tels que l'iodure de potassium, la strychnine ou le fer, par l'application d'ampoules, ou par des massages et de l'électricité. Ces mesures sont particulièrement utiles dans les cas dus à des coups ou à une exposition au froid. Si le nerf est sectionné accidentellement au cours d'une opération sur le visage, il doit être immédiatement suturé. Tant que les réactions électriques des muscles affectés indiquent une lésion incomplète, on peut s'attendre avec confiance à une guérison (Sherren). Lorsque la réaction de dégénérescence est présente et que la paralysie dure depuis plus de six mois, il y a peu d'espoir de guérison et il faut recourir à l'opération pour restaurer la fonction du nerf en greffant son extrémité distale sur le tronc du nerf. le nerf hypoglosse. Pour éviter la paralysie de la langue, le nerf lingual peut être divisé et son extrémité proximale anastomosée avec l'extrémité distale de l'hypoglosse.

Le facial peut être greffé sur le nerf accessoire, mais les mouvements du visage associés qui accompagnent alors les mouvements de l'épaule s'avèrent souvent gênants.

Spasme du visage. —La contraction clonique des muscles du visage (spasme histrionique) résulte parfois de lésions irritatives du cortex ou du pont. Parfois tous les muscles sont impliqués, parfois un seul, par exemple l'orbiculaire de l'œil (palpebrarum) – blépharospasme. Cette condition peut être induite par réflexe par l'irrigation du nerf trijumeau, notamment des branches qui irriguent les fosses nasales et les dents.

Le *traitement* consiste à éliminer toute source d'irritation périphérique éventuellement présente, à recourir à des massages et à administrer des toniques nerveux, des bromures et d'autres médicaments. Dans les cas graves, le nerf facial peut être étiré avec bénéfice, soit à sa sortie du foramen stylo-mastoïdien, soit au niveau de la face.

VIII. Nerf *acoustique* ou *auditif*. — Le nerf acoustique est susceptible d'être endommagé avec le facial dans les tumeurs de l'angle ponto-cérébelleux et dans les fractures qui traversent le méat auditif interne. Les deux nerfs peuvent également être déchirés juste avant de pénétrer dans le méat lors de lésions cérébrales graves, autres que les fractures. Résultats de surdité complète et permanente. L'épanchement de sang dans la gaine nerveuse, ou dans l'oreille interne ou moyenne, provoque une surdité passagère et le patient souffre de bruits d'oreille, de vertiges et de troubles de l'équilibre.

IX. Le *nerf glosso-pharyngé* est relativement rarement blessé. Lorsqu'elle est comprimée par une tumeur dans la région de la moelle, il y a interférence avec la parole et la déglutition, des ulcères se forment sur la langue et un œdème de la glotte peut survenir.

X. Le *nerf vague* ou pneumogastrique est rarement blessé dans la cavité crânienne.

Dans le cou, elle est susceptible d'être sectionnée ou ligaturée au cours des opérations d'ablation des glandes malignes ou tuberculeuses, du goitre ou de la ligature de la carotide commune. La section du nerf d'un côté, ou même l'ablation d'une partie de celui-ci, n'est généralement suivie d'aucune modification du pouls ou de la respiration. Cependant, s'il est irrité, par exemple en étant saisi avec une pince à artère, il y a une inhibition du cœur, et s'il est accidentellement ligaturé, des vomissements persistants peuvent se produire.

La division du tronc principal, ou de sa branche récurrente d'un côté, entraîne une paralysie du muscle crico-aryténoïde postérieur correspondant, le muscle qui ouvre la glotte. Cette condition est connue sous le nom de *paralysie unilatérale des ravisseurs* et s'accompagne d'interférences avec l'inspiration et la phonation. Si les deux nerfs sont sectionnés, il en résulte une paralysie bilatérale des ravisseurs : les cordes vocales battent ensemble, produisant un chant de chant à l'inspiration et une gêne respiratoire, et une trachéotomie peut être nécessaire pour prévenir l'asphyxie.

Les nerfs vagues et récurrents ont été suturés avec succès après avoir été sectionnés accidentellement.

XI. Nerf *accessoire* ou *accessoire spinal.* —Ce nerf est rarement endommagé dans le crâne. Il alimente le sterno-mastoïdien et le trapèze ; mais comme ces muscles ont habituellement une irrigation nerveuse supplémentaire provenant du plexus cervical, l'accessoire peut être divisé ou une partie considérable de celui-ci réséquée, comme, par exemple, dans le traitement du torticolis spasmodique, sans qu'il en résulte aucune invalidité sérieuse. Il est susceptible d'être accidentellement divisé en excisant des glandes malignes ou tuberculeuses dans le cou. Cependant, lorsque l'accessoire est la seule source d'alimentation de ces muscles, sa division est suivie d'une invalidité considérable, qui semble dépendre presque entièrement de la *paralysie du trapèze* . La tête est légèrement inclinée vers l'avant, l'épaule est déprimée, le bras pend lourdement sur le côté et est légèrement tourné vers l'avant, l'omoplate est éloignée de la colonne vertébrale et tournée sur son axe horizontal, et il existe une légère scoliose cervicale avec la concavité vers le côté affecté. Le trapèze est nettement atrophié et est donc moins proéminent dans le cou que d'habitude, et les fonctions du bras et de l'épaule sont altérées, en particulier lors des mouvements au-dessus de la tête. Avec le temps, d'autres muscles compensent en partie la perte du trapèze.

En cas de section accidentelle, le nerf doit être immédiatement suturé. Même lorsque la paralysie dure depuis un certain temps, une suture secondaire doit être tentée ; si cela est impossible, l'extrémité périphérique doit être anastomosée avec les divisions primaires antérieures des troisième et quatrième nerfs cervicaux (Tubby). Le massage, l'électricité et l'administration de toniques sont également indiqués.

XII. *Nerf hypoglosse.* — Ce nerf a été rompu lors de fractures traversant le canal hypoglossi (foramen condylien antérieur). Elle est également susceptible de se répartir dans les plaies de la région sous-maxillaire, par exemple lors d'une égorgement, ou lors d'une opération de ligature de l'artère linguale, ou d'ablation de ganglions lymphatiques malades.

La moitié paralysée de la langue subit une atrophie. Lorsque la langue sort, elle dévie vers le côté paralysé, étant repoussée par les muscles actifs du côté opposé. La parole et la mastication sont perturbées, la langue étant trop grosse pour la bouche ; avec le temps, ce handicap est dans une large mesure surmonté.

Le sympathique cervical. — Le cordon sympathique cervical et ses ganglions peuvent être blessés au cou par des coups de couteau ou par balle, ou au cours de dissections profondes du cou ; et dans les blessures de la partie inférieure de l'élargissement cervical de la moelle épinière (p. 417) ou de la première racine nerveuse dorsale.

La paralysie du sympathique cervical se caractérise par une diminution de la taille de la pupille du côté affecté. La pupille ne se dilate pas lorsqu'on l'ombrage, ni lorsqu'on pince la peau du cou – « perte du réflexe cilio-spinal ». La fissure palpébrale est plus petite que son homologue et le globe oculaire s'enfonce dans l'orbite. Il existe une anidrose ou perte de transpiration sur le côté du visage, le cou et la partie supérieure du thorax, ainsi que sur toute l'extrémité supérieure du côté atteint.

CHAPITRE XV
MALADIES DES OS CRANIENS

- Périostite suppurée et ostéomyélite
- - Tuberculose
- —Syphilis _
- — Tumeurs .

Périostite suppurée et ostéomyélite. —Ces affections peuvent être le résultat d'une infection par la circulation sanguine, mais en règle générale elles font suite à une rupture de la surface provoquée par une plaie, une brûlure grave comme chez les épileptiques, un ulcère syphilitique tertiaire ou une fracture ouverte devenue infecté. Parfois, elles font suite à une suppuration de l'oreille moyenne et de la mastoïde ou du sinus frontal, à un épithéliome et à un cancer du rongeur qui s'est ulcéré et s'est infecté après s'être propagé de la face vers le vertex. Ils sont parfois associés à une cellulite aiguë du cuir chevelu. Lorsque l'infection est transmise par le sang, la suppuration se produit sur les deux faces de l'os, ce qui est un point important dans le traitement.

La maladie est généralement précédée d'une rigidité, qui est bientôt suivie par d'autres signes de suppuration : température élevée, douleur et sensibilité, et formation d'un gonflement fluctuant par rapport à l'os. Lorsque du pus se forme entre l'os et la dure-mère, il se produit un œdème caractéristique de la zone sus-jacente du cuir chevelu, appelé *tumeur gonflée de Pott* , qui est utile pour indiquer l'étendue de la maladie dans l'os et l'accumulation de du pus entre celle-ci et la dure-mère. Lorsque la suppuration se produit sous le péricrâne, une incision donne sortie à une quantité de pus et expose une zone d'os nu. Si l'incision est pratiquée tôt, cet os peut bientôt se recouvrir de granulations et retrouver sa vitalité ; mais si l'opération est retardée, elle subit habituellement une nécrose. Le séquestre qui se forme ne comprend, en règle générale, que la table externe, mais dans certains cas, toute l'épaisseur de l'os subit une nécrose. Dans les deux cas, la séparation du séquestre est un processus extrêmement lent et ne s'accompagne pas de la formation d'os nouveau. Lorsque toute l'épaisseur du crâne est perdue, il peut y avoir une saillie du contenu du crâne : hernie cérébrale ; si le patient survit, l'espace est comblé par une membrane fibreuse dense qui est fusionnée avec la dure-mère.

Des complications graves, sous forme de méningite, d'abcès cérébral, de phlébite sinusale et de pyémie générale, sont susceptibles de se développer à tout moment au cours de la progression de l'infection, et nous avons vu une pyémie se développer après la guérison de la suppuration dans le crâne.

Traitement. — Des incisions précoces, libres et, si nécessaire, multiples sont indiquées pour permettre la désinfection de la zone affectée et l'établissement d'un drainage. Si les symptômes indiquent qu'une suppuration s'est produite entre l'os et la dure-mère, le crâne doit être trépané et d'autres os doivent être retirés à l'aide de la pince-gouge si nécessaire.

On peut gagner du temps en séparant le séquestre à l'aide d'un élévateur ou d'une cuillère pointue, ou en ciselant la partie morte jusqu'à atteindre un os vasculaire sain.

La tuberculose de la voûte crânienne se rencontre habituellement chez les enfants. La maladie commence dans le diploë et aboutit à la formation d'un séquestre central, autour et au-dessous duquel le processus tuberculeux se propage. Des granulations se forment entre le crâne et la dure-mère, et sur la face externe soulevant le péricrâne. Le séquestre est lentement éjecté et, lorsqu'il est séparé, il est circulaire comme une pièce de monnaie et présente des bords vermoulus.

Un gonflement circonscrit et sensible se forme, donnant d'abord une obscure sensation de fluctuation, mais plus tard, lorsque le pus n'est plus confiné sous le péricrâne, prenant les caractères d'un abcès froid, qui devient graduellement superficiel et finit par éclater à travers le cuir chevelu, formant un ou plusieurs sinus.

L'abcès doit être ouvert, toutes les granulations tuberculeuses grattées et le séquestre enlevé, à l'aide du ciseau, s'il ne s'est pas déjà détaché. En insérant le doigt dans l'ouverture, il semble pénétrer dans une mesure alarmante ; cela est dû à l'accumulation de matière tuberculeuse entre le crâne et la dure-mère, déprimant cette dernière. Une fois la guérison terminée, il reste une dépression ou un espace dans l'os.

Syphilis. — Les affections syphilitiques surviennent pendant la période tertiaire de la maladie et touchent habituellement les os frontaux et pariétaux (Fig. 202). Ils sont décrits dans le tome I., p. 462.

FIG. 202. —Crâne de femme illustrant les apparitions de la syphilis tertiaire de l'os frontal—Corona Veneris—dans l'état guéri.

Tumeurs. — *Des ostéomes* du crâne ont été décrits dans des maladies des os (Volume I, p. 481).

Sarcome. — On rencontre toutes les formes de sarcomes impliquant les os du crâne. Ils peuvent provenir du péricrâne, de la diploë ou de la dure-mère, et touchent généralement les os de la voûte. Ils surviennent parfois chez les enfants (Fig. 203).

FIG. 203. —Sarcome de la plaque orbitale de l'os frontal chez un enfant âgé
de 11 et 18 mois.

(Cas de M. DM Greig.)

La tumeur se développe principalement vers la surface, mais elle a également
tendance à envahir la cavité crânienne et peut ainsi prendre la forme d'un
haltère. Sa croissance est généralement rapide et entraîne la formation d'un
gonflement mou et diffus, qui palpite parfois et, tôt ou tard, se propage à
travers la peau. En raison de sa croissance rapide, la tumeur est susceptible
d'être confondue avec un abcès et, dans certains cas, la nature de la maladie
n'est découverte qu'après avoir pratiqué une incision exploratoire et constaté
que le doigt traverse une zone ramollie de l'os.

Lorsque la cavité crânienne est empiétée, des signes de compression
apparaissent. Une fois la tumeur fongée, des complications infectieuses au
sein du crâne sont susceptibles de se développer. Dans tous les cas, le
pronostic est extrêmement défavorable.

Si elle est diagnostiquée suffisamment tôt, on peut tenter d'enlever la tumeur, mais souvent l'opération doit être abandonnée, soit à cause de l'hémorragie qui l'accompagne, soit à cause de l'étendue de la maladie.

Les os du crâne peuvent devenir le siège d' *excroissances secondaires* par propagation directe d'un cancer à partir des parties molles, *par exemple* le cancer des rongeurs (Fig. 204), ou par métastases de cancer ou de sarcome à partir de parties éloignées du corps, ou de tumeurs thyroïdiennes. . Le cancer métastatique semble être véhiculé par la circulation sanguine ; elle peut se présenter sous une forme diffuse – ostéomalacie cancéreuse – ramollissant la calvaire de sorte qu'à l'autopsie, elle peut être retirée avec le couteau au lieu de la scie ; ou bien il se présente sous une forme discrète ou éparse, et alors le crâne macéré présente un certain nombre de perforations circulaires et ovales.

FIG. 204. —Destruction des os de l'orbite gauche, causée par le cancer des rongeurs. Le patient est décédé d'une méningite septique.

(Cas de M. DM Greig.)

CHAPITRE XVI
LA COLONNE VERTÉBRALE ET LA MOELLE ÉPINIÈRE

- Anatomie chirurgicale

- — Lésions de la moelle épinière :

- *Commotion cérébrale* ;

- *Hématorrachis traumatique* ;

- *Hématomyélie traumatique* ;

- *Lésions transversales totales à différents niveaux* ;

- *Lésions partielles* ;

- *« Colonne vertébrale du chemin de fer »*

- — Lésions de la colonne vertébrale :

- *Entorse* ;

- *Luxation isolée des processus articulaires* ;

- *Fracture isolée des arcs et des apophyses épineuses* ;

- *Fracture par compression des corps*

- — Spondylarthrite traumatique

- — Fracture-luxation

- — Plaies pénétrantes .

Anatomie chirurgicale. —La colonne vertébrale est l'axe central du squelette et constitue une fenêtre protectrice pour la moelle épinière.

La colonne vertébrale est mobile dans toutes les directions : flexion, extension, flexion latérale et rotation autour du grand axe de la colonne. La flexion s'accompagne d'une compression des disques intervertébraux, et d'un léger mouvement vers l'avant de chaque vertèbre sur celle située en dessous. Ce mouvement vers l'avant est freiné par la tension des ligaments flava qui s'étendent entre les lames.

Chez le nourrisson, la colonne vertébrale est soit droite, soit présente une longue courbe antéro-postérieure avec sa convexité vers l'arrière. Avec l'hypothèse de la posture droite, la courbe normale en forme de S se développe, les segments cervicaux et lombaires se cambrant vers l'avant, tandis que les segments thoraciques et sacrés se courbent vers l'arrière.

À travers la peau, il est souvent difficile d'identifier avec certitude les différentes apophyses épineuses. L'épine de la septième vertèbre cervicale, la vertèbre prominens, et celle de la première vertèbre thoracique sont celles qui sont les plus facilement palpables. Tandis que le bras pend sur le côté, la racine de la colonne vertébrale de la scapula est opposée à la troisième colonne thoracique et l'angle inférieur de la scapula est au même niveau que le septième. La douzième vertèbre thoracique peut être reconnue en remontant à la dernière côte. Une ligne joignant les points les plus élevés des crêtes iliaques traverse la quatrième colonne lombaire ; et la deuxième épine sacrée est au même niveau que l'épine iliaque postéro-supérieure. Les corps des vertèbres cervicales supérieures peuvent être palpés à travers la paroi postérieure du pharynx. Le cartilage cricoïde correspond en niveau à celui du bord inférieur de la sixième vertèbre cervicale et de son apophyse transverse.

Il est important à des fins chirurgicales de garder à l'esprit que la plupart des apophyses épineuses ne se trouvent pas au même niveau que leurs corps correspondants. Les pointes des épines des vertèbres cervicales et des deux ou trois premières vertèbres thoraciques se trouvent, grosso modo, à l'opposé du bord inférieur de leurs corps respectifs ; celles des vertèbres thoraciques restantes se trouvent en face du corps des vertèbres inférieures ; tandis que les épines des vertèbres lombaires se trouvent en face du milieu de leurs corps correspondants.

Le *canal vertébral* contient la moelle épinière tellement suspendue dans ses membranes qu'elle ne touche pas les os et n'est pas perturbée par les mouvements de la colonne vertébrale.

Les *membranes* de la moelle sont en continuité avec celles du cerveau. L'arachno-pia investit le cordon et fournit une gaine à chacun des nerfs spinaux lorsqu'elle passe par le foramen intervertébral. L'espace arachno-pial est rempli de liquide céphalo-rachidien, qui forme un lit d'eau pour la moelle, en continuité avec celui de la base du cerveau. La dure-mère constitue la gaine enveloppante du cordon. Il pend au bord du foramen magnum comme un sac tubulaire et n'est relié aux os qu'à l'opposé des foramens intervertébraux, où il se prolonge sur chaque nerf spinal dans le cadre de sa gaine. Entre la dure-mère et la paroi osseuse du canal se trouve un espace rempli de tissu aréolaire lâche et traversé par de gros sinus veineux. La dure-mère s'étend jusqu'au bord supérieur du sacrum.

La *moelle épinière* s'étend du foramen magnum jusqu'au niveau du disque situé entre la première et la deuxième vertèbre lombaire. L'élargissement cervical, qui comprend les quatre segments cervicaux inférieurs et les deux segments thoraciques supérieurs, se termine à l'opposé de la septième colonne cervicale. L'élargissement lombaire se situe à l'opposé des trois dernières épines thoraciques.

Une paire de nerfs spinaux quitte chaque « segment » de la moelle. En quittant la moelle, les nerfs s'inclinent légèrement vers le bas, vers les foramens par lesquels ils font leur sortie du canal. L'obliquité des nerfs augmente progressivement, jusqu'à ce que dans la partie inférieure du canal - à partir de la deuxième vertèbre lombaire - ils soient parallèles au filum terminal et constituent ensemble la queue de cheval.

Il convient de garder à l'esprit qu'en raison du fait que la moelle est relativement plus courte que le canal, les extrémités des apophyses épineuses se trouvent à une distance considérable plus basse que les segments de la moelle avec lesquels elles correspondent numériquement. Pour estimer le niveau du segment de moelle lésé : dans la région cervicale, ajouter un au numéro de vertèbre compté par les épines ; dans la région thoracique supérieure, ajoutez-en deux, dans la région thoracique inférieure, ajoutez-en trois, et cela donnera le segment correspondant. La partie inférieure de la onzième apophyse épineuse thoracique et l'espace situé en dessous sont opposés aux trois segments lombaires inférieurs. La douzième apophyse épineuse thoracique et l'espace en dessous sont opposés aux segments sacrés (Chipault).

Les fonctions. —La fonction essentielle de la moelle épinière est de transmettre les impulsions motrices et sensorielles entre le cerveau et le reste du corps. Le trajet général des fibres par lesquelles circulent ces impulsions a déjà été décrit (p. 331).

Dans la matière grise, il existe des groupes de cellules nerveuses – des « centres » – qui régissent certains mouvements réflexes. Les plus importants d'entre eux, les centres des réflexes rectaux, vésicaux et rotuliens, sont situés dans l'élargissement lombaire.

Dans la grande majorité des cas de maladies ou de lésions de la colonne vertébrale signalées par le chirurgien, les symptômes sont bilatéraux, c'est-à-dire de la nature de la paraplégie, et tout le corps, au-dessous du niveau du segment affecté, est impliqué dans la paralysie. Les lésions n'affectant que la moitié de la moelle sont rares et donnent lieu à des symptômes extrêmement compliqués. Lorsque la lésion touche uniquement les racines nerveuses, les symptômes se limitent à la zone desservie par les nerfs affectés.

BLESSURES DE LA MÉDULLE ÉPINIÈRE OU DE LA MOELLE ÉPINIÈRE

L'importance clinique d'une lésion médullaire dépendant presque entièrement du degré d'atteinte de la moelle, nous considérerons les lésions de la moelle avant celles de la colonne vertébrale. Ils seront décrits sous les titres : commotion cérébrale ; Hémorragie traumatique de la colonne vertébrale ; Lésions transversales totales ; Lésions partielles de la moelle et des racines nerveuses ; et « Colonne vertébrale ferroviaire ».

Commotion cérébrale de la moelle épinière. — La commotion cérébrale est maintenant considérée comme une entité définie qui ressemble beaucoup à une commotion cérébrale. Dans certains cas, la lésion sous-jacente est de caractère temporaire, se présentant généralement sous la forme d'un trouble vasculaire tel qu'un œdème ou un engorgement vasculaire, et éventuellement d'une anémie artérielle ; dans d'autres cas, il existe des signes précis de blessure, de la nature d'une contusion, de minuscules hémorragies et de taches de sang dans le liquide céphalo-rachidien. Il doit être clairement indiqué qu'une commotion cérébrale de la moelle peut être accompagnée d'un arrêt immédiat de toutes ses fonctions ressemblant beaucoup à l'état qui suit l'écrasement complet de la moelle - lésion transversale totale - et il peut être impossible de faire la différence entre les deux conditions. jusqu'à ce que deux jours ou plus se soient écoulés après l'accident ; Il est cependant habituel, dans les commotions cérébrales, contrairement à l'écrasement de la moelle, que, bien que la conduction motrice puisse être complètement abolie, la sensation soit seulement altérée et des signes de conduction sensorielle puissent généralement être mis en évidenc. Si la lésion est simplement une commotion cérébrale, les fonctions du cordon seront restaurées en un jour ou deux, d'abord à la pleine sensation, puis à la pleine puissance motrice.

Un exemple classique est celui d'un défunt gouverneur général de l'Inde, qui, après avoir été jeté sur le terrain de chasse, se trouva paralysé des quatre extrémités ; Paget a diagnostiqué une lésion transversale totale de la moelle cervicale avec la conclusion nécessaire qu'elle aurait inévitablement une issue fatale. Le fait que le patient se soit complètement rétabli et ait pu combler plus tard deux vice-royautés, prouve que la lésion devait être du genre d'une commotion cérébrale.

Le *traitement* consiste à adopter les mêmes mesures que pour l'écrasement du cordon, en surveillant attentivement les signes de rétablissement de la conduction. L'ordre habituel de récupération est d'abord les réflexes, puis les sensations et enfin les fonctions motrices.

Hémorragie traumatique de la colonne vertébrale. — L'hémorragie dans le canal vertébral accompagne fréquemment toutes les formes de lésions de la colonne vertébrale, mais la région cervicale inférieure est le siège commun du type grave d'hémorragie résultant d'une flexion aiguë de la colonne vertébrale, comme cela se produit notamment lors d'une chute sur le canal vertébral. tête d'un cheval ou d'un véhicule en mouvement. Le sang peut s'épancher autour du cordon, entre celui-ci et la dure-mère (extra-médullaire), ou dans sa substance (intra-médullaire).

Hémorragie extra-médullaire—Hæmatorrachis. — Les symptômes associés à l'hémorragie extra-médullaire sont d'abord d'ordre irritatif : crampes et secousses musculaires, douleurs irradiantes le long du trajet des nerfs sollicités et hyperesthésie. Ce n'est que lorsque le sang s'accumule en quantité suffisante pour exercer une pression définie sur la moelle que surviennent des symptômes de paralysie, et il est caractéristique de l'hémorragie extra-médullaire que la paralysie se manifeste progressivement. Lorsque l'épanchement se situe dans la région cervicale – situation la plus courante – les bras sont plus touchés que les jambes. La paralysie des bras est du type des neurones inférieurs, et les muscles sont flasques et subissent une atrophie ; les jambes peuvent présenter un degré plus complet de paralysie du type des neurones supérieurs, avec exagération des réflexes. Le sang peut couler dans le canal et s'accumuler à un niveau inférieur à celui de la lésion qui provoque le saignement, et produire une paralysie qui se propage lentement de bas en haut – *paraplégie gravitationnelle* (Thorburn). Il y a du sang dans le liquide céphalo-rachidien.

Le *traitement* est dans le même sens que pour les lésions transversales totales. Lorsqu'il existe des signes d'une pression progressive sur le cordon, le sang est prélevé si possible par ponction vertébrale, ou par laminectomie réalisée au niveau suggéré par les symptômes ; l'opération est cependant rarement nécessaire.

Hémorragie intra-médullaire — Hématomyélie. — L'hémorragie traumatique dans la substance de la moelle se produit presque invariablement dans la région cervicale inférieure et résulte d'un étirement forcé de la moelle par une flexion aiguë du cou. Le sang s'épanche généralement dans la corne antérieure de la substance grise et dans le canal central, et il existe un degré variable de lacération du tissu nerveux, en plus de la pression exercée par le sang extravasé.

La gravité des *signes cliniques* dépend de l'étendue de la lésion. Contrairement à ce qui se traduit par une hémorragie extra-médullaire, les symptômes sont d'emblée paralytiques.

Lorsque l'hémorragie suffit seulement à provoquer *une pression* sur la moelle, la paralysie est généralement plus marquée dans les membres inférieurs, car les fibres conductrices sont pressées. Ceci est associé à une anesthésie évanescente de la température et de la douleur, tandis que la sensibilité tactile est préservée. Il existe une rétention d'urine et de selles, et chez les hommes jeunes, un priapisme. Les fibres qui irriguent les pupilles dilatatrices étant sollicitées, les pupilles sont contractées. Les symptômes s'atténuent progressivement à mesure que le sang extravasé est réabsorbé, la sensation étant restaurée avant le mouvement, et la récupération peut être relativement rapide.

Lorsque le sang extravasé dans la moelle provoque la désintégration de sa substance, il se produit une paralysie complète avec atrophie et anesthésie dans la zone alimentée par les segments de la moelle directement impliqués. La paralysie dans les parties situées sous la lésion prend la forme spastique. Comme la lésion se situe généralement dans la partie supérieure de la moelle, ce sont les bras qui sont le plus fréquemment touchés. Dans des lésions moins sévères, la paralysie des parties les plus éloignées, *par exemple* les pieds, peut être transitoire. Même dans les cas où la perte de fonction en dessous du niveau de la lésion est complète, la guérison peut avoir lieu, mais elle peut être gâchée par un état spasmodique des muscles concernés, dû à des modifications sclérotiques de la moelle.

Sauf que le traitement opératoire est contre-indiqué, le *traitement* est le même que pour l'hémorragie extra-médullaire et, plus tard, des mesures peuvent être prises pour soulager l'état spasmodique des muscles.

Lésions transversales totales. — Les lésions transversales totales, c'est-à-dire celles dans lesquelles la moelle est complètement écrasée ou déchirée, sont beaucoup plus fréquentes que les lésions partielles, accompagnant presque invariablement une luxation complète ou une fracture-luxation de la colonne vertébrale. Même lorsque le déplacement des vertèbres n'est que partiel et temporaire, la moelle peut être complètement déchirée. Des lésions similaires peuvent résulter de coups de couteau ou de balles.

D'après les enregistrements de cas dans lesquels les vertèbres ont été blessées par des balles de fusils modernes, même si les parois osseuses du canal rachidien n'avaient pas été fracturées et qu'aucune hémorragie ne s'était produite dans le canal rachidien, la moelle à proximité a dégénéré en une « crème pâtissière ». "-like materials" incapable de tout pouvoir conducteur (Makins). Selon Stevenson, « cela doit être dû à la commotion vibratoire communiquée par le passage de la balle à une vitesse élevée ». L'importance de cette observation réside dans le fait que, dans de tels cas, aucun bénéfice ne peut suivre l'intervention opératoire.

Les *caractéristiques cliniques* varient selon le niveau auquel la moelle est blessée, et le diagnostic quant à la nature et au siège de la lésion doit être posé par une analyse minutieuse des symptômes. En passant doucement les doigts sous le dos du patient lorsqu'il est allongé, toute irrégularité des apophyses épineuses ou des lames peut être détectée, mais le mouvement du patient pour permettre un examen plus direct de la colonne vertébrale comporte un risque considérable et doit être surveillé. évité. Les skiagrammes sont indispensables car ils montrent la localisation exacte et la nature de la lésion.

Symptômes immédiats. — Quel que soit le niveau où la moelle est endommagée, il y a une paralysie immédiate et complète du mouvement et de la sensation (paraplégie) au-dessous du siège de la blessure, et les membres paralysés deviennent immédiatement flasques. Après un examen attentif, une étroite zone d'hyperesthésie peut être tracée au-dessus de la zone anesthésique, et le patient peut se plaindre de douleurs irradiantes dans les lignes nerveuses dérivées des segments de moelle directement impliqués. Dans les lésions transversales complètes, les symptômes paralytiques sont symétriques ; toute différence marquée des deux côtés indique une lésion incomplète.

La rétention d'urine et la rétention ou l'incontinence des selles sont des symptômes constants. Chez les jeunes hommes, le priapisme est courant : le corps caverneux du pénis est rempli de sang sans véritable érection. Il existe d'autres signes de paralysie vaso-motrice sous forme de dilatation des vaisseaux sous-cutanés et d'élévation locale de la température dans les parties paralysées. Les réflexes profonds, y compris les réflexes tendineux, sont définitivement perdus.

À moins qu'elle ne soit régulièrement vidée par le cathéter, la vessie se distend et il y a un écoulement d'urine – le débordement d'une vessie pleine. Comme la vessie est incapable de se vider et que son système nerveux trophique est perturbé, l'utilisation du cathéter comporte un risque considérable d'infection, à moins que les précautions les plus strictes ne soient adoptées. Une pneumonie hypostatique est susceptible de se développer. Une grande prudence dans les soins infirmiers est nécessaire pour éviter que les plaies trophiques ne se produisent sur les parties soumises à une pression, telles que le sacrum, les omoplates, les talons et les coudes.

Les symptômes ultérieurs sont le résultat d'une dégénérescence descendante ayant lieu dans les colonnes antéro-latérales de la moelle. Il y a souvent des secousses violentes et douloureuses des muscles des membres ; les muscles deviennent rigides et les membres fléchissent.

Traitement. —Lorsque le cordon est complètement sectionné, aucun bénéfice ne peut suivre une intervention chirurgicale et le traitement est orienté vers la prévention des complications infectieuses dues à la cystite et aux escarres.

Blessures de la moelle à différents niveaux. — *Région cervicale.* — Les lésions complètes des *quatre premiers segments cervicaux* , c'est-à-dire au-dessus du niveau du disque entre la troisième et la quatrième vertèbre cervicale, sont toujours rapidement, sinon instantanées, mortelles, car la respiration est immédiatement arrêtée par la destruction des fibres qui va former le nerf phrénique. C'est pour cette cause que la mort entraîne la pendaison judiciaire.

Dans les lésions situées entre le *cinquième segment cervical et le premier segment thoracique inclus* , les quatre membres sont paralysés. La sensation est perdue en dessous du deuxième espace intercostal. Les parties situées au-dessus de ce niveau conservent la sensation, car elles sont alimentées par les nerfs supra-claviculaires qui dérivent du quatrième segment cervical (Fig. 205). La récession des globes oculaires, le rétrécissement des fissures palpébrales et la contraction des pupilles résultent de la paralysie du sympathique cervical. La respiration est presque exclusivement assurée par le diaphragme et le hoquet est souvent persistant. Il y a d'abord une rétention d'urine, suivie d'un ruissellement dû au débordement, et du sucre est parfois retrouvé dans l'urine. Le priapisme est courant. Le pouls est lent (40 à 50) et plein ; et la température monte souvent très haut, symptôme toujours de mauvais augure.

FIG. 205. —Distribution des segments de la moelle épinière.

(D'après Kocher.)
Agrandir l'image

Lorsque la lésion est confinée au *sixième segment cervical*, les bras prennent une attitude caractéristique suite à la contraction des muscles alimentés par les segments supérieurs. Le haut du bras est en abduction et tourné vers l'extérieur, le coude est fortement fléchi et la main est en supination et fléchie (Fig. 206). La sensation est conservée le long du côté radial du membre.

FIG. 206. —Attitude des membres supérieurs dans les lésions traumatiques du sixième segment cervical. La proéminence de l'abdomen est due à la distension gazeuse de l'intestin.

Les lésions totales des segments cervicaux inférieurs sont généralement mortelles en deux à trois jours ou autant de semaines, par gêne respiratoire et pneumonie hypostatique.

Lorsque la lésion est confinée au *premier segment thoracique*, l'attitude des bras est généralement celle d'une légère abduction au niveau de l'épaule et d'une légère flexion au niveau du coude, les avant-bras sont en semi-pronation sur la poitrine ou le ventre, et il y a une légère flexion du des doigts. Il y a une anesthésie complète jusqu'au niveau du deuxième espace intermédiaire et le long de la distribution du nerf ulnaire (Fig. 205) ; la respiration est entièrement diaphragmatique ; et les changements oculaires dépendant de la paralysie du sympathique cervical sont présents.

Région thoracique. — Dans les lésions de la région thoracique — du deuxième au onzième segment thoracique inclus — l'anesthésie au-dessous du niveau de la lésion est complète et sa limite supérieure s'étend horizontalement autour du corps et non parallèlement aux nerfs intercostaux. Au-dessus de la zone anesthésique, il y a une zone d'hyperesthésie, et le patient se plaint d'une sensation comme si une bande était étroitement nouée autour du corps — « douleur de ceinture ».

La paralysie motrice et l'anesthésie sont co-extensives. Les muscles intercostaux situés sous le siège de la lésion et les muscles abdominaux sont paralysés. Les mouvements respiratoires sont ainsi gênés et, comme le malade est incapable de tousser, du mucus s'accumule dans les voies aériennes et il y a une tendance à la broncho-pneumonie. Comme le patient est incapable de faciliter la défécation ou d'expulser les flatulences en faisant un effort, l'intestin est susceptible de se distendre avec des matières fécales et des gaz, et le météorisme qui en résulte ajoute à l'embarras de la respiration en appuyant sur le diaphragme. Il y a une rétention d'urine suivie d'un ruissellement dû au débordement. Comme l'arc réflexe est intact, il peut y avoir une miction involontaire et inconsciente chaque fois que la vessie se remplit.

Si l'infection de la vessie et la formation d'escarres sont évitées, le patient peut vivre des mois, voire des années. A tout moment, cependant, une infection de la vessie peut survenir et se propager aux reins, déclenchant une pyélonéphrite ; ou le patient peut développer une myélite ascendante, et ces conditions sont les causes de décès les plus fréquentes.

Région lombo-sacrée. —Tous les segments spinaux représentant les nerfs lombaire, sacré et coccygien se situent entre le niveau de la onzième vertèbre thoracique et la première vertèbre lombaire. Les blessures des vertèbres thoraciques inférieures et lombaires supérieures peuvent donc produire une paralysie complète dans la zone de distribution des plexus lombaire et sacré. L'anesthésie atteint environ le niveau de l'ombilic. Il y a une incontinence urinaire et fécale dès le début. Le priapisme est absent. Les escarres et autres modifications trophiques sont fréquents, et il existe un risque habituel de complications liées aux voies urinaires.

Cône médullaire. —Une lésion confinée au cône médullaire peut résulter d'une chute en position assise. Elle s'accompagne d'une légère faiblesse des jambes, d'une anesthésie impliquant une zone en forme de selle sur les fesses et l'arrière des cuisses, le périnée, le scrotum et le pénis. L'urètre et le canal anal sont insensibles et il existe une paralysie des releveurs de l'anus, des sphincters rectaux et vésicaux. Les testicules conservent leur sensation.

Caude Equina. — Comme la moelle se termine à l'opposé du bord inférieur de la première vertèbre lombaire, les blessures en dessous de ce niveau impliquent la queue de cheval. L'étendue de la paralysie motrice et sensorielle varie en fonction du niveau de la lésion et des nerfs lésés. Parfois, il est complet, parfois sélectif. En règle générale, tous les muscles des membres inférieurs sont paralysés, à l'exception de ceux alimentés par les nerfs fémoral (crural antérieur), obturateur et fessier supérieur. Les muscles périnéaux et péniens sont également impliqués. Il existe une anesthésie du pénis, du scrotum, du périnée, de la moitié inférieure de la fesse et de tout le membre inférieur, à l'exception des faces antérieure et latérale de la cuisse, qui sont alimentées par le nerf cutané latéral et les branches cutanées du fémur (antérieur). crural). Il existe une incontinence urinaire et fécale. Le pronostic est plus favorable que pour les lésions touchant la moelle elle-même, et le seul risque pour la vie est la survenue de complications infectieuses.

Lésions partielles de la moelle et des racines nerveuses. — Les lésions partielles, telles que contusions, lacérations ou ruptures incomplètes, sont toujours accompagnées d'hémorragies dans la substance de la moelle et résultent généralement de distorsions ou de fractures et luxations incomplètes de la colonne vertébrale, ou de blessures par balle. Ils sont relativement rares.

Lorsque les *racines nerveuses* seules sont lésées, les phénomènes sensoriels prédominent. Fourmillements, douleurs irradiantes et névralgies sont présentes dans l'aire de répartition des nerfs impliqués. Il existe une parésie ou une paralysie motrice, qui peut disparaître soit brutalement, soit progressivement, soit persister et être suivie d'une atrophie des muscles concernés. Contrairement à ce qui est observé sous la pression des tumeurs et des produits inflammatoires, les contractions et les crampes sont rares.

Dans *les lésions partielles de la moelle,* les phénomènes moteurs prédominent. La parésie s'étend à toute la zone motrice au-dessous du siège de la lésion, mais la faiblesse est plus marquée d'un côté du corps. Les parties distales – pieds et jambes – souffrent plus que les parties proximales – bras et mains, et les extenseurs plus que les fléchisseurs. La parésie se développe lentement, varie en étendue et en degré et peut bientôt s'améliorer. Des troubles vaso-moteurs accompagnent les symptômes moteurs. Des phénomènes irritants, tels que des contractions ou des contractures, peuvent survenir plus tard.

Les réflexes profonds, particulièrement les réflexes réflexes, peuvent être absents au début, mais ils reviennent bientôt et sont généralement exagérés ; une réponse bien marquée de Babinski pourrait apparaître plus tard. L'abolition des réflexes n'indique donc pas nécessairement une destruction complète de la moelle, mais leur retour est une preuve concluante que la lésion est partielle. Il est donc nécessaire de différer le jugement jusqu'à ce qu'il soit déterminé si l'abolition des réflexes est temporaire ou permanente.

Les troubles sensoriels peuvent être totalement absents. Lorsqu'elles sont présentes, elles sont incomplètes et ont surtout un caractère irritant. Ils peuvent ne pas atteindre le même niveau que les phénomènes moteurs, et les différentes fonctions sensorielles sont inégalement perturbées dans les zones correspondant aux différentes racines nerveuses. Il y a parfois une combinaison d'hyperesthésie d'un côté et d'anesthésie de l'autre.

La rétention d'urine n'est pas toujours présente, même dans les cas où les membres sont complètement paralysés, car les fibres d'un côté du cordon suffisent à maintenir les fonctions de la vessie. Le patient peut se rendre compte que sa vessie est pleine, même s'il est incapable de la vider. De même, la sensation dans le rectum et l'anus peut être conservée même si le contrôle des sphincters est perdu. Le priapisme peut être présent, mais tend à disparaître.

Dans les lésions partielles, les difficultés du diagnostic sont parfois augmentées par la survenue d'hémorragies dans la substance de la moelle, de sorte que les symptômes de pression généralisée s'ajoutent à ceux de la lésion partielle. Avec le temps, les symptômes dus à l'hémorragie intra-médullaire disparaissent, mais ceux dus à la déchirure du cordon persistent.

Le *pronostic* est généralement favorable, mais doit être surveillé car des modifications organiques permanentes de la moelle peuvent survenir, provoquant un état spasmodique des muscles. Lorsque la guérison a lieu, les premiers signes sont le retour des réflexes et un changement progressif des membres de l'état flasque à l'état spastique. La sensibilité revient dans l'ordre suivant : le toucher, la douleur, la température et les parties fournies par les segments sacrés les plus bas deviennent généralement sensibles en premier. La puissance volontaire revient plus tôt dans les fléchisseurs que dans les extenseurs, et la flexion des orteils est presque invariablement le mouvement volontaire le plus précoce possible. L'infection par des escarres ou par les voies urinaires est la cause de décès la plus fréquente dans les cas mortels.

Le *traitement* s'effectue selon les mêmes principes que pour les lésions totales. La laminectomie est toutefois indiquée lorsqu'il y a des raisons de croire que la pression est due à une cause quelconque, telle qu'un caillot de sang ou un fragment d'os déplacé, susceptible d'être retiré.

En pratique, lorsqu'une personne a perdu la puissance des membres inférieurs à la suite d'un accident, il existe trois conditions nécessitant une différenciation ultime : une commotion cérébrale de la moelle seule, une lésion transversale totale et une lésion partielle de la moelle associée à une commotion cérébrale. Il faut encore une fois souligner qu'il n'est peut-être pas possible de les différencier immédiatement après l'accident. Deux ou trois jours peuvent s'écouler avant qu'il soit possible de donner un avis définitif.

« La colonne vertébrale du chemin de fer. » — Ce terme est employé pour désigner un trouble du système nerveux qui peut se développer chez les personnes qui ont été victimes d'accidents ferroviaires, mais un groupe similaire de symptômes se rencontre chez les hommes occupés à des travaux pénibles, tels que les mineurs de charbon, qui, après une blessure au dos, développent des symptômes liés au système nerveux pour lesquels il n'est pas rare qu'ils demandent réparation devant les tribunaux. Il est remarquable que cela se produise rarement chez les employés des chemins de fer ou chez les passagers qui subissent des blessures graves, telles que des fractures ou des plaies lacérées.

Caractéristiques cliniques. — Le patient raconte habituellement qu'il a été projeté de force d'avant en arrière à travers le chariot au moment de l'accident. Il est un instant hébété et souffre d'un choc ou, peut-être, d'un état un peu plus grave à ce moment-là, et peut continuer son voyage. Cependant, une fois arrivé à destination, il se sent faible et nerveux et se plaint de douleurs au dos et aux membres. Il y a rarement des signes de blessures locales. Pendant quelques jours, il peut peut-être vaquer à ses occupations, mais il finit par se sentir inapte et doit y renoncer.

Les symptômes qui se développent ensuite sont pour la plupart subjectifs et il est donc difficile de les corroborer ou de les réfuter ; on observera que si quelques-uns d'entre eux se rapportent à la moelle, le plus grand nombre se rapporte au cerveau. Ils incluent généralement un sentiment général de faiblesse, de nervosité et d'incapacité à concentrer son attention sur le travail ou sur les affaires. Le patient est insomniaque ou son sommeil est perturbé par des rêves terrifiants. Sa mémoire est défectueuse, ou plutôt sélective, car il peut généralement se rappeler les circonstances de l'accident avec clarté et précision. Il devient irritable et émotif, se plaint de sensations de poids ou de plénitude dans la tête, de vertiges passagères, est hypersensible aux sons et se plaint parfois de bruits dans les oreilles. Il y a une faiblesse de la vision et une photophobie, mais il n'y a pas de changements ophtalmoscopiques. Il a mal au dos à tout mouvement, et il y a une sensibilité diffuse ou une hyperesthésie le long de la colonne vertébrale. Il y a une faiblesse des membres, parfois accompagnée d'engourdissements, et il se fatigue facilement en marchant. Il peut y avoir une perte de puissance sexuelle et une irritabilité de la vessie, mais il y a rarement des difficultés à uriner. Le patient a tendance à perdre du poids, peut acquérir une expression anxieuse et soucieuse et paraître prématurément vieilli. Une attention particulière doit être portée à l'état des réflexes profonds et à l'état des muscles, car toute altération des réflexes ou atrophie des muscles indique la présence d'une lésion organique certaine.

Les symptômes étant entièrement subjectifs, il est souvent extrêmement difficile d'exclure la possibilité d'une simulation ; il est essentiel que le patient soit examiné avec une précision scrupuleuse à intervalles réguliers et que des notes minutieuses soient prises à des fins de comparaison, et également que le médecin conserve une attitude impartiale et ne développe pas de parti pris en faveur ou contre la demande d'indemnisation du patient. .

Tant que le procès est en cours, le patient ne tire que peu d'avantages du traitement, mais une fois que son esprit est soulagé par le règlement de sa réclamation, qu'il lui soit favorable ou non, sa santé est généralement restaurée par le traitement tonique général employé pour la neurasthénie.

BLESSURES DE LA COLONNE VERTÉBRALE

partielles comprennent les torsions ou les entorses, les luxations isolées des apophyses articulaires, les fractures isolées des arcs et des apophyses épineuses et les fractures isolées des corps vertébraux. Les lésions *complètes* les plus importantes sont les luxations totales et les fractures-luxations.

Dans les lésions partielles, la continuité de la colonne dans son ensemble n'est pas rompue, et la moelle subit peu de dommages, ou peut s'échapper entièrement ; en revanche, dans les lésions complètes, la colonne est brisée et la moelle est toujours gravement endommagée, et souvent de manière irréparable.

Les torsions et les luxations sont plus fréquentes dans la région cervicale, c'est-à-dire dans la partie de la colonne vertébrale où l'amplitude de mouvement vers l'avant (flexion) est la plus grande. Les fractures sont plus fréquentes dans la région lombaire, où la flexion est la plus restreinte. Les fractures-luxations surviennent généralement là où l'amplitude de flexion est intermédiaire, c'est-à-dire dans la région thoracique.

Dans toutes les lésions accompagnées de déplacement, le segment supérieur de la colonne vertébrale est déplacé vers l'avant.

Les torsions ou **entorses** sont produites par des mouvements qui mettent brusquement en étirement les structures ligamentaires et musculaires de la colonne vertébrale, c'est-à-dire, à des degrés moindres, les mêmes formes de violence qui produisent la luxation. Lorsque les seules attaches interépineuses et musculaires sont déchirées, les effets se limitent au site de ces structures, mais lorsque les ligaments flava sont impliqués, le sang peut être extravasé et s'infiltrer dans l'espace entre la dure-mère et l'os et donner lieu à des symptômes de pression. sur le cordon. Les racines nerveuses émergeant des vertèbres affectées peuvent être étirées ou lacérées, ce qui peut entraîner des douleurs irradiantes dans leur zone de distribution.

Au niveau *cervical* , la distorsion résulte généralement soit d'une extension forcée du cou - par exemple d'un coup violent ou d'une chute sur le front forçant la tête vers l'arrière - soit d'une flexion forcée du cou. Le patient se plaint de douleurs intenses au niveau du cou et d'une incapacité à bouger la tête, qui est souvent tenue de manière rigide en position torsadée. Il y a une sensibilité marquée en essayant d'effectuer des mouvements passifs et en exerçant une pression sur les vertèbres affectées ou sur le sommet de la tête. Le point de sensibilité maximale indique la vertèbre la plus impliquée. Au diagnostic, fracture et luxation sont exclues par l'absence de toute altération des positions relatives des points osseux et par le fait que des mouvements passifs, bien que douloureux, sont possibles dans toutes les directions.

Dans la région *lombaire* , les entorses sont généralement dues à un effort excessif pour soulever des poids lourds ou au fait que le patient a été soudainement projeté d'avant en arrière lors d'une collision ferroviaire. Les attaches des muscles des reins sont probablement les parties les plus touchées. Le dos reste rigide et il y a des douleurs lors des mouvements, en particulier lorsque l'on se relève d'une position penchée.

Traitement. — Si elle n'est pas soignée avec soin, une entorse de la colonne vertébrale est susceptible de provoquer une invalidité prolongée. Le patient doit être maintenu au repos au lit et, lorsque la blessure se situe dans la région cervicale, une extension doit être appliquée à la tête avec la nuque appuyée sur un oreiller à rouleau. Il faut recourir précocement au massage, mais les mouvements actifs sont interdits jusqu'à ce que tous les symptômes aigus aient disparu. Chez les patients prédisposés à la tuberculose, la période de repos complet doit être sensiblement prolongée.

Luxation isolée des processus articulaires. — Cette blessure, qui se rencontre le plus souvent dans la région cervicale et est presque toujours unilatérale, est ordinairement produite par le malade tombant d'un véhicule qui démarre brusquement et atterrissant sur la tête ou sur les épaules de telle manière que le cou est heurté de force. fléchi et tordu. L'apophyse articulaire de la vertèbre supérieure avance, de sorte qu'elle vient se situer devant celle du dessous.

La douleur et la sensibilité sont beaucoup moins marquées que lors d'une simple torsion, car les ligaments sont complètement déchirés et ne sont donc pas en état de tension. Le patient considère souvent à la légère son état au moment de l'accident et ne peut demander conseil que quelque temps après, en raison de la déformation. La tête est fléchie et la face tournée du côté opposé à la luxation, l'attitude ressemble beaucoup à celle d'un torsadé ordinaire, sauf que c'est le sterno-mastoïdien opposé qui est tendu. Le déplacement osseux est mieux reconnu par la palpation de l'apophyse transverse de la vertèbre luxée. Dans le cas des vertèbres supérieures, cela se fait à partir du pharynx, dans la partie inférieure, entre le sterno-mastoïdien et la trachée. Il y a une douleur à la tentative de mouvement et une sensibilité à la pression, en particulier du côté qui n'est pas déplacé, car les ligaments sont là lors de l'étirement. Il existe souvent des douleurs irradiantes le long de la ligne des nerfs émergeant entre les vertèbres affectées. Les corps n'étant pas séparés, les dégâts sur la corde sont exceptionnels. La lésion peut généralement être reconnue sur une radiographie.

Traitement. — La réduction doit être tentée immédiatement, avant que les vertèbres ne se fixent dans leur position anormale. Sous anesthésie, une légère extension de la tête est réalisée par un assistant, et l'attitude anormale est d'abord légèrement exagérée pour détendre les ligaments et redonner de la mobilité aux processus articulaires verrouillés. La tête est ensuite fléchie de force vers le côté opposé, après quoi elle peut être tournée dans son attitude normale (Kocher). Les mouvements aléatoires pour effectuer une réduction s'accompagnent d'un risque d'endommagement du cordon. Une fois la réduction effectuée, le traitement est le même que celui d'une entorse.

Fractures isolées des arches, apophyses épineuses et transversales. — Les fractures des arcs et des apophyses épineuses résultent généralement d'une violence directe, telle qu'un coup ou une blessure par balle, et s'accompagnent de meurtrissures des parties molles sus-jacentes, d'une irrégularité dans la ligne des épines et des signes ordinaires de fracture. Les skiagrammes sont utiles pour montrer la nature exacte de la lésion. Ces fractures sont plus fréquentes dans les régions cervicales inférieures et thoraciques, où les colonnes vertébrales sont les plus proéminentes et donc les plus exposées aux blessures.

FIG. 207. — Fracture par compression des corps des troisième et quatrième vertèbres lombaires. Femme, et. 28 ans, qui est tombé de trois étages et a atterri sur les fesses.

Dans de nombreux cas, il n'y a aucun symptôme de lésion de la moelle ou des nerfs spinaux, mais lorsque les deux lames cèdent, la partie postérieure de l'arcade peut être enfoncée et provoquer une pression directe sur la moelle, ou du sang peut s'écouler entre l'os et la moelle. dure-mère. Dans de tels cas, une opération immédiate est indiquée. En l'absence de symptômes du cordon, le traitement consiste à assurer un repos, avec l'aide d'extensions si nécessaire, pendant plusieurs semaines jusqu'à la réunification des os.

L'utilisation des rayons X a montré qu'un ou plusieurs *apophyses transverses des vertèbres lombaires* peuvent être arrachées par violence directe. Les symptômes sont une douleur et une sensibilité dans la région de la fracture, ainsi qu'une restriction marquée des mouvements, notamment dans le sens de la flexion. Cette lésion pourrait expliquer certains cas de douleurs persistantes dans le dos suite à des blessures chez les ouvriers. Il est toutefois important de se rappeler que sur une radiographie, une épiphyse non unie peut simuler une fracture.

Fracture isolée des corps – « Fracture par compression ». — La « fracture par compression » consiste en un écrasement de haut en bas des corps — et des corps seulement — d'une ou plusieurs vertèbres. Cela est dû au fait que le patient tombe d'une hauteur et atterrit sur la tête, les fesses ou les pieds de telle manière que la force est transmise le long des corps vertébraux tandis que la colonne vertébrale est fléchie.

Si le patient retombe sur la tête, la fracture par compression touche généralement les vertèbres cervicales inférieures ou thoraciques supérieures. Lorsqu'il atterrit sur les fesses ou les pieds, ce sont généralement les vertèbres lombaires ou thoraciques inférieures qui sont fracturées (Fig. 207).

En règle générale, il n'y a aucun signe externe de blessure au niveau de la colonne vertébrale. Le sternum, cependant, est souvent fracturé et des irrégularités et des décolorations peuvent être détectées en examinant le devant de la poitrine. La reconnaissance d'une fracture du sternum doit toujours faire soupçonner une fracture de la colonne vertébrale. A l'examen du dos, on reconnaît une projection plus ou moins marquée des apophyses épineuses des vertèbres lésées. Dans les régions cervicale et lombaire, cette projection peut simplement oblitérer la concavité normale. L'apophyse épineuse qui forme le sommet de la projection appartient à la vertèbre située au-dessus de celle qui est écrasée. La moelle s'échappe généralement, mais les nerfs émergeant en relation avec les vertèbres endommagées peuvent être meurtris, ce qui donne lieu à des douleurs de ceinture.

Une sensibilité locale est provoquée par une pression sur les vertèbres affectées. Comme on pouvait s'y attendre compte tenu de la nature de l'accident à l'origine de cette lésion, elle est souvent associée à des blessures graves à la tête, aux membres ou aux organes internes qui affectent gravement le pronostic.

Le *traitement* consiste à relâcher la pression sur les vertèbres lésées afin que le matériel de réparation puisse être déposé de manière à restaurer l'intégrité de la colonne. Dans la région cervicale, une extension est appliquée sur la tête et un oreiller roulant placé sous le cou. Dans la région lombaire, l'extension est appliquée par les membres inférieurs et l'oreiller placé sous les reins. Le malade est alité pendant six ou huit semaines et, avant de se lever, on lui applique une veste en poroplastique ou en plâtre de Paris. Ceci est porté pendant un mois ou six semaines.

FIG. 208. —Fracture—Luxation de la neuvième vertèbre thoracique, montrant le déplacement vers le bas et vers l'avant du segment supérieur et la compression du cordon par le bord supérieur du segment inférieur.

(Musée anatomique, Université d'Édimbourg.)

Spondylarthrite traumatique. —Cette condition est susceptible de se développer chez les patients ayant subi une blessure grave au dos. On pense qu'elle trouve son origine dans une fracture par compression qui n'a pas été reconnue et est probablement due au fait que le cal rejeté pour la réparation de la fracture a été soumis trop tôt à une contrainte et à une pression, ou à un ramollissement progressif de la vertèbre blessée et de les corps de ceux qui lui sont adjacents. Cela entraîne une altération de la forme des os affectés, qui peut être démontrée au moyen des radiographies. L'histoire habituelle est que, quelque temps après avoir repris le travail, le patient souffre de douleurs dans le dos et de douleurs irradiantes autour du corps et dans les jambes. Il devient de plus en plus inapte au travail, et une saillie marquée apparaît dans le dos et peut atteindre plusieurs vertèbres. Bien que la maladie soit progressive, les vertèbres proéminentes sont douloureuses et sensibles. Au fil du temps, le processus de ramollissement est arrêté et les os affectés fusionnent, de sorte que la zone de la colonne vertébrale impliquée devient rigide et qu'il en résulte une déformation permanente. Tant que l'état est évolutif, le patient doit être maintenu en position couchée et hyper-étendue sur un oreiller à roulettes et, lorsqu'il se lève, la colonne vertébrale doit être soutenue par une veste.

Luxation et Fracture-Luxation. — Il est rarement possible, au chevet du patient, de faire la distinction entre une luxation complète de la colonne vertébrale et une fracture-luxation. *La fracture-luxation* est de loin la lésion la plus courante des deux et est la blessure communément appelée « dos cassé ». Elle peut survenir dans n'importe quelle partie de la colonne, mais on la rencontre le plus souvent dans les régions thoracique et thoracico-lombaire. Elle résulte généralement d'une flexion forcée de la colonne vertébrale, comme par exemple lorsqu'un mineur travaillant en position courbée est frappé aux épaules par une forte chute de charbon. La colonne vertébrale est extrêmement courbée et se brise à *l'angle de flexion et non au point frappé* . La lésion consiste en une luxation bilatérale complète des processus articulaires, accompagnée d'une fracture traversant un ou plusieurs corps. Cette fracture est généralement oblique, s'étendant vers le bas et vers l'avant. Le fragment supérieur avec le segment de la colonne vertébrale au-dessus est déplacé vers le bas et vers l'avant, et la moelle est écrasée entre le bord postérieur du corps fracturé et l'arc de la vertèbre au-dessus (Fig. 208). Dans presque tous les cas, le cordon est endommagé de manière irréparable.

La luxation totale , dans laquelle les processus articulaires des deux côtés sont déplacés et le disque intervertébral contigu séparé, est rare et se rencontre principalement dans la région cervicale inférieure.

Caractéristiques cliniques. — Les symptômes marquants des lésions totales se rapportent aux dommages infligés à la moelle. Le diagnostic doit toujours être posé en tenant compte du mécanisme de la lésion et de l'état des fonctions nerveuses situées sous la lésion. En aucun cas le patient ne doit être déplacé pour permettre l'examen du dos, car cela risquerait d'augmenter le déplacement et d'endommager davantage le cordon. En passant les doigts sous le dos, lorsque le patient est couché, on constate généralement une certaine projection vers l'arrière des apophyses épineuses, la plus saillante étant celle de la vertèbre cassée. L'apophyse épineuse immédiatement au-dessus est déprimée car le segment supérieur a glissé vers l'avant. Une douleur, une sensibilité, un gonflement et une décoloration peuvent être présents au niveau des vertèbres blessées. Il est généralement possible de réaliser des skiagrammes sans risque de dommages supplémentaires à la colonne vertébrale. Il y a une perte totale de mouvement et de sensation sous le siège de la lésion. Les symptômes des lésions transversales totales de la moelle à différents niveaux ont déjà été décrits (p. 416).

Traitement. — On peut tenter de réduire le déplacement sous anesthésie, en effectuant une légère traction dans le grand axe de la colonne vertébrale par des assistants, pendant que le chirurgien tente de modeler les os en position. Aucune manipulation particulière n'est nécessaire, car les ligaments sont largement déchirés et les os sont généralement facilement remplacés. Un oreiller à rouleau est placé sous le siège de la fracture pour permettre au poids du corps au-dessus et au-dessous d'exercer une légère traction, et ainsi de soulager la pression sur le cordon. Le traitement opératoire n'est presque jamais d'aucune utilité, car le cordon n'est pas seulement pressé, mais est gravement écrasé, voire complètement déchiré. Même lorsque le cordon n'est que partiellement déchiré, le traitement opératoire ne donnera probablement pas de meilleurs résultats que ceux obtenus par réduction et extension. Les précautions habituelles doivent être prises pour prévenir les cystites et les escarres.

La fracture-luxation totale entre l' *atlas* et *l'épistrophée* (axe), si elle s'accompagne d'un déplacement, est instantanément mortelle (Fig. 209). C'est la lésion osseuse qui survient lors des pendaisons judiciaires. Une fracture de l'apophyse odontoïde peut toutefois survenir sans déplacement, le ligament transverse retenant le fragment en position et protégeant la moelle des blessures. Le patient se plaint de raideur de la nuque et de douleurs, et la lésion peut être reconnue sur une radiographie. Un certain nombre de cas ont été enregistrés dans lesquels la mort est survenue subitement des semaines ou des mois après une telle blessure, par ramollissement du ligament transverse et déplacement des os.

FIG. 209. —Fracture du processus odontoïde de la vertèbre de l'axe.

Plaies pénétrantes. — Celles-ci résultent d'accidents par coups de couteau ou par balle et sont pratiquement équivalentes à des fractures ouvertes de la colonne vertébrale ; leur gravité dépend de l'étendue des dommages causés au cordon et du fait que la plaie soit infectée ou non. Dans de nombreux cas, la pathologie se complique par des lésions des cavités pleurales ou péritonéales et des viscères qu'elles contiennent, ou par des lésions de la trachée, de l'œsophage ou des gros vaisseaux et nerfs du cou. Lorsque les membranes de la moelle sont ouvertes, l'écoulement abondant et continu du liquide céphalo-rachidien peut s'avérer une complication grave.

Traitement. — La plaie des parties molles est traitée selon les lignes habituelles. Lorsque les apophyses épineuses et les lames sont enfoncées sur la moelle, il faut les élever immédiatement par opération. Dans les lésions touchant la région lombo-sacrée, il est parfois conseillé de réaliser une laminectomie afin de suturer les cordons nerveux divisés.

Lorsqu'il existe des preuves que la moelle épinière est complètement divisée, l'opération est contre-indiquée. Des tentatives ont été faites pour réunir les deux extrémités du cordon divisé par des sutures, mais il n'existe pas encore de trace authentique de restauration de la fonction après l'opération.

CHAPITRE XVII
MALADIES DE LA COLONNE VERTÉBRALE ET DE LA MOELLE ÉPINIÈRE

- MALADIE DE POTT : *Pathologie* ;

- *Caractéristiques cliniques*

- — Maladie de Pott car elle affecte différentes régions de la colonne vertébrale

- — Maladie de l'articulation sacro-iliaque ;

- Maladie syphilitique de la colonne vertébrale ;

- Tumeurs des vertèbres ;

- Colonne hystérique ;

- Ostéomyélite aiguë ;

- Spondylarthrite rhumatismale ;

- Arthrite déformante ;

- Coccydynie ;

- Tumeurs du cordon et des membranes

- — Méningite spinale ;

- Myélite spinale

- — Malformations congénitales :

- *Spina-bifida* ;

- *Tumeurs congénitales sacro-coccygiennes* .

- Sinus et fistules sacro-coccygiens congénitaux .

MALADIE TUBERCULEUSE DE LA COLONNE VERTÉBRALE : MALADIE DE POTT

Percival Pott, en 1779, a été le premier à décrire une maladie de la colonne vertébrale caractérisée par une érosion et une destruction des corps vertébraux. Elle est susceptible de produire une déformation angulaire de la colonne vertébrale, et d'être associée à la formation d'abcès et à des symptômes nerveux liés à une pression sur la moelle. Cette maladie est désormais connue pour être tuberculeuse. Cela peut survenir à n'importe quelle période de la vie, mais dans au moins 50 pour cent. Dans de nombreux cas, elle touche les enfants de moins de dix ans et débute rarement après la quarantaine.

Anatomie morbide. — Le processus tuberculeux peut affecter n'importe quelle partie de la colonne vertébrale et est généralement limité à une seule région ; plusieurs vertèbres sont généralement impliquées simultanément. La maladie peut débuter soit à l'intérieur des corps vertébraux, ostéomyélite tuberculeuse, soit dans la couche plus profonde du périoste, à la face antérieure des os, périostite tuberculeuse.

FIG. 210. —Ostéomyélite tuberculeuse affectant plusieurs vertèbres à la jonction thoracico-lombaire.

L'ostéomyélite est la forme la plus fréquemment rencontrée chez l'enfant. La maladie commence par une infiltration tuberculeuse de la moelle, qui entraîne un ramollissement des corps des vertèbres affectées, en particulier dans leurs parties antérieures, et, à mesure que la maladie progresse, une caséation et une suppuration s'ensuivent, et le processus destructeur s'étend aux vertèbres adjacentes. disques. Dans certains cas, un séquestre se forme, soit à la surface, soit à l'intérieur d'une vertèbre. Le pus se fraye généralement un chemin vers l'avant et les côtés des os et s'enfouit sous le ligament longitudinal antérieur (commun). Plus rarement, elle se propage vers le canal vertébral et s'accumule autour de la dure-mère, provoquant une pression sur la moelle.

La compression des vertèbres malades par le poids de la tête et du tronc au-dessus du siège de la lésion, et par la traction des muscles passant dessus, produit une inclinaison de la colonne vertébrale. Les parties antérieures des corps étant plus largement détruites, s'enfoncent, tandis que les parties postérieures moins endommagées et les processus articulaires intacts empêchent une luxation complète. De cette façon, l'intégrité du canal est maintenue et le cordon échappe généralement à toute pression. Les apophyses épineuses des vertèbres affectées se projettent et forment une proéminence sur la ligne médiane du dos. Lorsque, comme c'est habituellement le cas, seules deux ou trois vertèbres sont impliquées, cette proéminence prend la forme d'une projection angulaire prononcée, tandis que si une série de vertèbres sont impliquées, la déformation est de la nature d'une légère courbe vers l'arrière (Fig. 210).

La *forme périostée* de la tuberculose vertébrale est la plus fréquemment rencontrée chez l'adulte. La maladie débute dans la couche plus profonde du périoste, sur la face antérieure des vertèbres, et s'étend le long de la surface des os, provoquant des caries superficielles étendues. Il peut attaquer les disques à leurs bords et se propager vers l'intérieur entre les disques et les vertèbres contiguës. En raison de la zone relativement large de la colonne vertébrale impliquée, cette forme de la maladie n'est pas accompagnée d'une déformation angulaire, mais plutôt d'une large courbure vers l'arrière dont l'étendue correspond au nombre de vertèbres affectées. L'accumulation de pus tuberculeux sous le périoste et le ligament longitudinal antérieur constitue le premier stade de la formation des gros abcès auxquels cette forme de tuberculose rachidienne est si communément associée.

Effets sur la moelle épinière et les racines nerveuses. — Dans quelques cas, la moelle et les racines nerveuses sont pressées par un gonflement œdémateux des membranes ; dans d'autres, le processus tuberculeux attaque la dure-mère et donne lieu à la formation de tissu de granulation sur sa face externe : *pachyméningite tuberculeuse* . Plus rarement, une accumulation de pus se forme entre l'os et la dure-mère et repousse la moelle contre les lames. La moelle est rarement soumise à une pression du seul fait de la courbure de la colonne vertébrale, mais il arrive parfois, notamment dans la région cervicale, qu'un séquestre se déplace vers l'arrière et exerce une pression sur elle, et il arrive parfois, également dans la région cervicale, que la moelle soit la moelle est pincée par un déplacement soudain des vertèbres malades, une condition comparable à une fracture-luxation de la colonne vertébrale.

La gravité des symptômes est aggravée par l'apparition d'une inflammation de la moelle, *la myélite* , qui n'est pas due à une maladie tuberculeuse, mais à une interférence avec son apport sanguin due à la méningite associée.

Réparation. — Lorsque la progression de la maladie est arrêtée, la guérison naturelle de l'état est provoquée par la fusion des corps des vertèbres affectées par ankylose osseuse (fig. 211). Pendant que ce processus réparateur progresse, la contraction cicatricielle rend la déformation angulaire plus aiguë, et elle peut continuer à s'accroître jusqu'à ce que les os soient complètement ankylosés ; ce processus réparateur peut être suivi dans des skiagrammes successifs. Une augmentation de la projection dans le dos n'est donc pas nécessairement un symptôme défavorable, même si elle est bien entendu indésirable.

FIG. 211. —Ankylose osseuse des corps (a) des vertèbres dorsales, (b) des vertèbres lombaires suite à la maladie de Pott. Il existe une cyphose marquée au siège de la maladie et une lordose compensatoire en haut et en bas.

(Musée du Royal College of Surgeons, Édimbourg.)

FIG. 212. —Radiogramme d'un spécimen de musée de la maladie de Pott chez un enfant ; la maladie est localisée à la jonction thoracico-lombaire.

(Dr Hope Fowler.)

Dans de rares cas, la maladie affecte uniquement les apophyses articulaires ou épineuses, produisant des caries superficielles et un abcès localisé.

Caractéristiques cliniques. — Les caractéristiques cliniques du mal de Pott varient si largement selon les différentes régions de la colonne vertébrale, qu'il est nécessaire de considérer chaque région séparément. Toutefois, pour éviter les répétitions, certaines caractéristiques générales peuvent être décrites d'abord.

Douleur. — Dans les premiers stades, le patient se plaint d'une sensation de fatigue qui l'empêche de marcher longtemps ou de rester debout longtemps . Plus tard, il y a une douleur constante, sourde et rongeante dans le dos, augmentée par toute forme de mouvement, en particulier celui qui implique des secousses ou une flexion de la colonne vertébrale. Si le patient est un enfant, on remarque qu'il cesse de jouer avec ses compagnons et a tendance à s'asseoir ou à s'allonger, adoptant généralement une attitude qui tend à alléger le poids du segment affecté de la colonne vertébrale (Fig. 214 , 217)). S'il est en déplacement, la douleur s'accentue à mesure que la journée avance, mais peut s'atténuer pendant la nuit. Elle se manifeste souvent le long du trajet des nerfs émergeant entre les vertèbres malades, et prend la forme de maux de tête, de douleurs névralgiques dans les bras ou sur le côté, de douleurs aux ceintures ou de maux de ventre, selon le siège de la lésion. La sensibilité peut être provoquée en appuyant sur les apophyses épineuses ou transverses des vertèbres malades, ou en exerçant une pression dans le grand axe de la colonne vertébrale. Ces tests n'ont cependant pas une grande valeur diagnostique et doivent être omis car ils provoquent des souffrances inutiles. Il faut garder à l'esprit que dans certains cas, la maladie n'est accompagnée d'aucune douleur.

Rigidité. — La douleur produite par le mouvement de la partie malade de la colonne vertébrale provoque une contraction réflexe des muscles qui la parcourent, et le segment affecté de la colonne est ainsi rendu rigide. Si la paume de la main est placée sur la zone douloureuse pendant que le patient tente d'effectuer des mouvements de baisse, de hochement de tête ou de rotation sur le côté, on constate que les vertèbres impliquées se déplacent *en bloc* au lieu de glisser les unes sur les autres. Cette rigidité de la partie malade de la colonne avec « embarquement » des muscles du dos est l'un des signes diagnostiques les plus précoces et les plus précieux du mal de Pott.

Déformation. — La déformation la plus courante et la plus caractéristique est une courbure antéro-postérieure anormale, avec sa convexité vers l'arrière. La situation, l'étendue et l'acuité de la courbure varient selon la région de la colonne vertébrale touchée, la situation de la maladie osseuse et le nombre de vertèbres impliquées. Lorsque la maladie a détruit le corps d'une ou deux vertèbres, il en résulte une déformation angulaire courte, aiguë ; lorsqu'elle affecte la surface de plusieurs os, une courbure longue et large.

Une déviation latérale se rencontre parfois dans les premiers stades de la maladie, par suite d'une contraction musculaire inégale, et dans les stades ultérieurs, par destruction excessive d'un côté d'une vertèbre, ou par luxation partielle entre deux vertèbres malades.

Formation d'abcès. — Les abcès rachidiens surviennent plus fréquemment et à un stade plus précoce chez les adultes que chez les enfants, car chez les adultes, la maladie débute généralement à la surface des vertèbres. L'infection pyogène de ces abcès après leur éclatement externe constitue l'un des principaux risques pour la vie dans la maladie de Pott.

Apparitions aux rayons X. — Ceux-ci, considérés avec les signes cliniques, fournissent généralement des renseignements précieux sur le siège exact et la nature de la lésion ainsi que sur le nombre de vertèbres atteintes. Il est recommandé de comparer le skiagramme avec celui du rachis normal de la même région et d'un patient d'âge à peu près similaire. Les contours des corps sont laineux ou flous ; au début, des zones claires peuvent apparaître correspondant à des foyers de fromage. Dans des cas progressifs, les corps peuvent être modifiés en forme et en taille, et à cause de la destruction et de l'effondrement des os, l'espacement des corps et des côtes est modifié. Dans l'interprétation des skiagrammes, l'aide est souvent obtenue par une altération de l'axe des corps, une déviation angulaire attirant souvent l'attention sur la lésion qui se situe au niveau de « l'angle ». Chez les enfants (Fig. 213), on observe souvent une ombre fusiforme, se dessinant sur la colonne vertébrale, qui est due à un abcès froid, et qui s'étend au-dessus et au-dessous des corps effectivement impliqués dans le processus tuberculeux. La fusion des corps par l'os nouveau, qui accompagne la réparation, peut être suivie par des skiagrammes pris à intervalles réguliers.

FIG. 213. —Radiogramme du thorax de l'enfant, montrant une ombre en forme de fuseau sur le site de ska maladie de Pott des quatrième, cinquième et sixième vertèbres thoraciques.

Symptômes du cordon et des nerfs. — Lorsqu'on appuie sur la moelle épinière, les fibres motrices sont d'abord affectées car elles reposent superficiellement sur les faces antéro-latérales de la moelle et sont plus sensibles à la pression. Il y a d'abord une faiblesse ou une parésie des muscles alimentés par la partie de la moelle située au-dessous du siège de pression. Les réflexes réflexes et plantaires sont exagérés et le clonus de la cheville est marqué. Plus tard, apparaissent des paralysies de type spastique, plus ou moins étendues, allant parfois jusqu'à la paraplégie complète, et pouvant survenir progressivement ou tout à fait brutalement. Il y a une atrophie musculaire due à la non-utilisation, et plus tard une tendance à la contracture et au développement de déformations, à la suite de la sclérose ou de la dégénérescence descendante de la moelle.

Les fibres sensorielles s'échappent généralement, bien que dans certains cas il y ait une anesthésie partielle et une perversion de la sensation. Lorsqu'il existe également une myélite, la perte de sensibilité à la douleur (analgésie) en dessous du niveau de la lésion est l'un des symptômes les plus caractéristiques. Dans les cas graves, il existe une incontinence urinaire et fécale, car le patient perd le contrôle des sphincters. Les escarres aiguës ne sont pas rares.

Les symptômes se rapportant à la pression exercée sur les *racines nerveuses* à leurs points d'émergence sont des douleurs et une hyperesthésie le long du trajet des nerfs sur lesquels elles sont pressées, et parfois une faiblesse et une atrophie des muscles alimentés par celles-ci ; la douleur aux ceintures est souvent un symptôme important chez les adultes.

Dans le **diagnostic** de la maladie de Pott chez les jeunes enfants, l'accent principal est mis sur la démonstration de la rigidité de la partie affectée de la colonne vertébrale ; l'enfant est couché sur le ventre et est soulevé par les jambes et les pieds de manière à hyper-étendre la colonne vertébrale ; dans la maladie de Pott, la colonne vertébrale reste rigide, tandis que dans le rachitisme et dans d'autres conditions qui lui ressemblent, les mouvements sont normaux.

Traitement de la maladie de Pott. — Outre le traitement général de la tuberculose, l'essentiel consiste à *immobiliser la colonne vertébrale en position couchée et dans l'attitude d'hyper-extension* ; il faut persister jusqu'à ce que les vertèbres malades soient fusionnées ou ankylosées par de l'os nouveau, résultat qui s'apprécie en partie par la disparition de tous les symptômes et plus précisément par l'observation de la formation du nouvel os dans les skiagrammes successifs.

Avec des mesures conservatrices, on estime que ce processus réparateur entraîne une immobilisation de la colonne vertébrale d'une durée d'un à trois ans ; les *procédés opératoires introduits par Albe et Hibbs* provoquent une ankylose osseuse des vertèbres en autant de mois, et peuvent être acceptés comme réduisant la période d'immobilisation vertébrale en position couchée à un an au maximum.

L'immobilisation du rachis couché dans l'attitude d'hyper-extension est réalisée le plus efficacement par un appareil du type du *châssis de Bradford* ; celui-ci est constitué d'un tuyau de gaz recouvert d'une toile et se plie facilement selon les besoins du progrès de l'affaire vers la convalescence. Le cadre n'interfère pas avec une *extension* qui peut être nécessaire, vers la tête, par exemple, en cas de carie cervicale récente, ou vers les membres inférieurs où la flexion de la hanche due à une contraction spasmodique du muscle psoas peut être efficacement soulagée par une extension de poids. .

L'attelle « brouette » de Gauvain et l' *attelle double de Thomas* (Fig. 215) sont des substituts efficaces, mais *la boîte de Phelps* a été écartée car elle ne parvient pas à assurer l'immobilisation de la colonne vertébrale.

Lorsque le stade de *la convalescence* est atteint et que le décubitus n'est plus indispensable, l'enfant est autorisé à s'asseoir, à se tenir debout et à se déplacer, avec la contrainte, toutefois, de quelque appareil qui empêchera le mouvement de la colonne vertébrale, sauf dans un sens. extension limité. La *veste en plâtre de Paris* , appliquée sur un jersey de laine, présentée par Sayre de New York, est probablement la meilleure ; la veste est moulée avec précision au tronc tandis que l'enfant est en partie suspendu au moyen d'un trépied et des ficelles nécessaires sous le menton, l'occiput et les aisselles. Le feutre poroplastique, le celluloïd, le papier mâché et d'autres matériaux, renforcés par des bandes de métal, peuvent être substitués au plâtre de Paris. Diverses formes de *mâts* et *de colliers* ont été employées pour diminuer le poids de la tête chez les enfants atteints de carie cervicale, mais ont été très justement écartées parce qu'elles ne remplissaient pas la fonction attendue d'elles.

Correction de la projection angulaire. — Dans les cas où la projection angulaire ou gibbus, comme l'appellent les auteurs continentaux, est d'origine récente, elle peut être corrigée par la méthode employée avec tant de succès par Calot de Berck-sur-Mer — une enveloppe en plâtre est moulée avec précision pour le tronc, et une fenêtre en forme de losange est découpée dans la veste en face de la gibbus ; une série de couches de coton sont ensuite appliquées les unes sur les autres, de manière à exercer une pression ferme sur les gibbes, un pansement en plâtre ou en sangle élastique étant utilisé pour les retenir et renforcer la pression. Le rembourrage est renouvelé à intervalles de trois semaines ou d'un mois ; dans les cas réussis, la saillie peut finalement être remplacée par un creux.

Traitement de l'abcès. — Si un abcès rachidien provoque des symptômes ou s'approche de la surface et qu'il semble y avoir un risque d'infection mixte, l'abcès doit être aspéré et injecté avec une émulsion iodoforme.

Traitement des complications du cordon. — L'extension est appliquée, en premier lieu, à la tête ou aux membres inférieurs, ou aux deux, tandis qu'une sorte d'oreiller est insérée au siège de la maladie ; s'il s'agit simplement d'un œdème, les symptômes cèdent habituellement avec une rapidité remarquable ; s'ils persistent, malgré la prolongation, pendant trois à six semaines, il faudra recourir à *laminectomie* ; il est habituel de trouver des signes de pression mécanique par du tissu de granulation, du pus ou un déplacement osseux, dont le soulagement est suivi par la disparition des symptômes nerveux. Certains auteurs sont tièdes dans leur plaidoyer en faveur de cette opération, mais on peut citer un certain nombre de cas où, après laminectomie, une paraplégie apparemment désespérée a été entièrement éliminée.

Pronostic. — En ce qui concerne la *survie des personnes ayant souffert du mal de Pott* et comme ayant une influence importante sur le pronostic, on peut noter que les musées chirurgicaux contiennent de nombreux spécimens illustrant le stade « guéri » de la maladie, dans lequel les corps des vertèbres , autrefois siège des destructions tuberculeuses ou caries, sont représentés par une masse d'os nouveau en forme de crête, formant une union solide entre les segments du dessus et du dessous (Fig. 211), ou les restes des corps originaux peuvent encore être identifiables, bien qu'ils soient entourés et fusionnés par un nouvel os. Cette dernière condition est la plus sujette à une recrudescence de l'infection tuberculeuse. En outre, on peut déduire du nombre de cas « guéris » de la maladie de Pott rencontrés dans la vie quotidienne, que cette maladie est une maladie dont on peut espérer une guérison.

Les cas cervicaux se reconnaissent au « télescopage » du cou, la tête et le thorax étant indûment rapprochés ; les cas dorsaux par la fameuse *bosse* ou *bossu* , dans laquelle les apophyses épineuses des vertèbres affaissées constituent le sommet de la bosse ; le thorax est télescopé de haut en bas, les côtes sont serrées les unes contre les autres, les inférieures, peut-être, à l'intérieur des crêtes iliaques, et le sternum projeté en avant. Le bossu atteint du mal de Pott est souvent une personne remarquablement capable, tant physiquement qu'intellectuellement.

MALADIE DE POTT CAR ELLE AFFECTE DIFFÉRENTES RÉGIONS DE LA COLONNE VERTÉBRALE

Région cervicale supérieure, y compris la maladie atlo-axoïde. — Lorsque la maladie affecte la première et la deuxième vertèbre cervicale, l'articulation atlo-axoïdienne est atteinte et, par suite de la destruction des os et des ligaments qui la composent, l'atlas tend à se luxer vers l'avant. Lorsque cela se produit soudainement, le processus odontoïde peut empiéter sur la moelle et la partie supérieure de la moelle et provoquer une mort subite. Lorsque le déplacement se produit progressivement, l'atlas et l'axe peuvent être considérablement séparés sans que la moelle soit pressée, et une guérison avec ankylose peut s'ensuivre. Lorsque les troisième, quatrième et cinquième vertèbres sont touchées, la tendance à la luxation et à la compression de la moelle n'est pas si grande, mais une partie de l'os peut être déplacée vers l'arrière et exercer une pression sur la moelle.

Le patient se plaint d'une douleur fixe dans la nuque et de douleurs irradiantes le long du trajet des nerfs sous-occipitaux et des autres nerfs cervicaux. Le cou est tenu rigide et, pour regarder de côté, le patient tourne tout son corps. À mesure que la maladie progresse, la tête peut être penchée d'un côté, comme dans le cas du cou tordu, ou elle peut être rétractée et le menton fait saillie. Pour alléger la tête des vertèbres malades, le patient appuie souvent son menton sur ses mains (fig. 214).

FIG. 214. —Attitude du patient souffrant de maladie tuberculeuse de la colonne cervicale. Le gonflement du côté gauche du cou est dû à un abcès rétro-pharyngé.

Un abcès peut se former entre les vertèbres et la paroi du pharynx — *abcès rétro-pharyngé* — le pus s'accumulant entre les os malades et la couche prévertébrale du fascia cervical. L'abcès peut se projeter vers le pharynx sous la forme d'un gonflement doux et fluctuant et peut provoquer des difficultés à avaler et à respirer, ainsi que des ronflements pendant le sommeil ; s'il éclate à l'intérieur, cela peut provoquer une suffocation. L'abcès peut faire saillie vers un ou deux côtés du cou et remonter à la surface derrière le bord postérieur du muscle sterno-mastoïdien (Fig. 214). Dans certains cas, elle fait surface dans la région sous-occipitale.

FIG. 215. —Double attelle de Thomas pour la maladie tuberculeuse de la colonne vertébrale.

Si la moelle est pressée par des produits inflammatoires, il se produit une faiblesse musculaire, commençant dans les bras et s'étendant jusqu'aux jambes, et parfois suivie d'une paralysie complète. Aux premiers stades, il y a rétention d'urine et constipation ; plus tard, la vessie et le rectum sont paralysés et il y a incontinence.

Une mort subite peut survenir en cas de luxation de l'articulation atlo-axoïdienne.

La carie cervicale doit être diagnostiquée à partir d'un torticolis rhumatismal et des effets de blessures, telles qu'une entorse ou une torsion de la colonne vertébrale. Lorsqu'un abcès rétro-pharyngé pointe en arrière du sterno-mastoïdien, il peut être confondu avec un abcès froid provenant des glandes cervicales tuberculeuses. Un abcès rétro-pharyngé dû à d'autres causes est décrit dans les maladies du pharynx.

Traitement. — L'extension est appliquée à la tête, de préférence au moyen d'un élastique fixé au sommet du lit, et la tête du lit est surélevée sur des blocs afin que le poids du corps puisse fournir la contre-extension nécessaire. Les mouvements latéraux de la tête sont empêchés au moyen de sacs de sable. Après disparition des symptômes aigus, la colonne vertébrale doit être fixée par un appareil rigide, tel qu'une double attelle de Thomas prolongée de manière à soutenir l'occiput (Fig. 215).

Lorsqu'il est jugé opportun d'ouvrir un abcès rétro-pharyngé, cela doit être fait du côté du cou par une incision le long du bord postérieur du sterno-mastoïdien, comme l'a d'abord recommandé John Chiene. L'abcès est évacué, la cavité remplie d'émulsion iodoforme et fermée sans drainage. Une ouverture pratiquée par la bouche entraîne des risques d'inhalation de pus dans les voies aériennes et d'infection pyogène.

Lorsque le patient est autorisé à se lever, un collier et une veste poroplastique du type Minerve qui soutient la tête et contrôle le mouvement des vertèbres cervicales et thoraciques doivent être portés jusqu'à la guérison complète.

Région cervico-thoracique. — Lorsque les vertèbres cervicales inférieures
et thoraciques supérieures sont atteintes, outre la douleur fixe dans les os
malades, le patient se plaint de douleurs irradiant le long de la distribution
des nerfs cervicaux superficiels et le long des bras. Il existe souvent une
déformation angulaire marquée. Si un abcès se forme, il peut remonter à la
surface dans la partie inférieure du triangle postérieur, ou s'étendre au
médiastin postérieur ou à l'aisselle. Parfois, le pus s'enfouit derrière
l'œsophage et la trachée et peut se frayer un chemin jusqu'à la cavité pleurale.
On n'appuie pas souvent sur la corde ; quand c'est le cas, le sympathique
cervical est impliqué.

Région thoracique ou dorsale. — Lorsque la maladie est confinée à la
région thoracique, la raideur du dos et l'embarquement des muscles

vertébraux sont des caractéristiques marquantes. Lorsqu'on lui demande de ramasser un objet sur le sol, le patient l'atteint en pliant les genoux et les hanches, tout en gardant le dos rigide. Il refuse de faire tout mouvement entraînant des secousses de la colonne vertébrale, comme par exemple sauter d'une chaise au sol. Les enfants tentent souvent de soulager les vertèbres malades en plaçant les paumes des mains sur le bord d'une chaise de manière à ce que le poids soit supporté par les bras.

La déformation angulaire est souvent bien marquée et peut impliquer plusieurs vertèbres. Afin de maintenir la tête droite, la colonne vertébrale au-dessus et au-dessous du siège de la maladie devient indûment courbée vers l'avant – lordose compensatoire. Dans les cas avancés, les côtes se rapprochent et l'extrémité inférieure du sternum est projetée vers l'avant. Le diamètre antéro-postérieur du thorax est ainsi augmenté, tandis que son diamètre vertical est diminué. Ces modifications, associées au télescopage des corps vertébraux, conduisent à la déformation caractéristique du bossu tuberculeux (Fig. 216). Les modifications de la forme de la poitrine peuvent entraîner des troubles fonctionnels du cœur et des poumons.

Abcès dorsal. — Comme nous l'avons déjà mentionné, le stade le plus précoce de l'abcès est bien visible sur les skiagrammes (Fig. 213), surtout chez les enfants. Lorsqu'il y a une extension du processus suppuratif, le pus peut passer directement en arrière le long des branches postérieures des vaisseaux intercostaux et des nerfs et remonter à la surface derrière les processus transverses, ou il peut voyager vers l'avant entre la plèvre et les côtes, et , passant le long des branches cutanées latérales des intercostaux, arrivent à la surface opposée au milieu de la côte. Dans ce dernier cas, l'abcès risque d'être confondu avec un abcès associé à une maladie tuberculeuse de la côte, d'autant plus que la côte est généralement nue. Dans de rares cas, le pus s'ouvre dans la plèvre, provoquant un empyème. Lorsque la maladie touche la face antérieure des corps des vertèbres thoraciques inférieures, le pus peut se propager à travers les piliers du diaphragme et atteindre la gaine du muscle psoas.

Le traitement suit les lignes habituelles.

FIG. 217. —Attitude dans la maladie de Pott de la région thoracico-
lombaire de la colonne vertébrale.

Région thoracico-lombaire. — Les symptômes sont semblables à ceux d'une maladie de la région thoracique. Les enfants debout adoptent souvent une attitude caractéristique : les hanches et les genoux sont légèrement fléchis et les mains saisissent les cuisses juste au-dessus des genoux (Fig. 217). De cette manière, le poids est en partie retiré des vertèbres affectées et supporté par les bras. Si l'enfant est allongé sur le dos et soulevé par les talons, la colonne vertébrale reste rigide. Grâce à ce test, une projection due à la tuberculose peut être différenciée d'une projection due au rachitisme, car dans ce dernier cas la projection disparaît.

Le patient se plaint souvent de douleurs au niveau de l'abdomen – qui, chez l'enfant, peuvent être confondues avec un simple « mal de ventre » – et de douleurs qui descendent dans les fesses et dans les jambes. Si l'on appuie sur la moelle au niveau de l'élargissement lombaire, les sphincters anaux et vésicaux sont paralysés et les réflexes sont exagérés.

Abcès du Psoas. — Lorsqu'un abcès se forme, il occupe habituellement la gaine du muscle psoas, dans laquelle il s'étend vers la fosse iliaque et dans la cuisse en passant sous le ligament de Poupart, postérieur et latéral aux vaisseaux fémoraux. La communication entre le bassin et la cuisse est souvent très étroite, de sorte que la cavité de l'abcès a en quelque sorte la forme d'un sablier. Le pus peut atteindre la surface au niveau de l'ouverture saphène ou se propager plus loin dans la cuisse sous le couvert du fascia profond. Dans certains cas, elle peut être confondue avec une hernie fémorale, car le gonflement diminue lorsque le patient s'allonge et donne envie de tousser.

Abcès lombaire. — Parfois, le pus voyage le long des branches postérieures des vaisseaux lombaires et des nerfs jusqu'au bord latéral du sacro-épineux (érecteur du spinæ) et remonte à la surface dans l'espace compris entre les bords du grand dorsal et les muscles obliques externes — le triangle de Petit.

Dans de rares cas, il traverse le foramen sacro-sciatique et forme une tuméfaction au niveau de la fesse (*abcès sous-fessier*) ; ou bien il peut traverser le foramen obturateur et atteindre la région adductrice de la cuisse ou même le périnée.

Région lombo-sacrée. — La maladie de Pott dans la région lombo-sacrée touche habituellement les adultes et, en raison de l'étendue des corps vertébraux et de l'amplitude de mouvement limitée de ce segment de la colonne vertébrale, elle s'accompagne rarement de symptômes ou de déformations marqués. Le diagnostic est donc souvent difficile, à moins de disposer de bons skiagrammes. La maladie peut être associée à des douleurs dans la distribution du nerf sciatique, susceptibles d'être confondues avec une sciatique. *Un abcès iliaque* simple ou double se forme fréquemment sans que le patient ne présente de signes caractéristiques d'une maladie rachidienne. Lorsque la maladie débute dans l'enfance, elle peut induire une déformation permanente du bassin, le diamètre conjugué au bord étant augmenté, tandis que le diamètre transversal à la sortie est diminué - bassin cyphotique, et, chez les femelles, cela peut entraîner des complications lors de l'accouchement. .

Maladie tuberculeuse de l'articulation sacro-iliaque. —Cette affection peut survenir comme une affection primaire, mais est beaucoup plus fréquemment secondaire à une maladie de l'iliaque, du sacrum ou des vertèbres lombaires inférieures, et est plus fréquente chez les adolescents et les jeunes adultes de sexe masculin. Elle s'accompagne de douleurs dans la région lombaire, quelquefois dans la fesse et le long du nerf sciatique. La douleur est aggravée par les mouvements, notamment ceux qui impliquent une contraction soudaine et violente des muscles lombaires et abdominaux, par exemple la toux, les éternuements ou les efforts pendant la défécation. La sensibilité est provoquée en exerçant une pression sur l'articulation, en pressant les os iliaques l'un contre l'autre ou en tentant d'abduire le membre pendant que le bassin est fixé. Les muscles des fesses et des cuisses sont atrophiés. Comme toute tentative d'appui sur le membre atteint provoque des douleurs, le patient marche en boitant et, pour sauver l'articulation, il adopte une attitude caractéristique : il s'appuie sur le membre sain, se penche en avant, en s'appuyant sur un bâton. , incline le côté affecté du bassin vers le bas et fléchit les articulations de la hanche et du genou du membre malade. L'épine antéro-supérieure est excessivement proéminente du côté affecté et le membre semble allongé. Tôt ou tard, dans la plupart des cas, un abcès se forme et le pus peut atteindre la surface sur la face postérieure de l'articulation. Lorsque le pus se forme devant l'articulation, il peut se propager latéralement dans la fosse iliaque sous forme d' *abcès iliaque* ou peut graviter vers le bas dans le creux du sacrum et émerger sur la fesse par le foramen sacro-sciatique — *abcès sous-fessier* . Parfois, elle passe dans la fosse ischio-rectale ou dans le périnée. La présence d'un abcès au niveau du bassin peut parfois être reconnue au toucher rectal. L'apparition d'un abcès est parfois la première chose qui attire l'attention sur la maladie.

Étant donné que les douleurs dans le bas du dos et le long du nerf sciatique peuvent figurer parmi les premiers symptômes de la maladie sacro-iliaque, cette affection est susceptible d'être confondue avec un lumbago ou une sciatique. La maladie de la hanche est reconnaissable au fait que les mouvements de l'articulation de la hanche ne sont pas limités. Il n'est pas toujours possible, sans l'aide des skiagrammes, de différencier les maladies sacro-iliaques des maladies du rachis lombaire, et les deux affections coexistent parfois.

Le *pronostic* est défavorable, en particulier dans les cas compliqués d'une atteinte étendue de l'ilion avec formation d'abcès et d'infection mixte.

Traitement. — Dans les premiers cas, le patient doit utiliser des béquilles et porter une patte sur le pied du côté sain ; dans les cas plus avancés, il doit être alité et avoir un repos absolu sur l'articulation fixée au moyen d'une extension appliquée aux deux jambes ou par un autre appareil. Chez les enfants, une double attelle de Thomas ou un cadre d'abduction de Stiles est un appareil pratique. On peut recourir à la lutte contre l'irritation par des cloques ou par la cautérisation proprement dite dans les cas secs dans lesquels la douleur est une caractéristique importante. Si un traitement opératoire s'avère nécessaire, notamment pour l'ablation d'un séquestre, l'accès au siège de la maladie est obtenu par l'ablation de la partie postérieure de l'os iliaque. L'abcès froid est traité selon les lignes habituelles.

Maladie syphilitique des vertèbres. — Tous les caractères cliniques du mal de Pott peuvent être simulés par une maladie gommeuse des vertèbres. Ceci se produit généralement chez les adultes qui ont souffert de syphilis acquise ; elle est plus fréquente dans les vertèbres cervicales supérieures et commence sur la face antérieure des corps. L'apparition est plus soudaine que celle de la carie tuberculeuse, et la progression est plus rapide. L'os est détruit précocement et en grande partie, mais la formation d'abcès est rare. Des douleurs nocturnes sévères sont signalées et un certain degré de déformation angulaire peut se développer. Dans presque tous les cas, d'autres signes de syphilis tertiaire sont présents, ce qui, associé aux antécédents et aux effets du traitement antisyphilitique, facilite le diagnostic. Le traitement local s'effectue selon les mêmes principes que pour la maladie tuberculeuse.

Maladie maligne des vertèbres. — *Le sarcome* est la plus importante des tumeurs primitives que l'on rencontre dans la colonne vertébrale. Elle donne lieu à des symptômes susceptibles d'être confondus avec ceux du mal de Pott ou de l'arthrite déformante. La douleur, cependant, est plus intense et la maladie progresse de manière plus continue et n'est pas influencée par le traitement. Les modifications des vertèbres, observées sur les skiagrammes, sont utiles au diagnostic. La croissance peut empiéter sur le canal vertébral et provoquer une pression sur la moelle (p. 451). Dans le sacrum, le site le plus courant, la tumeur implique les nerfs sacrés et provoque des symptômes de sciatique intraitable ; et la nature réelle de la maladie n'est souvent détectée que par un examen rectal.

Le cancer secondaire est une maladie courante, notamment en cas de scirrhus avancé du sein. Elle conduit à un ramollissement considérable des corps vertébraux, de sorte qu'ils cèdent sous le poids du corps, comme dans le mal de Pott. Cliniquement, elle est associée à des douleurs intenses dans la région des vertèbres affectées et le long du parcours des nerfs émergeant dans le voisinage. Si la paralysie survient à cause des corps cancéreux appuyant sur la moelle (*paraplégie douloureuse*), elle se développe rapidement et devient souvent complète en quelques heures. Lorsque la moelle cervicale est comprimée, les quatre membres sont paralysés et, en raison d'une interférence avec la respiration, la maladie est mortelle en quelques jours.

L'actinomycose , la blastomycose et **les kystes hydatiques** surviennent également dans les vertèbres et sont difficiles à diagnostiquer à partir d'une maladie tuberculeuse.

Colonne typhoïde. — Une affection infectieuse aiguë des vertèbres, des disques intervertébraux et des ligaments spinaux survient occasionnellement pendant la convalescence de la fièvre typhoïde. La région lombaire est la plus fréquemment touchée et les radiographies révèlent des modifications inflammatoires des os, une disparition des disques et, dans les stades ultérieurs, des dépôts d'os nouveau conduisant à une synostose des vertèbres adjacentes. L'apparition, qui peut être graduelle ou soudaine, s'accompagne d'une douleur intense et d'une sensibilité au niveau des vertèbres affectées.

La température augmente et d'autres signes d'un processus infectieux aigu sont présents. Dans quelques cas, il existe des symptômes d'atteinte des membranes et du cordon. Avec un repos prolongé et une immobilisation de la colonne vertébrale, l'inflammation s'atténue généralement, mais elle se transforme parfois en suppuration.

Colonne hystérique. — Ce terme s'applique à une affection fonctionnelle de la colonne vertébrale, rencontrée occasionnellement chez les femmes névrotiques entre dix-sept et trente ans, et susceptible d'être confondue avec la maladie de Pott. Le patient se plaint de douleurs dans une partie de la colonne vertébrale, généralement dans la région cervico-thoracique ou thoracico-lombaire, et il existe une hyperesthésie marquée lorsqu'on exerce une pression même légère sur les apophyses épineuses. Comme les patients sont généralement minces, la pression du corset est susceptible de rougir la peau au-dessus des vertèbres les plus saillantes et de donner lieu à un aspect qui, à première vue, peut être pris pour une saillie. L'état général du malade, la liberté de mouvement de la colonne vertébrale et l'absence totale de rigidité suffisent pour exclure la tuberculose. Cette affection est traitée de la même manière que les autres affections hystériques.

FIG. 218. —Arthrite déformante de la colonne vertébrale. Les vertèbres
sont fixées les unes aux autres par des excroissances osseuses qui
franchissent les espaces intervertébraux, et il existe une légère déviation
latérale vers la gauche dans la région médio-dorsale.

(Musée anatomique, Université d'Édimbourg.)

L'ostéomyélite aiguë des vertèbres est une affection rare et se rencontre
chez les sujets jeunes. Elle attaque les parties les plus mobiles de la colonne
vertébrale – cervicale et lombaire – et peut commencer soit dans les corps,
soit dans les arches. Elle s'accompagne d'une extrême sensibilité au
mouvement, d'une douleur localisée intense dans la région des vertèbres
attaquées et d'un degré de fièvre marqué. Le pus se forme généralement
rapidement, mais, étant profondément implanté, il n'est pas facilement
reconnaissable à moins qu'il ne pointe vers la surface. L'infection est
susceptible de se propager aux méninges de la moelle et de donner lieu à une
méningite, notamment lorsque la maladie débute au niveau des arcades. Il
existe une forme plus bénigne, dans laquelle l'incidence principale se situe au
niveau du périoste ; les symptômes sont moins graves, il n'a pas tendance à
suppurer et on s'en remet généralement. Le traitement consiste à appliquer
une extension de la colonne vertébrale et à ouvrir tout abcès éventuellement
détecté. La forme suppurée s'avère généralement mortelle et, en fait, n'est
souvent diagnostiquée que lors d'un examen post mortem.

Arthrite déformante. — Cette maladie commence habituellement entre
trente-cinq et quarante ans et attaque les hommes qui exercent une
occupation pénible qui implique une exposition au froid et à l'humidité. On
le rencontre cependant chez les femmes qui mènent une vie sédentaire. Il
existe parfois des antécédents récents de gonorrhée, de rhumatismes ou
d'autres maladies toxiques, et parfois cette affection fait suite à une blessure.
Les disques disparaissent, des excroissances ostéophytes se développent aux
marges des corps et en relation avec les apophyses transverses, et
franchissent l'espace entre vertèbres voisines (Fig. 218). Les articulations
entre les côtes et les vertèbres présentent des changements similaires, et les
ligaments des diverses articulations tendent à subir une ossification, de sorte
que les os sont fusionnés.

Au début, le patient se plaint de douleurs et de raideurs dans le dos ; plus
tard, la colonne vertébrale devient rigide et développe progressivement une
courbure cyphotique, parfois accompagnée d'une déviation latérale. Dans
certains cas, la courbure de la colonne vertébrale prend un type extrême, les
épaules sont arrondies et la tête déprimée, le visage se rapprochant du
sternum, de sorte que pour voir un objet tel qu'un tableau sur un mur, le
patient doit lui tourner le dos. à cela. La poitrine est aplatie et restreinte dans
ses mouvements, de sorte que la respiration est gênée et devient presque

entièrement abdominale. Les muscles du dos, des épaules et des hanches s'atrophient et peuvent présenter des tremblements et les réflexes profonds deviennent exagérés. Les nerfs sont susceptibles d'être sollicités lorsqu'ils traversent les foramens intervertébraux, ce qui donne lieu à des douleurs et à d'autres troubles de la sensation dans leur aire de distribution. Ces douleurs peuvent simuler celles associées à des affections rénales ou gastro-intestinales.

La maladie peut simuler une carie tuberculeuse ou une maladie maligne. Les changements dans les os sont démontrés par l'utilisation des rayons X.

Le traitement est effectué selon des principes généraux (Volume I, p. 530), mais il est rarement possible de faire plus qu'arrêter la progression de la maladie.

La coccydynie est le nom appliqué à une affection dans laquelle le patient ressent une douleur intense dans la région du coccyx en position assise ou en marchant et pendant la défécation. La pathologie est incertaine. Dans certains cas, il existe des antécédents précis de blessure, comme un coup de pied ou un coup, provoquant une fracture du coccyx ou une luxation de l'articulation sacro-coccygienne. Ces lésions se sont également produites pendant le travail. Dans d'autres cas, la douleur semble avoir un caractère névralgique et se rapporte aux nerfs cinquième sacral et coccygien, ou aux branches terminales du plexus sacré distribuées dans cette région. L'affection est presque entièrement confinée aux femmes et les patients sont généralement de type névrotique. À l'examen rectal, le coccyx est extrêmement sensible, et il s'avère parfois moins mobile que la normale et indûment courbé vers l'avant. Lorsque le traitement médicamenteux ne parvient pas à soulager, le coccyx peut être excisé.

Tumeurs de la moelle épinière et des membranes. — Les tumeurs peuvent se développer dans la substance de la moelle (*intra-médullaire*), dans les membranes (*méningées*) ou dans les tissus situés entre la dure-mère et l'os (*extra-dural*) ; ou bien la moelle peut être pressée par une tumeur provenant des vertèbres. Il est rarement possible de diagnostiquer la nature d'une tumeur avant une opération, et il est souvent difficile de déterminer dans quelle situation elle est issue de l'une des situations ci-dessus.

Les tumeurs se développant *dans la substance de la moelle* sont presque aussi fréquentes que les excroissances extra-médullaires, et comme la croissance est généralement un sarcome, un gliome, un tuberculome ou une gomme et infiltre la moelle, elle est rarement capable d'être enlevée par opération.

La grande majorité des tumeurs *méningées* sont des sarcomes primitifs, et ce dans environ 25 pour cent des cas. dans certains cas, ils sont multiples. Des kystes hydatiques et des fibromes sont également rencontrés dans cette situation, et ils peuvent eux aussi être multiples.

extra-durales sont relativement rares. Les formes habituellement rencontrées sont le sarcome et le lipome.

Ces tumeurs extra-médullaires infiltrent rarement la moelle ; ils le compriment simplement et doivent être soumis à un traitement opératoire avant que des modifications secondaires ne se produisent dans la moelle.

Les *symptômes* varient selon que la tumeur appuie sur les racines nerveuses, sur une moitié ou sur les deux moitiés de la moelle. La pression sur les racines nerveuses est un signe caractéristique des excroissances extra-médullaires. Elle donne lieu à une douleur qui, selon le niveau de la tumeur, contourne le tronc (douleur de ceinture) ou se propage le long des troncs nerveux des membres supérieurs ou inférieurs.

Lorsqu'on appuie sur la moelle, une douleur névralgique intense liée au segment en premier impliqué est l'un des premiers symptômes, notamment dans les tumeurs extra-médullaires. La douleur est d'abord unilatérale, puis devient bilatérale, point important dans le diagnostic. Les zones douloureuses sont anesthésiées, mais l'anesthésie n'atteint pas toujours le niveau de la lésion. Il peut y avoir une zone d'hyperesthésie à la limite supérieure de l'anesthésie, ou dans la zone correspondant aux racines sur lesquelles se situe la tumeur, mais il n'y a jamais d'hyperesthésie diffuse (V. Horsley). Dans les tumeurs intra-médullaires, la douleur est moins intense, elle constitue rarement un symptôme initial et est rarement liée à des racines nerveuses individuelles.

Le symptôme suivant qui apparaît est une parésie motrice, suivie d'une paralysie complète, et plus tard d'une contracture des muscles paralysés : *paraplégie spastique* . Dans les tumeurs intra-médullaires, la paraplégie est généralement moins complète que dans les tumeurs extra-médullaires. Lorsqu'on appuie seulement sur une moitié latérale de la moelle, la paralysie motrice et la perte des sensations ordinaires se font du même côté que la tumeur, et la perte de la sensation de douleur et de la sensation de température se fait du côté opposé. La rétention d'urine accompagne l'apparition de la paralysie et donne lieu plus tard à l'incontinence. Le rectum devient paralysé et des cystites et des escarres se développent.

Un traitement antisyphilitique doit être employé en premier lieu pour exclure la possibilité que la lésion soit de la nature d'une gomme. Un traitement chirurgical radical est contre- indiqué en cas de croissances intra-médullaires et métastatiques, mais des mesures de décompression peuvent être utilisées pour soulager la douleur. Toutefois, dans les tumeurs méningées et extra-durales, étant donné le pronostic désespéré si l'on laisse la maladie suivre son cours, on peut tenter d'enlever la tumeur par opération. Il faut tenir compte du fait que la lésion peut être deux ou trois segments plus hauts que ne semble l'indiquer l'anesthésie complète ; le canal vertébral doit donc être ouvert à environ quatre pouces au-dessus du niveau de l'anesthésie.

Lorsque la tumeur n'est pas amovible, les souffrances du patient peuvent parfois être atténuées par la résécation des racines postérieures des nerfs émergeant au voisinage de la lésion.

Méningite vertébrale chronique. — Victor Horsley (1909) a décrit sous ce nom un état qui donne lieu à des symptômes simulant étroitement ceux d'une tumeur de la moelle. Il croit qu'il s'agit d'une pachyméningite combinée à un certain degré de scléro-gliose de la périphérie de la moelle. La thèque est fortement distendue sur une étendue variable du cordon ; le liquide céphalo-rachidien est augmenté en quantité et se trouve sous une tension considérable ; et le cordon lui-même présente un aspect rétréci. Parfois, il y a un épaississement de l'arachno-pia et un nœud au niveau des racines nerveuses. La maladie semble commencer dans la partie inférieure de la moelle et se propager, généralement jusqu'à la région médio-thoracique. Il existe fréquemment des antécédents de syphilis, parfois de gonorrhée récente, mais dans certains cas, aucune cause ne peut être attribuée à la lésion.

Caractéristiques cliniques. — Cette affection se rencontre presque toujours chez l'adulte, et les premiers symptômes sont des douleurs et une faiblesse des jambes, et quelquefois une légère projection cyphotique des apophyses épineuses. La perte de puissance, qui s'accompagne parfois de spasticité, se manifeste généralement d'abord dans une jambe, et affecte ensuite l'autre ; elle est progressive et aboutit finalement à une paraplégie complète. La douleur ne se limite pas à la région desservie par une racine nerveuse quelconque, mais affecte une zone diffuse, et le patient se plaint également d'une sensation d'oppression dans les membres. Il n'y a jamais d'anesthésie absolue, mais il y a une anesthésie relative pour toutes les formes de sensation, qui s'étend en général jusqu'à la sixième ou la huitième racine thoracique.

Il n'y a pas de phénomène vaso-moteur, ni de tendance à la formation d'escarres. Parfois, le patient se plaint de douleurs dans la colonne vertébrale, mais celles-ci ne sont pas aggravées par le mouvement.

Traitement. — Le traitement recommandé par Horsley consiste à pratiquer une laminectomie, à ouvrir la thèque et à la laver avec une lotion mercurielle à 1 pour 1000. Une fois la plaie cicatrisée, une inonction mercurielle sur la colonne vertébrale est utilisée pour accélérer l'absorption des produits inflammatoires. L'administration de médicaments antisyphilitiques ne s'est pas révélée bénéfique.

Méningite vertébrale aiguë. — Les membranes de la colonne vertébrale peuvent être impliquées par propagation directe dans les cas de lepto-méningite intra-crânienne aiguë, ou elles peuvent être infectées de l'extérieur, par exemple dans les cas de blessures par balle ou dans les cas de spina bifida.

Lorsque l'infection se propage à partir de la cavité crânienne, les symptômes cérébraux dominent le tableau clinique, mais des signes d'implication des membranes de la moelle peuvent être présents sous forme de rigidité des muscles cervicaux avec rétraction du cou ; douleur profonde dans le dos, fulgurante autour du corps (douleur aux ceintures) et dans les membres ; spasmes douloureux ressemblant à des crampes dans les muscles du dos et des membres, avec une excitabilité réflexe accrue, parfois si marquée qu'elle simule les spasmes du tétanos.

Lorsque la thèque de la moelle est directement infectée, les symptômes de la colonne vertébrale prédominent au début, mais à mesure que la maladie progresse, elle atteint les membranes cérébrales et des symptômes de lepto-méningite générale aiguë s'ensuivent.

Une fois que la maladie a commencé, il n'y a pas grand-chose à faire pour arrêter sa progression, mais les symptômes peuvent être soulagés par des ponctions lombaires répétées.

Myélite spinale. — Le terme « myélite » s'applique à certaines modifications qui se produisent dans la moelle épinière à la suite, par exemple, d'une hémorragie dans sa substance (*myélite hémorragique*) ; ou de la pression exercée sur lui par des fragments d'os, un caillot de sang, du matériel tuberculeux ou de nouvelles excroissances (*myélite par compression*).

Dans un autre groupe de cas, la myélite résulte de l'action d'organismes ou de leurs toxines. La syphilis est une cause fréquente, mais la maladie peut résulter d'infections par des coques pyogènes ordinaires, des pneumocoques, le bacille de la grippe ou le bacille coli.

En plus de l'emploi de remèdes antisyphilitiques ou de sérums destinés à neutraliser les toxines de l'organisme responsable, il faut porter attention à la vessie et prendre des mesures pour prévenir la cystite et la formation d'escarres.

MALFORMATIONS CONGÉNITALES DE LA COLONNE VERTÉBRALE

Spina-bifida. — Le spina bifida est une anomalie congénitale de certains arcs vertébraux, qui permet une saillie du contenu du canal vertébral. Cela est dû à un arrêt du développement, par lequel la fermeture du sillon médullaire primaire et la croissance interne du mésoblaste pour former les épines et les lames n'ont pas lieu. La fente peut impliquer seulement les apophyses épineuses, mais en règle générale les lames sont également déficientes. Le défaut s'étend généralement sur plusieurs vertèbres (Fig. 219). Bien que la taille de la saillie varie considérablement, il n'existe pas de rapport constant entre les dimensions du gonflement et l'étendue du défaut dans les arcs neuraux.

FIG. 219. —méningo-myélocèle de la région thoracico-lombaire.

FIG. 220. —méningo-myélocèle de la colonne cervicale.

Cette maladie est relativement courante et se rencontre dans environ une naissance sur mille. Elle est plus fréquente dans les régions lombaire et sacrée (Fig. 219), mais se rencontre également dans les régions cervicales (Fig. 220) et thoracique. Il n'est pas rare de trouver un spina bifida associé à d'autres malformations congénitales telles que l'hydrocéphalie, le pied bot et l'extraversion de la vessie.

Variétés. —Quatre variétés sont habituellement décrites selon le caractère de la saillie. Elles sont analogues, dans une certaine mesure, aux variétés de céphalocèles (p. 387). (1) *Méningocèle spinale* , dans laquelle seules les membranes remplies de liquide céphalo-rachidien font saillie. (2) *Méningo-myélocèle* , forme la plus communément rencontrée cliniquement, dans laquelle la moelle et certains des nerfs spinaux font saillie et s'étendent sur la face interne du sac (Fig. 219 , 220). (3) *Syringo-myélocèle* , dans laquelle il y a une dilatation du canal central dans la partie saillante de la moelle. Dans ces trois formes, la protubérance peut être recouverte par une peau saine ou par une fine membrane lisse et translucide à travers laquelle le contenu est visible.

Souvent, cette fine couche se desquame ou s'ulcère et permet au liquide céphalo-rachidien de s'écouler. (4) Dans la *myélocèle* , cette peau, ainsi que les arcs et membranes vertébrales, est absente et le cordon est exposé à la surface. Cette forme est relativement courante, mais comme les nourrissons sont morts-nés ou meurent quelques jours après la naissance, elle est rarement signalée au chirurgien.

Caractéristiques cliniques. — La présence d'un gonflement dans la ligne médiane du dos, qui existe depuis la naissance, qui contient du liquide et qui augmente de volume et de tension lorsque l'enfant pleure, rend le diagnostic de spina bifida facile. Le défaut osseux peut être observé sur les skiagrammes. Le gonflement est généralement sessile, mais peut être pédonculé ; il est généralement possible de palper les bords de la fente dans les os. Sa taille peut être réduite en exerçant une légère pression dessus, ce qui peut provoquer chez les jeunes enfants un gonflement des fontanelles. Ce test doit cependant être utilisé avec prudence, car il est susceptible de provoquer des convulsions. Une méningocèle, car elle ne contient aucun élément nerveux, peut être translucide. Dans une méningo-myélocèle, on reconnaît les ombres de la moelle et des nerfs étendus dans le sac. La présence du cordon est parfois indiquée par un sillon médian et, après retrait d'une partie du liquide, le cordon peut parfois être palpé. Il est cependant souvent difficile de faire la distinction entre une méningocèle et une méningo-myélocèle.

FIG. 221. —méningo-myélocèle dans la région thoracique.

Parfois, il n'y a pas de troubles nerveux, et c'est particulièrement le cas lorsque le défaut se situe dans les régions lombaires inférieures et sacrées, en dessous de l'extrémité de la moelle. Dans la plupart des cas, cependant, il existe des symptômes paralytiques liés aux membres inférieurs, à la vessie et au rectum, et il peut également y avoir des troubles trophiques dans les parties inférieures. Les symptômes paralytiques peuvent être absents pendant la petite enfance et se développer pendant l'enfance ou l'adolescence.

Pronostic. — Relativement peu d'enfants nés avec un spina bifida survivent plus de quatre ou cinq ans. La grande majorité décède quelques semaines après la naissance, la mort étant due à un écoulement de liquide céphalorachidien ou à une méningite rachidienne consécutive à une infection. Dans certains cas, la maladie reste stationnaire pendant des années, mais la disparition spontanée est rare.

Traitement. — Les formes les plus sévères de spina bifida ne nécessitent qu'un traitement palliatif, qui consiste à protéger la protubérance contre l'infection et à appliquer un pansement stérilisé et un bandage de maintien. Une méningocèle peut être tapée avec une fine aiguille insérée dans une peau saine et le sac vide comprimé par un tampon de laine et un bandage élastique.

Un traitement opératoire est rarement recommandé chez un jeune enfant, à moins qu'il ne soit viable et que le gonflement augmente rapidement et menace d'éclater, et qu'il y ait des raisons de croire que la paralysie est due à la pression. Les résultats immédiats de l'opération sont généralement satisfaisants, mais dans une grande proportion de cas, l'enfant développe ensuite une hydrocéphalie, dont il finit par succomber. L'espoir d'une amélioration des symptômes moteurs après opération dépend de la localisation du spina bifida ; au-dessus de la douzième vertèbre thoracique, il n'y a aucune perspective d'amélioration ; en dessous de ce niveau, dans la mesure où c'est la pointe du cône ou de la queue de cheval qui est concernée, il peut y avoir régénération des fibres nerveuses et retour de puissance dans les membres inférieurs, et le contrôle des sphincters peut être retrouvé. Murphy a pratiqué la résection de parties cicatricielles ou atrophiées de la queue, avec suture bout à bout.

Le terme **spina bifida occulta** s'applique à une condition dans laquelle il n'y a pas de saillie du contenu du canal vertébral, bien que les arcs vertébraux soient déficients. La peau au-dessus de l'espace est souvent plissée et adhérente, et est fréquemment recouverte d'une pousse de poils grossiers.

Une masse de graisse peut faire saillie vers la surface et, lorsqu'elle est située dans la région lombo-sacrée, faire penser à un appendice caudal ou à une queue (Fig. 222).

FIG. 222. —Appendice en forme de queue sur Spina Bifida Occulta chez un garçon æt. 5, et associé à l'incontinence urinaire. L'opération a été suivie d'une rétention temporaire.

L'importance clinique du spina bifida occulta réside dans le fait qu'il est parfois associé à un pied bot congénital et à des symptômes nerveux, sous forme de troubles sensoriels, moteurs et trophiques liés aux membres inférieurs, tels qu'un ulcère perforant, et aux sphincters. Ces symptômes nerveux résultent généralement de la présence d'une moelle dure composée de tissu conjonctif, de graisse et de muscle, s'étendant de la peau à l'extrémité inférieure de la moelle épinière en passant par le canal vertébral. Comme ce brin de tissu ne croît pas proportionnellement au corps, il entraîne au fil des années le cordon contre le bord inférieur de la membrane réunis, qui se ferme en arrière dans le canal vertébral. Ces symptômes peuvent être soulagés en retirant ce brin de tissu de l'espace des arcs vertébraux ou en incisant la membrane réunie.

Tumeurs congénitales sacro-coccygiennes – Tératome. — On rencontre de nombreuses variétés de tumeurs congénitales dans la région du sacrum et du coccyx. La majorité se développe en relation avec la communication qui existe dans l'embryon entre le canal neural et le tube digestif – l'intestin post-anal ou canal neurentérique. Certains sont évidemment d'origine bigerminale et contiennent des parties d'organes, tels que des membres partiellement ou entièrement formés, des nerfs, des parties d'yeux, des tissus mammaires, rénaux et autres.

Parmi les autres tumeurs rencontrées dans cette région, on peut citer : le *lipome congénital* , petite tumeur grasse arrondie qui suggère souvent un appendice caudal (Fig. 222) ; l' *hygroma sacré* , qui forme une tumeur kystique sessile se développant à l'arrière du sacrum, et on pense qu'il s'agit d'une méningocèle qui a été coupée *in utero* par la croissance continue de l'arc vertébral ; dermoïdes, sarcome et lymphangiome.

FIG. 223. —tumeur congénitale sacro-coccygienne.

(Photographie prêtée par Sir George T. Beatson.)

Le *traitement* consiste à retirer la tumeur, car de son emplacement elle est exposée à une lésion susceptible d'être suivie d'une infection. De par la position de la plaie et du fait que beaucoup de ces tumeurs s'étendent jusqu'au creux du sacrum et nécessitent donc une dissection étendue, il existe un risque d'infection considérable, notamment chez les jeunes enfants. Le risque est accru lorsque la tumeur communique avec le canal vertébral.

Sinus et fistules sacro-coccygiens congénitaux. — La *fossette post-anale* , dépression peu profonde fréquemment observée au-dessus de la pointe du coccyx, peut être due à une traction exercée sur la peau à cet endroit par les restes du canal neurentérique ou par le ligament caudal de Luschka. Quelquefois le tégument est tellement rétracté qu'il se forme un ou plusieurs *sinus* , tapissés d'une peau garnie de poils, de glandes sudoripares et de glandes sébacées. L'éclatement d'un dermoïde, ou son incision par erreur pour un abcès, peut entraîner la formation d'un tel sinus, qui ne guérit pas et peut persister pendant des années.

Dans certains cas, la dépression communique avec le canal vertébral, constituant une *fistule sacro-coccygienne complète* , qui peut être tapissée d'épithélium cylindrique ou cilié.

Du fait de l'accumulation de sécrétions et de l'infection ultérieure, ces affections peuvent être associées à un écoulement offensif persistant et risquent d'être confondues avec des fistules ano-rectales. Il est préférable de les traiter par excision complète et, comme on ne peut pas s'attendre à une consolidation primaire, la plaie doit être traitée par la méthode ouverte.

CHAPITRE XVIII
DÉVIATIONS DE LA COLONNE VERTÉBRALE

- <u>LORDOSE</u>

- — <u>CYPHOSE</u>

- — <u>SCOLIOSE</u>

Trois déviations principales de la colonne vertébrale sont décrites : *la lordose* , dans laquelle elle est indûment courbée vers l'avant ; *Cyphose* , dans laquelle elle est indûment courbée vers l'arrière ; et *la scoliose* ou déviations latérales, dans lesquelles la colonne vertébrale dévie d'un côté de la ligne médiane.

La lordose ou *courbure antérieure de la colonne vertébrale* avec la convexité en avant se rencontre principalement dans la région lombaire comme une exagération de la courbure naturelle. Un degré mineur de lordose apparaît parfois comme une particularité de la conformation de l'individu et peut être présent chez plusieurs membres d'une même famille ; aussi chez les vendeurs ambulants et autres qui portent des poids suspendus devant eux ; chez les personnes très obèses ; chez ceux qui souffrent de grosses tumeurs abdominales, telles que les fibromes ; et chez les femmes enceintes. Dans ses formes plus marquées et plus typiques, elle se manifeste comme une déviation compensatoire lorsque le bassin est incliné vers l'avant en association avec la flexion d'une ou des deux articulations de la hanche. Des illustrations de cette association sont retrouvées dans la luxation congénitale de la hanche, en particulier lorsqu'elle est bilatérale, dans la maladie tuberculeuse de la hanche après guérison avec ankylose en position fléchie et dans la maladie de Charcot de la hanche. La reprise de la position verticale avec basculement du bassin à partir de la flexion de la hanche s'accompagne nécessairement d'une exagération de la courbure vers l'avant du rachis lombaire. Son rapport avec la posture debout est aisément démontré en constatant sa disparition partielle ou totale lorsque le patient est assis et que l'inclinaison du bassin est ainsi supprimée.

La lordose ailleurs que dans le segment lombaire se présente comme une déviation compensatoire de la courbure cyphotique ou vers l'arrière de la colonne vertébrale : sur la <u>Fig. 211</u> , par exemple, une projection cyphotique dans la région médio-thoracique a conduit à une lordose dans la région cervico-thoracique. segment supérieur, et dans le segment thoracico-lombaire inférieur, la courbe vers l'avant étant là encore une conséquence nécessaire de la reprise de la posture droite. L'absence de lordose compensatoire dans un tel état permettrait de conclure que le patient était alité.

La cyphose ou *courbure postérieure de la colonne vertébrale* avec la convexité vers l'arrière se rencontre à toutes les périodes de la vie et résulte d'un large éventail de conditions.

Dans la petite enfance, c'est une conséquence courante d' *une débilité générale* . L'enfant n'a pas besoin de paraître mal nourri, il peut même être gros et avoir une belle apparence, mais il lui manque une vigueur musculaire telle qu'il devrait lui permettre de se tenir droit en position assise. Il convient de noter qu'un degré considérable de cyphose peut exister sans interférence avec l'aspect normal de la posture debout et, par conséquent, la question de la courbure compensatoire ne se pose pas. Chez l'adolescent, un certain degré de cyphose dans la région cervico-thoracique est courant et on parle d'« épaules rondes » ; c'est en grande partie une question d'habitude qui nécessite une correction de la part de la gouvernante ou de l'infirmière. Chez les ouvriers agricoles et les jardiniers après la quarantaine, ainsi que chez les personnes âgées, ce type de courbure est courant et est évidemment associé à leur profession. Une forme exagérée de la même cyphose cervico-thoracique se rencontre chez les patients souffrant d'atrophie musculaire progressive, de poliomyélite, d'ostéite déformante de Paget, d'acromégalie et de nombreuses affections connexes dans lesquelles la vigueur musculaire ou mentale est déficiente et le patient adopte la cyphose cervico-thoracique comme attitude de repos.

Un autre type de cyphose diffuse sans courbure compensatrice se rencontre dans *l'arthrite déformante* , dans laquelle la cyphose est associée à la disparition des disques intervertébraux et à l'ankylose des corps vertébraux par des ponts d'os nouveau dans la position du ligament commun antérieur.

La cyphose partielle ou localisée , en revanche, est le résultat de modifications organiques des corps vertébraux du segment de la colonne vertébrale affecté. On la rencontre le plus souvent dans la maladie de Pott, où l'étendue de la courbe dépend du nombre des corps atteints, et son degré de la quantité de destruction que ces corps ont subie. Avec la reprise de la posture dressée, et afin que les yeux regardent directement vers l'avant, une lordose compensatoire s'acquiert au-dessus et au-dessous du segment qui est le siège de la cyphose (Fig. 211). Un type similaire, mais moins marqué, de cyphose peut survenir en cas de fracture par compression de la colonne vertébrale, dans un état connu sous le nom de spondylarthrite traumatique ; et à la suite d'autres lésions, telles que l'ostéomalacie ou maladie maligne, dans lesquelles les corps subissent un ramollissement et cèdent, de sorte que les apophyses épineuses se projettent en arrière.

SCOLIOSE

La scoliose ou *courbure latérale* est de loin la déviation de la colonne vertébrale la plus courante et la plus importante. L'étudiant aura une conception plus claire de la nature de cette déformation si l'on considère en premier lieu les types pour lesquels une explication évidente est disponible.

Scoliose statique , par exemple, lorsqu'une jambe est plus courte que l'autre, le bassin est incliné vers le bas du côté court, le rachis thoracico-lombaire dévie latéralement vers le côté normal, et pour rétablir l'équilibre du tronc le rachis cervico-thoracique dévie à nouveau dans la direction opposée. Les causes pour lesquelles une jambe est plus courte que l'autre sont nombreuses et variées ; ils comprennent des affections telles qu'une luxation congénitale unilatérale de la hanche, des fractures associées à un dépassement des fragments, des maladies des articulations, *par exemple* une maladie de la hanche, ou des os, notamment celles qui interfèrent avec la fonction des jonctions ossifiantes ; et des déformations acquises telles qu'un pied plat unilatéral, un genou cagneux ou une jambe arquée. Cliniquement, ce type de scoliose est identifié en observant que lorsque le patient s'assoit, la déviation de la colonne vertébrale disparaît ; on le soulage ou s'en débarrasse en surélevant la semelle et le talon de la chaussure du côté court, et, si nécessaire, en insérant un « élévateur » à l'intérieur de la chaussure.

Lorsqu'il y a *un raccourcissement des muscles d'un côté du tronc,* une courbure latérale de la colonne vertébrale se développe avec sa convexité vers le côté normal ; un bon exemple en est donné dans les cas d'hémiplégie infantile (Fig. 224) dans lesquels la déviation affecte toute la colonne : on en voit une forme localisée dans le torticolis congénital, dans lequel la convexité de la courbe cervico-dorsale est sur le côté. côté du sterno-mastoïdien normal avec une déviation compensatoire vers le côté opposé dans la colonne vertébrale en dessous (Fig. 272). *La paralysie unilatérale* des *muscles* agissant sur le tronc peut également provoquer une déviation latérale de la colonne vertébrale, comme on le voit bien dans la paralysie du trapèze, qui se traduit par une scoliose cervicale avec la convexité du côté non paralysé.

FIG. 224. —Scoliose faisant suite à une poliomyélite affectant le bras et la
jambe droits.

(Cas de M. DM Greig.)

L'asymétrie du thorax , comme celle qui peut résulter d'un empyème avec
expansion défectueuse du poumon, provoque une déviation latérale de
l'épine dorsale avec la convexité vers le côté normal.

Les attitudes adoptées pour soulager la douleur, comme celles provoquées par
une sciatique, une maladie sacro-iliaque ou de la hanche, dans lesquelles le
poids du corps est transféré vers le côté normal, provoquent une scoliose
semblable à celle due à une irrégularité de la longueur des membres inférieurs.
, et disparaît de la même manière lorsque le patient est assis sur une surface
plane.

La malformation ou *la maladie des vertèbres* elles-mêmes est une cause bien
connue de scoliose ; la plus connue, mais peut-être aussi la plus grave et la
plus intraitable, est celle due au rachitisme, sous la rubrique sous laquelle elle

a déjà été décrite (Fig. 225). Dans quelques cas, une vertèbre rudimentaire
en forme de coin a été révélée par les radiographies.

FIG. 225. —Scoliose rachitique chez un enfant æt. 2.

Dans toutes ces formes ou types de scoliose, la cause première doit être
recherchée et, lorsqu'elle est trouvée, elle devient le premier objet du
traitement ; le traitement de la scoliose en tant que telle va dans le même sens
que celui de la variété posturale qu'il s'agit maintenant de décrire.

Scoliose habituelle ou posturale. — Ces noms ont été donnés au type de
scoliose qui se développe chez les jeunes filles et pour lequel il n'y a pas
d'explication mécanique.

FIG. 226. —vertèbres provenant d'un cas de scoliose, montrant une
altération de la forme des os.

On le rencontre le plus souvent chez des filles à croissance rapide, au physique médiocre, qui sont surmenées à l'école ou en cours, ou au début d'un apprentissage pour lequel elles sont physiquement inaptes. Dans certains cas, il y a une obstruction nasale due aux végétations adénoïdes, dans d'autres, le développement et le libre jeu de la poitrine sont gênés par des vêtements serrés et mal ajustés ; chez tous, le système musculaire est faible et les muscles du tronc ne jouent pas leur rôle dans le maintien de la posture droite. Le facteur déterminant le plus important semble être l'adoption habituelle ou répétée d'attitudes erronées, en partie dues à la négligence, en grande partie à la fatigue, afin de soulager la sensation de fatigue dans le dos. Pour autant que l'on sache, cette condition ne se produit pas dans les communautés vivant dans des conditions autochtones. Dans certains cas, il existe une tendance héréditaire à la scoliose ; nous l'avons vu, par exemple, chez un père et ses filles.

L'usage excessif d'un bras pour porter des poids, l'habitude de s'appuyer sur une jambe plus que sur l'autre, ou l'hypothèse d'une mauvaise attitude en écrivant ou en jouant du piano ou du violon, déterminent sans aucun doute l'assise et la direction du corps. courbure, et, une fois commencée, tendent à l'aggraver et à la perpétuer.

Il est probable que la plus grande fréquence des courbures primaires vers la droite soit associée à un usage plus général de la main et du bras droits, bien que les courbures primaires vers la gauche ne soient pas réservées aux gauchers.

Anatomie morbide. — La déviation originale ou « courbe primaire » se situe généralement dans la région thoracique et a sa convexité dirigée vers le côté droit. Pour rétablir l'équilibre de la colonne, des courbes « secondaires » ou « compensatoires », avec leurs convexités vers la gauche, se développent dans les régions situées au-dessus et au-dessous de la courbe primaire. Il a été prouvé expérimentalement que la déviation latérale de la colonne vertébrale s'accompagne inévitablement d'une rotation des vertèbres autour d'un axe vertical, de telle sorte que leurs corps regardent vers la convexité de la courbe, tandis que leurs épines, lames et processus articulaires sont dirigés vers vers la concavité (Fig. 226).

À mesure que la déformation augmente, les vertèbres individuelles se déforment, les corps prenant la forme d'un coin d'un côté à l'autre, la base du coin regardant vers la convexité de la courbe, tandis que l'extrémité étroite regarde vers la concavité (Fig. 228). Comme la colonne vertébrale, les lames et les apophyses articulaires subissent également des altérations de forme, une ligne réunissant les pointes des apophyses épineuses ne fournit pas un indice précis du degré de déviation latérale mais la minimise considérablement. La longueur des muscles et des ligaments est modifiée en fonction des changements de forme et de position des os.

Dans la région thoracique, les côtes accompagnent nécessairement les apophyses transverses, de sorte que du côté de la convexité elles forment une proéminence indue en arrière, la « bosse côtelée » (Fig. 227), tandis que du côté de la concavité, la poitrine est aplaties et les côtes serrées les unes contre les autres de sorte que les espaces intercostaux sont diminués ou même oblitérés. L'inverse – l'aplatissement du côté de la concavité – est visible sur le devant de la poitrine.

FIG. 227. —Scoliose de l'adolescent chez une fille æt. 23.

La forme générale du thorax est altérée : du côté de la convexité il est plus long et plus étroit que la normale et sa capacité est diminuée, tandis que du côté de la concavité il est plus court et plus large et sa capacité est augmentée.

Les viscères sont déformés et déplacés en fonction de la forme altérée des cavités thoracique et abdominale. La torsion de la colonne vertébrale fait perdre de la stature au patient et les membres semblent disproportionnellement longs. Dans les cas avancés, le bassin se contracte obliquement, une déformation connue sous le nom de *bassin scoliotique* .

FIG. 228. —Scoliose avec courbe primaire dans la région thoracique.

Malgré la déformation marquée, la moelle épinière n'est jamais comprimée.

Caractéristiques cliniques. — L'évolution de la scoliose est toujours lente et insidieuse. En règle générale, l'attention est d'abord attirée sur la déformation autour de l'âge de la puberté, mais dans la plupart des cas, elle existe depuis un certain temps avant d'être observée. La patiente, généralement une fille, bien que cela se produise également chez les garçons, se fatigue facilement, a des difficultés à se maintenir debout et se plaint souvent de douleurs au dos et aux épaules et le long des espaces intercostaux du côté de la convexité. Pour soulager les muscles du dos, elle a tendance à se prélasser dans des attitudes faciles et disgracieuses.

La forme de scoliose la plus fréquente rencontrée chez l'adolescent est une *courbure thoracique primaire* avec sa convexité vers la droite (Fig. 227), et avec des courbures compensatoires plus ou moins marquées vers la gauche dans les régions lombaire et cervicale. Les épines thoraciques se situent vers la droite de la ligne médiane. En raison de la proéminence des côtes, la scapula droite est projetée en arrière et son angle inférieur est à un niveau plus élevé et plus éloigné de la ligne médiane que celui de la scapula gauche. L'épaule droite semble plus haute que la gauche et on dit communément qu'elle «

grandit », un point qui est souvent observé en premier par la couturière. Le côté droit du dos est excessivement proéminent, tandis que le côté gauche est aplati. Un sillon profond se forme dans le flanc gauche, sous la marge costale, et l'espace entre le bras et la paroi thoracique – le « triangle brachio-thoracique » – du côté gauche est beaucoup plus marqué que du côté droit ; et la crête iliaque gauche se projette généralement vers le haut et vers l'arrière. Vu de face, le côté droit de la poitrine est aplati, tandis que le côté gauche est anormalement proéminent, les seins sont asymétriques et le mamelon droit est plus haut que le gauche.

FIG. 229. —Scoliose montrant la rotation des corps vertébraux et l'élargissement des espaces intercostaux du côté de la convexité.

Dans les cas aggravés, le patient peut souffrir d'essoufflement à l'effort et la difficulté respiratoire peut réagir sur le cœur, provoquant une dilatation du côté droit, des palpitations et des douleurs précordiales.

Parfois, et particulièrement chez les hommes, la courbure primaire se situe dans la région lombaire et la convexité est vers la gauche. La déviation des vertèbres lombaires produit une proéminence dans le flanc gauche qui masque le contour de la crête iliaque de ce côté, tandis que le flanc droit présente un sillon profond et la moitié droite du bassin est indûment saillante. Il existe une légère courbe compensatoire vers la droite dans la région thoracique et le côté droit de la poitrine fait saillie vers l'arrière. Le triangle brachio-thoracique est beaucoup plus marqué à droite qu'à gauche.

Diagnostic de la scoliose de l'adolescent. — Dans de nombreux cas, le patient est amené chez le chirurgien en raison de douleurs et de faiblesses dans le dos, avant qu'une déviation distincte ne se soit développée, et, à moins d'un examen attentif, la cause réelle des symptômes risque d'être négligée.

Le patient doit être déshabillé et examiné sous un bon jour dans diverses attitudes ; par exemple, se tenir debout dans une position facile, se tenir aussi droite que possible et s'asseoir sur un tabouret plat. Il faut également lui demander de lire un livre et d'écrire, afin de montrer ses attitudes habituelles. Dans les cas précoces, une inégalité au niveau des angles des omoplates est souvent le seul signe physique décelable. Il convient également d'observer si la ligne des colonnes vertébrales est modifiée lorsque le patient est suspendu à une barre horizontale ou à un trapèze. Toute projection vers l'arrière des côtes d'un côté est rendue plus évidente si le patient croise les bras sur la poitrine et se penche bien en avant, tandis que le chirurgien regarde le dos par derrière.

Le mal de Pott peut être exclu par l'absence de rigidité. Toute cause mécanique de déviation de la colonne vertébrale, comme par exemple une inégalité de longueur des membres ou une contraction de la poitrine après un empyème, doit être recherchée. La scoliose, qui dépend d'une inégalité de longueur des membres ou d'une inclinaison du bassin, disparaît en position assise.

Traitement. — Le traitement de la scoliose posturale implique un programme complet, comprenant une attention à la santé générale, aux habitudes et aux exercices à l'extérieur et au gymnase, à l'habillement, etc., le tout nécessitant une surveillance sur une période de plusieurs mois, voire plusieurs années. Le but du traitement est de corriger la déformation avant que la position ne soit fixée par rotation des vertèbres et altération de leur forme. L'enfant ne doit pas être autorisé à adopter des attitudes gênantes lorsqu'il lit, écrit ou joue du piano ; elle doit s'asseoir sur une chaise basse dont l'assise est légèrement inclinée vers le bas et vers l'arrière, et dont le dossier arrive jusqu'aux épaules et forme un angle de 100° à 110° avec le siège. Les pieds doivent reposer sur un tabouret incliné et, lorsque l'enfant lit ou écrit, il doit utiliser un bureau incliné à un angle de 45°. Chez les filles faibles approchant de la puberté, il convient de veiller tout particulièrement à éviter la compression du tronc par des corsets serrés. Les végétations adénoïdes ou autres sources d'obstruction respiratoire doivent être retirées ; et si la patiente est myope, elle doit recevoir des lunettes adaptées. Il faut éviter de se tenir debout, car il y a une grande tendance à rejeter le poids sur une seule jambe ; mais la marche, la course et autres exercices qui mettent également en action les deux côtés du corps sont autorisés sous surveillance. L'équitation est une forme d'exercice appropriée, mais les filles doivent monter à califourchon ; le vélo n'est pas recommandé.

Dans les cas légers, c'est-à-dire ceux dans lesquels la courbure est oblitérée lorsque le patient est suspendu, les mesures prophylactiques mentionnées ci-dessus doivent être strictement appliquées et des exercices de gymnastique doivent être prescrits. Toutefois, les exercices ne doivent pas être commencés avant qu'après une période de repos au lit, toutes les douleurs et toutes les sensations de fatigue dans le dos n'aient disparu.

Dans les cas où la courbure n'est pas affectée par la suspension, la déformation est généralement permanente, mais des exercices appropriés peuvent empêcher son aggravation et le patient peut être éduqué à la dissimuler dans une mesure considérable. L'entraînement est également orienté vers *la récupération du sens musculaire* ; les yeux fermés devant un miroir, l'enfant doit s'efforcer d'adopter la posture correcte ; en ouvrant les yeux, l'attitude fautive est vue et corrigée. La correction forcée au moyen de gaines de plâtre successives, appliquées en *position fléchie* , un peu selon les lignes employées par Calot dans le mal de Pott, a donné des résultats que l'on peut qualifier d'encourageants. Ce n'est que dans les cas très avancés que le patient doit être autorisé à porter une veste de soutien ; de tels appareils n'ont aucun effet curatif et ne peuvent que soulager les symptômes.

Fig. 230. —Diagramme des attitudes dans les exercices à quatre pieds de
Klapp pour la scoliose.

Exercices de courbure latérale. — Les exercices particuliers donnés doivent être
soigneusement choisis pour répondre aux indications présentes dans chaque
cas, les mouvements prescrits étant destinés à renforcer les muscles et les
ligaments faibles, à augmenter la mobilité de la colonne vertébrale dans son
ensemble et à corriger la déviation existante. Les exercices doivent être
effectués deux fois par jour, de préférence le matin et l'après-midi, et après
chaque période, le patient doit se reposer pendant une heure, allongé sur le
dos. Pendant les exercices, la respiration doit être soigneusement régulée et,
à la fin de chaque mouvement, une ou deux respirations profondes doivent
être prises. Chaque mouvement doit être exécuté lentement, le nombre de
fois qu'il est répété variant de quatre à douze ou plus, selon la nature de
l'exercice et la force du patient. Les exercices doivent être arrêtés si le patient
se sent fatigué. Les bains d'air chaud et les massages sont des compléments
utiles à toutes les formes d'exercice.

Exercices spéciaux pour courbure thoracique avec convexité à droite.
-1. *Tenez-vous* debout, les bras côte à côte ; paumes dirigées vers l'avant ; les
épaules se redressèrent. C'est ce qu'on appelle la « *meilleure position debout* » ou
position d'origine . 2. Levez lentement les bras sur les côtés jusqu'à ce qu'ils
soient au niveau des épaules, les paumes dirigées vers l'avant ; porter le bras
gauche droit vers le haut – « *la position clé* ». Puis abaissez lentement le bras
gauche jusqu'au niveau de l'épaule ; abaissez les deux bras dans leur position
d'origine. 3. *Adoptez la position clé* : pliez lentement le corps vers l'avant au
niveau des hanches jusqu'à ce que la position baissée soit atteinte, avec les
jambes bien droites, la tête légèrement penchée vers l'arrière et les yeux
dirigés vers l'avant. Revenez progressivement aux positions principales et
originales. 4. *Position principale* : pliez lentement toute la colonne vertébrale
vers la droite ; reprendre le discours principal et les positions originales. 5.
Position clé : tourner le corps vers l'avant sur le côté. 6. *Position principale* :
montez sur la pointe des orteils. 7. *Position principale* : montez sur la pointe des
orteils ; pliez les genoux; revenir à la position d'origine dans l'ordre inverse.
8. *Patient suspendu à une barre ou à des anneaux, l'extrémité gauche de la barre ou de
l'anneau gauche étant de trois pouces plus haute que la droite.* (*a*) Tirez le genou droit
vers le haut et vers l'avant contre résistance. (*b*) Écartez les jambes contre
la résistance. (*c*) Rapprochez les jambes contre la résistance. 9. *Patient allongé
sur le dos.* (*a*) Pliez les articulations droites du genou et de la hanche contre
la résistance. (*b*) Étendre le genou et la hanche droits contre résistance. (*c*)
Faites pivoter la hanche droite contre la résistance. 10. *Patient allongé sur le
visage avec un oreiller sous la poitrine* ; levez lentement les bras jusqu'à la position
principale. Pendant que les membres sont fermement tenus par une
infirmière, soulevez le corps vers l'arrière et vers la droite. 11. *Même position* :

effectuez des mouvements de nage. 12. *Patient à califourchon sur une table ou une chaise étroite, sans dossier.* (*a*) Répétez les exercices 3, 4, 5 et 11. (*b*) Pliez le corps vers l'avant, vers l'arrière ; et faites pivoter vers la droite et la gauche contre une légère résistance provoquée par l'infirmière qui saisit les épaules du patient.

Exercices « à quatre pattes » de Klapp. —Rudolf Klapp a imaginé une série d'exercices destinés à renforcer les muscles et les ligaments de la colonne vertébrale et à augmenter la mobilité de la colonne. Pour alléger le poids du corps sur la colonne vertébrale et rendre mobiles les deux extrémités de la colonne, ces exercices sont effectués à quatre pattes, le patient rampant à l'imitation d'un quadrupède, c'est-à-dire dans une telle attitude. façon dont la main et le genou d'un côté sont rapprochés, tandis que ceux de l'autre côté sont séparés ; en d'autres termes, la main et le genou d'un côté ne doivent pas avancer simultanément (Fig. 230). À chaque pas, la colonne vertébrale se courbe latéralement, la concavité de la courbe étant vers le côté sur lequel la main et le genou se rapprochent. Les exercices, pour un cas de courbure dorsale avec convexité à droite, par exemple, sont gradués comme suit : (1) L'enfant rampe en ligne droite jusqu'à ce qu'il ait acquis la « démarche quadrupède » ; (2) à chaque pas en avant, la tête est inclinée vers le côté où la main et le genou se rapprochent ; 3° à chaque pas, la main et le genou largement écartés sont ramenés et croisent les membres de l'autre côté ; (4) pour ouvrir le côté concave gauche, il rampe en cercle vers la droite. Les exercices sont pratiqués matin et après-midi pendant quinze à soixante minutes à la fois. S'il existe une *double* courbe marquée, il est préférable de la neutraliser en imitant l'action de « stimulation » d'un quadrupède, *c'est-à-dire* que les membres d'un même côté avancent ensemble. Les mains, les genoux et les orteils doivent être protégés par des gants appropriés et des coussinets en cuir. Les bains d'air chaud et les massages sont d'utiles compléments aux exercices.

Abbott a introduit une méthode de traitement applicable aux cas dans lesquels la déformation est devenue permanente. Sous anesthésie générale, le patient étant suspendu dans un support-châssis avec la colonne vertébrale fléchie, la courbure est surcorrigée et un plâtre est alors appliqué pour maintenir l'attitude ; le plâtre est renouvelé tous les deux ou trois mois.

CHAPITRE XIX
LE VISAGE, L'ORBITE ET LES LÈVRES

- _LÈVRES_

- — _Fissures_ ;

- _Induration chronique_ ;

- _Ulcères tuberculeux_ ;

- _Lésions syphilitiques_

- — Tumeurs : _Nævi_ ;

- _Lymphangiome_ ;

- _Kystes_ ;

- _Épithéliome_ .

LA FACE

MALFORMATIONS CONGÉNITALES. — La description des diverses malformations congénitales de la face sera simplifiée par un bref examen de son évolution.

Développement. — Vers le milieu du premier mois de la vie intra-utérine, le prosencéphale se penche fortement vers l'avant au-dessus de l'extrémité de la notocorde et envoie à partir de sa base une série de processus qui finissent par se mélanger pour former le visage (Fig. 231). Ces processus entourent une dépression étoilée, la cavité buccale primitive ou stomatodeum, à partir de laquelle se développent la bouche et les cavités nasales. La cavité buccale est délimitée au-dessus par le processus fronto-nasal, qui est divisé par une fissure - la fente nasale ou fosse olfactive - en un processus nasal latéral et un processus nasal mésial, à l'angle externe duquel apparaît une élévation sphéroïdale. le processus globulaire.

FIG. 231. —Tête d'embryon humain âgé d'environ 29 jours, montrant la division de la partie inférieure du processus frontal mésial en deux processus globulaires, l'intervention des fentes nasales entre les processus nasaux mésiaux et latéraux, et le rapprochement de les processus nasaux maxillaires et latéraux, qui sont cependant séparés par la fente nasale-orbitaire. (Après le sien.)

À partir des processus mésiaux nasaux et globulaires se développent la cloison du nez, le segment mésial de l'os prémaxillaire et la partie médiane de la lèvre supérieure ; tandis que le processus nasal latéral forme le toit de la cavité nasale, l'ala nasi et la partie adjacente de la joue, ainsi que le segment latéral de l'os incisivum ou os prémaxillaire. Chaque segment de l'os incisif porte une des dents incisives, et chacun des segments mésiaux peut contenir en plus une dent accessoire. La fente nasale devient finalement les narines antérieures.

La cavité buccale primitive est délimitée en dessous par l'arc mandibulaire, qui contient le cartilage de Meckel et à partir duquel se développent la mandibule, la lèvre inférieure et le plancher buccal.

De la partie latérale et arrière de l'arc mandibulaire naît le processus maxillaire, qui se développe vers le haut et se confond avec le processus nasal latéral à travers la fente naso-orbitaire, dont la partie la plus profonde persiste sous le nom de canal nasal. A partir du processus maxillaire se développent les joues, certains os du visage, les parties latérales de la lèvre supérieure, le palais mou et dur (à l'exception de l'os incisif). Le développement de la face est achevé vers la fin du deuxième mois de la vie intra-utérine.

Le bec de lièvre est une entaille ou une fissure congénitale dans la substance de la lèvre supérieure, et la fente palatine est une anomalie congénitale du palais. Chacune de ces conditions peut exister seule, mais elles se produisent si fréquemment en combinaison qu'il convient de les considérer ensemble.

Chez le bec-de-lièvre, la fente peut être médiane ou latérale, et elle peut ou non être associée à une fente palatine. La ressemblance avec la fente en forme de Y de la lèvre supérieure du lièvre, suggérée par son nom, n'est dans la plupart des cas que superficielle.

Le bec-de-lièvre médian est extrêmement rare. Elle se présente sous deux formes : l'une dans laquelle il existe une simple fente au milieu de la lèvre, résultat de la non-union des deux processus globulaires ; un autre dans lequel il y a un large écart en raison de l'absence totale des parties développées à partir du processus nasal mésial - la partie centrale de la lèvre, le segment mésial de l'os incisif et la cloison du nez. La deuxième forme est généralement associée à une fente palatine.

Le bec-de-lièvre latéral est beaucoup plus commun. Cela est dû à une fusion imparfaite du processus globulaire avec les plaques labiales du processus maxillaire. Il peut y avoir une fente seulement d'un côté de la lèvre, ou la condition peut être bilatérale. Dans certains cas, la fente s'étend simplement dans les parties molles de la lèvre, *simple bec-de-lièvre* (Fig. 232) formant une échancrure aux bords arrondis sur laquelle le bord rouge de la lèvre apparaît presque jusqu'au sommet. Dans d'autres cas, la fente passe dans l'alvéole de la mâchoire - *bec-de-lièvre alvéolaire* - séparant partiellement ou complètement les segments mésial et latéral de l'os prémaxillaire (Fig. 233). Ces cas sont généralement associés à une fente palatine (Fig. 236).

FIG. 232. —Lièvre simple.

FIG. 233. —Lièvre unilatéral avec fente alvéolaire.

Lorsque le bec-de-lièvre est *bilatéral* , les deux fentes peuvent être inégales, l'une formant une simple échancrure dans la lèvre, l'autre passant dans la narine. Dans la plupart des cas, cependant, les deux fentes sont complètes et la partie mésiale de la lèvre est entièrement séparée des parties latérales. La partie centrale ou prolabium est généralement plus petite que la normale et adhère étroitement à l'os incisif. Cet os peut conserver sa position normale dans l'alignement des processus alvéolaires du maxillaire (Fig. 234), ou il peut être incliné vers l'avant de sorte que les incisives, lorsqu'elles sont présentes, dépassent du niveau du prolabium (Fig. 235). Dans les cas aggravés, l'os incisif et le prolabium sont adhérents à l'extrémité du nez. Dans ces cas, il existe une fente palatine en forme de Y.

FIG. 234. —Double bec de lièvre chez une fille æt. 17.

FIG. 235. —Double bec de lièvre avec projection d'Os Incisivum, chez un nourrisson avant la première dentition.

Fente palatine. — Il a déjà été mentionné que le palais est formé par la fusion des deux plaques palatines des apophyses maxillaires avec les quatre segments de l'os incisif, issus des apophyses nasales. Le foramen incisivum (foramen palatin antérieur) marque le point où ces éléments du palais s'unissent. Le processus de fusion commence devant et se propage vers l'arrière, les deux moitiés de la luette étant la dernière partie à s'unir.

Comme le développement peut être arrêté à tout moment, on rencontre plusieurs variétés de fente palatine. La luette, par exemple, peut être bifide ou la fente peut s'étendre sur tout le palais mou. Dans les cas plus graves, il s'étend dans le palais dur jusqu'au foramen incisif. Dans ces variétés, toute la fente est mésiale. Dans les cas encore plus aggravés, la fente s'étend plus en avant, s'écartant d'un côté ou des deux côtés dans les fissures situées entre les segments mésial et latéral de l'os incisif ou entre les segments latéraux et les maxillaires. Ces cas sont combinés avec un double bec-de-lièvre.

La fente varie considérablement en largeur. Il peut être si large que la cloison nasale imparfaitement développée est visible entre ses bords et donne à la fente l'apparence d'être double, ou la cloison adhère à un bord du palais - généralement le droit - et la fente semble être à gauche de la ligne médiane. Dans la plupart des cas, le toit de la bouche est indûment arqué et plus étroit que la normale (Fig. 236).

FIG. 236. —Fente palatine asymétrique s'étendant à travers le processus alvéolaire du côté gauche.

Caractéristiques cliniques. — *Le bec-de-lièvre simple* est environ deux fois plus fréquent du côté gauche que du côté droit, et il survient plus fréquemment chez les garçons que chez les filles. Dans une proportion considérable de cas, il existe une tendance héréditaire bien marquée à ces malformations, et elles surviennent fréquemment chez plusieurs membres d'une famille.

Le nez est typiquement large et aplati, l'aile étant liée au bord alvéolaire du maxillaire par du tissu fibreux. Les bords de la fente labiale sont également attachés à l'alvéole par des reflets fermes de la muqueuse. L'orbiculaire et les autres muscles d'expression autour de la bouche étant défectueux, la déformation est exagérée lorsque l'enfant pleure ou rit. Dans le cas d'un bec-de-lièvre simple, l'enfant peut avoir des difficultés à téter, mais cela peut généralement être surmonté par un dispositif mécanique visant à obstruer la fente.

Lorsque le *bec-de-lièvre est double et associé à une fente palatine* , l'enfant est incapable de téter et les aliments introduits dans la bouche ont tendance à régurgiter par le nez. La nutrition ne peut être maintenue qu'en ayant recours à l'alimentation à la cuillère, et pour nourrir l'enfant, il faut rejeter la tête bien en arrière et introduire la nourriture directement dans le fond du pharynx. Cependant, beaucoup de ces nourrissons ont une vitalité si faible que, malgré une alimentation très soignée, ils émacient et meurent.

Chez ceux qui survivent, la voix a un tintement nasal particulier, car dans la phonation, l'air est expulsé par le nez plutôt que par la bouche, et l'articulation, notamment de certaines consonnes, est très indistincte. Le goût et l'odorat sont déficients. L'exposition constante de la muqueuse nasale et pharyngée la rend sujette à une inflammation catarrhale et à une pharyngite granuleuse.

Traitement. — Le seul moyen de corriger ces déformations est l'opération, et, d'une manière générale, on peut dire que plus l'opération est pratiquée tôt, mieux c'est, pourvu que l'état général de l'enfant soit à la hauteur de l'effort. En bec-de-lièvre simple, le meilleur moment se situe entre la sixième et la douzième semaine. Lorsque la fente palatine coexiste avec le bec-de-lièvre, il faut d'abord opérer la lèvre, car la fermeture de la lèvre exerce souvent une influence bénéfique sur la fente palatine, la faisant se rétrécir.

Il existe des divergences d'opinion considérables quant au moment où il convient de traiter la fente palatine. Certains chirurgiens, notamment Arbuthnot Lane, recommandent qu'elle soit pratiquée dès la petite enfance, dès que la viabilité de l'enfant est assurée. Nous sommes d'accord avec RW Murray, James Berry et d'autres pour préférer attendre que l'enfant ait entre deux et demi et trois ans. Il ne faut pas attendre plus longtemps, car, même si la fente palatine est réparée, le caractère nasal de la voix persiste, car le patient ne peut pas vaincre l'habitude d'expulser l'air par le nez.

Avant de procéder à l'opération, l'enfant doit être mis dans les meilleures conditions possibles ; et des dispositions doivent être prises pour sa surveillance constante par une infirmière compétente. Le succès dépend en grande partie de la manière d'éviter les complications infectieuses et de l'absence de tension entre les surfaces rugueuses mises en apposition. Plusieurs opérations sont parfois nécessaires pour réaliser la fermeture complète de la fente.

Formation vocale. — Le traitement de la fente palatine ne s'arrête pas avec une opération réussie ; l'importance de l'entraînement vocal doit être expliquée aux parents. Il faut apprendre à l'enfant, lorsqu'il parle, à envoyer le courant d'air par la bouche plutôt que par le nez. Si le palais mou n'est pas suffisamment grand et mobile pour fermer la bouche de la cavité nasale, on ne peut guère espérer d'amélioration de la parole.

Chez *les adolescents* et *les adultes*, si la fente est large et les tissus mous du palais fins et atrophiés, de meilleurs résultats physiologiques peuvent être obtenus par l'utilisation d'un obturateur artificiel ou d'un velum. Avec l'aide du dentiste, une plaque de vulcanite ou d'or est posée sur les dents et maintenue en place par aspiration.

Autres malformations congénitales du visage. — *Le macrostome* est un élargissement anormal de la bouche dans son diamètre transversal, dû à une fusion imparfaite des processus maxillaires et mandibulaires.

La microstome est due à une fusion excessive des processus maxillaires et mandibulaires. Dans certains cas, l'orifice buccal est si petit qu'il ne permet qu'une sonde.

La fente faciale est due à la non-fermeture de la fissure entre les processus nasaux et maxillaires. Il passe vers le haut à travers la lèvre et la joue jusqu'au processus angulaire latéral de l'os frontal.

La fente mandibulaire se produit sur la ligne médiane de la lèvre inférieure et peut s'étendre jusqu'au menton, voire au-delà ; elle est due à une non-union des deux moitiés latérales de l'arc mandibulaire.

Ces différentes déformations sont traitées par des opérations plastiques réalisées selon les mêmes principes que pour le bec-de-lièvre.

Fistules de la lèvre inférieure. — Deux petites ouvertures, de la grosseur environ d'une tête d'épingle, se rencontrent parfois sur le bord libre de la lèvre inférieure, près de la ligne médiane. Au passage d'une sonde, chacune d'elles débouche dans un cul-de-sac étroit, qui s'étend sur environ un pouce latéralement et vers l'arrière sous la membrane muqueuse. Un liquide aqueux, semblable à la salive, s'écoule par les ouvertures. Ces fistules surviennent fréquemment chez plusieurs membres d'une même famille et sont généralement associées au bec-de-lièvre. Le traitement consiste à les disséquer.

Blessures des parties molles du visage. — Grâce à son apport sanguin gratuit, la peau du visage a une grande vitalité et, même lorsqu'elle est gravement lacérée, non seulement elle survit, mais elle montre une telle résistance à l'infection bactérienne qu'une primo-union se produit fréquemment. Dans les opérations plastiques, même les lambeaux les plus étendus sont rarement infectés et guérissent si rapidement que les sutures peuvent être retirées en deux ou trois jours.

Dans les plaies *incisées*, le saignement est généralement libre au début, mais à moins qu'une des plus grosses artères, comme le maxillaire externe (facial) ou temporale, ne soit blessée, il cesse rapidement. Une paralysie des muscles d'expression peut s'ensuivre si le nerf facial est blessé ; et une perte de sensation peut résulter d'une blessure aux nerfs supra-orbitaux ou infra-orbitaux. Si la glande parotide est impliquée, la salive peut s'échapper de la plaie, mais elle cesse généralement au bout de quelques jours ; si le canal est touché, une fistule salivaire persistante peut se former.

perforantes peuvent perforer l'orbite, la cavité crânienne ou le sinus maxillaire et être suivies de complications infectieuses, notamment si la pointe de l'instrument se brise et reste dans la plaie.

contusionnées et lacérées résultent d'explosions et de blessures causées par des armes à feu, et des corps étrangers, tels que des particules de pierre ou de charbon, ou des grains de poudre à canon et de petites grenailles, peuvent se loger dans les tissus. Tous les efforts doivent être faits pour éliminer ces corps étrangers, car s'ils restent incrustés, ils provoquent une pigmentation disgracieuse de la peau. Les ligatures sont rarement nécessaires pour arrêter une hémorragie, à moins que les branches les plus grosses ne soient blessées, car le saignement des brindilles plus petites est arrêté par les sutures. Les bords de la plaie sont rapprochés au moyen de pinces de Michel, ou par une série de points de crin de cheval interrompus, et pour cela une aiguille fine de Hagedorn est à préférer, car elle laisse moins de traces que l'aiguille ordinaire en forme de baïonnette. Si la membrane muqueuse de la bouche ou de la paupière est impliquée, ses bords doivent être rapprochés par une rangée séparée de points de catgut.

La contraction cicatricielle après de graves brûlures peut entraîner des déformations marquées des paupières (ectropion), de la bouche et du nez. Lorsque la brûlure a touché le cou, le menton peut être tiré vers la poitrine et les mouvements de la mâchoire inférieure et de la tête sont sérieusement gênés.

Maladie bactérienne. — *Les furoncles* , les anthrax et *les pustules charbonneuses* apparaissent fréquemment sur la face et, lorsqu'ils sont situés près de la ligne médiane, et particulièrement sur la lèvre supérieure, ils sont susceptibles de donner lieu à une infection générale et à des complications intra-crâniennes qui peuvent s'avérer mortelles. La primo-infection par *la morve* et par *l'actinomycose* peut également survenir au niveau du visage.

Les diverses formes de *lupus tuberculeux* se rencontrent plus fréquemment sur la face que dans toute autre situation (Fig. 237). *La maladie tuberculeuse des os du visage* , en particulier de la moitié latérale du bord orbitaire à la jonction de l' os zygomatique (malaire) avec le maxillaire, n'est pas rare chez les enfants.

FIG. 237. —Illustrant les déformations causées par le Lupus Vulgaris, datant de l'adolescence.

(Cas de M. DM Greig.)

La lésion primaire de *la syphilis* et les diverses formes de syphilides secondaires et tertiaires peuvent simuler le lupus tuberculeux, le cancer et d'autres affections ulcéreuses.

Tumeurs. — Les tumeurs simples rencontrées sur la face comprennent les kystes sébacés et dermoïdes, les nævus, les névromes plexiformes et les adénomes ; les formes malignes comprennent l'épithéliome squameux et les cancers des rongeurs, de la paraffine et mélanotiques.

L'épithéliome survient le plus souvent chez les hommes de plus de quarante ans. L'affection commence généralement au bord de la lèvre, au bord de la narine ou à l'angle de l'œil. Il existe généralement des antécédents d'irritation prolongée ou répétée, ou l'affection peut se développer en relation avec une cicatrice, une verrue, une corne cutanée ou un kyste sébacé ulcéreux. Il peut commencer par un nodule dur ou par une excroissance papillaire qui se décompose en surface, laissant un ulcère profond avec une base typiquement indurée : l' *ulcère cratériforme* . Les ganglions lymphatiques voisins sont infectés précocement, mais les métastases vers d'autres organes ne sont pas fréquentes. Le traitement consiste à exciser la croissance et les ganglions lymphatiques associés le plus tôt et le plus librement possible. Lorsque l'excision est impraticable, l'utilisation du radium ou des rayons X peut être bénéfique.

Le visage est le siège le plus fréquent du *cancer des rongeurs* (Volume I., p. 395).

L'ORBITE

Blessures. — *Les plaies des paupières* sont susceptibles de se compliquer d'une atteinte de l'appareil lacrymal, entraînant une sténose du canalicule et un larmoiement persistant. Si la paroi du sac lacrymal ou du canal nasal est déchirée, le patient doit être averti de ne pas se moucher pendant quelques jours, de peur que l'air ne pénètre dans les tissus et ne produise un emphysème. Lors de la suture des plaies des paupières, il faut veiller à assurer une apposition précise au niveau des bords libres et à éviter de contracter les canalicules.

La contusion des paupières et de la région circum-orbitaire – l'œil au beurre noir ordinaire – est associée à une extravasation de sang dans le tissu cellulaire lâche de ces parties et est suivie quelques heures après la blessure par des ecchymoses marquées. Les paupières peuvent gonfler à tel point que l'œil est complètement fermé. Dans certains cas, l'objet heurtant lacère les vaisseaux de la conjonctive et produit une ecchymose sous-conjonctivale, qui peut être située sous la conjonctive palpébrale de la paupière inférieure, ou près du bord cornéen à l'avant du globe. Le sang répandu sous la conjonctive reste rouge vif lorsqu'il est aéré par l'air atmosphérique. Le jeu caractéristique des couleurs qui accompagne la disparition des épanchements de sang s'observe dans la semaine ou la dizaine de jours qui suivent la lésion.

Une pression ferme appliquée au moyen d'un tampon de ouate et d'un bandage élastique, si elle est utilisée précocement, peut limiter l'épanchement sanguin ; et le massage est utile pour accélérer son absorption.

Un œil au beurre noir doit être distingué de l'épanchement qui suit parfois des blessures telles qu'une fracture de la fosse antérieure du crâne, une fracture des crêtes orbitaires ou une ecchymose de la région frontale du cuir chevelu, principalement par le fait que dans le premier la décoloration apparaît très peu de temps après la lésion, le gonflement apparaît simultanément dans les deux paupières, et les ecchymoses sous-conjonctivales, lorsqu'elles sont présentes, sont contemporaines des ecchymoses des paupières. Au contraire, dans les fractures de la plaque orbitaire et les contusions du front, les ecchymoses n'apparaissent pas dans les paupières avant plusieurs jours, et celles qui se trouvent sous la conjonctive sont ordinairement disposées sur le globe sous la forme d'une tache triangulaire vers le canthus latéral.

Les blessures de l'orbite résultent de l'introduction d'objets pointus, tels que des épingles à tricoter, des crayons ou des fleurets de clôture, ou d'éclats de pierre ou de métal, ou de petites grenailles. Elles s'accompagnent d'une extravasation considérable de sang, qui peut se diffuser dans tout le tissu cellulaire de l'orbite, ou former un hématome défini. Dans les deux cas, le globe oculaire fait saillie et la cornée est exposée à une irritation et peut devenir enflammée et ulcérée. Le nerf optique peut être lacéré, entraînant une perte complète et permanente de la vision. Parfois, les muscles et les nerfs oculaires sont endommagés, ce qui entraîne une déviation de l'œil ou une perte de mouvement dans une direction ou dans l'autre. Le globe lui-même pourrait être blessé. Les corps étrangers logés dans l'orbite, tant qu'ils sont aseptiques, peuvent provoquer peu ou pas de perturbations et risquent d'être négligés. Les rayons de Röntgen sont utiles pour déterminer la présence et la position d'un corps étranger.

Les complications infectieuses sont susceptibles de suivre des blessures par balles ou fragments d'obus, et elles mettent non seulement en danger le globe oculaire, mais sont susceptibles d'être associées à des conditions suppuratives dans les sinus aériens adjacents - frontaux, maxillaires et ethmoïdaux - ou dans la cavité crânienne. En purifiant les plaies de l'orbite et en extrayant les corps étrangers, il faut faire preuve d'un grand soin pour éviter les lésions du globe oculaire, de ses muscles ou de ses nerfs.

La fracture du bord de l'orbite résulte d'un coup direct, elle est suivie d'ecchymoses circum-orbitales et sous-conjonctivales, et est parfois associée à une paralysie du nerf optique ou des autres nerfs oculaires. L'implication du sinus frontal peut être suivie d'un emphysème de l'orbite et des paupières, et en cas d'infection de complications suppurées.

Le *toit* de l'orbite est impliqué dans de nombreuses fractures de la fosse antérieure du crâne produites par des violences indirectes. Il est également susceptible d'être fracturé par des instruments pointus enfoncés dans l'orbite, auquel cas des complications intra-crâniennes sont susceptibles de s'ensuivre et, dans une grande proportion de cas, s'avèrent mortelles. Lorsque la paroi médiale est fracturée et que la fosse nasale est ouverte, l'épistaxis et l'emphysème de l'orbite sont des symptômes constants. Des ecchymoses sous-conjonctivales et un certain degré d'exophtalmie sont presque toujours présentes. Le traitement est orienté vers les complications. Lorsque les fosses nasales ou les sinus aériens sont ouverts, il faut avertir le patient de ne pas se moucher, car cela pourrait provoquer ou augmenter un emphysème de l'orbite ou des paupières.

Blessures du globe oculaire. — Ces blessures peuvent être divisées en deux groupes : (1) celles dans lesquelles le globe est contusionné sans que sa tunique externe soit rompue, et (2) celles dans lesquelles la tunique externe est rompue.

Dans les cas appartenant au premier groupe, tandis que la tunique sclérotique et la cornée restent intactes, l'iris peut être en partie arraché de son origine ciliaire, et le sang épanché s'accumule dans la partie inférieure de la chambre antérieure ; ou bien le bord pupillaire de l'iris peut être rompu en plusieurs points, provoquant une dilatation apparente de la pupille. Le cristallin peut être partiellement ou complètement luxé et, dans ce dernier cas, il peut passer vers l'avant dans la chambre antérieure ou vers l'arrière dans le corps vitré. Parmi les autres blessures résultant d'une contusion de l'œil, on peut citer l'hémorragie du corps vitré, la rupture de la choroïde et le décollement de la rétine.

Les blessures dans lesquelles la couche externe du globe oculaire est rompue peuvent être subdivisées en deux groupes selon qu'un corps étranger est logé ou non dans le globe.

La rupture de l'enveloppe externe, surtout lorsqu'elle résulte d'une plaie perforante, augmente considérablement le risque de blessure, en ouvrant un chemin par lequel du matériel infectieux peut pénétrer dans le globe, et ce risque est sensiblement accru lorsqu'un corps étranger est retenu. dans la cavité du globe oculaire.

Lorsque le globe est éclaté par un coup d'objet contondant, la sclérotique cède ordinairement, et comme la rupture se fait du dedans en dehors, il y a moins de risque d'infection que dans les plaies percées. Le cristallin peut être extrudé à travers la plaie et l'iris prolapsus. Si la rupture est importante, la conjonctive déchirée et le globe effondré à cause de la perte du corps vitré, l'œil doit être retiré sans délai. Si la vue n'est pas entièrement perdue et qu'il n'y a pas d'effondrement marqué du globe, il faut tenter de sauver l'œil.

Les blessures provoquées par des coups de couteau ou des piqûres sont susceptibles d'être suivies de complications infectieuses aboutissant à une panophtalmie. Lorsque cela est menacé, l'ablation de l'œil est indiquée, non seulement parce que l'œil atteint est détruit sans espoir de guérison, mais aussi pour éviter le risque d'« ophtalmie sympathique » affectant l'autre œil.

Cellulite orbitale. — L'infection du tissu cellulaire de l'orbite par des bactéries pyogènes est particulièrement susceptible de suivre des plaies perforantes et des fractures ouvertes, si un corps étranger s'est logé dans la cavité orbitaire. Elle peut aussi résulter de la propagation d'un processus suppuratif à partir du globe oculaire, de la conjonctive ou des fosses nasales ou de leurs sinus aériens accessoires. Les deux orbites peuvent être affectées simultanément.

Caractéristiques cliniques. — La maladie se manifeste par des frissons, une température élevée et une douleur intense qui irradie dans tout le côté affecté de la tête. Il existe une exophtalmie et une fixation du globe, avec rougeur, gonflement et sensibilité des paupières, ainsi qu'une congestion et des ecchymoses de la conjonctive. La pupille est généralement dilatée, la cornée devient opaque et peut s'ulcérer, et il existe une photophobie et parfois une diplopie. Une suppuration s'ensuit généralement et le pus s'enfouit dans toutes les directions et peut finalement pointer à travers les paupières ou la conjonctive. Parfois, l'infection se propage aux méninges et à la veine ophtalmique, et la phlébite peut alors s'étendre au sinus caverneux. Le globe oculaire peut être infecté et entraîner une panophtalmie destructrice. Le pronostic est donc toujours grave.

Le *traitement* consiste à pratiquer une ou plusieurs incisions dans le tissu cellulaire dans le but d'enlever le pus et d'établir un drainage. Un bistouri étroit est passé parallèlement à la paroi de l'orbite, en prenant soin de ne pas blesser le globe. Lorsque cela est possible, l'incision doit être pratiquée à travers le reflet de la conjonctive, mais dans certains cas, un drainage efficace ne peut être établi qu'en incisant à travers la paupière. Lorsque l'œil est détruit par une panophtalmie, il faudra considérer l'opportunité de l'éviscérer ou de l'énucléer.

Tumeurs de l'orbite. —Les tumeurs peuvent provenir de l'orbite ou l'envahir en se propageant à partir des cavités adjacentes. Celles qui proviennent de l'orbite peuvent être solides ou kystiques. Parmi les tumeurs solides, le gliome et le sarcome sont les plus communs, et lorsqu'ils prennent leur origine dans les structures pigmentées du globe, ils présentent les caractères d'excroissances mélaniques. Le carcinome primitif débute dans la glande lacrymale. L'ostéome, généralement de type ivoire, peut provenir de la paroi de l'orbite ou se propager à partir des sinus adjacents.

Caractéristiques cliniques. — Chez l'enfant, la tumeur est le plus souvent un gliome, et elle est fréquemment bilatérale. Elle survient généralement avant l'âge de quatre ans, est associée à une augmentation de la tension intra-oculaire, à une protrusion du globe oculaire et à une dilatation de la pupille, et produit rapidement la cécité. La tumeur fongique et saigne, envahit rapidement les structures adjacentes et se propage le long du nerf optique jusqu'au cerveau. Elle est hautement maligne et une récidive se produit généralement, même lorsque la tumeur est retirée précocement.

Chez l'adulte, le sarcome mélanotique est le plus fréquent. Elle survient entre quarante et soixante ans et est presque toujours unilatérale ; et bien qu'il ait peu tendance à envahir le cerveau, les ganglions lymphatiques adjacents sont infectés très tôt et la mort résulte généralement de sa dissémination.

Dans toutes les variétés de tumeurs intra-orbitaires, l'exophtalmie est une caractéristique importante (Fig. 238 , 239), et lorsque la saillie du globe oculaire est marquée, les paupières deviennent enflées, œdémateuses et sombres. L'œil est rarement poussé directement vers l'avant, sauf lorsque la tumeur se développe dans le nerf optique ou dans sa gaine. Lorsque la tumeur est solide, l'œil ne peut pas être repoussé dans l'orbite, mais dans les tumeurs kystiques, cela peut le faire dans une certaine mesure. Les mouvements du globe oculaire sont restreints à des degrés divers et le ptosis résulte souvent d'une paralysie du releveur de la palpe supérieure. Dans presque tous les cas, il existe également des troubles visuels plus ou moins importants . La cornée trop exposée est susceptible de devenir enflammée, voire ulcérée. La douleur est un symptôme variable ; lorsqu'il est présent, il rayonne généralement le long des branches des première et deuxième divisions du nerf trijumeau. La sensibilité à la pression n'est pas toujours présente. Il est relativement rare qu'une tumeur de l'orbite envahisse directement le globe.

FIG. 238. —Sarcome de l'orbite, provoquant une exophtalmie et un déplacement de l'œil vers le bas, et se projetant dans la région temporale.

FIG. 239. —Sarcome de la paupière chez un enfant.

(Cas de M. DM Greig.)

Traitement. — Lorsque cela est possible, l'ablation de la tumeur est la seule méthode de traitement et, dans les tumeurs malignes, il est souvent nécessaire de sacrifier l'œil pour assurer une ablation complète. Lorsque la tumeur a envahi secondairement l'orbite, son ablation peut être impossible, mais il peut être nécessaire d'enlever l'œil pour soulager la douleur.

Le *dermoïde orbitaire* se situe généralement à l'extrémité latérale de la crête supra-orbitaire (Fig. 240). Une situation moins commune est la partie antérieure de l'orbite, près de la paroi nasale, et cette variété, par sa position et par le fait qu'on la rencontre habituellement chez les enfants, est susceptible d'être confondue avec la méningocèle ou l'encéphalocèle orbitaire. Le traitement consiste à son retrait par dissection minutieuse, généralement sous anesthésie locale.

FIG. 240. —Kyste dermoïde à l'angle externe de la marge orbitale.

Les anévrismes orbitaires ont déjà été décrits, Volume I., p. 317.

LES LÈVRES

L'herpès des lèvres, dû à une légère infection staphylococcique, est fréquent chez les enfants délicats et aux premiers stades de la pneumonie. Une récolte de vésicules se forme et, après éclatement, celles-ci laissent des croûtes sèches.

Une infection staphylococcique plus grave peut donner lieu à une tuméfaction carbunculaire accompagnée d'un œdème important, et conduire à une phlébite infectieuse de la veine faciale et à une septicémie générale. L'excision du foyer est indiquée.

La lèvre est parfois le siège de la pustule maligne du charbon.

Des crevasses et fissures douloureuses sont fréquemment rencontrées au niveau de la ligne médiane de la lèvre et à l'angle de la bouche chez les sujets jeunes. Ils se développent généralement par temps glacial et, comme ils sont constamment déchirés par les mouvements de la bouche, ils sont difficiles à guérir. Si les applications locales échouent, il peut être nécessaire de cocaïniser la fissure et de la gratter avec une cuillère bien aiguisée.

Induration chronique des lèvres (lèvre strumeuse). — Une infiltration œdémateuse chronique, probablement de la nature d'une lymphangite, affecte parfois le tissu sous-muqueux des lèvres des enfants délicats. Elle est plus fréquente au niveau de la lèvre supérieure et peut être associée à une fissure ou à un coryza chronique. La lèvre est renversée et sa muqueuse est indûment proéminente. Les glandes cervicales sont fréquemment hypertrophiées.

Le *traitement* consiste à éliminer la cause et à améliorer l'état général. En cas de persistance prolongée, il peut être nécessaire de retirer de la face interne de la lèvre une bande horizontale de tissu ayant la forme d'un segment d'orange.

Le terme « *double lèvre* » s'applique à une affection rencontrée occasionnellement chez les hommes jeunes, dans laquelle il existe une hypertrophie des glandes labiales de la membrane muqueuse de la lèvre supérieure. Il est de croissance lente et forme un renflement allongé de chaque côté du frein, couvrant les dents et faisant saillie sur la lèvre. C'est fragile au toucher, et le seul reproche est celui de la défiguration. Le traitement consiste à exciser le pli redondant de la muqueuse, y compris les glandes muqueuses hypertrophiées.

La maladie tuberculeuse peut survenir sous forme de lupus ou d'ulcères. Les *ulcères* surviennent généralement chez des patients souffrant de phtisie pulmonaire ou laryngée avancée. Ils sont généralement superficiels, peuvent être uniques ou multiples et extrêmement douloureux.

Lésions syphilitiques. — La lèvre supérieure est le siège le plus fréquent des chancres extra-génitaux. Le *chancre de la lèvre* commence à la surface de la muqueuse par une petite fissure ou ampoule, qui devient le siège d'un gonflement arrondi et induré, d'environ un quart de pouce de diamètre. La surface est lisse, de couleur grisâtre et exsude une petite quantité de liquide séro-purulent. La lèvre est enflée et renversée, et il y a une zone considérable d'induration autour. Les ganglions lymphatiques sous-mentaux et sous-maxillaires d'un ou des deux côtés s'agrandissent rapidement et peuvent atteindre la taille d'un œuf de pigeon. Au début, ils sont fermes, mais ils peuvent ensuite s'adoucir et devenir douloureux. Dans certains cas, la plaie est beaucoup moins caractéristique, ressemblant à une fissure ou une fissure ordinaire, et sa véritable nature ne se révèle que lorsque apparaissent les manifestations secondaires de la syphilis.

Des plaques muqueuses et *des ulcères superficiels* se rencontrent fréquemment sur la surface muqueuse des lèvres et aux angles de la bouche au cours du stade secondaire de la syphilis. Dans la forme héréditaire de la maladie, des crevasses et des fissures profondes se forment et laissent souvent des cicatrices caractéristiques qui irradient depuis les angles de la bouche.

Des lésions gommeuses apparaissent sur les lèvres et peuvent être confondues avec un épithéliome.

Tumeurs. — *Les naevi* ne sont pas rares sur les lèvres. Lorsqu'ils sont confinés à la surface muqueuse, ils peuvent être disséqués, mais lorsqu'ils envahissent la peau, il est préférable de les traiter par électrolyse.

Lymphangiome. — Le terme *macrocheilia* s'applique à une hypertrophie congénitale de la lèvre (Fig. 241), qui est probablement de la nature d'un lymphangiome (Middeldorpf). Une ou les deux lèvres peuvent être touchées. La lèvre est saillante, la muqueuse est renversée et, lorsque la lèvre inférieure est atteinte, elle devient pendante et susceptible de s'ulcérer. La substance de la lèvre est uniformément ferme et rigide, de sorte qu'elle se déplace d'un seul tenant, et la succion, la mastication et la phonation sont gênées.

FIGURE 241. —Macrocheilia.

(D'après une photographie prêtée par Sir HJ Stiles.)

Le *traitement* consiste à enlever une partie en forme de coin du renflement selon les mêmes lignes que pour la « lèvre strumeuse », ou à recourir à l'électrolyse.

Les kystes muqueux se présentent sous la forme de petites tumeurs arrondies dépassant de la surface interne de la lèvre. Ils sont de couleur bleuâtre et contiennent un liquide glaireux. Ils sont traités par ablation de la paroi du kyste ainsi que de la partie sus-jacente de la membrane muqueuse.

L'épithéliome de la lèvre est de type épidermoïde et se présente soit sous la forme d'une projection fongatoire ressemblant à une verrue, soit sous la forme d'un ulcère induré. Elle apparaît presque exclusivement sur la lèvre inférieure des hommes de plus de quarante ans. La croissance commence à peu près à mi-chemin entre la ligne médiane et l'angle de la bouche, soit sous la forme d'un épaississement épidermique corné, soit sous la forme d'une excroissance verruqueuse, qui saigne facilement et s'ulcère bientôt. On dit que cette affection est particulièrement fréquente chez ceux qui fument des pipes courtes en terre cuite, et il est révélateur que, bien que l'épithéliome de la lèvre soit rare chez les femmes, la majorité de ceux qui en souffrent sont des fumeurs.

L'ulcération s'étend le long de la lèvre, principalement vers l'angle de la bouche, et descend vers le menton, et la substance de la lèvre devient enflée et indurée (fig. 242 , 243). Les bords sont typiquement surélevés et durs, et la surface brute est extrêmement douloureuse, surtout lorsqu'elle est irritée par des aliments ou des liquides chauds. La croissance est susceptible de se propager à la membrane muqueuse et à la gencive et d'envahir la mandibule. La maladie se propage tôt aux glandes sous-mentonnières et sous-maxillaires, qui sont mieux palpées avec un doigt à l'intérieur de la bouche, sous la langue, et un autre à l'extérieur, derrière la mandibule. Les glandes infectées ont tendance à se fixer à l'os et, bien qu'elles soient au début extrêmement dures, au point de simuler une tumeur osseuse de la mâchoire, elles se ramollissent, se liquéfient et se fongent ensuite (Fig. 244). Les métastases aux organes internes sont rares. À moins d'être éliminée par opération, la maladie s'avère généralement mortelle au bout de trois à trois ans et demi.

FIG. 242. —Épithéliome épidermoïde de la lèvre inférieure chez un homme æt. 55.

(Cas de MDM Greig.)

FIG. 243. —Épithéliome avancé de la lèvre inférieure.

FIG. 244. —Épithéliome récurrent dans les glandes du cou adhérentes à la mandibule.

Le *traitement* consiste en l'ablation précoce et gratuite de la partie affectée de la lèvre et de toutes les connexions lymphatiques de la région sous-maxillaire et du cou. La récidive de la cicatrice est rare ; elle est presque toujours localisée dans les glandes.

L'opération de nettoyage des glandes situées au-dessous de la mandibule des deux côtés, chez des hommes âgés, n'est pas exempte de risques pour la vie, notamment de complications respiratoires, imputables ou non à l'anesthésie.

Dans les cas inopérables, le bénéfice peut suivre l'utilisation des rayons X ou du radium.

L'épithéliome de la lèvre supérieure est moins fréquent. Elle survient avec une fréquence égale chez les deux sexes, progresse plus lentement et est, dans l'ensemble, moins maligne. Cela semble parfois être dû à une infection par contact de la lèvre inférieure. Il est traité de la même manière que le cancer de la lèvre inférieure.

CHAPITRE XX
LA BOUCHE, LES FAUCES ET LE PHARYNX

- <u>Stomatite</u>

- — <u>Toit de la bouche</u> :

- *<u>Abcès</u>* ;

- *<u>gomme</u>* ;

- *<u>Maladie tuberculeuse</u>* ;

- *<u>Tumeurs</u>*

- — <u>Allongement de la luette</u>

- — <u>Épithéliome du plancher buccal</u>

- — <u>Amygdalite</u> : *variétés*

- — <u>Hypertrophie des amygdales</u>

- — <u>Calcul</u>

- — <u>Syphilis</u> et <u>tuberculose</u>

- — <u>Tumeurs</u>

- — <u>Abcès rétro-pharyngé</u> .

LA BOUCHE

Stomatite. — Le terme stomatite s'applique à toute inflammation de la muqueuse buccale. La forme *catarrhale* est souvent associée à la présence de dents cariées ou d'une plaie infectée ; la membrane muqueuse est hyperémique et gonflée, et exsude une quantité excessive de sécrétions muqueuses visqueuses, et l'épithélium se desquame par plaques, laissant de petites érosions ou ulcères superficiels, très sensibles. La forme *aphteuse* , rencontrée chez les enfants en mauvaise santé et sous-alimentés, est caractérisée par l'apparition de plaques d'exsudat fibrineux dans les couches superficielles de la muqueuse ; l'épithélium se détache, laissant une série de taches blanchâtres entourées d'une zone hyperémique rouge, qui peut devenir confluente et former de petits ulcères. La maladie connue sous le nom de *muguet* , qui ressemble beaucoup à la stomatite aphteuse, se rencontre chez les nourrissons pendant la période de poussée dentaire et est due à l' *oïdium albicans* , un champignon présent dans le lait aigre. Les taches, les plus nombreuses sur les lèvres, la langue et la gorge, ont l'apparence du lait caillé.

Le *traitement* de ces formes consiste à améliorer l'état général du malade et à employer un bain de bouche, tel que le peroxyde d'hydrogène, le liquide de Condy, le chlorate de potasse ou le boroglycéride. Les ulcères superficiels peuvent être touchés avec du nitrate d'argent ou avec du nitrate d'argent à 1 pour cent. solution d'acide chromique.

La stomatite ulcéreuse se rencontre fréquemment chez les sujets affaiblis ayant des dents cariées, et est particulièrement susceptible de se produire au cours de maladies fébriles aiguës dans lesquelles les sordes s'accumulent autour des dents et des gencives. Elle survient également chez les sujets syphilitiques sous traitement au mercure — *stomatite mercurielle* . Certains patients présentent une sensibilité particulière au mercure et l'un des premiers signes d'intolérance au médicament est un certain degré de stomatite, qui peut survenir après l'administration d'une quantité relativement faible. Elle commence au niveau des gencives, qui deviennent enflées et spongieuses, se propageant jusqu'aux dents et dans les interstices. Les gencives prennent une couleur rouge bleuâtre et saignent facilement, et les dents peuvent se desserrer et tomber. La langue peut partager le gonflement – glossite mercurielle. Il y a également une salivation abondante et l'haleine a une odeur typiquement nauséabonde. Dans les cas graves, le bord alvéolaire de la mâchoire subit une nécrose. Un état similaire se produit dans les intoxications au plomb et au phosphore, ainsi que chez les patients souffrant du scorbut.

Le *traitement* consiste à éliminer la cause et à utiliser des bains de bouche antiseptiques et astringents. L'administration interne de chlorate de potasse est également indiquée, car ce médicament est excrété dans la salive. Les dents qui bougent ne doivent pas être retirées car elles se réparent lorsque la stomatite disparaît.

La stomatite gangréneuse , ou cancrum oris (Fig. 245), a déjà été décrite (Volume I, p. 102).

FIGURE 245. —Cancrum Oris.

(Cas de M. DM Greig.)

Palais. — *La suppuration* dans la muco-périoste du palais est généralement secondaire à une suppuration à la racine d'une dent cariée. Elle peut également survenir lors d'excoriations causées par une plaque dentaire mal ajustée ou par l'impaction d'un corps étranger, tel qu'un os de poisson ou de gibier, dans la membrane muqueuse. L'inflammation commence près de l'alvéole et peut se propager le long du palais. Le muco-périoste devient enflé, rouge et extrêmement sensible et, à mesure que du pus se forme, il s'élève de l'os, formant un gonflement proéminent, ferme et allongé qui, lorsqu'il éclate ou est incisé, donne sortie à du pus nauséabond.

La *gomme syphilitique* , qui commence par un gonflement arrondi et indolent, est généralement située sur la ligne médiane, près du bord postérieur du palais dur. Le gonflement s'adoucit et s'ulcère progressivement, et un séquestre peut se séparer et laisser une perforation au palais (Fig. 246). Le traitement consiste à employer les remèdes habituels contre la syphilis tertiaire. Si la perforation persiste et provoque des troubles en laissant passer des aliments dans le nez ou en donnant un ton nasal à la voix, elle peut être fermée par une opération sur le même principe que celle pratiquée pour la fente palatine, ou un obturateur peut être posé. pour obstruer l'ouverture.

FIG. 246. —perforation du palais, résultat de la syphilis, et gomme de l'os frontal droit.

(Tiré de l'Atlas de médecine clinique du Dr Byrom Bramwell.)

tuberculeuse se rencontre principalement sous forme de lupus qui s'étend du nez ou des lèvres et peut conduire à une destruction étendue des tissus mous, voire à une perforation du palais osseux.

Des kystes muqueux, des dermoïdes, des adénomes, des lipomes et des fibromes sont parfois rencontrés. *Un épaississement papillomateux* de la membrane muqueuse se produit parfois en association avec une leucoplasie. Il résiste au traitement antisyphilitique, mais cède au grattage avec la cuillère bien aiguisée. *Les endothéliomes* , ou *tumeurs mixtes* , semblables à celles rencontrées dans la glande parotide, surviennent également chez les sujets jeunes et se développent dans le tissu sous-muqueux du palais mou, généralement d'un côté de la ligne médiane. Dans leurs premiers stades, ils ont une croissance lente et ne provoquent aucun inconvénient autre que leur taille, s'enlèvent facilement et ne montrent aucune tendance à se reproduire.

Plus tard, ils se développent plus rapidement, ont tendance à s'infiltrer dans leur environnement et à prendre des caractères malins, de sorte qu'une élimination complète devient difficile, voire impossible.

L'épithéliome peut provenir du palais dur à la suite d'une irritation locale ou peut se propager à partir de parties adjacentes. Lorsqu'elle est confinée au palais, elle est traitée par ablation des parties palatines et alvéolaires du maxillaire.

L'allongement de la luette est généralement dû à un engorgement inflammatoire chronique associé à une hypertrophie glandulaire de la muqueuse. Elle survient souvent chez les enfants et est associée à une toux sèche constante, qui est généralement pire lorsque le patient est allongé. En chatouillant l'arrière de la langue et le pharynx, il peut provoquer des vomissements après les repas. Le traitement consiste à couper la partie redondante avec des ciseaux.

L'épithéliome du plancher buccal prend souvent son origine dans la membrane muqueuse située entre le frein de la langue et la face interne de la gencive. Il se développe insidieusement, grandit lentement et s'étend progressivement à la mandibule et à la substance de la langue, en la clouant pour qu'elle ne puisse pas dépasser. Les glandes sont atteintes tôt et leur hypertrophie attire souvent l'attention sur la maladie. Elle est à considérer comme une localisation particulièrement défavorable, car les récidives locales sont fréquentes. Pour éliminer complètement la maladie, il est nécessaire d'exciser les tissus du plancher buccal, ainsi qu'une partie variable de la langue et de la mandibule, et d'éliminer les glandes et la graisse des régions sous-maxillaires et sous-mentonnières.

LES AMYGDALES ET LE PHARYNX

Conditions infectieuses. —La majorité des affections infectieuses comprises sous le terme populaire de «maux de gorge» ont leur origine dans les amygdales et sont dues à l'action de bactéries qui, dans des conditions normales, sont présentes dans les cryptes des amygdales et dans la muqueuse naso-nasale. pharynx. Les plus importants de ces organismes sont les streptocoques, diverses formes de staphylocoques et de pneumobactéries, ainsi que les bacilles diphtériques et pseudo-diphtériques. Tant que la santé est bonne, ces organismes sont inoffensifs, mais en cas de baisse de vitalité, ils deviennent virulents et donnent lieu à diverses formes d'infection.

L'amygdalite catarrhale – généralement attribuée par les profanes à un « rhume » – se caractérise par une hyperhémie et une congestion des amygdales et de la membrane muqueuse du pharynx, du palais mou et de la luette. On la rencontre souvent chez les personnes très exposées à l'air contaminé par des organismes, par exemple les patients hospitalisés depuis longtemps, ou le personnel résident des hôpitaux (*septique* ou *gorge hospitalière*), et particulièrement chez les personnes atteintes d'une pathologie « rhumatismale ». tendance. Il y a une légère douleur à la déglutition et une sensation de chatouillement passe le long de la trompe d'Eustache jusqu'à l'oreille ; la gorge est sèche et le patient a un désir constant de la racler, et il y a généralement une augmentation de la température jusqu'à 101°-102° F. En règle générale, les symptômes disparaissent en trois ou quatre jours, mais la maladie peut se propager. le long de la trompe d'Eustache jusqu'à l'oreille et gêner l'audition, ou bien provoquer une suppuration chronique de l'oreille moyenne.

Une affection similaire du pharynx est souvent l'un des premiers symptômes des maladies fébriles aiguës, telles que la scarlatine, la rougeole, la grippe ou les rhumatismes aigus.

Le *traitement* de l'affection de la gorge consiste à employer des gargarismes antiseptiques et apaisants, des inhalations de chlorure d'ammonium ou une pulvérisation de peroxyde d'hydrogène, de menthol ou d'eucalyptol. Des pastilles ou des pastilles contenant du chlorure d'ammonium, du chlorate de potasse et des cubèbes peuvent être utilisées. Dans les cas rhumatismaux, la salicine, l'aspirine et le salicylate de soude sont indiqués.

Dans *l'amygdalite folliculaire* , l'infection implique d'abord les follicules lymphoïdes. Les cryptes sont distendues par des bouchons blanc jaunâtre, composés d'exsudat inflammatoire, de leucocytes et d'épithélium desquamé, et ceux-ci peuvent faire saillie depuis les ouvertures, donnant à l'amygdale un aspect tacheté. Parfois, l'exsudat s'accumule à la surface des amygdales et du pharynx, formant une fine pellicule blanc grisâtre, susceptible d'être confondue avec la fausse membrane de la diphtérie. Cependant, il peut généralement être essuyé et, lorsqu'il est examiné au microscope, il ne contient pas le bacille de Löffler typique.

Les amygdales sont élargies et font saillie de telle sorte qu'elles obstruent l'isthme de l'arrière-bouche, se rejoignant parfois même sur la ligne médiane. Il y a des douleurs à la déglutition et la respiration est entravée et bruyante pendant le sommeil. Il y a généralement un certain degré de fièvre et les glandes situées derrière l'angle de la mâchoire sont hypertrophiées et sensibles et peuvent suppurer et provoquer une cellulite. Les symptômes aigus disparaissent généralement en quatre ou cinq jours, mais si les cryptes les plus profondes sont remplies de bouchons d'exsudat, la maladie peut s'avérer persistante. Le patient est sujet à des crises périodiques, en particulier si les amygdales présentent une hypertrophie chronique.

Le *traitement* s'effectue selon les mêmes principes que pour la forme catarrhale. Dans les cas récurrents, les amygdales doivent être retirées.

Amygdalite suppurée aiguë et péri-amygdalite—Quinsy. — Il s'agit d'une inflammation suppurée aiguë des amygdales et du tissu péri-amygdalien, due à une infection par des bactéries pyogènes. Elle affecte toute la substance des amygdales et le tissu cellulaire des piliers de la gorge, du palais mou et du pharynx.

Caractéristiques cliniques. — L'apparition est généralement soudaine et l'affection est précédée par une rigueur, une forte fièvre et un sentiment de malaise. Il y a une soif persistante et une sécheresse de la gorge, et le patient a la sensation d'un corps étranger dans le pharynx, avec un désir constant d'avaler. La déglutition est extrêmement douloureuse, la douleur monte jusqu'aux oreilles et le patient a du mal à se nourrir. La salive s'accumule dans la bouche ; la voix est épaisse et nasillarde ; et la respiration gênée et bruyante. Si le patient peut ouvrir suffisamment la bouche pour pouvoir voir le fond de la gorge (ce qui est cependant rarement le cas), les parties enflammées apparaissent d'une couleur violet rougeâtre terne. Une amygdale est souvent plus enflée que l'autre et le pilier antérieur correspondant de l'arrière-bouche est plus proéminent. La luette est tuméfiée et œdémateuse, et est déviée vers le côté où il y a le moins de gonflement. La suppuration se produit en trois à sept jours ; chez l'adulte, elle se situe généralement dans le tissu péri-amygdalien du pilier antérieur de la gorge et s'étend jusqu'au palais mou. Chez les enfants, du pus se forme parfois dans la substance de l'amygdale. Si on le laisse éclater, l'abcès se déverse dans la bouche et le patient éprouve un soulagement instantané. Le pus est toujours offensant, et si l'abcès éclate pendant le sommeil, il peut pénétrer dans les voies aériennes et provoquer une pneumonie septique. Les ganglions lymphatiques du cou sont généralement hypertrophiés et sensibles, et parfois ils suppurent et donnent lieu à une cellulite diffuse. Une infection générale du sang peut s'ensuivre, entraînant une invasion métastatique de différents tissus et organes, notamment de l'une ou l'autre des grosses articulations.

Traitement. —Dans les premiers stades, des gargarismes antiseptiques apaisants sont indiqués. Plus tard, lorsque le malade ne peut se gargariser, l'inhalation de vapeur imprégnée de vapeur d'acide phénique ou de baume du moine, et l'application de fomentations chaudes ou d'un gros cataplasme de graines de lin sur le cou peuvent apporter un soulagement. Lorsqu'un abcès se forme, il doit être ouvert au moyen d'une paire de pinces à sinus à pointe fine, enfoncées à travers le palais mou en un point opposé à la base de la luette et dans la ligne du pilier antérieur de l'abcès. Comme ceux qui souffrent d'angine sont susceptibles d'avoir des crises périodiques, si les amygdales restent hypertrophiées de façon permanente, elles doivent être retirées entre les crises.

L'hypertrophie des amygdales se rencontre le plus souvent chez les enfants âgés de cinq à dix ans et est souvent associée à des végétations adénoïdes du nasopharynx et à un épaississement chronique de la muqueuse pharyngée.

L'amygdale entière est hypertrophiée, la membrane muqueuse épaissie et le tissu conjonctif plus ou moins sclérosé. Les cryptes apparaissent à la surface sous la forme de fentes ou de fissures profondes et les follicules lymphatiques sont hypertrophiés et proéminents. La sécrétion s'accumule dans les cryptes et un tartre peut se former à partir du dépôt de sels de chaux. Parfois, des particules de nourriture se logent dans les cryptes, et elles peuvent s'accumuler et former des accumulations de taille considérable, nécessitant l'utilisation d'une pelle pour les déloger.

Caractéristiques cliniques. — L'hypertrophie est bilatérale, mais pas toujours symétrique. Parfois, les amygdales se projettent au point de se rejoindre presque sur la ligne médiane ; quelquefois elles dépassent à peine le niveau des piliers de la gorge. Ils sont généralement sessiles, mais parfois la base est si étroite qu'elle forme presque un pédicule. Pendant l'enfance, ils sont généralement mous et spongieux, mais lorsqu'ils persistent à l'adolescence ou à l'âge adulte, ils deviennent fermes et indurés. Cette altération sclérotique est due aux accès répétés d'amygdalites catarrhales ou suppurées dont est sujet le malade. Les ganglions lymphatiques situés derrière l'angle de la mâchoire sont fréquemment hypertrophiés. La déglutition est parfois gênée et le patient est sujet à des crises de nausées et de vomissements. La respiration est toujours plus ou moins gênée ; le patient respire par la bouche ouverte et ronfle bruyamment pendant son sommeil ; et l'obstacle à la respiration gêne le développement de la poitrine. Dans certains cas, des crises d'étouffement alarmantes surviennent parfois pendant le sommeil, mais les difficultés respiratoires disparaissent dès le réveil de l'enfant. La voix est typiquement épaisse et nasale, surtout lorsque des végétations adénoïdes sont présentes, et dans de nombreux cas, le patient a une expression vide et stupide. L'audition est souvent altérée par une obstruction de la trompe d'Eustache.

Traitement. — Dans les cas précoces et bénins, les amygdales doivent être peintes avec de la glycérine d'acide tannique ou un autre astringent, et un bain de bouche antiseptique ou un spray de peroxyde d'hydrogène doit être utilisé plusieurs fois par jour. Lorsque la maladie interfère avec l'état de santé général ou avec le développement de la poitrine, ou en cas de surdité ou de troubles du sommeil, les amygdales doivent être retirées.

Des calculs composés de phosphate ou de carbonate de chaux se forment quelquefois dans les cryptes des amygdales hypertrophiées ; en règle générale, ils ont à peu près la taille d'un pois, mais ils peuvent être beaucoup plus gros. Ils provoquent une douleur aiguë et lancinante à la déglutition, et parfois une toux sèche et persistante. Ils sont facilement décortiqués grâce à une petite incision dans l'amygdale.

Syphilis. — Les faces et les amygdales sont parfois le siège d'un chancre dur, et cet état peut simuler une maladie maligne. Les glandes sous-maxillaires, cependant, grossissent plus tôt et grossissent plus rapidement que dans le cas du cancer, et elles sont sensibles. Les manifestations secondaires de la maladie apparaissent généralement avant la guérison du chancre.

Au début de la syphilis secondaire, on rencontre fréquemment des plaques muqueuses et des ulcères superficiels. Plus tard, une ulcération phagédénique sévère survient parfois, en particulier chez les sujets alcooliques, et peut rapidement ronger le palais mou, conduisant à une déformation marquée par contraction lors de la cicatrisation.

Au stade tertiaire, une infiltration gommeuse diffuse se produit, susceptible d'être suivie d'une ulcération, qui se propage à la paroi pharyngée et au palais mou, et, en provoquant une contraction cicatricielle et des adhérences, peut conduire à un rétrécissement, voire à une occlusion complète de la communication. entre le pharynx et le naso-pharynx.

tuberculeuses de la gorge et des amygdales sont presque toujours secondaires à un tubercule du larynx ou des poumons, ou à un lupus de la face ou du nasopharynx. Elles sont accompagnées de plus de douleur que les lésions syphilitiques ; sont moins susceptibles de se propager au palais et de provoquer une perforation ; mais, lorsque la cicatrisation a lieu, elles sont également susceptibles de produire des contractions et des déformations.

Tumeurs. — *Les tumeurs innocentes* — fibrome, lipome, myome — sont relativement rares. Lorsqu'ils sont sessiles, ils ne causent d'inconvénients que par leur volume ; lorsqu'ils sont pédonculés, ils peuvent pendre dans le pharynx et gêner la déglutition et la respiration. Ils peuvent être décortiqués ou ligaturés à la base et coupés, selon les circonstances.

Maladie maligne. — L' *amygdale* est fréquemment le siège primaire du *lympho-sarcome* , forme très maligne du sarcome à cellules rondes. La tumeur est d'abord confinée à l'amygdale, dont l'aspect ne diffère de l'hypertrophie simple qu'en étant plus pâle et plus nodulaire. La croissance infiltre rapidement le tissu conjonctif péri-amygdalien et la muqueuse palatine adjacente, qui devient pâle et œdémateuse, et l'état à ce stade peut simuler une amygdalite suppurée. À mesure qu'elle augmente, la tumeur empiète sur la cavité du pharynx, provoquant des interférences avec la déglutition et la respiration ; la membrane muqueuse cède bientôt, et une ulcération et une desquamation généralisées de la substance tumorale se produisent, conduisant parfois à des hémorragies graves, voire mortelles. Le patient maigrit rapidement. Les ganglions lymphatiques adjacents sont infectés précocement.

L'élimination chirurgicale est rarement réalisable, mais l'introduction d'un tube contenant du radium pendant plusieurs jours s'est avérée bénéfique dans certains cas.

Le carcinome est plus fréquent que le sarcome. Il peut prendre la forme d'un *épithéliome épidermoïde* ou d' *un cancer médullaire* et peut provenir de l'amygdale, du sillon situé entre l'amygdale et la langue ou du palais mou. Au moment où le patient demande conseil, il s'agit généralement de l'arrière-boue, du palais mou, de la paroi pharyngée ainsi que de l'amygdale.

Les hommes souffrent plus fréquemment que les femmes. La maladie peut exister pendant un temps considérable avant de donner lieu à des symptômes marqués, et l'attention peut d'abord être attirée sur elle par une douleur et une difficulté à avaler, ou par une douleur fulgurante vers l'oreille. Dans certains cas, l'élargissement des glandes situées derrière l'angle de la mâchoire est la première chose qui attire l'attention du patient. Les autres symptômes ressemblent beaucoup à ceux du cancer de la langue : douleur en mangeant ou en buvant, salivation et haleine fétide. Parfois, des liquides régurgitent par le nez et la voix peut devenir nasale et indistincte. Comme le patient est généralement incapable d'ouvrir grand la bouche, il est rarement possible d'en apprendre beaucoup par l'inspection, mais un examen numérique peut révéler une croissance irrégulière, dure et ulcérée. Le gonflement est parfois palpable de l'extérieur, remplissant le creux derrière l'angle de la mâchoire, et dans cette situation également l' hypertrophie des ganglions lymphatiques peut être ressentie. Celles-ci sont souvent agrandies de manière disproportionnée par rapport à la taille de la croissance primaire. La maladie a tendance à se propager localement, entraînant des difficultés croissantes à avaler et à respirer. Le malade perd progressivement des forces et peut mourir d'épuisement provoqué par la douleur et l'insomnie, d'une hémorragie ou d'une pneumonie septique.

Dans les premiers cas, on peut tenter d'éliminer la maladie par opération. D'après notre expérience, le radium s'est révélé moins efficace contre le cancer que contre le sarcome.

Dans les cas avancés, seules des mesures palliatives peuvent soulager les souffrances du patient. Les bains de bouche antiseptiques sont utilisés pour diminuer la gêne respiratoire et le risque de pneumonie, et l'héroïne ou la morphine pour soulager la douleur. Le recours à une sonde nasale, voire une gastrostomie, peut être nécessaire pour permettre au patient de s'alimenter suffisamment, et une trachéotomie peut être nécessaire pour soulager la dyspnée.

Abcès rétro-pharyngé. — L' abcès rétro-pharyngé *chronique* associé à la tuberculose des vertèbres cervicales, dans lequel le pus s'accumule derrière le fascia prévertébral, a déjà été décrit (<u>p. 441</u>).

L' abcès *aigu* survient dans l'espace compris entre le fascia prévertébral et la paroi du pharynx. L'infection débute généralement dans l'une des ganglions lymphatiques qui occupent cet espace et se termine rapidement par une suppuration qui se propage au tissu cellulaire environnant. Elle est plus fréquente chez les enfants au cours de la première et de la deuxième années, et le patient peut être en convalescence après l'une des fièvres éruptives accompagnées d'une inflammation de la muqueuse bucco-pharyngée, comme la scarlatine, la rougeole ou la varicelle, ou peut souffrent d'écoriations nasales ou de coryza. Dans certains cas, l'irritation de la dentition est la seule cause décelable.

Chez les nourrissons, la maladie est généralement très aiguë et s'accompagne de fièvre, de frissons, de vomissements et souvent de convulsions. La tête est tenue rigide et généralement tordue d'un côté, et il y a une douleur en essayant de la bouger. L'enfant a de grandes douleurs en avalant, il y a des régurgitations de nourriture et de la salive coule de la bouche. Il existe une dyspnée marquée et une toux courte et sèche. Le fond de la gorge est rouge et enflé, et une projection localisée, molle et fluctuante, généralement asymétrique, peut être reconnue à l'examen numérique. Parfois, la voix est perdue et le patient présente de graves crises d'étouffement, symptômes qui ont conduit à confondre la maladie avec une laryngite membraneuse. Dans certains cas, un léger gonflement est palpable d'un ou des deux côtés du cou. À moins que l'abcès ne soit rapidement ouvert, la maladie s'avère généralement mortelle. La bouche est ouverte au moyen d'un bâillon, la tête pendue au bout de la table, et l'abcès incisé, avec un bistouri gardé, à travers la paroi du pharynx. Les dangers associés à l'ouverture de l'abcès par la bouche semblent avoir été exagérés.

Une forme *moins aiguë* d'abcès rétro-pharyngé se développe parfois au cours d'une maladie chronique de l'oreille moyenne, le processus inflammatoire se propageant le long de la trompe d'Eustache, dans la paroi de laquelle se forme un abcès qui s'enfonce dans l'espace rétro-pharyngé.

CHAPITRE XXI
LES MÂCHOIRES, Y COMPRIS LES DENTS ET LES GENCIVES

- <u>DENTS</u> : Caries dentaires
- — <u>Dent de sagesse incluse</u> .
- <u>GENCIVES</u> : Gingivite ;
- <u>Pyorrhée alvéolaire</u> ;
- <u>Hypertrophie</u> ;
- <u>Épithéliome</u> .
- <u>MÂCHOIRES</u> :
- <u>Affections pyogènes</u> : *Périostite* ;
- *<u>Ostéomyélite</u>* ;
- <u>Tuberculose</u> ;
- <u>Syphilis</u> ;
- <u>Actinomycose</u>
- — <u>Tumeurs</u> : *Du processus alvéolaire* ;
- *<u>Du maxillaire</u>* ;
- *<u>De mandibule</u>*
- — <u>Fracture du maxillaire</u>
- — <u>Fracture de la mandibule</u>
- — <u>Affections de l'articulation temporo-mandibulaire</u> :
- *<u>Luxation de la mandibule</u>* ;
- *<u>Arthrite aiguë</u>* ;
- *<u>Arthrite tuberculeuse</u>* ;
- *<u>Arthrite déformante</u>* ;
- *<u>Fermeture des mâchoires</u>* .

La carie dentaire est un processus de désintégration qui commence dans l'émail d'une dent, généralement dans la région de son col, et s'étend progressivement à travers la dentine jusqu'à atteindre la cavité pulpaire.

L'infection de la cavité pulpaire exposée peut provoquer une *pulpite purulente aiguë* . Ceci est associé à une douleur intense, qui ne se limite pas à la dent malade, mais peut s'étendre aux dents adjacentes, et parfois à toutes les branches du nerf trijumeau d'un même côté du visage.

L'infection peut se propager de la dent au périoste alvéolo-dentaire, et provoquer une *parodontite* . Dans la dent affectée, il y a d'abord une sensation de malaise, qui est soulagée par la morsure du patient. Plus tard, il y a une douleur lancinante ou lancinante intense. La dent affectée dépasse généralement ses voisines et est excessivement sensible lorsque la dent opposée entre en contact avec elle lors de la mastication. La gencive devient rouge et enflée et la joue est œdémateuse.

La parodontite est généralement suivie de la formation d'un *abcès alvéolaire* . Le pus, qui se forme à la racine de la dent, se fraie un chemin dans la plupart des cas à travers l'os et dans la gencive, constituant un « furoncle de gencive ». Le pus peut alors éclater à travers la gencive ou se propager sous le périoste externe de la mâchoire et entraîner une nécrose.

Dans certains cas, la joue devient adhérente à la gencive et à la mâchoire avant que l'abcès n'éclate, et le pus s'échappe à travers la peau, laissant un sinus qui descend jusqu'à la dent défaillante et qui tarde à guérir, généralement à cause d'un petit séquestre au fond. L'ouverture du sinus est le plus souvent située au bord inférieur de la mandibule, un peu en avant du muscle masséter. Un abcès alvéolaire profondément enraciné dans le maxillaire peut s'ouvrir dans l'antre maxillaire et provoquer une suppuration dans cette cavité. Pour éviter une cicatrice sur le visage, l'abcès doit être ouvert par la bouche. Un abcès parodontal de l'une des incisives centrales supérieures se propage vers l'arrière entre le muco-périoste et le palais osseux, provoquant un gonflement allongé du palais.

Dans tous les cas, l'extraction de la dent cariée est nécessaire avant que l'abcès ne cesse de s'écouler et que le sinus guérisse. Si un séquestre est présent, il doit être retiré et l'os gratté avec une cuillère bien aiguisée. Parmi les autres effets de la carie dentaire, on peut citer la nécrose localisée du bord alvéolaire, la cellulite du cou et l'hypertrophie des ganglions lymphatiques cervicaux.

un *kyste* attaché à la racine d'une dent cariée. Il est tapissé d'épithélium et dérive probablement d'une partie tardive de l'organe de l'émail dont la croissance active a été stimulée par des processus infectieux dans la cavité pulpaire. Il est rarement plus gros qu'un pois et contient une masse pultacée semblable à du pus inspissé. Elle ne provoque aucun symptôme et n'est reconnue qu'après extraction de la racine.

Des odontomes ont déjà été décrits (Volume I., p. 192).

Un gonflement localisé de la mandibule, associé à des douleurs référées à l'oreille et au cou, et dans certains cas à une contraction spasmodique des muscles masticateurs, peut être dû à l' *impaction de la dent de sagesse* (troisième molaire inférieure). Si la dent est simplement incrustée dans la gencive, l'incision peut permettre son éruption ; si les radiographies montrent qu'elle est coincée sous la deuxième molaire, il faut l'extraire, ce qui peut s'avérer une opération dentaire difficile.

Affections des gencives. — L'inflammation des gencives — *la gingivite* — survient généralement en association avec une stomatite générale. Les gencives sont enflées et spongieuses et peuvent présenter des ulcérations superficielles, associées à des saignements et à un trouble respiratoire extrême. Les dents se déchaussent, dépassent des alvéoles et tombent parfois. Ces symptômes sont importants dans les cas de scorbut et d'empoisonnement chronique au mercure. En cas d'intoxication chronique au plomb, une ligne bleue caractéristique est visible sur les gencives, près du bord dentaire. Le *traitement* consiste à éliminer la cause, à améliorer les conditions hygiéniques et diététiques du malade, et à administrer du jus de chaux, de l'iodure de potasse, de la quinine ou de l'huile de foie de morue, selon la cause. Des bains de bouche antiseptiques et des dentifrices sont également indiqués. Le chlorate de potasse, excrété dans la salive, est particulièrement utile.

La pyorrhée alvéolaire est une forme chronique de gingivite, rencontrée après la quarantaine, qui débute au niveau du col des dents et du périoste alvéolo-dentaire. Elle est due à une infection bactérienne et est associée à une accumulation de tartre entre les gencives et les dents. Un écoulement muco-purulent s'échappe du bord libre de la gencive et de l'alvéole. Les bords alvéolaires et la gencive subissent ensuite une atrophie, de sorte que les racines sont exposées et que les dents risquent de se déchausser et éventuellement de tomber. La maladie peut n'affecter que quelques dents, ou bien s'étendre à toutes les dents, auquel cas le patient peut devenir édenté au bout de quelques années. Des troubles gastro-intestinaux, des affections articulaires chroniques du type arthrite déformante, une forme d'anémie pernicieuse et d'autres affections générales ont été attribués à l'absorption de produits toxiques. Le *traitement* consiste à éliminer le tartre des dents, à appliquer des antiseptiques puissants dans le sillon entre les dents et les gencives et à utiliser des bains de bouche et des dentifrices. Le massage des gencives soir et matin et l'application d'une pâte de chlorate de potasse et de menthol sont souvent d'une grande utilité. De bons résultats ont suivi l'utilisation des vaccins et l'amélioration de l'état de santé général.

L'hypertrophie des gencives est parfois observée chez les enfants et les jeunes adultes mentalement déficients, et les dents apparaissent précocement et sont anormalement grandes. La gencive enfouit presque les dents et de grosses masses polypoïdes se forment qui ont tendance à fonger. Le traitement consiste à retirer non seulement les gencives hypertrophiées, mais également l'alvéole atteinte (Heath).

Une hypertrophie localisée — *polype de la gencive* — résulte parfois de l'irritation d'une dent cariée, ou de la pression d'une prothèse artificielle, et peut simuler une épulis (p. 513). Le gonflement est généralement pédonculé et, s'il est coupé près du bord alvéolaire, il n'a pas tendance à se reproduire.

L'épithéliome prend parfois naissance dans la gencive en relation avec une dent cariée ou avec une plaque dentaire artificielle. La croissance a tendance à envahir l'os et à s'étendre à la joue ou à la muqueuse buccale, ou à l'antre maxillaire, et sa nature maligne est suggérée par sa persistance après l'élimination de l'irritation. Le seul traitement consiste en l'ablation précoce et complète de la croissance et du segment osseux adjacent.

D'autres tumeurs des gencives, comme l'angiome et le papillome, sont rares.

LES MÂCHOIRES

Infections pyogéniques. — Les mâchoires peuvent être infectées par des fractures communiquant avec la bouche ou par une extraction maladroite des dents, mais la majorité des infections pyogènes ont pour origine des dents cariées, commençant par une parodontite suivie d'une périostite diffuse pouvant conduire à nécrose de portions considérables d'os. Chez les ouvriers exposés aux fumées du phosphore jaune, l'os peut être si dévitalisé qu'il s'infecte facilement par des organismes pyogènes et subit un processus de cario-nécrose — la *nécrose au phosphore* des auteurs plus anciens.

FIG. 247. —Cario-nécrose de la mandibule.

L'ostéomyélite aiguë attaque parfois la mandibule, moins fréquemment le maxillaire. Du pus se forme rapidement sous le périoste et une zone osseuse considérable peut subir une nécrose.

Dans *le cancrum oris* également, les os sont fréquemment attaqués et peuvent subir une nécrose.

Le *traitement* consiste à évacuer le pus et, dans la mesure du possible, cela doit être fait par la bouche pour éviter une cicatrice au visage. Lorsque l'angle ou la branche ascendante de la mandibule ou la partie faciale du maxillaire est concerné, il n'est pas possible d'éviter de réaliser une ouverture externe. Le drainage est assuré et la bouche gardée douce grâce à l'utilisation fréquente de lavages antiseptiques. Lorsque l'affection est due à un moignon carieux ou à une dent non percée, celui-ci doit être extrait en même temps que l'ouverture de l'abcès.

La séparation d'un séquestre est généralement lente, prenant de deux à quatre mois selon la gravité de l'infection et l'étendue de la nécrose. Dans la mandibule, le séquestre s'entoure d'une gaine d'os périosté nouveau, de sorte que, même si la plus grande partie de la mâchoire subit une nécrose, l'arcade se reproduit et, après l'ablation du séquestre, il n'en résulte que peu ou pas de déformation. Le séquestre peut généralement être retiré après avoir divisé la membrane muqueuse et arraché une partie de la face externe de la nouvelle gaine. La cavité est remplie de gaze iodoforme ou de bismuth. Lorsque la branche ascendante est impliquée, des précautions doivent être prises pour éviter que la fixation de la mâchoire ne se produise pendant le processus de cicatrisation. Au maxillaire supérieur, aucune nouvelle coque ne se forme et la déformation résulte de l'enfoncement de la joue, à moins que cela ne soit évité par le port d'une plaque fabriquée par le dentiste.

La maladie tuberculeuse est relativement rare. On le rencontre parfois sur le bord orbitaire du maxillaire et dans la région de l'os zygomatique (malaire). Dans la mandibule, cela se produit généralement près de l'angle. Stockman a isolé le bacille tuberculeux à partir d'une série de cas de « nécrose au phosphore » sur lesquels il a enquêté. Les sinus qui se forment lorsqu'un abcès froid éclate à la surface sont particulièrement intraitables et ne guérissent qu'après l'ablation de l'os malade, laissant une cicatrice caractéristiquement déprimée, qui adhère à l'os.

syphilitiques sont également rares. Une gomme localisée peut se développer au voisinage de l'angle de la mandibule, ou bien la totalité du corps de cet os peut être le siège d'une infiltration gommeuse diffuse (Fig. 248). Dans les deux cas, l'importance clinique de l'affection réside dans le fait qu'elle peut être confondue avec une nouvelle tumeur, comme un ostéosarcome, ou avec une actinomycose.

FIG. 248. —Maladie syphilitique diffuse de la mandibule.

Actinomycose. — Cette condition se rencontre plus fréquemment dans les mâchoires que dans toute autre partie, et la mandibule est attaquée plus souvent que le maxillaire. Les actinomyces accèdent à l'os par une dent cariée ou par la gencive.

Au début, le patient se plaint de douleurs et de sensibilités liées à une ou plusieurs dents cariées. Au bout de quelques semaines, un gonflement se forme, généralement à la mandibule près de l'angle, et au maxillaire dans une certaine partie de la joue. Le gonflement, de consistance variable, implique l'os et ne peut s'en séparer. La peau qui la recouvre devient rouge, une suppuration se produit et des sinus se forment et donnent naissance à un liquide séro-purulent dans lequel peuvent être détectés les « grains de soufre » jaunes caractéristiques. Les tissus mous environnants sont infiltrés et la partie devient criblée de sinus, qui descendent jusqu'aux os nus. La maladie a habituellement une évolution chronique, qui dure un ou deux ans, et, à moins qu'une infection pyogène ne s'y ajoute, elle n'est pas accompagnée de fièvre.

En l'absence des granules jaunes caractéristiques, l'actinomycose peut facilement être confondue avec une maladie tuberculeuse ou syphilitique, ou avec un sarcome.

Le *traitement* consiste à retirer le tissu malade avec le couteau ou une cuillère bien aiguisée, et à administrer de fortes doses d'iodure de potassium. L'insertion de tubes de radium a un effet bénéfique.

Tumeurs du processus alvéolaire.—Epulis. — Les tumeurs qui se développent à partir des apophyses alvéolaires des mâchoires semblent, à première vue, jaillir des gencives, d'où le terme *d'épulis* qu'on leur applique généralement. Ils prennent en réalité leur origine dans le périoste de l'alvéole ou dans la membrane parodontale, et sont essentiellement de la nature des fibro-sarcomes. Dans certains cas, l'élément fibreux prédomine, mais la fréquence avec laquelle ils récidivent après leur ablation, à moins que le segment osseux d'où ils naissent ne soit également excisé, indique leur tendance maligne. Dans la plupart des cas, la tumeur est de type myéloïde – myélome ; chez d'autres, un nouvel os se forme dans sa substance : l'ostéo-sarcome.

Une épulis commence généralement dans l'espace entre deux dents et se développe lentement, soit vers la cavité buccale, soit plus fréquemment vers la lèvre ou la joue, où elle apparaît comme un gonflement rouge vif, lisse, ferme et arrondi, qui est adhérent. à la mâchoire, et peut être sessile ou pédonculée (Fig. 249). Elle provoque peu de douleur, mais est susceptible de gêner la mastication. À mesure qu'il augmente de taille, il s'étend sur les alvéoles de plusieurs dents, devient plus mou et prend une couleur violet foncé et, s'il est soumis à une pression ou à une irritation, il peut s'ulcérer et saigner.

FIG. 249. —Epulis de mandibule.

(Musée anatomique, Université d'Édimbourg.)

La véritable tumeur alvéolaire doit être diagnostiquée à partir d'un amas de granulations redondantes telles qu'elles peuvent se former à propos d'une dent cariée, d'un polype ou d'un épithéliome de la gencive, d'une tumeur du corps de la mâchoire ou d'un angiome.

Le *traitement* consiste à retirer la tumeur ainsi qu'une partie en forme de coin ou quadrilatère du processus alvéolaire à partir duquel elle se développe. Une plaque dentaire doit être installée pour combler le vide dans l'alvéole. Après une telle ablation libre, ces tumeurs ont peu tendance à récidiver et les métastases sont rares.

Tumeurs malignes du maxillaire. — On rencontre toutes les variétés de *sarcomes* et *de carcinomes ;* parmi les premiers, les cellules rondes et fusiformes sont les plus courantes. Le carcinome se présente principalement sous deux formes, moins fréquemment un épithéliome colonnaire provenant de l'épithélium glandulaire, et beaucoup plus communément un épithéliome squameux provenant soit de l'antre et provoquant son expansion, soit se propageant au maxillaire à partir de la membrane muqueuse du nez ou de la bouche. Cliniquement, il est pratiquement impossible de différencier le sarcome du carcinome ; aux stades ultérieurs, l'infection des glandes situées sous la mandibule est plus marquée dans le cancer. Un point important à déterminer est de savoir si la croissance apparaît dans le maxillaire ou si elle s'y est propagée à partir de parties adjacentes, telles que la base du crâne, le nez ou le palais. En cela, les rayons X sont utiles. Leur malignité est mise en évidence par la rapidité de leur croissance, la manière dont ils infiltrent les parties adjacentes et la fréquence avec laquelle ils réapparaissent après leur retrait. Ils surviennent à tout âge et ont été rencontrés même chez les enfants.

Les *signes cliniques* varient selon que la tumeur prend naissance à la face antérieure de l'os, à l'antre maxillaire ou à la face postérieure.

Lorsque la tumeur prend naissance dans le périoste recouvrant l'avant de l'os, elle forme un gonflement sous la joue, généralement à proximité de l'os zygomatique (malaire), et se développe vers la bouche ainsi que vers la surface. La joue est progressivement envahie et, dans certains cas, la croissance s'étend jusqu'au sinus maxillaire.

La tumeur maligne typique de la mâchoire supérieure prend son origine dans la membrane qui tapisse l'antre ; il remplit d'abord la cavité, puis gonfle ses parois dans toutes les directions, de sorte que, lorsqu'on exerce une pression sur le gonflement, la coque osseuse du sinus se creuse et crépite sous le doigt. Le sinus est sombre à la transillumination. La tumeur peut obstruer la narine du même côté et, en appuyant sur le canal lacrymal, faire couler les larmes sur la joue. On peut le voir à travers les narines antérieures et s'accompagner d'un écoulement nasal sanieux. Le globe oculaire est susceptible d'être déplacé vers le haut, et si les cellules ethmoïdes sont envahies, il est également poussé vers l'extérieur ; le palais peut être déprimé et la joue projetée (fig. 250 , 251).

FIG. 250. —Sarcome du maxillaire.

FIG. 251. —Maladie maligne du maxillaire gauche, qui a déplacé le globe oculaire et provoqué une vision double.

Lorsque la tumeur se développe à partir du périoste de la face postérieure de l'os, et s'étend dans la fosse sphéno-maxillaire ou ptérygo-maxillaire, le globe oculaire fait généralement saillie par l'invasion de l'orbite par derrière, et un gonflement apparaît dans la région temporale. . Si le sinus est envahi, la tumeur se propage dans les différentes directions déjà indiquées. Il n'est pas rare qu'une tumeur, qui semble avoir son siège dans le maxillaire, soit en réalité le prolongement vers le bas d'une excroissance originaire de la base du crâne, point sur lequel les rayons X peuvent fournir des informations précieuses.

Dans tous les cas, la tumeur a tendance à infiltrer sans discernement les tissus environnants. Il existe une douleur intense liée à la répartition de la division maxillaire du nerf trijumeau. Une hémorragie est susceptible de se produire lorsque des parties exposées de la tumeur s'ulcèrent, par exemple dans les fosses nasales. Le sarcome doit être distingué des formes solides et kystiques de l'odontome, qui peuvent également distendre l'os, bomber le palais dur et faire saillie sur la face.

Traitement des maladies malignes. — Sans l'aide des radiations, les résultats du traitement opératoire des maladies malignes du maxillaire sont loin d'être encourageants. La meilleure solution consiste probablement à insérer plusieurs tubes de radium dans différentes parties de la tumeur pendant plusieurs jours, et lorsque le rétrécissement de la croissance qui en résulte semble avoir atteint ses limites, le maxillaire doit être excisé. Si l'examen microscopique révèle qu'il s'agit d'un carcinome, les glandes du même côté du cou doivent être retirées lors d'une deuxième opération selon des lignes similaires à celles utilisées dans l'opération de Butlin pour le cancer de la langue. L'aide du dentiste est nécessaire pour poser une prothèse qui restaurera au moins le palais dur et le bord alvéolaire. L'opération d'excision de la mâchoire supérieure n'est pas dangereuse, surtout si le risque de broncho-pneumonie est minimisé par l'administration intra-trachéale d'éther. La maladie finale, dans les cas de maladies malignes de la mâchoire supérieure laissées à la nature ou lorsqu'elles ont récidivé après une opération, est terrible ; la croissance déplace et détruit le globe, bouche le nez et fongique sur le visage, provoque une hideuse défiguration.

Les tumeurs simples sont rares. *Le fibrome* peut provenir du périoste ou de la membrane muqueuse du sinus maxillaire. Il tend généralement à prendre les caractéristiques d'un sarcome. *Le chondrome* commence généralement soit sur la surface nasale de l'os, soit dans le sinus maxillaire. *L'ostéome* se présente sous deux formes : l'exostose, qui peut être composée de tissus annulés ou compacts, et l'ostéome diffus ou léontiase osseuse (Volume I., p. 485). Toutes les formes intermédiaires sont rencontrées, et lorsqu'elles sont confinées au maxillaire, la défiguration qui en résulte peut être améliorée ou corrigée par l'opération ; la joue est relevée ou réfléchie et l'os est rasé avec un couteau puissant ou un ostéotome.

Tumeurs de la Mandibule. — On rencontre les mêmes variétés que dans le maxillaire. Les formes non malignes – ostéome, chondrome et fibrome – sont rares.

Un *kyste dentigère* apparaît comme un gonflement lisse, arrondi et indolore, généralement dans la région des molaires. L'os se dilate progressivement et crépite sous la pression. Le kyste est rempli d'un liquide mucoïde glaireux et peut contenir une ou plusieurs dents non percées (Fig. 252). Les aspects radiologiques sont caractéristiques. Le traitement consiste à enlever la paroi antérieure du kyste, à gratter l'intérieur et à boucher la cavité avec une gaze iodoforme ou bismuth.

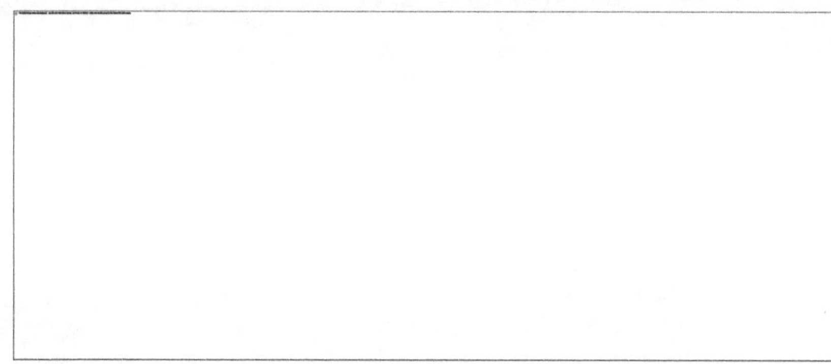

FIG. 252. —Kyste dentaire de la mandibule contenant une dent
rudimentaire.

(De la collection de Sir Patrick Heron Watson.)

La tumeur myéloïde ou *myélome* est relativement courante. Il se développe à
l'intérieur de l'os et élargit le segment affecté (Fig. 253). Il croît lentement,
est plus ou moins encapsulé et n'infiltre donc pas les tissus environnants.
Parfois, cela affaiblit tellement l'os qu'une fracture pathologique se produit.
Il n'y a pas d'atteinte glandulaire et la tumeur présente peu de signes de
malignité.

FIG. 253. —Coque osseuse du myélome de la mandibule.

(De la collection du professeur Annandale.)

Le *sarcome périosté* est la forme la plus maligne. Il se développe rapidement et s'infiltre dans les tissus environnants. Les glandes salivaires sous-maxillaires et les ganglions lymphatiques cervicaux sont généralement impliqués, et la maladie a tendance à se propager par métastases vers des régions distantes.

L'épithéliome est la nouvelle croissance la plus courante affectant la mandibule ; elle implique généralement la partie centrale de l'os, étant une propagation directe à partir de la lèvre inférieure, de la langue ou du plancher de la bouche. Lorsqu'elle prend son origine dans les piliers de la gorge, elle implique la branche ascendante. Dans tous les cas, l'infection des ganglions lymphatiques cervicaux constitue un facteur important tant pour le pronostic que pour le traitement.

Traitement. — *L'ablation partielle* de la mandibule peut être entreprise en cas de myélome, ainsi que dans les cas de sarcome et d'épithéliome dans lesquels la tumeur est limitée à une petite zone de l'os, par exemple au processus alvéolaire, à l'angle, à la branche horizontale ou à la symphyse; dans d'autres cas, l'os entier doit être retiré.

BLESSURES DES MÂCHOIRES

Fracture du maxillaire. — Les fractures du maxillaire sont presque toujours dues à une violence directe, comme un coup au visage, un coup de couteau ou une blessure par balle. Ils sont souvent rendus composés en s'ouvrant dans la bouche, dans le sinus maxillaire ou sur la peau de la joue. Le processus alvéolaire, en tout ou en partie, peut être séparé du corps osseux par un coup violent, tel que le coup de pied d'un cheval, et lorsque toute l'alvéole est détachée, elle peut entraîner avec elle le palais dur. Des portions limitées de l'alvéole sont fréquemment brisées lors de l'extraction des dents. Le principal problème après de graves fractures alvéolaires est que les dents supérieures ne s'opposent pas exactement aux dents inférieures, ce qui gêne la mastication.

Lorsque la partie frontale (nasale) du maxillaire est brisée, le sac lacrymal et le canal nasal peuvent être endommagés et l'écoulement des larmes obstrué. Dans de tels cas, l'emphysème est également susceptible de se développer. Les fractures de la partie faciale sont fréquemment compliquées par une hémorragie des vaisseaux infra-orbitaires et une anesthésie de la zone irriguée par le nerf infra-orbitaire. Une suppuration peut survenir dans le sinus maxillaire. Dans certains cas, le maxillaire est enfoncé dans son ensemble, et dans d'autres cas, la fracture irradie jusqu'à la base du crâne et des symptômes cérébraux se développent.

Le *traitement* consiste à réduire toute déformation éventuelle, à assurer un drainage efficace et à maintenir la bouche la plus aseptique possible. La consolidation se fait rapidement et, en raison de la vascularisation des parties, la nécrose est rare, même en cas de suppuration. Lorsque la partie alvéolaire est fragmentée, les fragments peuvent être maintenus en position en fixant la mandibule contre le maxillaire au moyen d'un bandage à quatre queues (Fig. 255), ou en ajustant une attelle moulée en plomb ou en gutta-percha à l'alvéole et palais.

L' *os zygomatique (malaire)* est parfois fracturé par violence directe, ainsi que la partie adjacente du maxillaire. Il peut être possible de manipuler les fragments déplacés pour les mettre en place avec les doigts introduits entre la joue et la gencive ; si cela échoue, une petite incision doit être pratiquée dans la membrane muqueuse située en avant du masséter et l'os mis en place avec un élévateur.

L' *arc zygomatique* est parfois fracturé par un coup direct. Les fragments déprimés étant susceptibles de gêner le mouvement de la mandibule, ils doivent être surélevés soit par manipulation, soit par une incision.

Fractures de la Mandibule. — La fracture de la mandibule se produit le plus souvent à travers le *corps* osseux au voisinage de la canine (Fig. 254). La profondeur de l'alvéole de cette dent et l'étroitesse relative de la mâchoire à ce niveau en font la partie la plus faible de l'arcade. La fracture est généralement due à une violence directe, comme un coup de poing, un coup de pied de cheval ou une chute de hauteur. Elle est parfois bilatérale, l'os cédant au niveau de la fosse canine d'un côté et juste devant le masséter de l'autre ; ou les deux fractures peuvent se situer au niveau des fosses canines. La fracture est généralement oblique de haut en bas et vers l'extérieur, et est presque toujours aggravée par une déchirure de la membrane muqueuse de la bouche.

FIG. 254. —Fracture multiple de la mandibule.

(De la collection de Sir Patrick Heron Watson.)

Lorsqu'un seul côté est cassé, le plus petit fragment est généralement déplacé vers l'extérieur et vers l'avant par les muscles masséters et temporaux, de sorte qu'il chevauche le plus gros fragment. Dans les fractures bilatérales, le segment central lâche est poussé vers le bas et vers l'arrière vers l'os hyoïde par la force provoquant la fracture, et est maintenu dans cette position par les muscles attachés au menton, tandis que les deux fragments latéraux sont inclinés vers l'extérieur et vers l'avant par les masséters et temporels.

L'ampleur du déplacement est mieux reconnue en observant le degré d'irrégularité de la ligne des dents. Une mobilité anormale et des crépitements sont facilement provoqués, et une douleur intense apparaît, en particulier si le nerf dentaire inférieur est étiré ou écrasé. L'attitude du patient est caractéristique ; il soutient la mâchoire cassée avec ses mains et la maintient aussi stable que possible lorsqu'il essaie de parler ou d'avaler. La salive coule de la bouche ouverte et le discours est indistinct.

Chez l'adulte, l'os peut être brisé au niveau de la *symphyse* à la suite d'une compression latérale de la mâchoire, par exemple en pressant les angles l'un contre l'autre. Les caractères généraux de la fracture sont les mêmes que ceux de la fracture du corps, mais le déplacement est peu considérable.

Les fractures de l' *angle* et de la *branche montante* sont moins fréquentes et ne s'accompagnent pas de déformation, car les fragments sont retenus en position par les muscles masséters et ptérygoïdiens internes. La fracture du *processus coronoïde* est rare.

Le *condyle* est généralement fracturé juste en dessous de l'insertion du muscle ptérygoïdien externe (Fig. 254) par une chute sur le menton ou par un coup violent sur le côté du visage. Lorsque la fracture est unilatérale, le condyle fracturé est incliné vers l'intérieur et vers l'avant par le ptérygoïdien externe et peut être palpé depuis la bouche, tandis que le reste de la mâchoire est déplacé *vers* le côté affecté et non pas loin de lui, comme c'est le cas dans les fractures unilatérales. dislocation. Lorsque la fracture est bilatérale, la mandibule tombe vers l'arrière, de sorte que les dents inférieures se trouvent derrière celles du maxillaire.

Dans quelques cas, le condyle a traversé le plancher de la cavité glénoïde, provoquant une fracture de la base du crâne. Le diagnostic peut être établi au moyen des radiographies.

Complications. — Comme la majorité de ces fractures sont complexes, la suppuration est relativement fréquente au cours du processus de réparation, mais si des moyens sont pris pour garder la bouche propre, elle peut généralement être maîtrisée et conduit rarement à une nécrose. Les dents adjacentes à la fracture sont susceptibles de se desserrer ou de se déplacer. S'ils sont simplement desserrés, ils doivent être laissés en place, car ils deviennent généralement fermement fixés au bout de quelques jours. Il faut veiller à ce qu'une dent déplacée ne passe pas entre les fragments, car cela a été la cause de difficultés à réduire une fracture et de son échec à s'unir. Une union irrégulière, en détruisant l'alignement des dents, entraîne des interférences avec la mastication. L'os s'unit généralement en quatre à six semaines. Le manque d'union est un événement rare.

Traitement. — Dans la majorité des cas de fracture unilatérale après réduction, les fragments peuvent être maintenus en apposition en fermant la bouche et en maintenant la mâchoire inférieure fixée contre la supérieure au moyen d'un bandage à quatre queues (Fig. 255). Il faut veiller à ce que les queues postérieures du bandage ne tirent pas la mandibule vers l'arrière. Une sécurité supplémentaire peut être assurée par une attelle légère en poroplastique ou en gutta-percha fixée au menton, la partie verticale passant bien le long de la branche montante de la mâchoire. Après quelques jours, l'appareil est retiré, le patient est encouragé à bouger la mâchoire et un massage est utilisé. La bouche doit être régulièrement nettoyée par un bain de bouche antiseptique, ou par une pulvérisation d'eau oxygénée.

FIG. 255. —Bandage à quatre queues appliqué pour fracture de la mandibule.

Dans certaines fractures impliquant le corps de la mâchoire, et particulièrement lorsqu'elles sont bilatérales, la coopération du dentiste est nécessaire pour obtenir les meilleurs résultats. Une fois les fragments coaptés, une empreinte en plâtre de la mâchoire et des dents est prise, à partir de laquelle un cadre en argent est coulé qui entoure mais n'enveloppe pas les dents. Cette armature est ensuite appliquée sur la mâchoire fracturée et restreint le mouvement des fragments sans interférer avec l'action de la mâchoire (W. Guy). L'utilisation d'un cadre intra-oral évite la nécessité de câbler les fragments.

Même dans les fractures mal unies, le contour original de l'os est finalement restauré par les mouvements de la langue qui lui donnent sa forme.

AFFECTIONS DE L'ARTICULATION TEMPORO-MANDIBULAIRE

Luxation de la Mandibule. —La luxation de la mâchoire inférieure peut être unilatérale ou bilatérale. La forme bilatérale est la plus commune et se rencontre le plus fréquemment au milieu de la vie et chez les femmes. Le risque de luxation est plus grand lorsque la bouche est grande ouverte, par exemple en bâillant, en riant ou en vomissant, car dans ces conditions, le condyle, accompagné du ménisque, sort de la cavité glénoïde et repose sur le sommet de la glène. éminence articulaire. Si, pendant que l'os est dans cette position, le muscle ptérygoïdien externe est mis en contraction, il tire le condyle en avant par-dessus l'éminence dans le creux situé sous la racine du zygoma, et la contraction du masséter et des muscles temporaux le retient là. La contraction musculaire est donc un facteur important dans sa production.

La luxation peut également être produite par un coup vers le bas sur le menton, par l'introduction maladroite d'un bâillon, en particulier lorsque le patient est anesthésié, ou même par la tentative de prendre une grosse bouchée, par exemple une pomme. La luxation qui résulte de telles causes est généralement unilatérale.

Chez certaines personnes, les ligaments de l'articulation sont anormalement relâchés et la luxation est susceptible de se produire de manière répétée pour des causes relativement légères : *luxation récurrente* .

Caractéristiques cliniques. — L'aspect d'un patient souffrant d' une luxation *bilatérale* est caractéristique. La bouche est ouverte, la mâchoire fixe et le menton fait saillie de sorte que les dents inférieures dépassent des supérieures. Le patient a des difficultés à avaler et la salive coule de la bouche. Comme les lèvres ne peuvent être rapprochées, le discours est indistinct et guttural. Juste devant le méat auditif, on peut sentir un creux profond, et devant celui-ci, le condyle forme une saillie excessive. Le processus coronoïde est déplacé en dessous et derrière l'os zygomatique (malaire) et peut être ressenti par la bouche. Le muscle temporal contracté forme une proéminence au-dessus du zygoma.

Dans la luxation *unilatérale* , la déformation a le même caractère, mais elle est moins marquée et, dans les cas bénins, sa cause risque d'être négligée. Dans la plupart des cas, le menton dévie vers le côté sain.

Traitement. — Dans les cas récents, la réduction est généralement facile à réaliser. Le patient doit être assis sur une chaise basse ou un tabouret, un assistant soutenant la tête par derrière. Le chirurgien, debout devant, place ses pouces, bien protégés par un rouleau de peluche, très en arrière sur les molaires, et avec ses autres doigts saisit le corps de la mâchoire. Une pression est maintenant exercée vers le bas et vers l'arrière pour libérer les condyles de l'éminence articulaire et pour vaincre la tension des muscles temporaux et masséters. Ce faisant, la pointe du menton est portée vers le haut, tandis que la mâchoire entière est poussée directement vers l'arrière. . Le condyle se met en place, parfois avec un claquement distinct. Lorsqu'il est difficile de faire sortir le condyle de sa position anormale, un bouchon en liège peut être placé entre les molaires de chaque côté pour servir de point d'appui. Après réduction, la mâchoire est fixée au moyen d'un bandage à quatre queues pendant quelques jours. Le patient est averti d'éviter pendant quelques semaines d'ouvrir largement la bouche.

Luxation ancienne. — Il arrive parfois que, après avoir été négligée ou négligée, la luxation reste intacte. Dans de tels cas, le mouvement de la mâchoire est progressivement restauré en partie et le patient acquiert un contrôle suffisant de ses lèvres pour pouvoir articuler de manière intelligible et éviter les écoulements de salive. Le pouvoir de mastication des aliments reste cependant altéré. Le creux derrière le condyle et la saillie du menton persistent. La réduction par manipulation est rarement possible après que la luxation existe depuis plus de trois mois, mais elle a été réalisée jusqu'à dix mois après l'accident. Plusieurs tentatives de réduction doivent être faites à des intervalles de deux ou trois jours, et si ces tentatives échouent, on peut recourir à l'opération. Les muscles masséters et ptérygoïdiens internes ayant pris une position verticale et se raccourcissant, ils forment un obstacle à la réduction, et pour vaincre leur action, il est nécessaire de les séparer de leur insertion dans la branche ascendante de l'os par une incision pratiquée autour de la branche. angle. Si les adhérences autour du condyle luxé sont ensuite séparées, une réduction peut être effectuée (Samter). Dans certains cas, il est nécessaire d'exciser le condyle pour restaurer le mouvement.

Troubles internes de l'articulation temporo-mandibulaire. — Le cartilage intra-articulaire est susceptible d'être déplacé par une traction excessive exercée sur lui par le muscle ptérygoïdien externe lors de certains mouvements brusques de l'articulation, notamment lors de la fermeture de la bouche. Il y a une douleur aiguë dans la région de l'articulation, les dents du côté affecté ne peuvent pas être mises en apposition, de sorte que la mastication est gênée et le patient est conscient de quelque chose qui se bloque à l'intérieur de l'articulation. L'articulation est sensible au toucher, mais il n'y a pas de gonflement externe. Le remplacement s'effectue en maintenant une pression ferme à l'arrière du condyle avec la bouche ouverte et en fermant lentement la mâchoire. Si la récidive se produit à plusieurs reprises, le disque peut être suturé au périoste (Annandale) ou excisé (Hogarth Pringle).

L'arthrite de l'articulation temporo-mandibulaire se présente sous deux formes, non suppurée et suppurée.

La forme *non suppurée* est généralement due à une infection gonorrhéique et est généralement bilatérale. Le patient se plaint de douleurs névralgiques élancées vers les oreilles et les tempes, ainsi que de douleurs articulaires lors des mouvements. La mâchoire est donc maintenue fixe, généralement avec la bouche légèrement ouverte et le menton saillant. La mastication est impossible et la parole est indistincte. Il y a un épanchement dans l'articulation et un gonflement peut être détecté devant l'oreille. L'inflammation peut s'atténuer et le mouvement est rétabli, ou une ankylose fibreuse peut s'ensuivre.

La forme *suppurée* peut être due soit à une propagation directe de l'infection à partir de parties adjacentes, comme par exemple dans les maladies de l'oreille moyenne, la parotidite suppurée ou les affections pyogènes de la mandibule, soit à une infection pyémique générale, comme cela se produit parfois. après des fièvres exanthémateuses et dans la gonorrhée. Les signes cliniques sont similaires à ceux de la forme non suppurée, mais les signes liés à l'articulation sont souvent masqués par ceux de la lésion primitive. Lorsque le pus provient de l'articulation, il peut pointer soit vers la peau, soit vers le méat auditif externe à travers la fissure pétro-tympanique (glasérienne). L'articulation est généralement complètement désorganisée et entraîne une ankylose.

L'arthrite tuberculeuse est rare et est généralement secondaire à une maladie de la mandibule, de l'os temporal ou de l'oreille moyenne. Cela conduit à la destruction de l'articulation et à l'ankylose. Elle est traitée par incision et grattage, ou par excision du condyle.

L'arthrite déformante est une affection relativement courante et généralement bilatérale. Dans les premiers stades, le condyle est généralement hypertrophié et déformé, et la cavité glénoïde est élargie et aplatie en conséquence et peut, avec le temps, être remplie par un nouvel os. Des excroissances ostéophytes se forment autour de l'articulation et conduisent à une fixation ou un verrouillage. L'hypertrophie du condyle peut être ressentie devant l'oreille, et il y a une douleur et des craquements lors du mouvement ; la douleur est pire la nuit et par temps humide. La mâchoire est généralement déprimée et le menton est saillant. La maladie évolue de manière chronique, avec des exacerbations aiguës occasionnelles. L'excision du condyle peut être conseillée lorsque les mesures non opératoires n'ont pas réussi à apporter un soulagement. Aux stades ultérieurs, le condyle et le ménisque peuvent s'user et disparaître complètement.

Fermeture ou Fixation de la Mandibule. — *La fixation temporaire* est due à une contraction spasmodique des muscles masticateurs, notamment du masséter. Cela peut être symptomatique d'une affection inflammatoire à proximité, telle qu'une affection pyogène de la mâchoire inférieure, par exemple associée à une racine cariée ou à une dent de sagesse non percée, ou à une parotidite ou une amygdalite. Dans de tels cas, le spasme disparaît avec l'élimination de la cause. C'est parfois une manifestation d'hystérie. L'administration d'une anesthésie générale et l'introduction d'un coin ou d'un séparateur sont généralement nécessaires pour confirmer le diagnostic et, éventuellement, pour permettre des mesures opératoires, telles que l'extraction d'une dent de sagesse.

La fixation musculaire peut être due à une myosite rhumatismale ou syphilitique, parfois suivie d'une dégénérescence des fibromes musculaires, rendant la fixation permanente.

La fixation permanente peut être due à diverses causes. La dégénérescence des fibromes musculaires suite à une myosite a déjà été évoquée. Beaucoup plus fréquemment, elle résulte d'une contraction cicatricielle des parties molles du visage ou de la bouche suite à des affections telles qu'un cancrum oris, une ulcération ou des brûlures. Une fixation consécutive à une immobilisation prolongée après une fracture ou une luxation, ou l'une des formes d'arthrite ou de maladie suppurative ou tuberculeuse des parties adjacentes de la mandibule, est également rencontrée. L'ankylose peut être fibreuse ou osseuse, et peut être intra- ou extra-articulaire.

Les *caractéristiques cliniques* varient selon le degré d'écartement des mâchoires. Il y a toujours une certaine déformation, et plus ou moins d'interférence avec la mastication et la parole. Le patient se nourrit généralement en poussant avec les doigts de petites portions de pain ou de viande à travers un espace entre les dents mal opposées et mal formées et conservées. Le patient étant incapable de garder la bouche propre, des particules de nourriture s'y logent et s'y décomposent, provoquant une irritation des muqueuses, des caries dentaires, un fœteur de la salive et de l'haleine. Lorsque l'ankylose osseuse survient dans l'enfance, elle entraîne un *arrêt du développement de la mandibule* , qui est petite et nettement en retrait, de sorte que les dents ne s'opposent pas à celles du maxillaire (Fig. 256).

FIG. 256. —Développement défectueux de la mandibule dû à la fixation de la mâchoire en raison d'une ostéomyélite tuberculeuse chez la petite enfance.

Traitement. — Lorsque la cause de la fixation réside dans l'articulation elle-même, le meilleur traitement consiste à réséquer un ou les deux condyles.

Lorsque la fixation est due à une contraction cicatricielle des parties molles, la meilleure façon de restaurer la mobilité est de former une articulation artificielle bien en avant du tissu cicatriciel, comme le suggère Esmarch.

CHAPITRE XXII
LA LANGUE

- *<u>Atrophie</u>*

- — <u>Affections nerveuses</u> .

Anatomie chirurgicale. — La langue est composée de fibres musculaires entrelacées et rayées, constituées en partie par les terminaisons des muscles extrinsèques et en partie par les muscles intrinsèques. Un septum fibreux médian le divise si complètement en deux moitiés latérales qu'il n'y a que peu de communication entre les vaisseaux sanguins et lymphatiques des deux côtés. Il est recouvert d'un épithélium pavimenteux stratifié. Pour des raisons pratiques, il est décrit comme étant constitué d'une partie *antérieure* ou *buccale* et d'une partie *postérieure* ou *pharyngée* .

La *partie buccale* , qui comprend les deux tiers antérieurs de l'organe, est mobile, et l'épithélium de sa face dorsale est modifié de manière à former plusieurs variétés de papilles. Une légère dépression médiane est reconnaissable sur le dos jusqu'aux papilles vallates (circumvallates), qui marquent la limite entre les parties buccale et pharyngée. Un double pli de membrane muqueuse, le *frein* , relie la face inférieure de la pointe au plancher buccal et à la mandibule. De chaque côté du frein, sous la membrane muqueuse de la pointe, se trouvent des glandes muqueuses, *des glandes apicales* , dans lesquelles se forment parfois des kystes. Sur le bord latéral de la langue, juste en face de l'arc palatin antérieur, se trouvent plusieurs plis verticaux de la membrane muqueuse, les *folia linguæ* , ou *papilles foliées* .

La partie *pharyngée* , ou base de la langue, forme la paroi antérieure du pharynx et est attachée à l'os hyoïde. Sa membrane muqueuse est dépourvue de papilles, mais contient de nombreux follicules lymphoïdes : l' *amygdale linguale* . Le *foramen cæcum* se trouve juste derrière le sommet des papilles vallates sur la ligne médiane.

L'artère principale, la *linguale* , une branche de la carotide externe, passe en avant sous le muscle hyoglosse et se poursuit jusqu'à l'apex sous le nom de ranine, se trouvant plus près du dessous que de la face supérieure de la langue. La partie pharyngée est alimentée par la branche dorsalis linguæ. Le sang est renvoyé à la jugulaire interne par la veine ranine, visible sous la muqueuse sur la face inférieure près du frein, et par les veines comites de l'artère linguale et ses branches.

L' *hypoglosse* est le nerf moteur de la langue. La branche *linguale* de la mandibulaire (maxillaire inférieur) fournit aux deux tiers antérieurs une sensation commune. Il est accompagné de la branche *de la corde tympanique* du visage, qui porte probablement les fibres gustatives. Le *glosso-pharyngé* alimente le tiers postérieur de la langue en sensations communes et gustatives.

Les *vaisseaux lymphatiques* des deux tiers antérieurs de la langue se déversent dans les glandes sous-mentonnières et sous-maxillaires, et celles-ci à leur tour dans le groupe cervical profond qui accompagne la veine jugulaire interne. Les vaisseaux de la base convergent en plusieurs gros troncs qui passent derrière les amygdales et se jettent directement dans les glandes cervicales profondes. L'une d'elles, située dans l'angle entre les veines jugulaires internes et communes du visage, est fréquemment infectée dans le cancer de la langue.

Les blessures sont généralement produites par les dents, comme par exemple lorsqu'un enfant tombe sur le menton avec la langue en saillie, ou lorsqu'un épileptique se mord la langue lors d'une crise. Plus rarement, un corps étranger, tel qu'un tuyau, une balle ou une dent déplacée, est enfoncé dans la langue. Le risque immédiat est l'hémorragie, notamment lorsque la partie postérieure de la langue est atteinte et que la plaie pénètre profondément. Parmi les complications ultérieures, les infections et les hémorragies secondaires sont les plus graves, et elles sont plus susceptibles de survenir lorsqu'un corps étranger s'incruste dans la langue.

Traitement. — Dans les plaies superficielles près de la pointe, le suintement est efficacement arrêté par des sutures, mais dans les plaies plus profondes, une ligature doit être appliquée sur le vaisseau qui saigne. Les hémorragies secondaires sont beaucoup plus difficiles à arrêter en raison de l'état friable des tissus, et il peut être nécessaire de ligaturer la carotide linguale ou même externe du cou.

Pour prévenir les complications infectieuses, tout corps étranger doit être retiré et un bain de bouche antiseptique utilisé régulièrement.

Des cas ont été enregistrés dans lesquels un corps étranger tel qu'une balle, une aiguille ou un morceau de tuyau de pipe, est resté enfoncé dans la substance de la langue pendant une longue période et a provoqué un gonflement ferme et indolent susceptible d'être confondu avec une nouvelle croissance.

Ulcère dentaire. — Le frottement continu d'une dent ébréchée ou d'une plaque dentaire mal ajustée est susceptible de provoquer un gonflement et une excoriation du côté de la langue. Un ulcère superficiel douloureux se forme, et si l'irritation persiste et qu'une infection se produit, les parties environnantes deviennent indurées, l'ulcère prend une apparence semblable à celle d'un cratère, un peu comme celle d'un épithéliome naissant. Si un tel ulcère ne guérit pas rapidement après l'élimination de l'irritant, une partie de la marge doit être retirée et soumise à un examen microscopique pour s'assurer qu'elle n'est pas cancéreuse.

Affections inflammatoires. — *La glossite parenchymateuse aiguë* est habituellement due à l'action de streptocoques. Bien qu'elle touche principalement les muqueuses et le tissu sous-muqueux, elle provoque un gonflement œdémateux diffus de tout l'organe, pouvant s'étendre aux plis ary-épiglottiques et donner lieu à un œdème de la glotte. En règle générale, il n'y a pas de suppuration.

L'apparition est soudaine et se caractérise par une douleur et une raideur de la langue, en particulier lorsque le patient tente de mastiquer ou de parler. La langue enfle rapidement et, au bout de vingt-quatre ou quarante-huit heures, elle peut remplir la bouche et dépasser les dents. Il y a une salivation abondante et, en plus des difficultés à avaler et à parler, il peut y avoir des interférences considérables avec la respiration. Les glandes salivaires et lymphatiques de l'espace sous-maxillaire sont hypertrophiées et sensibles. Les symptômes commencent à s'atténuer au bout de trois ou quatre jours, à moins qu'une suppuration ne se produise.

Le *traitement* consiste à administrer une purge brutale et à employer un bain de bouche ; les sangsues peuvent être appliquées avec bénéfice sur la région sous-maxillaire. Lorsque le gonflement est excessif, il peut être nécessaire de pratiquer des incisions longitudinales dans la substance de la langue et une dyspnée peut nécessiter une laryngotomie. Si un abcès se forme, il faut l'ouvrir.

Une condition similaire a été rencontrée chez des patients qui ont contracté la « *fièvre aphteuse* » des bovins. Des vésicules se forment sur la muqueuse et, après éclatement, s'ulcèrent et une infection mixte à streptocoques apparaît, conduisant à un œdème diffus. Des parties de la langue peuvent devenir gangreneuses et l'infection peut se propager aux tissus du cou et provoquer une forme d'angine de Ludovici. La condition est généralement mortelle.

Hémiglossite aiguë. — On rencontre parfois une tuméfaction aiguë transitoire, confinée à la moitié de la langue, dans la distribution du nerf lingual. Elle s'accompagne d'une douleur intense et d'une température élevée et est considérée comme analogue au zona (Güterbock).

La glossite mercurielle peut accompagner la stomatite mercurielle (p. 496).

Glossite superficielle chronique. — On rencontre plusieurs formes de glossite superficielle chronique. La plus importante, car elle est fréquemment suivie du développement d'un épithéliome, est celle connue sous le nom de *leucoplasie* ou *leucokératose* .

La langue est parsemée de taches blanches, qui résultent d'une prolifération et d'une cornification de l'épithélium superficiel, par lesquelles elle s'épaissit et s'élève au-dessus de la surface, et en même temps il y a une infiltration de petites cellules du tissu sous-muqueux. Les taches sont irrégulièrement en forme de losange et, lorsqu'elles sont serrées, elles présentent l'apparence d'une mosaïque (Fig. 257). Des taches similaires sont souvent présentes sur la membrane muqueuse qui tapisse la joue.

FIG. 257. —Leucoplasie de la langue.

La maladie se rencontre presque invariablement chez les hommes âgés de quarante à cinquante ans. La syphilis semble être un facteur prédisposant, et toute forme d'irritation — par exemple, le fait de mâcher ou de fumer du tabac, de boire de l'alcool brut, le frottement d'une dent ou d'une plaque dentaire rugueuse — joue un rôle important en induisant ou en aggravant la maladie. condition.

Les formes les plus légères ne provoquent aucune gêne, mais lorsque l'état est avancé, le patient se plaint de sécheresse et de dureté de la langue, avec une altération du sens du goût et une soif persistante. Lorsque des crevasses, des fissures ou des verrues se développent, il y a une douleur en mâchant ou en parlant, ou en prenant des aliments chauds ou irritants. Les glandes situées sous la mâchoire peuvent être hypertrophiées.

La maladie est très intraitable et persistante, et même après avoir disparu pendant un certain temps, elle est susceptible de récidiver. Après un nombre variable d'années, l'épithéliome est susceptible de se développer, généralement dans l'une ou l'autre des fissures qui accompagnent la maladie.

Le *traitement* consiste à éliminer toutes les sources d'irritation, notamment le tabac, et à utiliser des bains de bouche. Butlin recommande d'appliquer des pommades antiseptiques avant de se coucher. Dans certains cas, peindre les patchs avec de l'acide chromique (10 grains par once) ou de l'acide lactique (20 pour cent) est utile pour éliminer l'excès d'épithélium, mais des produits caustiques plus puissants doivent être évités. Le traitement constitutionnel est de peu d'utilité, même lorsque le patient a souffert de syphilis. Les meilleurs résultats ont été obtenus grâce à l'utilisation du radium.

La « *tache du fumeur* » est constituée d'une petite zone ovale située sur le devant de la langue, d'où les papilles ont disparu. Il est légèrement surélevé, lisse et rouge, et peut être recouvert d'une croûte brun jaunâtre ou blanc jaunâtre. Il ne provoque aucune gêne à moins que la croûte ne soit retirée, lorsqu'une surface brute et sensible est exposée. La maladie est susceptible de se propager à la langue si le patient persiste à fumer. Elle pourrait éventuellement prendre les caractères d'une leucoplasie. Le *traitement* consiste à cesser l'usage du tabac, à peindre les patchs avec de l'acide chromique, de l'acide tannique ou de l'alun, et à employer un bain de bouche au chlorate de potasse.

Maladie tuberculeuse. — La langue est rarement le siège primitif de la tuberculose. La majorité des cas surviennent chez des hommes adultes, qui souffrent de phtisie pulmonaire ou laryngée avancée, la langue étant infectée par des bacilles provenant des crachats ou de la circulation sanguine. Dans d'autres cas, l'infection est due à une propagation directe du lupus à partir du visage ou du nez.

La maladie peut commencer par une grosseur ferme et indolore, rarement plus grosse qu'une noisette, sur un côté de la langue ou près de son extrémité. Au début, le gonflement est recouvert d'épithélium ; avec le temps, la caséation se produit, l'épithélium cède et une plaie ouverte se forme.

L' *ulcère tuberculeux* est la forme la plus fréquemment rencontrée. La surface de l'ulcère est inégale, pâle et flasque, et est couverte d'un écoulement gris jaunâtre, traversé çà et là de faibles granulations. Les bords sont déchiquetés, sinueux et il y a peu ou pas d'induration. Les parties environnantes sont légèrement renflées et peuvent être constellées de petits foyers tuberculeux. L'ulcère peut être très superficiel, ou bien s'étendre dans la substance musculaire, et le bout de la langue peut être complètement rongé, de sorte qu'il semble avoir été coupé avec un couteau. À mesure que la maladie progresse, des douleurs intenses et une salivation généralement abondante apparaissent. Les glandes sous-maxillaires peuvent être hypertrophiées, mais ne le sont pas toujours. L'ulcère peut guérir, mais a tendance à se résorber.

Sauf en cas de maladie pulmonaire avancée ou d'autre contre-indication à l'opération, l'ulcère doit être excisé sous anesthésie locale. Des précautions doivent être prises pour éviter de réinfecter la surface brute. Lorsque l'excision est impraticable, on ne peut pallier les symptômes qu'en saupoudrant d'orthoforme ou en appliquant des anesthésiques locaux, en veillant à l'hygiène de la bouche et en éliminant toutes les sources d'irritation.

Affections syphilitiques. —Une *lésion primaire* de la langue s'accompagne d'une hypertrophie et d'une sensibilité marquées des ganglions lymphatiques sous-maxillaires d'un ou des deux côtés. Elle est plus fréquente chez les hommes, l'infection ayant généralement lieu par l'intermédiaire de pipes à tabac ou d'instruments tels que les sarbacanes des souffleurs de verre.

Au cours du *stade secondaire* , en particulier dans les périodes ultérieures, les plaques muqueuses et les ulcères sont fréquents et peuvent prendre un aspect condylomateux ou verruqueux.

Les manifestations *tertiaires* de la langue sont la glossite sclérosante, les gommes et les ulcères gommeux.

La glossite sclérosante est le terme appliqué par Fournier à une affection dans laquelle il existe une nouvelle formation abondante de tissu de granulation dans la substance de la langue, conduisant à l'apparition de masses tubéreuses sur le dos. Ceux-ci ont tendance à avoir un contour ovale, sont surélevés au-dessus de la membrane muqueuse normale et présentent une surface mammilée ou lobulée rouge terne, comparable à la surface d'un foie cirrhotique. Ils sont fermes, élastiques et insensibles.

Une *gomme* est généralement située sur le dos et plus souvent vers le centre que sur les bords. Comme elle implique rarement le plancher de la bouche ou la base de la langue, la langue peut généralement sortir librement. Il forme un gonflement indolent, qui a tendance à se décomposer lentement et à s'ulcérer. Tant qu'il reste ininterrompu, il ne provoque pas de douleur et il n'y a pas d'hypertrophie des ganglions lymphatiques adjacents. On en rencontre deux formes : la superficielle et la profonde ou parenchymateuse.

Une gomme *superficielle* apparaît sous la forme d'un petit nodule dur sous la membrane muqueuse, dont la taille varie d'une tête d'épingle à un pois. La membrane muqueuse qui la recouvre est plus rouge que la normale et, dans les premiers stades, conserve ses papilles mais devient plus tard lisse. Il a tendance à se décomposer tôt, formant un ulcère superficiel. Les gommes superficielles sont souvent multiples.

La forme *profonde* ou parenchymateuse varie en taille depuis une noisette jusqu'à une noix et ressemble à un corps dur dans la substance de la langue. La membrane muqueuse recouvrant le gonflement est de couleur normale, mais est généralement dépourvue de papilles. La gomme peut rester inchangée pendant des mois ou s'approcher de la surface, se ramollir et se décomposer, laissant un ulcère profond et déchiqueté.

Les ulcères et fissures syphilitiques sont presque toujours dus au ramollissement et à la dégradation des gommes. Les ulcères ont rarement le contour typiquement arrondi ou serpigineux des ulcères gommeux sur d'autres parties du corps. La base est déchiquetée et malsaine, sur laquelle on peut voir une croûte gris jaunâtre ressemblant à du cuir lavé. Les bords sont abrupts, irréguliers et souvent minés, et les parties environnantes sont épaissies et indurées. Les glandes voisines ne sont généralement pas hypertrophiées. L'ulcère est extrêmement douloureux lorsqu'il est irrité par de la nourriture, des liquides chauds ou des alcools. Si elle n'est pas traitée, la plaie peut rester indolente et ne montrer pendant des mois aucun signe de propagation ou de guérison, mais elle peut à tout moment devenir le siège d'un cancer.

Les fissures syphilitiques se présentent sous la forme de fentes longues, étroites et profondes, ou sous forme de fissures étoilées ou sinueuses dans la substance de la langue. Après la guérison de ces ulcères et fissures, des sillons permanents et des cicatrices déprimées subsistent.

Traitement. — Les manifestations tertiaires de la syphilis de la langue sont traitées de la même façon que les autres lésions tertiaires. Localement, l'emploi de bains de bouche, tels que le chlorate de potasse ou le lavis noir dilué avec de l'eau de chaux, l'insufflation d'iodoforme et de borax en poudre avec une petite quantité de morphine, ou l'application d'une pommade mercurielle est utile. La plaie doit être soigneusement nettoyée avant l'application de ces remèdes.

NOUVELLES CROISSANCES

Le carcinome est de loin la forme de nouvelle croissance la plus courante rencontrée dans la langue, et il s'agit presque toujours d'un épithéliome squameux.

L'épithéliome survient généralement entre quarante et soixante ans et attaque plus souvent les hommes que les femmes, dans une proportion d'environ six pour un. Son développement est favorisé par toute irritation prolongée, telle que le frottement de la langue contre une dent cariée, une plaque dentaire mal ajustée ou l'extrémité rugueuse d'un court tube en terre cuite, en particulier lorsque cette irritation entraîne la formation de un ulcère. La glossite superficielle chronique associée à la leucoplasie et aux fissures, ulcères ou cicatrices syphilitiques agissent également comme facteurs prédisposants. L'application répétée de produits caustiques puissants sur des affections inflammatoires chroniques est, selon Butlin, une cause déterminante du cancer. Le degré de malignité semble varier selon les cas et est probablement le plus faible lorsque la maladie prend son origine dans une zone de leucoplasie ou une autre lésion précancéreuse.

La maladie est généralement située dans la moitié antérieure de la langue, et plus fréquemment sur le bord que sur le dos. Cela peut commencer par une excoriation, un ulcère ou une fissure, ou par une excroissance verruqueuse, en particulier en association avec une plaque de leucoplasie. Dans tous les cas, l'ulcération commence tôt et la base de l'ulcère et les parties environnantes s'indurisent. Les ganglions lymphatiques sont généralement infectés très tôt.

Caractéristiques cliniques. — Les aspects cliniques sont très variables. Parfois la surface présente une excroissance verruqueuse ; parfois il est creusé, formant un ulcère profond aux bords nodulaires surélevés ; dans d'autres cas, l'ulcère est lisse et ses bords réguliers et arrondis. L'extrême dureté des bords et de la base de l'ulcère est toujours un trait caractéristique. La langue a tendance à se fixer, surtout lorsque la maladie s'étend au plancher buccal, de sorte qu'elle ne peut pas sortir, et la restriction de son mouvement produit une interférence caractéristique avec l'articulation, certains mots étant flous, et lorsque la fixation est extrême. cela peut gêner la mastication et la déglutition. Le patient se plaint d'une douleur lancinante constante dans la langue et d'une douleur intense et lancinante le long des branches du nerf trijumeau, et surtout vers l'oreille. Aux stades avancés, il y a salivation et fécondation de la respiration.

Lorsque la maladie est située au bord de la langue, elle a tendance à s'étendre au plancher buccal et à la muco-périoste de la mandibule. Si elle est située loin en arrière sur le dos, elle s'étend à l'épiglotte, aux piliers de la gorge et à l'amygdale.

Les ganglions lymphatiques voisins, en particulier ceux situés sous la mâchoire et le long des vaisseaux carotidiens, s'infectent rapidement et sont palpables. Les glandes salivaires sous-maxillaires et sublinguales sont également susceptibles d'être touchées. Les glandes cervicales hypertrophiées subissent plus tard un ramollissement, ou suppurent et éclatent à la surface de la peau, formant des ulcères fongiques. Les métastases au foie, aux poumons et à d'autres viscères sont exceptionnelles. Si l'on laisse la maladie suivre son cours, le malade meurt habituellement au bout de douze à dix-huit mois de petites hémorragies répétées, d'absorption de toxines ou de broncho-pneumonie septique.

Diagnostic différentiel. — Le cancer de la langue doit être diagnostiqué par des affections syphilitiques et tuberculeuses, par un papillome, par un simple ulcère et une fissure. Il convient de garder à l'esprit que chacune de ces affections peut prendre des caractères malins et évoluer en épithéliome. L'examen microscopique d'une partie de l'excroissance prélevée sous anesthésie locale à la base de l'ulcère, à quelque distance de son noyau épithélial, est souvent le seul moyen sûr d'établir le diagnostic, et il faut y avoir recours le plus tôt possible. Lorsqu'il subsiste un doute sur la nature de la tumeur, elle doit être traitée comme s'il s'agissait d'un cancer.

Une gomme ininterrompue ne peut être confondue qu'avec la forme rare d'épithéliome qui commence par un nodule sous la membrane muqueuse. Les gommes, cependant, sont souvent multiples et la langue présente d'anciennes cicatrices ou d'autres signes de syphilis.

Les ulcères gommeux sont généralement situés sur le dos, sont souvent multiples et ont des bords squameux et minés ; les parties environnantes, quoique indurées, ne sont pas aussi dures que dans le cancer ; il n'y a pas nécessairement d'implication des ganglions lymphatiques. L'ulcère cancéreux est généralement unique et situé sur le bord de la langue ; ses bords sont durs, surélevés et nodulaires ; et les glandes sont généralement hypertrophiées et dures. Il ne faut pas se fier aux effets thérapeutiques des médicaments antisyphilitiques dans le diagnostic différentiel, car ils sont souvent peu concluants et leur utilisation entraîne une perte de temps.

Les ulcères tuberculeux surviennent généralement en association avec d'autres signes évidents de tuberculose. Un papillome, lorsqu'il est sessile, peut simuler un cancer ; ces tumeurs présentent une tendance marquée à devenir malignes. Les ulcères et fissures simples sont généralement reconnus par l'histoire de la maladie, l'absence d'induration et d'atteinte glandulaire, et par le fait qu'ils guérissent rapidement après élimination de la cause.

Traitement. — Le seul traitement qui offre un espoir de guérison est l'élimination gratuite de la maladie, et l'expérience a prouvé que, à moins que cela ne soit fait tôt, la perspective d'une guérison radicale est lointaine. Non seulement le segment de langue sur lequel se situe la excroissance doit être largement excisé, mais toutes les connexions lymphatiques doivent également être supprimées, que les glandes soient visiblement hypertrophiées ou non.

Le principal risque après l'opération est la pneumonie résultant de l'inhalation de sang et de produits infectieux : d'où l'importance de rendre la bouche la plus sèche et la plus douce possible avant l'opération, une attention particulière étant portée aux dents et des précautions prises lors de l'opération. pour empêcher le passage du sang dans la trachée. Le patient est généralement capable de se lever le deuxième ou le troisième jour et se rétablit au bout de quinze ou trois semaines. L'opération, même si elle est suivie d'une récidive, prolonge habituellement la vie de six ou huit mois et rend le patient plus confortable en éliminant l'ulcère fétide de la bouche. La parole, bien que altérée par l'ablation de la moitié ou même de davantage de la langue, est suffisamment distincte pour les usages ordinaires. Lorsque la récidive se produit, elle se produit généralement dans les glandes et peut s'accompagner de grandes souffrances.

Traitement des cas inopérables. —La bouche doit rester la plus douce possible. La douleur peut être soulagée dans une certaine mesure par la cocaïne ou l'orthoforme, mais en règle générale, l'administration gratuite de morphine est recommandée. La douleur montant jusqu'à l'oreille peut être soulagée par la résection du nerf lingual ou par l'injection d'alcool dans sa substance. Si l'hémorragie a lieu à partir de la surface ulcérée et ne peut être contrôlée par l'adrénaline ou d'autres styptiques locaux, il peut être nécessaire de ligaturer l'artère linguale, voire l'artère carotide externe. Une interférence avec la respiration peut nécessiter une trachéotomie. Lorsque le malade éprouve des difficultés à s'alimenter, il faudra recourir à la sonde gastrique ou à la gastrostomie. L'emploi du radium ou des rayons X semble avoir une influence restrictive sur la maladie des glandes, mais ne s'est pas révélé curatif.

Le sarcome de la langue est rare et se rencontre quelquefois chez les enfants. Le type à cellules rondes est le plus courant ; elle croît rapidement et a tendance à s'ulcérer et à s'infecter, la douleur devenant intense lorsque la croissance est interrompue. Le diagnostic est toujours difficile et est rarement posé tant qu'une partie de la croissance n'a pas été prélevée et examinée au microscope. Les formes à croissance plus lente, si elles sont éliminées avant que l'ulcération ne se soit produite, ont peu tendance à récidiver, mais celles qui se développent rapidement et se décomposent, non seulement réapparaissent localement, mais sont susceptibles de donner lieu à des métastases. Le traitement est le même que pour le cancer ; l'utilisation du radium est plus susceptible d'être bénéfique que dans le cas de l'épithéliome.

Tumeur et kystes innocents. — On rencontre parfois *des lipomes* , *des fibromes* et diverses formes d' *angiome* (fig. 258). Ils sont tous de croissance lente et causent des inconvénients principalement par leur volume et devraient être éliminés.

FIG. 258. —Angiome papillomateux du côté gauche de la langue chez une femme âgée de 26 ans.

Le papillome peut survenir sur n'importe quelle partie de la langue et à tout âge. Elle peut être unique ou multiple, pédiculée ou sessile, et est susceptible de devenir maligne, notamment lorsqu'elle est associée à une leucoplasie. Il doit être retiré librement en excisant une partie en forme de coin de la langue.

dermoïde se rencontre sous la langue, sur la ligne médiane, entre les génio-glossi (génio-hyoglossi) et sur la face supérieure des muscles mylo-hyoïdiens. Cela peut être remarqué peu de temps après la naissance ou n'attirer l'attention qu'à l'âge adulte. Le kyste fait généralement saillie sous le menton, formant un gonflement doux de consistance semblable à du mastic, dont la taille varie depuis celle d'un œuf de pigeon jusqu'à celle d'un œuf de dinde (Fig. 259). Lorsqu'il est bombé vers la bouche, il est susceptible d'être confondu avec un kyste de rétention d'une des glandes salivaires. Il se distingue par sa position médiale, sa couleur jaune et son opacité, le kyste de rétention étant d'un côté de la ligne médiane, de couleur violacée, translucide et fluctuant. Le kyste doit être disséqué, soit par la bouche, soit sous le menton, selon les circonstances.

FIG. 259. —kyste dermoïde dans la ligne médiane du cou.

(Cas de MJW Struthers.)

Un *kyste sébacé* peut atteindre des dimensions telles qu'il simule un kyste dermoïde ou thyréo-glossal.

Des kystes hydatiques et cysticerques ont également été rencontrés dans la langue.

Tumeurs et kystes thyréo-glossaux. — Des tumeurs peuvent se développer dans le tractus embryonnaire qui va de l'isthme de la glande thyréoïde au foramen caecum à la base de la langue, le tractus thyréo-glosse de His. Ils ont la même structure que la glande thyréoïde et occupent le dos de la langue, s'étendant du foramen caecum vers l'arrière vers l'épiglotte, atteignant dans certains cas une taille considérable. Ils sont de couleur brun bleuâtre ou rouge foncé et sont sujets à des crises hémorragiques répétées. Ces tumeurs deviennent parfois kystiques, les kystes étant tapissés d'épithélium cilié et contenant du matériel colloïde. Un saignement peut avoir lieu dans un kyste, provoquant une hypertrophie soudaine de celui-ci, ou le kyste peut éclater et le sang s'échapper dans la bouche. Ces variations de taille et ces crises répétées de saignements permettent de distinguer les kystes thyréo-glossaux des autres gonflements de la langue. Le traitement n'est nécessaire que lorsque le gonflement provoque des interférences avec la parole ou la déglutition ; elle consiste à retirer la tumeur par dissection.

Lorsque l'extrémité inférieure du tractus devient kystique, elle forme un gonflement du cou (<u>p. 583</u>).

Malformations. — *L'absence* totale ou partielle de la langue est extrêmement rare.

Parfois, la partie antérieure de la langue est *bifide* . La fonction de l'organe n'est pas gênée, et l'opération de séparation et de suture des deux moitiés n'est nécessaire qu'en raison de la défiguration.

L'attache congénitale de la langue est une affection dans laquelle le bout de la langue est lié au plancher de la bouche par un frein anormalement court et étroit, ou par des plis de membrane muqueuse de chaque côté du frein, de sorte que la langue ne peut pas être dépassait. Bien que cette déformation soit rare, il est fréquent que les parents imputent un frein de langue imaginaire lorsqu'un enfant tarde à apprendre à parler, ou lorsqu'il parle indistinctement ou bégaie, et le médecin est fréquemment demandé de diviser le frein dans de telles circonstances. Dans la grande majorité des cas, aucun problème n'est détecté au niveau du frein. Dans les rares cas de véritable frein de langue, les bords des bandes raccourcies doivent être coupés avec des ciseaux près des dents incisives, puis déchirés avec l'ongle.

On rencontre parfois une *longueur excessive du frein et, chez les enfants, la langue peut retomber dans la gorge et provoquer de soudaines crises d'étouffement, dont l'une peut s'avérer mortelle.* Dans certains cas, le patient est capable de replier volontairement la langue derrière le palais mou.

La macroglossie est le terme appliqué à une variété de conditions dans lesquelles la langue devient excessivement grande, de sorte qu'elle a tendance à dépasser de la bouche et à être marquée par les dents. La forme typique, la macroglossie lymphangiomateuse, est due à une dilatation des espaces lymphatiques de la langue. Elle est souvent congénitale et peut toucher la totalité ou une partie seulement de la langue. L'hypertrophie peut être progressive dès le début, ou rester stationnaire pendant des années, puis commencer à se développer de manière quelque peu soudaine, parfois après une blessure ou à la suite d'une maladie infectieuse. Le traitement consiste à retirer une partie de la langue en forme de coin.

Dans certains cas de macroglossie chez l'enfant, la lésion s'est avérée être une fibromatose des nerfs de la langue, analogue au névrome plexiforme.

L'atrophie de la langue est une maladie congénitale rare. L'hémi-atrophie survient dans diverses maladies du système nerveux central, ainsi qu'après des blessures et des maladies impliquant le nerf hypoglosse.

Affections nerveuses de la langue. — *Les névralgies* limitées à la distribution du nerf lingual sont relativement rares. Elle cède généralement au traitement médical, mais dans les cas invétérés, il est parfois nécessaire de réséquer le nerf.

Il est plus fréquent de rencontrer une affection dans laquelle le patient se plaint de brûlures ou de douleurs intenses dans la région de la papille foliaire, située sur le bord de la langue, juste en avant du pilier antérieur de la gorge. La patiente est généralement une femme d'âge moyen, névrosée et souvent à tendance goutteuse ou rhumatismale. La douleur, pour laquelle il est rarement possible de découvrir une cause, est généralement pire la nuit et peut durer des mois, voire des années. L' importance pratique de cette affection est que, comme la papille foliaire est proéminente et rouge, elle risque d'être confondue à un examen superficiel avec un épithéliome naissant. Cependant, une inspection du côté opposé de la langue révélera une affection exactement similaire, qui n'est pas douloureuse. La première et la plus importante étape du traitement consiste à assurer au patient que la maladie n'est pas cancéreuse. Les produits caustiques et autres applications irritantes doivent être évités.

Le spasme de la langue survient parfois après des lésions de la tête impliquant soit le centre, soit le tronc du nerf hypoglosse. Elle peut également apparaître comme un état réflexe dans des affections infectieuses des dents et des gencives, ou comme une manifestation d'une maladie générale du système nerveux central.

La paralysie de la langue – unilatérale ou bilatérale – peut être due à une lésion ou à une maladie des centres nerveux du nerf hypoglosse, plus fréquemment à une lésion ou à une pression sur le tronc nerveux. Le nerf peut être meurtri ou divisé lors d'opérations visant à l'ablation des glandes tuberculeuses ou d'autres tumeurs du cou. Lorsque la langue fait saillie, elle dévie vers le côté paralysé, étant repoussée par les muscles actifs du côté opposé (Fig. 260), et la parole et la mastication peuvent être gênées. La moitié de la langue paralysée subit ensuite une atrophie, mais le handicap fonctionnel disparaît en grande partie.

F IG. 260. —Paralysie unilatérale temporaire de la langue, due à une contusion du nerf hypoglosse lors d'une opération pour les glandes cervicales tuberculeuses.

CHAPITRE XXIII
LES GLANDES SALIVAIRES

Anatomie chirurgicale. — *La glande parotide* se trouve sur le côté du visage, en dessous et en avant de l'oreille, et s'étend profondément derrière la mandibule, atteignant presque la paroi latérale du pharynx. Sa partie la plus profonde est en relation étroite avec l'artère carotide interne, la veine jugulaire interne et les nerfs vague, glossopharyngé, accessoire et hypoglosse. L'artère carotide externe traverse la substance de la parotide et bifurque en face du col du condyle dans les artères maxillaires temporale et interne. Il est accompagné du tronc veineux formé par la jonction des veines temporales et maxillaires internes. Le nerf facial et ses branches traversent le tiers inférieur de la glande d'arrière en avant. La partie faciale de la glande repose sur la surface du muscle masséter et le *canal parotide (canal de Stenson)* émerge de son bord antérieur. Après avoir traversé le masséter, le canal perce obliquement le muscle buccinateur et la muqueuse, et débouche dans la bouche à l'opposé de la deuxième molaire supérieure. Son parcours est indiqué par une ligne partant de la partie supérieure du lobule de l'oreille jusqu'à un point situé à mi-chemin entre l'aile du nez et le bord de la lèvre supérieure, c'est-à-dire à un niveau plus élevé que le nerf facial. Plusieurs ganglions lymphatiques, pré-auriculaires, se trouvent à l'intérieur de la capsule de la parotide, juste devant l'oreille.

La *glande sous-maxillaire* se situe sous le tégument et le fascia dans le triangle formé par la mâchoire inférieure et les deux ventres du muscle digastrique. Sa partie antérieure est traversée par les vaisseaux faciaux et plusieurs ganglions lymphatiques se trouvent à l'intérieur de sa capsule. Le *canal sous-maxillaire (canal de Wharton)* s'ouvre dans la bouche du côté du frein de la langue.

La *glande sublinguale* se trouve dans le plancher de la bouche, juste sous la membrane muqueuse. Il possède de nombreux conduits, dont certains débouchent directement dans la bouche, d'autres dans le canal sous-maxillaire.

Blessures. — La *parotide* est fréquemment blessée par des blessures accidentelles et au cours d'opérations. Si les vaisseaux sanguins traversant la glande sont divisés, ces blessures sont susceptibles de saigner librement, et si les nerfs faciaux et auriculo-temporels sont endommagés, il s'ensuit une paralysie motrice et sensorielle des parties qu'ils alimentent. Les blessures de la parotide guérissent rapidement et sans complications tant que l'infection est évitée, mais si une suppuration a lieu, elles sont susceptibles d'être suivies d'une fuite de salive, qui peut durer des semaines ; dans certains cas, une fistule salivaire est ainsi établie.

Le canal parotide peut être divisé et entraîner une fistule salivaire. Si la plaie externe cicatrise rapidement, un kyste salivaire peut se développer dans le fond de la joue, formant une tuméfaction qui se comble aux repas et peut se vider par une pression extérieure, la salive s'échappant dans la bouche.

Dans une plaie intéressant toute l'épaisseur de la joue, la peau doit être suturée avec précision, en ayant soin que les points de suture n'incluent pas le conduit, mais pour que la salive puisse atteindre facilement la bouche, la membrane muqueuse ne doit pas être suturée.

FIG. 261. —Série de calculs salivaires.

Fistules salivaires. — Une fistule salivaire peut survenir par rapport à la substance glandulaire de la parotide ou par rapport au canal. La fistule liée à la substance glandulaire, *la fistule parotide* , résulte rarement d'une blessure, faite par exemple lors de l'ablation d'une tumeur ou lors d'une opération sur la branche montante de la mâchoire, pourvu qu'elle soit aseptique ; mais comme suite d'une suppuration dans la glande, et particulièrement d'un abcès se développant autour d'une concrétion, elle n'est pas rare. L'ouverture fistuleuse est généralement petite et peut se produire à n'importe quel endroit de la glande. La fistule peut être sèche entre les repas, ou la salive peut s'échapper en petites gouttes transparentes, mais la quantité est toujours fortement augmentée lors de la prise de nourriture. Une fistule parotide, même si elle peut continuer à s'écouler pendant des semaines, voire des mois, se ferme généralement spontanément.

Dans les cas persistants, les bords de la fistule peuvent être coupés et rapprochés avec des sutures, ou le cautère proprement dit peut être appliqué pour induire une contraction cicatricielle.

La fistule du canal parotide est plus grave. Elle est généralement due à une plaie, moins fréquemment à un abcès ou à un tartre inclus. De la minuscule ouverture, qui est le plus souvent située au-dessus du muscle buccinateur, il y a un écoulement presque continu de salive claire et limpide, dont la quantité augmente considérablement pendant que le malade mange. Ces fistules ont peu tendance à se refermer spontanément. Les tentatives visant à fermer l'ouverture par application externe de collodion, en cautérisant les bords, ou même en coupant les bords et en introduisant des sutures, échouent généralement. Il est nécessaire d'établir une ouverture dans la bouche, soit en ouvrant le conduit originel, soit en réalisant une fistule interne à la place de la fistule externe.

Calculs salivaires. —Les calculs salivaires se rencontrent le plus souvent *dans la glande sous-maxillaire ou dans son canal*. Ils sont constitués de phosphate et de carbonate de chaux avec une faible proportion de matière organique, et résultent de l'action chimique de bactéries sur la salive. Dans de rares cas, un corps étranger, tel qu'un morceau de paille, une graine de fruit ou une arête de poisson, forme le noyau de la concrétion. Leur grosseur varie depuis un pois jusqu'à une noix, et sont durs, de couleur blanchâtre ou grise et rugueux en surface. Ceux qui se forment dans la glande elle-même sont généralement irréguliers, tandis que ceux que l'on rencontre dans le conduit sont arrondis ou fusiformes (Fig. 261).

Un calcul dans le canal provoque une douleur lancinante aiguë, qui s'aggrave lorsque le patient prend de la nourriture. Le conduit est rarement complètement obstrué, mais l'écoulement de la salive est généralement tellement entravé que la glande devient fortement enflée pendant les repas. Le gonflement diminue progressivement entre les repas ou peut disparaître par une pression externe. Le tartre peut généralement être palpé au moyen d'une sonde passée le long du conduit, ou en perçant le gonflement avec une aiguille ; ou, avec un doigt dans la bouche et un autre sous la mâchoire, une bosse dure peut être détectée sous la membrane muqueuse du plancher buccal. Cela peut être révélé par les rayons X. Lorsque l'obstruction est complète, il se forme un kyste de rétention dans lequel une suppuration est susceptible de se produire, provoquant une nette aggravation des symptômes. Dans certains cas, la paroi du canal et les tissus environnants s'épaississent et s'indurisent, formant un gonflement susceptible d'être confondu avec une tumeur maligne. Le traitement consiste à pratiquer une incision à travers la muqueuse au-dessus du tartre et à l'extraire à l'aide d'une pelle ou d'une pince.

CONDITIONS INFECTIEUSES. — **Parotidite.** —L'inflammation de la glande parotide peut être non suppurée ou suppurée.

Parmi les variétés *non suppurées,* la plus courante est la forme épidémique appelée *oreillons* . Il s'agit d'une maladie infectieuse aiguë, qui attaque généralement les jeunes enfants et implique les deux glandes, simultanément ou consécutivement. Elle suit un cours défini, qui dure de une à deux semaines, et se termine presque invariablement par une résolution. La glande parotide est enflée et sensible, il y a une douleur en essayant d'ouvrir la bouche, des difficultés à avaler et un écoulement de salive. L'intérêt chirurgical de cette maladie réside dans le fait qu'elle se complique fréquemment de douleurs et d'un gonflement du testicule, d'un œdème du scrotum, et parfois d'un écoulement urétral, et qu'une atrophie du testicule a été observée après une telle atteinte. Chez les femmes, il y a parfois des douleurs dans l'ovaire, une sensibilité et un gonflement de la maman et des pertes vaginales.

FIG. 262. —Parotidite suppurée aiguë.

La parotide d'un ou des deux côtés peut soudainement devenir enflée et sensible chez les patients qui prennent de fortes doses de mercure, chez les sujets goutteux ou chez les patients souffrant d'affections infectieuses des organes génito-urinaires, telles qu'une orchite, une ovarite, une urétrite ou cystite. La condition est généralement transitoire et n'entraîne aucune complication.

Une hypertrophie récurrente des glandes parotides et sous-maxillaires, ainsi que des glandes lacrymales, est parfois observée chez l'adulte et a été décrite pour la première fois par Mikulicz. Elle peut être associée à une lithiase salivaire, une xérostomie ou un rétrécissement organique des conduits, mais dans la majorité des cas, aucune cause de ce type ne peut être découverte (DM Greig). Lorsque la parotide est touchée, la pathologie a tendance à être bilatérale et il existe des troubles constitutionnels. La forme sous-maxillaire est généralement unilatérale et les symptômes sont entièrement locaux. La glande affectée devient rapidement enflée, douloureuse et sensible au toucher, et le gonflement augmente nettement pendant que le patient mange. Chaque crise dure de quelques heures à une ou deux semaines, puis disparaît spontanément. Les intervalles entre les crises varient de quelques semaines à un an ou plus. Au cours de quelques années, il se produit une déformation considérable et quelquefois un déficit de la sécrétion glandulaire, mais la maladie n'est accompagnée d'aucun autre inconvénient. Les bénéfices ont suivi l'administration d'arsenic et d'iodures, ainsi que l'utilisation du radium et des rayons X.

Le traitement de ces formes non suppurées de parotidites consiste à soulager les symptômes.

La parotidite suppurée peut être due à une propagation directe de l'infection depuis la bouche le long du canal parotide, ou à une extension des processus suppuratifs à partir de l'articulation temporo-mandibulaire, de la mâchoire ou d'une glande lymphatique. Elle est susceptible de se produire également au cours de toute maladie dans laquelle il y a une infection du sang par des bactéries pyogènes, et a été rencontrée dans la diphtérie, la fièvre typhoïde, la scarlatine, la rougeole et d'autres fièvres éruptives.

La forme *postopératoire* de parotidite est le plus souvent rencontrée après laparotomie pour des affections telles qu'une appendicite suppurée, un ulcère gastrique perforé, un kyste de l'ovaire et un pyosalpinx.

Ces formes secondaires sont probablement dues à une infection buccale dans des conditions dans lesquelles la sécrétion de salive est arrêtée ou sa sortie de la glande gênée.

Les premiers symptômes ont tendance à être éclipsés par ceux de la maladie générale dont souffre le patient. Au début, la glande est enflée, dure et sensible, et est le siège d'une douleur constante, sourde et ennuyeuse ; plus tard, il y a une rougeur, un œdème et des fluctuations. Les mouvements de la mâchoire sont restreints et douloureux, le patient est incapable d'ouvrir la bouche et a des difficultés à avaler. L'inflammation atteint son paroxysme le troisième ou le quatrième jour et se termine généralement par une suppuration. Le pus est dispersé dans de nombreux foyers dans toute la glande et se forme parfois de grandes mues. La capsule dense de la glande empêche le pus d'atteindre la surface et le fait s'enfouir dans les tissus du cou, provoquant une dyspnée et une dysphagie. Il peut se frayer un chemin vers le bas vers le médiastin, vers l'intérieur vers le pharynx - où il constitue une forme d'abcès rétro-pharyngé - ou vers le haut vers la base du crâne. Il n'est pas rare qu'il s'enfouisse dans l'articulation temporo-mandibulaire ou s'échappe en faisant irruption dans le méat auditif externe. Une hémorragie grave peut résulter d'une érosion des vaisseaux traversant la glande ou de la veine jugulaire interne, ou encore une thrombose veineuse peut s'ensuivre. Une paralysie persistante peut suivre la destruction du nerf facial ; et des fistules salivaires peuvent se former. La mort peut survenir par toxémie avant même la formation du pus.

Traitement. — Pendant les deux ou trois premiers jours, l'hyperhémie est provoquée au moyen de cataplasmes, de fomentations chaudes ou de cloches aspirantes de Klapp, et la bouche est fréquemment lavée avec un antiseptique. Dès qu'il y a des raisons de croire que du pus s'est formé, une incision est pratiquée derrière l'angle de la mâchoire, parallèlement aux branches du nerf facial, l'abcès est ouvert par la méthode de Hilton, un doigt est passé dans la glande et tous les septa sont brisés. vers le bas et le drainage sécurisé.

L'infection aiguë de la **glande sous-maxillaire** se rencontre dans les mêmes conditions que celle de la parotide. Les deux glandes sont parfois attaquées en même temps.

La péri-adénite phlegmoneuse aiguë de la glande sous-maxillaire, connue sous le nom d' *angine de Ludovici* , est évoquée à la p. 597 .

Le *traitement* consiste à pratiquer des incisions à travers le fascia profond afin de soulager la tension, ou de laisser échapper le pus s'il s'est formé.

Une inflammation suppurée aiguë de la **glande sublinguale** peut survenir dans les mêmes conditions que dans la parotide et est associée à la formation d'un gonflement extrêmement douloureux et sensible sous la langue. La langue est progressivement poussée contre le palais, de sorte que la déglutition est difficile et la respiration peut être sérieusement entravée. Il y a des troubles constitutionnels marqués. Une incision dans le gonflement est immédiatement suivie d'un soulagement des symptômes.

La maladie tuberculeuse des glandes salivaires est rare. Elle commence généralement dans les ganglions lymphatiques situés dans la capsule de la parotide ou sous-maxillaire et se propage ensuite aux tissus des glandes salivaires.

TUMEURS. — **Tumeurs kystiques — Ranula.** —Le terme ranula s'applique à toute tumeur kystique formée en relation avec les glandes du plancher buccal. Autrefois, ces tumeurs étaient considérées comme des kystes de rétention dus à un blocage des canaux salivaires. On sait aujourd'hui qu'elles sont le résultat d'une dégénérescence kystique de l'une ou l'autre des glandes sécrétrices du plancher buccal. Ils contiennent un liquide glaireux épais, qui diffère de la salive en ce qu'il contient une quantité considérable de mucine et d'albumine, tandis qu'il est exempt de tout ferment amylolytique et de sulfocyanure de potassium. De nombreuses cellules épithéliales dégénérées se trouvent dans le liquide.

La *ranula sublinguale* est la variété la plus courante. Il apparaît comme un gonflement globulaire indolore, lisse, tendu, de couleur bleuâtre. Il se trouve généralement d'un côté du frein et la membrane muqueuse se déplace librement au-dessus. À mesure qu'elle augmente de taille, elle pousse progressivement la langue vers le palais, provoquant ainsi des interférences avec la parole, la mastication et la déglutition. Il doit être différencié d'un kyste de rétention de la glande sous-maxillaire par le fait qu'une sonde peut généralement être passée dans le canal sous-maxillaire le long du gonflement et à partir du dermoïde sublingual (p. 539).

Le *traitement* consiste à pratiquer une incision à travers la muqueuse au-dessus du gonflement, à disséquer si possible toute la paroi du kyste et, si une partie ne peut être retirée, à la tamponner avec une solution de chlorure de zinc (40 grains par once).), après quoi la cavité est remplie de gaze de bismuth et laissée se fermer par granulation. Il est parfois plus satisfaisant de disséquer le kyste par une incision sous la mâchoire, et en cas de récidive, cette opération doit être entreprise.

Les tumeurs kystiques, semblables à la ranula sublinguale, se forment dans les autres glandes du plancher buccal, par exemple la glande incisive, située juste derrière la symphyse mentale, ainsi que dans la glande apicale située sous la pointe. de la langue. Ce dernier se distingue par le fait qu'il bouge avec la langue. Dans de rares cas, les enfants naissent avec un gonflement kystique du plancher buccal, ce qu'on appelle la *ranula congénitale* . Elle est généralement due à un développement imparfait du canal de la glande sous-maxillaire ou sublinguale.

Tumeurs solides — Tumeurs mixtes de la parotide. — La plus importante des tumeurs solides que l'on rencontre dans les glandes salivaires est la tumeur dite « mixte de la parotide ». On pensait autrefois qu'il s'agissait d'un endothéliome dérivé d'une prolifération de cellules endothéliales tapissant les espaces lymphatiques et les vaisseaux sanguins de la glande. Une vision plus probable est qu'elle se développe à partir de restes dérivés du premier arc branchial et non de la parotide. La matrice de la tumeur est constituée de tissu cartilagineux, myxomateux, sarcomateux ou angiomateux, la proportion de ces différents éléments variant selon les spécimens, et elle peut comprendre certaines parties adénomateuses. Une substance gélatineuse se forme dans les espaces intercellulaires de la tumeur et peut s'accumuler en quantité suffisante pour donner naissance à des kystes de différentes tailles. Il y a lieu de croire que les tumeurs de la parotide précédemment décrites comme adénome, chondrome, angiome, myxome et beaucoup de cas de sarcome étaient en réalité des tumeurs mixtes dans lesquelles l'un ou l'autre de ces tissus prédominait.

La tumeur se développe généralement au voisinage de la parotide et exerce une pression sur le tissu salivaire, l'amincissant et provoquant son atrophie.

Caractéristiques cliniques. — La tumeur mixte s'observe habituellement pour la première fois entre vingt et trente ans. Il est de croissance lente et indolore, et forme un renflement arrondi et nodulaire dont la consistance varie avec sa structure. La peau au-dessus du gonflement est d'apparence normale et n'est pas attachée à la tumeur (Fig. 263 , 264). Ce n'est que dans de rares cas que la paralysie résulte d'une pression sur le nerf facial.

FIG. 263. —tumeur mixte de la parotide.

FIG. 264. —Tumeur mixte de la parotide d'une durée de plus de vingt ans.

Bien que généralement bénignes, ces tumeurs peuvent, après avoir duré des années, prendre des caractères malins, se développer rapidement, impliquer les ganglions lymphatiques adjacents et présenter une tendance marquée à récidiver après leur ablation.

Le *traitement* consiste à décortiquer la tumeur en prenant soin d'éviter de blesser le nerf facial ou le canal parotide en faisant en sorte que l'incision et les coupes ultérieures de la dissection soient parallèles à ceux-ci. Si la tumeur est retirée précocement et complètement, la récidive est l'exception.

Le sarcome et le carcinome sont rares. Ils sont très malins, se développent rapidement, infiltrent les parties environnantes, y compris la peau, et infectent les ganglions lymphatiques adjacents. Il existe une douleur névralgique sévère et la paralysie due à l'atteinte du nerf facial est un symptôme précoce.

Le *traitement* consiste à exciser la totalité de la glande parotide porteuse de la tumeur, sans chercher à conserver le nerf facial ou les autres structures qui le traversent. Il faut recourir au radium avant et après l'opération, sinon la récidive est presque inévitable.

Les *glandes sous-maxillaires et sublinguales* peuvent être le siège des mêmes variétés de tumeurs que la parotide. Ces glandes sont particulièrement susceptibles d'être envahies avec les ganglions lymphatiques adjacents dans les épithéliomes de la langue et du plancher buccal.

CHAPITRE XXIV
L'OREILLE [5]

- Anatomie chirurgicale
- — SYMPTÔMES CARDINAUX DE LA MALADIE DE L'OREILLE :
- *Déficience auditive* ;
- *Acouphène aurium* ;
- *Mal d'oreille* ;
- *Vertiges* ;
- *Décharge*
- — Tests auditifs
- — Inspection de l'oreille
- — Gonflement de l'oreille moyenne .
- AFFECTIONS DE L'OREILLE EXTERNE :
- *Déformations* ;
- *Hématome auris* ;
- *Épithéliome et cancer des rongeurs* ;
- *Impaction de cire* ;
- *Eczéma* ;
- *Furoncles* ;
- *Corps étranger* .
- AFFECTIONS DE LA MEMBRANE TYMPANIQUE ET DE L'OREILLE MOYENNE :
- *Rupture de la membrane* ;
- *Inflammation aiguë de l'oreille moyenne* ;
- *Suppuration chronique* ;
- *Suppuration dans l'antre et les cellules mastoïdiennes* .

[5] Nous souhaitons ici reconnaître notre dette envers le Dr Logan Turner pour avoir à nouveau révisé ce chapitre.

Anatomie chirurgicale. — La subdivision anatomique de l'oreille en trois parties : oreille externe, moyenne et interne, constitue une base satisfaisante pour l'étude des lésions de l'oreille. L'oreille externe se compose de l'oreillette et du méat auditif externe, ce dernier étant constitué d'une partie cartilagineuse externe d'un demi-pouce de longueur et d'une partie osseuse plus profonde de trois quarts de pouce de longueur. Le canal forme un tube incurvé qui peut être considérablement redressé à des fins d'examen en tirant l'oreillette vers le haut et vers l'arrière. Il est fermé intérieurement par la membrane tympanique, qui le sépare de la cavité tympanique ou de l'oreille moyenne. L'oreille moyenne comprend le tympan proprement dit, qui est traversé par la chaîne d'osselets - marteau, enclume et étrier - la trompe d'Eustache, qui communique avec le nasopharynx, ainsi que l'antre tympanique et les cellules mastoïdes. Comme ces cavités sont en relation étroite avec les fosses crâniennes moyennes et postérieures, les conditions infectieuses dans les cellules du tympan et de la mastoïde sont susceptibles de se propager à l'intérieur du crâne. L'oreille interne ou labyrinthe se situe dans la partie pétreuse de l'os temporal, sa limite extérieure étant la paroi interne de l'oreille moyenne.

Physiologiquement, les différentes parties du mécanisme auditif peuvent être divisées en (1) l' *appareil conducteur du son* , qui comprend les oreilles externe et moyenne ; et (2) l' *appareil de perception du son* : l'oreille interne et les voies nerveuses centrales. La déficience auditive peut être due à des causes existant dans l'une ou l'autre ou dans les deux de ces subdivisions. L'état de l'appareil conducteur du son peut être étudié par inspection directe à travers le spéculum et par gonflage de la trompe d'Eustache et du tympan, tandis que celui de l'appareil de perception sonore est déterminé en partie en testant l'audition et en partie en excluant les affections de l'oreille externe et moyenne. Lorsque l'appareil conducteur du son est défectueux, la surdité qui en résulte est qualifiée d'« obstructive » ; lorsque l' appareil de perception sonore est affecté, on parle de « surdité nerveuse ». Les canaux semi-circulaires, organes périphériques concernés par le maintien de l'équilibre, font partie de l'appareil de l'oreille interne.

SYMPTÔMES CARDINAUX DE LA MALADIE DE L'OREILLE. —Le symptôme le plus important de la maladie de l'oreille est *une déficience auditive* , dont le degré varie et qui peut être due à des lésions soit de l'appareil conducteur du son, soit de l'appareil de perception du son. L'apparition brutale d'une surdité peut être due à un impaction de cire dans le méat externe ou à une hémorragie ou un épanchement dans le labyrinthe. Une apparition progressive est plus fréquente. Chez les enfants, il existe une forte tendance à l'apparition d'affections inflammatoires aiguës de l'oreille moyenne en relation avec les exanthèmes et en association avec les végétations adénoïdes. À l'âge adulte, les processus catarrhales chroniques sont des causes plus fréquentes d'augmentation progressive de la surdité, tandis qu'à un âge avancé, il existe une tendance à l'atteinte du nerf acoustique. Certaines conditions anormales d'audition sont parfois rencontrées, telles que la « paracusis de Willis » – un état dans lequel le patient entend mieux dans un bruit ; «diplacusis» ou double audition; et « hyperæsthesia acustica », ou impressions douloureuses du son.

Les acouphènes aurium , ou bruits subjectifs dans l'oreille, peuvent constituer un symptôme très gênant et persistant. Ces sons varient dans leur caractère et peuvent être décrits par le patient comme une sonnerie, un sifflement ou un chant, ou peuvent être comparés au bruit de l'eau courante ou d'un train. Ils sont généralement comparés à un son que, de par sa profession ou autrement, le patient est habitué à entendre. Ils peuvent être d'origine purement auditive, dus par exemple à une pression accrue sur les terminaisons nerveuses acoustiques provenant de causes situées dans le labyrinthe lui-même ou dans l'oreille moyenne ou externe ; ou bien elles peuvent être dues à certaines causes réflexes, telles qu'un catarrhe nasopharyngé ou une irritation gastrique. Des modifications vasculaires telles que celles qui surviennent dans l'anémie, la maladie de Bright et les maladies cardiaques peuvent également être impliquées dans leur production.

La douleur , ou *mal d'oreille* , varie en degré, allant d'un simple sentiment d'inconfort à une agonie aiguë. La douleur associée à un furoncle dans le méat externe est généralement aggravée par les mouvements de la mâchoire, par la traction de l'oreillette et par la pression sur le tragus. La douleur causée par l'inflammation aiguë de l'oreille moyenne est profonde, de caractère intermittent et s'aggrave la nuit. Elle est aggravée par le fait de se moucher, de tousser et d'éternuer, actes qui augmentent la tension de l'oreille moyenne en forçant l'air le long de la trompe d'Eustache. La douleur et la sensibilité mastoïdiennes sont révélatrices d'une inflammation de l'antre ou des cellules, et lorsque ces symptômes surviennent au cours d'une suppuration chronique de l'oreille moyenne, ils doivent toujours être considérés comme d'une importance grave. Une névralgie sévère de l'oreille peut simuler la douleur d'une mastoïdite aiguë, et il ne faut pas oublier que le mal d'oreille peut être attribué à une dent malade. Un examen attentif, non seulement de l'oreille, mais aussi de la gorge et des dents, doit donc être effectué dans tous les cas de mal d'oreille.

Le vertige , ou *étourdissement* , peut être produit par des causes qui modifient la tension du fluide labyrinthique, telles que, par exemple, la pression de la cire sur la membrane tympanique, ou l'exsudation dans l'oreille moyenne ou dans le labyrinthe. Les étourdissements survenant au cours d'une suppuration chronique de l'oreille moyenne peuvent être significatifs d'un méfait labyrinthique ou intra-crânien, mais ne sont pas nécessairement le cas. Des vertiges précédés de nausées suggèrent une origine gastrique ; si elle est suivie de nausées, elle indique une origine auditive. En cas de suspicion de vertige auditif, le « sens statique » du patient doit être soigneusement testé. Il faut lui demander (1) de se tenir debout les deux pieds joints, les yeux fermés, (2) de se tenir debout sur l'un ou l'autre pied, les yeux fermés, (3) de marcher en ligne droite, (4) de sauter d'avant en arrière. des deux pieds. Il faut noter son incapacité à effectuer de tels mouvements. Le nystagmus pouvant être associé à un trouble de l'équilibre dû à une maladie de l'oreille, les mouvements des globes oculaires doivent être soigneusement testés.

Le nystagmus labyrinthique est de caractère rythmique et consiste en un mouvement lent et rapide. Le nystagmus physiologique peut être induit en stimulant le mouvement de l'endolymphe dans les canaux semi-circulaires, en injectant dans l'oreille de l'eau chaude et froide (test calorique), en faisant tourner l'individu (test de rotation) et par le courant galvanique. Tout écart par rapport aux réactions normales que ces examens peuvent produire doit faire soupçonner un état pathologique des canaux semi-circulaires.

L'écoulement de l'oreille , ou *otorrhée* , est parfois dû à un état eczémateux de la peau tapissant le méat externe. Il est alors généralement d'un caractère mince et aqueux et contient des flocons et des débris épithéliaux. Cependant, une décharge auditive provient le plus souvent de l'oreille moyenne. Elle peut être muco-purulente et filandreuse, ou purulente et de consistance plus épaisse. Une odeur particulière et nauséabonde est caractéristique de la suppuration chronique de l'oreille moyenne. Le chirurgien doit sentir le spéculum dans les cas suspects. Il ne doit jamais accepter la déclaration du patient quant à l'absence d'écoulement, mais doit s'assurer par l'inspection et par l'introduction d'une mèche en coton.

Les tests auditifs. — Pour tester l'audition, une méthode de routine bien définie doit être adoptée, les tests de la montre, du chuchotement, de la voix et du diapason étant systématiquement utilisés. Même si le patient ne se plaint que d'une seule oreille, les deux doivent être examinées. Chaque oreille doit être testée séparément et le patient doit être placé de manière à ce qu'il ne puisse pas voir les lèvres de l'examinateur. Pendant qu'une oreille est testée, l'autre doit être fermée avec le doigt et chaque test doit être commencé en dehors de la plage d'audition normale probable. Tous les résultats doivent être notés d'un coup et la date du test notée, car cela est essentiel pour suivre l'évolution du dossier.

Tests de diapason. — Pour différencier la surdité due à une lésion de l'appareil conducteur du son et celle due à des causes labyrinthiques, il est nécessaire d'entrer dans un peu plus de détails. Le son produit par un diapason vibrant est conduit jusqu'aux terminaisons nerveuses du labyrinthe à la fois par la colonne d'air du méat externe (conduction aérienne) et par les os crâniens (conduction osseuse). Lorsque, chez une oreille sourde, les vibrations d'un diapason placé au contact de l'apophyse mastoïde s'entendent mieux que lorsque le diapason est tenu en face du méat, la lésion se situe dans l'appareil conducteur du son. Lorsque, au contraire, les vibrations sont mieux entendues par conduction aérienne, la lésion se situe dans l'appareil de perception sonore. En plus de ces faits, nous constatons également que dans la surdité obstructive, les tons graves ont tendance à être perdus en premier, tandis que dans la surdité nerveuse, les notes les plus aiguës sont les premières à disparaître. Ceci peut être étudié à l'aide de diapasons de hauteur différente ou à l'aide d'un sifflet de Galton. De même, dans la surdité de l'oreille moyenne, l'audition peut être meilleure dans un endroit bruyant, et être améliorée par le gonflement du tympan ; tandis que dans la surdité labyrinthique, l'audition peut être meilleure dans une pièce calme et être aggravée par l'inflation.

Inspection de l'oreille. — Ceci doit être effectué à l'aide de la lumière réfléchie, l'oreille à examiner étant détournée de la fenêtre, de la lampe ou de toute autre source de lumière qui pourrait être employée. Un petit réflecteur auriculaire, tenu à la main ou fixé à un bandeau frontal, et un jeu de spéculums auditifs sont nécessaires. Avant d'introduire le spéculum, l'oreille externe et les parties adjacentes doivent être examinées et la présence de rougeur, de gonflement, de sinus ou de cicatrices sur la mastoïde, d'un déplacement de l'oreillette ou de tout état inflammatoire de l'oreille externe doit être observée. Pour inspecter la membrane tympanique, un spéculum de taille moyenne tenu entre le pouce et l'index est insinué dans le méat cartilagineux, l'oreillette étant en même temps tirée vers le haut et vers l'arrière par le majeur et l'annulaire, de manière à redresser le canal. Le tympan est alors recherché et son aspect constaté.

La *membrane normale* est concave dans son ensemble sur sa face méatée ; il occupe un plan doublement oblique, étant placé de telle sorte que ses parties supérieure et postérieure soient plus près de l'œil de l'examinateur que les parties antérieure et inférieure. Bien que variant dans une certaine mesure en couleur, en poli et en transparence, il présente un aspect gris bleuâtre. Le manche du marteau traverse la membrane comme une crête jaune blanchâtre, qui semble passer de ses parties supérieure et antérieure vers le bas et vers l'arrière jusqu'à un point légèrement en dessous du centre. À l'extrémité inférieure du manche du marteau, un cône de lumière triangulaire brillant passe vers le bas et vers l'avant jusqu'à la périphérie de la membrane. À l'extrémité supérieure du manche se trouve une saillie blanche en forme de bouton, le court processus du marteau. Les plis antérieurs et postérieurs passent en avant et en arrière. La partie de la membrane située au-dessus du processus court est connue sous le nom de membrana flaccida ou membrane de Shrapnell. Derrière le marteau, le long processus de l'enclume peut être visible à travers la membrane. La mobilité de la membrane tympanique doit être testée en gonflant le tympan ou au moyen du spéculum pneumatique de Siegle.

Divers écarts par rapport à la normale peuvent être observés. *L'atrophie* de la membrane se caractérise par une extrême transparence de l'ensemble du disque. Les taches atrophiques circonscrites apparaissent sous forme de zones sombres et transparentes, qui présentent une mobilité considérable et un renflement proéminent lors de l'inflation. Une *cicatrice* dans la membrane témoigne d'une perforation cicatrisée et est également transparente, mais diffère d'une zone atrophique en ce qu'elle est plus nettement définie par rapport à la membrane environnante. Une *membrane épaissie* présente un aspect blanc opaque. Les taches *calcaires* ou *crayeuses* sont nettement blanches et, lorsqu'elles sont sondées, difficiles au toucher ; ils sont souvent la preuve d'une suppuration passée. Une membrane *intractée* ou rétractée, résultant d'une obstruction d'Eustache, est caractérisée par une concavité accrue, une proéminence excessive de l'apophyse latérale courte du marteau et des plis antérieurs et postérieurs, et par la poignée du marteau prenant une position plus horizontale. Un *enflammé* membrane, montrant une congestion des vaisseaux autour du marteau ou une rougeur diffuse générale, témoigne d'une inflammation de l'oreille moyenne. Un aspect jaune de la partie inférieure de la membrane, limité au-dessus par une ligne sombre s'étendant à travers la peau du tambour, est révélateur d'une exsudation séro-purulente dans le tympan. La membrane peut être bombée vers l'extérieur dans le méat par le liquide et se trouver ainsi plus près de l'œil de l'observateur que d'habitude. Une *perforation* est généralement unique et sa taille varie d'une petite tête d'épingle à la destruction complète de la membrane. La paroi labyrinthique (interne) du tympan peut être visible à travers la perforation et est reconnue par son fait qu'elle se trouve sur un plan plus profond que la membrane et par sa consistance osseuse dure au toucher avec la sonde. Le diagnostic d'une perforation associée à un écoulement de l'oreille moyenne peut être facilité par une inspection pendant le gonflage, lorsque des bulles d'air et des sécrétions sont visibles. Lorsque la perforation est invisible, son existence peut être déduite si un petit point lumineux pulsé peut être reconnu à travers le spéculum. *Les granulations* dans le tympan apparaissent comme des masses charnues rouges de différentes tailles. Lorsqu'ils sont grands, ils constituent *des polypes auditifs* , qui se reconnaissent à leur proximité avec l'extrémité externe du méat, à leur consistance molle et à leur mobilité, et au fait que la sonde peut passer autour d'eux. Les granulations et les polypes indiquent généralement la présence d'une suppuration de l'oreille moyenne.

Inflation de l'oreille moyenne. —Avant de procéder au gonflage de l'oreille moyenne, l'examinateur doit inspecter le nez, le nasopharynx et le pharynx. Cela devrait faire partie intégrante de l'examen de routine dans tous les cas de maladie de l'oreille. Comme le gonflage n'est pas seulement une aide au diagnostic, mais est également d'une grande aide au pronostic, il est nécessaire que l'audition soit testée et notée avant que l'oreille ne soit gonflée. Il existe trois méthodes pour gonfler le tympan : la méthode de Valsalva, la méthode de Politzer et la sonde d'Eustache.

Dans *le gonflement de Valsalva,* le patient lui-même force l'air dans ses trompes d'Eustache en se bouchant le nez, en fermant la bouche et en expirant de force. Cette méthode de gonflage n'a qu'une application limitée et a peu de valeur thérapeutique.

Méthode Politzer. — Pour cela, il faut un airbag Politzer et un tube auscultateur dont une extrémité est insérée dans l'oreille du patient et l'autre dans l'oreille de l'examinateur. L'extrémité nasale du sac doit être protégée par un morceau de tube en caoutchouc ou être munie d'un embout. Le patient conserve une petite quantité d'eau dans sa bouche jusqu'à ce qu'il lui soit demandé d'avaler. L'embout du sac est inséré dans une narine et l'autre est obstruée par les doigts du chirurgien. Le signal d'avaler est alors donné et, simultanément au mouvement du larynx au cours de cet acte, le sac est comprimé brusquement et avec force. La modification apportée par Holt à cette méthode consiste à demander au patient de gonfler ses joues tout en gardant les lèvres fermement fermées.

Inflation par cathéter d'Eustache. — Pour cette méthode, en plus du sac de Politzer et de la sonde d'auscultation, un cathéter d'Eustache en argent ou en vulcanite est nécessaire. L'instrument en argent présente l'avantage de pouvoir être stérilisé par ébullition. Le patient est assis face à la lumière, tandis que le chirurgien se tient devant lui et, après avoir mis en place le tube d'auscultation, il relève avec son pouce gauche le bout du nez du patient. Le bec du cathéter est maintenant inséré dans le méat inférieur, pointé vers le bas, et porté horizontalement vers l'arrière le long du plancher du nez jusqu'à ce que la convexité de la courbe touche la paroi postérieure du nasopharynx. Lorsque la paroi pharyngée postérieure est palpée, la pointe de l'instrument est tournée vers l'intérieur d'un quart de cercle ; la position de la pointe est indiquée par l'anneau métallique situé à l'extrémité extérieure du cathéter. Le doigt et le pouce de la main gauche doivent maintenant saisir la tige du cathéter juste au-delà du bout du nez afin de la stabiliser. Il est maintenant retiré doucement jusqu'à ce que la concavité du bec soit ramenée contre le bord postérieur de la cloison nasale. Avec la main droite, la pointe de l'instrument est ensuite tournée vers le bas et vers l'extérieur sur un peu plus d'un demi-cercle, de sorte que la pointe glisse dans l'orifice d'Eustache et que l'anneau métallique regarde vers l'extérieur et le haut vers le canthus externe de l'œil du même côté. Pendant que l'instrument est maintenu dans cette position par la main gauche, l'embout du sac de Politzer est inséré dans l'extrémité extérieure en forme d'entonnoir du cathéter, et le gonflage s'effectue doucement avec le moins de secousses possible. Avant de retirer le cathéter, sa pointe doit être dégagée de l'orifice d'Eustache en la tournant légèrement vers le bas. Des difficultés lors de l'introduction du cathéter peuvent provenir de la présence d'épines et de crêtes sur le septum, ainsi que de déviations de celui-ci, et il peut être nécessaire de passer l'instrument sous la direction du miroir et du spéculum.

Des informations plus précises sont obtenues grâce à l'utilisation du cathéter qu'à partir du gonflage de Politzer, et c'est la méthode la plus sûre à employer lorsqu'une cicatrice ou une zone atrophiée existe dans la membrane tympanique, car par cette dernière méthode une rupture de ces zones pourrait se produire. De plus, le cathéter présente l'avantage de gonfler seulement une oreille, et d'empêcher ainsi qu'une contrainte excessive ne soit exercée sur l'autre. Chez les enfants, le cathéter peut rarement être employé, à cause de la difficulté de son passage.

Des informations considérables peuvent être dérivées de l'inflation. Si la trompe d'Eustache est perméable, un son clair et complet est entendu près de l'oreille de l'examinateur à travers la trompe d'auscultation. Si la trompe d'Eustache est obstruée, le son est plus faible et plus lointain. S'il y a du liquide dans le tympan, un son fin et humide peut être détecté, qui ne doit pas être confondu avec le gargouillis plus grossier et plus lointain associé à l'humidité à l'ouverture pharyngée du tube. S'il existe une petite perforation sèche dans la membrane tympanique, on peut entendre l'air siffler à travers elle, tandis que si la perforation est grande, une sensation presque douloureuse peut se produire dans l'oreille de l'examinateur. S'il y a du liquide associé à la perforation, ces bruits peuvent être accompagnés d'un bruit de bouillonnement. L'effet du gonflage sur l'audition doit être soigneusement testé et enregistré.

AFFECTIONS DE L'OREILLE EXTERNE

Déformations. — L'oreillette, ainsi que le méat auditif externe, peuvent être *congénitalement absents* d'un ou des deux côtés. La condition ne se prête pas à un traitement chirurgical. *Des oreillettes doubles* sont parfois rencontrées ; plus fréquemment, *des appendices auriculaires rudimentaires* de la taille d'un pois, constitués de peau, de tissu conjonctif sous-cutané et de nodules cartilagineux, apparaissent devant le tragus, sur le lobule ou dans le cou. Ces appendices doivent être coupés avec des ciseaux. Ces malformations congénitales sont dues à des erreurs de développement de l'arcade mandibulaire et sont fréquemment associées à des macrostomes, des fentes faciales et à d'autres malformations du visage.

Les oreilles exceptionnelles peuvent être traitées en excisant une partie triangulaire ou elliptique de la peau et du cartilage de la surface postérieure du pavillon et en unissant les bords coupés avec des sutures. Les oreilles anormalement *grandes* peuvent être réduites en taille par la suppression d'une partie en forme de V de la partie supérieure de l'oreillette.

Le terme **hématome auris** est appliqué à un épanchement de sang sous-périchondrial, qui peut survenir soit à la suite d'une lésion de l'oreillette, par exemple chez les joueurs de football, soit à la suite de modifications trophiques du cartilage et du périchondre. Cette dernière forme n'est pas rare chez les aliénés. Une tuméfaction fluctuante plus ou moins tendue se forme sur la face antérieure de l'oreillette, présentant dans certains cas une coloration nettement bleutée. Une inflammation peut s'ensuivre et, dans certains cas, une suppuration et même une nécrose du cartilage peuvent s'ensuivre.

Le *traitement,* dans un cas récent, consiste à appliquer une compression froide ou élastique avec du coton et un pansement, ou à prélever le sang épanché au moyen d'une aiguille creuse. En cas de suppuration, une incision et un drainage doivent être pratiqués.

L'épithéliome peut attaquer le pavillon de l'oreille et s'étendre le long du méat auditif externe. Cela commence par une petite abrasion qui refuse de guérir et s'accompagne d'un écoulement fétide constant et d'une douleur intense. La maladie peut se propager à l'oreille moyenne et envahir l'os temporal, entraînant alors une paralysie faciale. Les ganglions lymphatiques adjacents sont infectés précocement. Le traitement consiste à retirer librement la croissance et à exciser les ganglions lymphatiques associés à un stade précoce de la maladie. Dans les cas inopérables, le radium ou les rayons X peuvent être utilisés.

Le cancer des rongeurs peut également attaquer l'oreille externe.

Impaction de cire ou de cérumen. — L'hypersécrétion peut résulter de causes inconnues, ou bien elle peut accompagner ou être induite par l'écoulement d'une suppuration chronique de l'oreille moyenne. Il convient de garder à l'esprit l'association de ces deux conditions. Une accumulation de cérumen peut être provoquée par des tentatives trop zélées du patient pour garder l'oreille propre, le cérumen étant poussé dans la partie étroite et profonde du méat.

Le principal *symptôme* de la cire incluse est la surdité, qui apparaît souvent soudainement. L'impaction du cérumen ne provoque la surdité que lorsque la lumière du conduit auditif est complètement obstruée par le bouchon. Des acouphènes aurium et des vertiges sont parfois présents et peuvent être gênants si la cire repose sur la membrane tympanique. Des douleurs sont parfois signalées et sont généralement dues à la pression du bouchon sur une zone enflammée de la peau. Certains symptômes réflexes, tels que la toux et les éternuements, ont été rencontrés.

Ce n'est que par un examen objectif de l'oreille que le diagnostic peut être posé. Le bouchon varie en couleur et en consistance et peut être d'apparence jaune, brune ou noire. Parfois, à cause du mélange d'une certaine quantité d'épithélium, il est de couleur presque blanche.

Traitement. —L'oreille doit être injectée dans une seringue avec une solution chaude antiseptique ou stérilisée. La lotion est à une température appropriée si le doigt peut y être confortablement maintenu. L'oreille doit être tournée vers la lumière, une serviette placée sur la robe du patient et un bassin rénal tenu sous l'oreillette et près de la joue. Une seringue munie d'anneaux métalliques pour les doigts et armée d'un embout auriculaire fin doit être tenue avec la pointe insérée juste dans l'ouverture du méat externe et en contact avec le toit du canal. Il faut veiller à ce que tout l'air soit d'abord retiré de la seringue. Pour redresser le canal, le pavillon doit être tiré vers le haut et vers l'arrière par la main gauche. Il peut être nécessaire d'exercer une force considérable avant que le bouchon ne se déloge, mais cela doit être fait avec prudence. L'oreille doit ensuite être séchée avec du coton et un petit tampon de laine inséré pendant quelques heures. Si l'on se plaint de douleur, ou si la cire est dure et ne peut pas être facilement enlevée, l'injection doit être arrêtée et des moyens doivent être pris pour la ramollir en instillant quelques gouttes d'une solution de bicarbonate de soude (10 grains par once). d'eau ou de glycérine), ou de peroxyde d'hydrogène, plusieurs fois par jour.

L'eczéma du méat externe est souvent associé à un eczéma du pavillon de l'oreille et des parties environnantes. Il n'est pas rare qu'il existe également une suppuration chronique de l'oreille moyenne, qui peut être à l'origine de l'eczéma. Des démangeaisons intenses sont le symptôme le plus caractéristique, et un écoulement aqueux peut également être signalé. La surdité et les acouphènes dépendent de l'accumulation d'épithélium et de débris. Après la seringue de l'oreille, la peau peut présenter un aspect sec et squameux, tandis que parfois des fissures et un état induré de l'extrémité externe du méat peuvent être notés. La surface externe de la membrane tympanique elle-même est rarement touchée.

Le traitement consiste à garder l'oreille propre par seringue et séchage soigneux. La meilleure application locale est probablement le nitrate d'argent (10 grains par once de spiritus ætheris nitrosi). Celui-ci est appliqué au moyen d'une sonde rainurée recouverte d'un petit morceau de coton. Il faut veiller à ce qu'aucun liquide ne s'échappe sur la joue, sinon des taches sur la peau se produiraient. Un tampon de coton est inséré et la solution est réappliquée au bout d'une semaine. Parfois, la condition est très insoluble.

Parfois, le parasite végétal *aspergillus* est présent dans le méat externe et produit une affection susceptible d'être confondue avec de l'eczéma. Des lotions antiseptiques fortes sont nécessaires pour tuer le champignon.

Furonculose ou **furoncles** . — Les furoncles dans l'oreille peuvent survenir seuls ou en groupes et peuvent être associés à un eczéma du méat ou à une suppuration chronique de l'oreille moyenne. La douleur est le principal symptôme dont on se plaint, et elle peut être très aiguë. La surdité survient lorsque le méat est complètement bloqué par le gonflement. Le furoncle se produit dans le méat cartilagineux et il faut garder à l'esprit que la peau peut présenter un aspect normal même en cas de suppuration. La palpation de la zone touchée avec la sonde provoque une douleur intense. Parfois, un œdème mastoïdien avec déplacement du pavillon vers l'avant survient et simule une inflammation aiguë de la mastoïde.

Traitement. — Si elle est observée dès les premiers stades, on peut tenter de soulager la douleur en appliquant une dose de 20 pour cent. solution de menthol et de paroleine, ou en utilisant de l'acide carbolique et de la cocaïne, 5 grains de chacun pour un dram de glycérine. En cas de suppuration, le meilleur traitement consiste à incision précoce, en transfixant la base du gonflement avec un couteau étroit et en coupant le méat. Si la tendance aux furoncles persiste, un vaccin staphylococcique s'avérera utile.

Corps étranger. — Il est inutile d'énumérer toutes les variétés de corps étrangers qu'on peut rencontrer dans l'oreille. Ils peuvent être commodément classés en animaux animés, par exemple les asticots, les larves et les insectes ; et l'inanimé, par exemple les perles, les boutons et les pois. Des douleurs, une surdité, des acouphènes et des vertiges peuvent survenir, entraînant des symptômes réflexes tels que toux et vomissements.

Le principal point pratique consiste à identifier la carrosserie par inspection. Le simple historique de son introduction ne doit pas être considéré comme une preuve de sa présence. Chez les enfants, il est conseillé de donner une anesthésie générale afin qu'un examen approfondi puisse être effectué à l'aide d'un bon éclairage. Si des tentatives antérieures d'ablation du corps ont provoqué un œdème des parois méatales et si les symptômes ne sont pas urgents, aucune autre tentative ne doit être faite jusqu'à ce que le gonflement ait été soulagé en injectant une seringue avec une lotion boracique chaude et en appliquant une ou plusieurs sangsues sur le corps. le tragus. Il faut toujours tenter en premier lieu de retirer le corps à l'aide d'une seringue. Il est rare que cette méthode échoue. Dans ce cas, il faudra utiliser un petit hameçon, pointu ou émoussé selon la consistance du corps. Les asticots, les larves et les insectes doivent d'abord être tués par des instillations d'alcool, puis éliminés par seringue.

AFFECTIONS DE LA MEMBRANE TYMPANIQUE ET DE L'OREILLE MOYENNE

Rupture traumatique de la membrane tympanique. — Les plaies perforantes peuvent résulter d'une violence directe exercée par le malade, par exemple en tentant d'enlever de la cire ou des corps étrangers, ou par une maladresse du chirurgien. C'est également une complication relativement courante d'une fracture de la fosse moyenne de la base du crâne. Le plus souvent peut-être, la rupture de la membrane est due à une violence indirecte due à une forte condensation de l'air dans le méat auditif externe, à la suite de coups portés à l'oreille, de détonations d'artillerie lourde ou d'une plongée en hauteur. La blessure est suivie de douleurs à l'oreille, souvent d'une surdité importante et d'acouphènes, et des saignements sont fréquemment observés. Si un examen précoce de l'oreille est effectué, du sang coagulé peut être trouvé dans le méat ou sur la membrane, ou des ecchymoses peuvent être visibles sur cette dernière. Une rupture de la membrane suite à une violence indirecte est généralement en forme de losange. Lors du gonflage selon la méthode Valsalva, l'air peut être entendu siffler à travers la perforation. Dans toutes ces blessures, l'audition doit être soigneusement testée et la possibilité d'une blessure du labyrinthe étudiée au moyen du test du diapason. Le pronostic concernant l'audition doit être réservé dans un premier temps. En règle générale, la rupture guérit rapidement et aucun traitement n'est nécessaire, sauf l'introduction d'un morceau de coton dans le méat. L'injection de seringues doit être évitée à moins qu'une suppuration ne se soit déjà produite, auquel cas un traitement pour cette affection doit être adopté. Ces blessures ayant souvent une portée médico-légale, il convient de les noter soigneusement.

Infection aiguë de l'oreille moyenne. —Cela se produit généralement en relation avec des conditions infectieuses de la gorge et du nasopharynx. Sa gravité varie considérablement et peut évoluer de manière légère ou sévère. Elle se caractérise par des douleurs à l'oreille, une surdité et un certain degré de fièvre. Chez les enfants, les symptômes peuvent simuler ceux de la méningite. Lorsque la membrane tympanique est examinée dans les formes légères de l'affection ou dans les premiers stades du type plus grave, les vaisseaux autour du manche du marteau et la périphérie de la membrane sont injectés, et éventuellement un certain nombre de vaisseaux injectés peuvent être vus. parcourant la surface de la membrane. Aux stades ultérieurs, la membrane entière présente une surface rouge, les repères anatomiques étant impossibles à distinguer, la membrane fait saillie vers l'extérieur dans le méat et, si un abcès est pointé, une zone jaunâtre peut être visible dessus. L'arrêt brutal de la douleur et l'apparition d'un écoulement du méat indiquent une perforation de la membrane tympanique.

Le *traitement* de l'otite moyenne aiguë varie en fonction de la gravité de l'attaque. Le patient doit être confiné à la maison ou au lit, l'alcool et le tabac doivent être interdits et les intestins doivent être ouverts librement. La douleur peut être soulagée par des instillations répétées de cocaïne et d'acide phénique (5 grains de chaque pour un verre de glycérine). Quelques gouttes de laudanum, des instillations boraciques chaudes ou l'application d'une éponge chaude et sèche peuvent s'avérer apaisantes. Deux ou trois sangsues peuvent être appliquées sur la mastoïde, mais si la douleur persiste ou si une rupture de la membrane apparaît imminente, une paracentèse doit être réalisée. Après une perforation ou une ponction spontanée, le méat doit être maintenu propre. Il est probablement plus sûr de ne pas gonfler par la trompe d'Eustache au stade aigu. Il faut faire attention à toute affection du nez ou de la gorge qui pourrait être présente.

Suppuration chronique dans l'oreille moyenne. — La suppuration aiguë peut passer à la suppuration chronique, caractérisée par une perforation de la membrane tympanique, un écoulement purulent ou muco-purulent persistant de l'oreille moyenne et une certaine surdité.

Diverses complications peuvent survenir au cours d'une maladie chronique de l'oreille moyenne, et tant qu'une personne est sujette à une otorrhée chronique, elle est susceptible d'en souffrir une ou plusieurs. Les complications peuvent être extra-crâniennes ou intra-crâniennes. Ceux qui affectent l'oreille moyenne elle-même comprennent les granulations, les polypes, le cholestéatome, les caries et la nécrose de l'os temporal, la destruction et la perte d'un ou plusieurs osselets, la paralysie faciale, les hémorragies de l'artère carotide ou de la veine jugulaire et les maladies malignes. Comme complications mastoïdiennes, on peut citer : la mastoïdite suppurée, entraînant une destruction de l'os, la fistule mastoïdienne et l'abcès mastoïdien sous-périosté. Les complications intra-crâniennes pouvant survenir sont : un abcès extra-dural, un abcès sous-dural, une méningite, un abcès cérébral et cérébelleux et une phlébite du sinus latéral avec septicémie et pyémie générales.

Le *traitement* de la suppuration chronique de l'oreille moyenne consiste à garder les parties propres par injection de lotions antiseptiques. L'application de peroxyde d'hydrogène, suivie d'une seringue avec de l'eau bouillie ou d'une lotion boracique, et un gonflage par la trompe d'Eustache une, deux ou trois fois par jour, selon les besoins du cas, constituent une méthode de routine. Il est possible de remplir le méat avec une gaze antiseptique après le lavage.

Suppuration dans l'antre tympanique et les cellules mastoïdiennes, ou *mastoïdite suppurée aiguë*. —Une suppuration aiguë peut survenir dans les cellules mastoïdiennes au cours d'une crise d'otite moyenne aiguë, ou à la suite d'une interférence avec le drainage lors d'une suppuration chronique de l'antre et du milieu. oreille. La paroi externe de la mastoïde étant susceptible d'être perforée par carionécrose, le pus peut se frayer un chemin vers l'extérieur et former un abcès sur l'apophyse mastoïde derrière l'oreille. Dans certains cas, le pus s'échappe dans le méat auditif externe en perforant sa paroi postérieure ; chez d'autres, un sinus se forme sur la face interne de l'apex de la mastoïde, et le pus s'enfouit dans la fosse digastrique sous le sterno-mastoïdien : *mastoïdite de Bezold* . Si la paroi postérieure ou le toit de l'antre est détruit, des complications intra-crâniennes risquent de s'ensuivre.

Les *signes cliniques* sont des douleurs derrière l'oreille, une sensibilité à la pression ou à la percussion sur la mastoïde, une rougeur et un gonflement œdémateux de la peau et, lorsque du pus se forme sous le périoste, l'œdème peut être si important qu'il déplace le pavillon de l'oreille vers le bas et l'avant (Figure 265). La partie la plus profonde de la paroi osseuse postérieure du méat peut être enflée de sorte qu'elle cache la partie supérieure et arrière de la membrane.

FIG. 265. —Maladie mastoïdienne aiguë, montrant un œdème et une
projection de l'oreillette.

Traitement. — En cas d'otite aiguë, l'application de plusieurs sangsues derrière l'oreille, l'incision libre de la membrane et l'injection de lotion boracique chaude peuvent suffire. Mais en règle générale, il est nécessaire d'exposer l'intérieur de l'antre en ouvrant les cellules mastoïdiennes : *opération de Schwartze* . Lorsque la suppuration mastoïdienne est associée à une maladie chronique de l'oreille moyenne, il est généralement nécessaire de réaliser une opération radicale complète : *l'opération de Stacke-Schwartze* . Les opérations sont décrites dans *Operative Surgery* , p. 98.

CHAPITRE XXV
LE NEZ ET LA NASO-PHARYNX [6]

- Fracture des os nasaux

- — Déformations du nez :

- *Nez de selle* ;

- *Destruction partielle et complète du nez* ;

- *Restauration du nez* ;

- *Rhinophyma*

- — Affections intra-nasales — Examen des fosses nasales :

- *Rhinoscopie antérieure* ;

- *Rhinoscopie postérieure* ;

- *Examen numérique* .

- SYMPTÔMES CARDINAUX DES AFFECTIONS NASALES :

- Obstruction nasale :

- *Gonflement érectile des cornets inférieurs* ;

- *Polypes nasaux* ;

- *Tumeurs malignes* ;

- *Déviations, épines et crêtes du septum* ;

- *Hématome du septum*

- - Écoulement nasal :

- *Corps étranger* ;

- *Rhinolithes* ;

- *Ozæna* ;

- *Épistaxis* ;

- *Suppuration dans les sinus accessoires*

- — Anomalies de l'odorat et du goût :

- *Anosmie* ;

- *Parosmie*

- — <u>Symptômes réflexes d'origine nasale</u>

- — <u>Obstruction post-nasale</u> :

- *<u>Végétations adénoïdes</u>*

- — <u>Tumeurs du naso-pharynx</u> .

<u>[6]</u> Révisé par le Dr Logan Turner.

Fracture des os nasaux et déplacement des cartilages. — Ces blessures sont toujours le résultat d'une violence directe, comme un coup ou une chute contre un objet saillant, et bien que la fracture soit généralement composée d'une déchirure de la muqueuse, les complications infectieuses sont rares. La fracture s'étend généralement transversalement aux deux os nasaux près de leur bord inférieur, mais elle est parfois comminutive et implique également les apophyses frontales des maxillaires. Dans presque tous les cas, le cartilage de la cloison est courbé ou déplacé de telle sorte qu'il fait saillie dans l'une ou l'autre narine, et il n'est pas rare qu'un hématome se forme dans la cloison (<u>p. 573</u>). Parfois, la plaque perpendiculaire de l'ethmoïde est impliquée, et la fracture en vient ainsi à impliquer la base du crâne. Les conduits nasaux peuvent être blessés, obstruant l'écoulement des larmes, et un abcès lacrymal et une fistule peuvent éventuellement se former.

Les *signes cliniques* sont des douleurs, des saignements de nez, une décoloration et un gonflement. Le crépitement peut généralement être provoqué en appuyant sur les os nasaux. La déformation consiste parfois en une déviation latérale du nez, mais le plus souvent en un aplatissement de l'arête — *nez en selle traumatique* . Quelques heures après la blessure, le gonflement est souvent si important qu'il masque la nature de la déformation et rend le diagnostic difficile. L'emphysème sous-cutané n'est pas un symptôme courant ; lorsque cela se produit, cela est généralement dû au fait que le patient force de l'air dans le tissu conjonctif tout en se mouchant. Les cartilages latéraux peuvent être séparés des os nasaux et donner lieu à des aspects cliniques qui simulent ceux d'une fracture. Parfois, le septum est déplacé latéralement sans que l'os ne soit brisé, ce qui provoque des symptômes d'obstruction nasale.

Traitement. — Comme les os s'unissent rapidement, il est de la plus haute importance que tout déplacement soit réduit sans délai, et pour faciliter cela, on administrera une anesthésie générale ou on pulvérisera la cavité nasale avec de la cocaïne. Les os peuvent généralement être mis en place à l'aide d'une paire de pinces à pansement insérées dans les narines, les lames étant protégées par un tube en caoutchouc. Une fois les fragments remplacés et moulés en position, il est rarement nécessaire d'utiliser un appareil de retenue, mais le patient doit être averti de ne pas se moucher ou manipuler le nez d'une autre manière. Lorsque le septum est endommagé et que l'arête du nez a tendance à tomber, des tubes en caoutchouc peuvent être placés dans les narines pour fournir un soutien ou, si cela ne suffit pas, une laisse souple ou une attelle en gutta-percha doit être moulée sur le nez. , et l'attelle et les fragments transpercés avec une ou plusieurs épingles à bec-de-lièvre. Ceux-ci peuvent être retirés le quatrième ou le cinquième jour. Les appareils rigides introduits dans les narines sont à éviter autant que possible, car ils sont inconfortables et nuisent au bon nettoyage et au drainage du nez. L'intérieur du nez doit être enduit de vaseline pour éviter la formation de croûtes de sang, et les cavités nasales doivent être fréquemment irriguées.

Déformations du nez. — La déformation la plus courante est celle connue sous le nom de nez *en pont* ou *en selle* (Volume I., p. 174). C'est le plus souvent le résultat d'une syphilis héréditaire, les os nasaux étant imparfaitement développés et les cartilages s'affaissant de telle sorte que le bout du nez est retroussé et que les narines regardent directement vers l'avant. L'arête du nez peut également s'enfoncer à la suite d'une nécrose des os nasaux, en particulier dans la syphilis tertiaire, et moins fréquemment à la suite d'une maladie tuberculeuse. Une déformation similaire, mais en général moins marquée, peut résulter d'une fracture des os nasaux ou d'un déplacement des cartilages.

Lorsque la pathologie est due à une cal vicieuse d'une fracture, le contour du nez peut être restauré par opération. Un couteau étroit est introduit dans la narine et la peau est librement séparée de l'os ; l'os est ensuite brisé en plusieurs morceaux avec une pince à nécrose et les fragments sont moulés. Un tube de drainage en caoutchouc introduit dans chaque narine maintient le contour du nez jusqu'à ce que l'union ait eu lieu.

Lorsqu'elle résulte d'une maladie, elle se prête beaucoup moins à un traitement. La tendance actuelle est d'abandonner l'injection sous-cutanée de paraffine et d'utiliser des greffes de cartilage ou d'os. Un pont artificiel a été réalisé en rabattant à partir du front un lambeau comprenant le périoste et en rasant la table externe du crâne, ou en implantant des portions d'os ou des plaques d'or, d'aluminium ou de celluloïd.

Des parties de l'alæ nasi peuvent être perdues à la suite d'une blessure ou d'un lupus, de la syphilis ou d'un cancer des rongeurs. Une fois le processus destructeur arrêté, l'espace vide peut être comblé par un lambeau prélevé sur la joue ou sur la partie adjacente du nez. Lorsque le bout du nez est perdu, il peut être remplacé par l'opération de Syme, qui consiste à relever les lambeaux des joues et à les rapprocher sur la ligne médiane.

L'ensemble du nez, y compris les cartilages et les os, peut être détruit par une ulcération syphilitique ou par le lupus. Dans certaines régions de l'Inde, le nez est parfois coupé par malveillance ou en guise de punition pour certains crimes.

Lors de la reconstruction du nez, il est nécessaire de fournir de la peau, une structure de soutien sous forme de cartilage ou d'os et une muqueuse épithéliale. Dans « l'opération indienne », un lambeau en forme de raquette, comprenant la peau et le périoste, est rabattu à partir du front et fixé en position, les bords du lambeau étant retournés pour fournir une doublure pour le passage. Un implant de cartilage libre peut être nécessaire pour soutenir les lambeaux cutanés et empêcher toute contraction ultérieure. Des lambeaux de peau peuvent être formés par la méthode tube-pédicule de Gillies à partir de la joue, du front ou du cou, et utilisés pour former le revêtement du nez. Lorsque la déformation ne peut être corrigée chirurgicalement, l'apparence peut être grandement améliorée par le port d'un nez artificiel maintenu en place par des lunettes.

Le terme **Rhinophyma** a été appliqué par Hebra à un état dans lequel la peau de la pointe et des ailes du nez devient épaisse et grossière et présente de grandes masses tubéreuses irrégulières sur lesquelles les orifices des follicules sébacés sont indûment évidents - *pomme de terre* ou *nez de marteau* (Fig. 266). Les capillaires de la peau sont dilatés et tortueux, le nez prend une couleur rouge bleuâtre et sa surface est douce et grasse. Cette affection se rencontre chez les hommes âgés, et les masses semblent être principalement composées d'adénomes sébacés. Le terme *lipome nasi* , autrefois employé, est donc trompeur.

FIG. 266. -Rhinophyma ou Lipoma Nasi chez l'homme æt. 65.

Le traitement consiste à parer les masses protubérantes jusqu'à retrouver la taille et le contour normaux du nez, en prenant soin de ne pas empiéter sur les cartilages ni sur les orifices des narines. Il y a relativement peu de saignements et la surface brute se couvre rapidement d'épiderme.

Examen des cavités nasales. — Pour l'examen de l'intérieur du nez, les appareils suivants sont nécessaires : Un réflecteur, tel qu'on en utilise en laryngoscopie, fixé sur un bandeau frontal ou sur une monture de lunettes ; une des différentes formes de spéculum nasal ; une sonde longue et pliable ; un abaisse-langue ; et un miroir de petite taille. Comme aides supplémentaires, un 10 pour cent. une solution de cocaïne, une sonde rainurée servant de support pour coton et un écarteur palatin doivent être prêts. Un bon éclairage est important et peut être obtenu à partir d'une lumière électrique ou d'un brûleur Welsbach ou Argand. La lumière doit être placée à proximité et au niveau de l'oreille gauche du patient. Les narines antérieures et postérieures doivent être examinées.

Rhinoscopie antérieure. — Avant l'introduction du spéculum, il faut relever le bout du nez et examiner l'intérieur du vestibule et la partie antérieure de la cloison. On peut ainsi constater l'existence d'eczéma ou de petits furoncles, la présence de vaisseaux dilatés ou saignants, ou une perforation de la partie antérieure de la cloison, et observer l'aspect général. Après avoir inséré le spéculum dans le vestibule et l'avoir dilaté, les parties suivantes doivent être recherchées et examinées : - Près du sol et attachée à la paroi externe de la cavité nasale, se trouve l'extrémité antérieure de la conque inférieure ou corps cornet (Fig. 267), qui surplombe le méat inférieur. Il présente un aspect rose et sa taille varie selon les personnes. À un niveau supérieur et sur un plan postérieur se trouve l'extrémité antérieure de la conque moyenne ou corps cornet, qui est d'une couleur plus pâle que l'inférieure et n'est visible que lorsque la tête est inclinée vers l'arrière. Entre lui et le corps corné inférieur se trouve le méat moyen, avec lequel communiquent les ouvertures du sinus maxillaire, du sinus frontal et des cellules ethmoïdales antérieures. Une zone considérable de la partie antérieure de la cloison nasale est également visible par rhinoscopie antérieure, et entre elle et le cornet moyen se trouve une fente étroite : le sillon olfactif.

FIG. 267. —La paroi extérieure de la chambre nasale gauche, après retrait
du corps corné moyen. (D'après Logan Turner.)

Rhinoscopie postérieure. — L'examen des narines postérieures et du nasopharynx
est souvent difficile. Le patient est invité à respirer par le nez, la langue est
abaissée avec une spatule et un miroir laryngé de petite taille,
confortablement chauffé et avec sa surface réfléchissante tournée vers le
haut, est introduit derrière le palais mou. Lorsqu'un bon examen du
nasopharynx est obtenu, on peut voir dans le miroir les parties suivantes : la
face postérieure de la luette et du palais mou, et au-dessus d'eux, dans le plan
mésial, le bord libre postérieur de la cloison nasale. ; de chaque côté du
septum les ouvertures des narines postérieures, dans lesquelles on peut voir
la partie supérieure de l'extrémité postérieure du cornet inférieur, le méat
moyen, l'extrémité postérieure du cornet moyen, le méat supérieur, et parfois
une partie du cornet supérieur. Sur la paroi latérale du nasopharynx, on peut
voir l'ouverture et le coussin d'Eustache, tandis qu'en inclinant le miroir vers
l'arrière, on peut inspecter la voûte du nasopharynx.

Un examen numérique du nasopharynx peut être nécessaire, notamment chez
l'enfant. L'examinateur passe son bras et sa main gauches autour de l'arrière
de la tête de l'enfant et, avec un de ses doigts, presse la joue vers l'intérieur,
entre les mâchoires. Son index droit est porté le long du dos de la langue,
remonté derrière le palais mou et un examen rapide est effectué de l'espace
post-nasal.

SYMPTÔMES CARDINAUX DES AFFECTIONS NASALES. — Les principaux
symptômes de la maladie nasale sont : l'obstruction nasale, l'écoulement
nasal, les anomalies de l'odorat et du goût et certains phénomènes réflexes.

Obstruction nasale. — Ceci peut être partiel ou complet, intermittent ou constant, et peut être la cause de symptômes tels qu'altération du ton de la voix, catarrhe des voies respiratoires, ronflement, toux, maux de tête, incapacité à concentrer l'attention, altération du physionomie ou déformation de la poitrine. La bouche entrouverte, la mâchoire tombante, l'aspect allongé du visage, les narines étroites et l'expression vide sont des signes caractéristiques d'une obstruction nasale.

L'obstruction nasale peut être due à des causes *intra-nasales* ou *post-nasales* (nasopharyngées). Parmi les premiers, on peut noter le gonflement érectile et l'hypertrophie plus fréquents de la membrane muqueuse recouvrant les os cornets inférieurs, ainsi que les polypes nasaux se développant à partir de la région du cornet moyen et du méat moyen. Les causes provenant du septum comprennent les déviations, les épines et les crêtes, ainsi que les hématomes et abcès septaux. L'obstruction peut également être due à la présence d'un corps étranger dans la fosse nasale, à un rhinolithe ou à un développement imparfait des fosses nasales. De plus, les tumeurs, qu'elles soient simples ou malignes, ainsi que des affections telles que la tuberculose, le lupus, la syphilis et la morve, peuvent interférer plus ou moins avec la respiration nasale. La cause la plus fréquente d'obstruction post-nasale est la présence de végétations adénoïdes ; on rencontre plus rarement des polypes fibro-muqueux, des tumeurs fibreuses, des maladies malignes, des contractions et adhérences cicatricielles résultant de la syphilis.

Le gonflement érectile des corps cornés inférieurs est dû à un engorgement des espaces veineux contenus dans la muqueuse. L'obstruction due à cette cause est généralement de caractère intermittent et peut être unilatérale ou bilatérale. Elle est influencée par la posture, s'aggravant lorsque le patient est en position horizontale, ainsi que par les changements des conditions atmosphériques et de la température. Elle se caractérise objectivement par un gonflement de la muqueuse, d'aspect rose ou rouge et de consistance molle, piquée au toucher de la sonde et rétrécissant à l'application de 5 pour cent. solution de cocaïne. Sa consistance molle et le fait qu'il diminue lorsqu'on le peint avec de la cocaïne le différencient d'une véritable hypertrophie de la muqueuse. Sa situation et son immobilité, sa couleur rose et le rétrécissement sous la cocaïne le distinguent du polype muqueux du nez. La turgescence peut intéresser toute l'étendue de la muqueuse des corps cornés inférieurs, y compris leurs extrémités postérieures. Après une anesthésie avec de la cocaïne, le cautère électrique ou l'acide chromique fondu appliqué sur une sonde peut être utilisé pour soulager la maladie. S'il existe une véritable hypertrophie, il est préférable de l'enlever avec un collet nasal.

Les polypes nasaux naissent de la membrane muqueuse recouvrant le cornet moyen et des parties adjacentes du méat moyen, mais rarement du septum.

Ils consistent en des masses œdémateuses de la muqueuse et sont en général multiples. Ils sont généralement pédonculés et, à mesure qu'ils grossissent, ils deviennent pendants dans la cavité nasale. Ils sont lisses, aux contours arrondis, d'une couleur gris bleuâtre translucide, de consistance douce et librement mobiles. Ces caractères, et le fait que la sonde peut parcourir la plus grande partie du polype, servent à différencier cette affection du gonflement érectile. Il ne faut pas oublier que les polypes nasaux peuvent être associés à une suppuration d'un ou plusieurs sinus accessoires. Ils sont également fréquemment présents dans les maladies malignes et, dans ces cas, ils saignent facilement. Il est préférable de les éliminer au moyen du collet froid, à l'aide du spéculum et d'une bonne lumière. Plusieurs séances sont généralement nécessaires.

Le carcinome et *le sarcome* se développent parfois à partir du muco-périoste dans la région de l'ethmoïde. Ils ont tendance à envahir les parties adjacentes, provoquant des hémorragies et des symptômes d'obstruction nasale et, à mesure qu'ils augmentent de taille, ils peuvent provoquer une déformation considérable du visage. En cas de diagnostic précoce, une tentative doit être faite pour supprimer la croissance.

Les déviations, les épines et les crêtes du septum peuvent produire une occlusion partielle ou complète des narines antérieures. En cas de déviation du septum, la narine obstruée est plus ou moins obstruée par un gonflement lisse et arrondi de dureté cartilagineuse ou osseuse, recouvert d'une membrane muqueuse normale, tandis que la narine opposée présente une concavité ou un creux correspondant du septum. Parfois, le côté convexe est épaissi sous la forme d'une crête. Une simple épine du septum est généralement située en avant et présente un aspect acuminé, appuyant souvent contre le corps corné inférieur ; c'est dur au toucher. Les crêtes et les épines peuvent être coupées ou sciées, ou enlevées avec le ciseau. De nombreuses méthodes pour traiter une cloison déviée ont été suggérées, telles qu'une fracture forcée ou l'excision d'une partie du cartilage. Une résection sous-muqueuse de la partie déviée est à privilégier.

L'hématome de la cloison est généralement d'origine traumatique. A la suite d'un coup, une extravasation de sang a lieu sous le périchondre, de chaque côté de la cloison, et une tuméfaction bilatérale, symétrique, à contour lisse et recouverte de muqueuse, est visible immédiatement dans les narines antérieures. Le sang est généralement absorbé et ne doit pas être interféré. Cependant, si une suppuration se produit, le gonflement devient mou, des fluctuations peuvent être détectées et l'inconfort du patient augmente. L'abcès doit ensuite être incisé et la cavité drainée. On constate parfois qu'une partie du cartilage subit une nécrose, entraînant une perforation du septum.

L'écoulement nasal peut être muqueux, muco-purulent ou purulent. Lorsqu'elle est de nature claire et aqueuse, elle est généralement associée à un gonflement érectile des corps cornés inférieurs. Un écoulement purulent peut se plaindre d'une ou des deux narines. S'il est unilatéral, il doit évoquer, dans le cas d'enfants, la présence d'un corps étranger ; chez l'adulte, possibilité de suppuration dans un ou plusieurs sinus accessoires. Chez les nourrissons, un écoulement purulent des deux narines peut être dû à une infection gonorrhéique ou à une syphilis héréditaire. L'écoulement nasal peut être constant ou intermittent. Elle est parfois influencée par des changements de posture ; par exemple, elle peut se manifester principalement à l'arrière du nez et dans la gorge lorsque le malade occupe la position horizontale, ou bien elle peut s'écouler de la narine lorsqu'il penche la tête en avant ou sur le côté. L'écoulement peut être d'origine intra-nasale ou dû entièrement à un catarrhe nasopharyngé. Sa couleur et sa consistance varient quelque peu et peuvent être associées à des affections intra-nasales telles qu'une rhinite purulente consécutive à la scarlatine et à d'autres exanthèmes ou ulcérations accompagnant une maladie maligne, la syphilis ou la tuberculose. Parfois, il contient des lambeaux de fausse membrane, par exemple dans la diphtérie nasale ; ou des masses de fromage blanc comme dans le coryza cascosa. La formation de croûtes est significative dans la rhinite atrophique fétide (ozæna) et la syphilis, et dans ces conditions, l'écoulement est associé à un fœteur des plus désagréables et des plus distinctifs. Le pus du sinus maxillaire est souvent fétide, et l'odeur est remarquée par le malade ; tandis que l'odeur de l'ozæna n'est pas reconnue par le patient, bien que très évidente pour les autres.

Des corps étrangers de diverses descriptions ont été rencontrés dans les cavités nasales, notamment chez les enfants. Ils provoquent une suppuration et donnent lieu à un écoulement unilatéral, souvent offensant. Le chirurgien ne doit pas se contenter de l'histoire donnée par les parents, mais, à l'aide d'un bon éclairage et, chez les jeunes enfants, sous anesthésie générale, le nez doit être soigneusement inspecté et sondé. S'il y a beaucoup de gonflement, l'introduction d'un 5 pour cent. une solution de cocaïne facilitera l'examen en diminuant la congestion de la muqueuse. Aucune tentative ne doit être faite pour retirer un corps étranger du nez à l'aide d'une seringue. Si du liquide est injecté dans la narine obstruée, il est susceptible de forcer le corps plus en arrière, tandis que s'il est injecté dans la narine libre, il est susceptible de s'accumuler dans le nasopharnyx et de passer dans les trompes d'Eustache. Un crochet fin doit être passé derrière le corps et une traction exercée dessus, ou une pince sinusale ou un collet peut être utilisé. Il faut veiller à ce que le corps ne soit pas poussé encore plus profondément dans la cavité. Les champignons et les parasites doivent d'abord être tués par des injections d'eau chloroformique ou en faisant inhaler au patient des vapeurs de chloroforme.

Rhinolithes. — Des concrétions ayant comme noyau un bouchon de mucus inspissé ou un petit corps étranger se forment quelquefois dans le nez. Ils sont composés de phosphate et de carbonate de chaux et sont recouverts d'une sécrétion nasale épaissie. Ils sont rugueux en surface, de couleur foncée et se situent généralement dans le méat inférieur. Ils provoquent les mêmes symptômes qu'un corps étranger et sont traités de la même manière. La pierre, qui est généralement unique, peut être si grosse et si dure qu'il est nécessaire de l'écraser avant de pouvoir l'enlever.

Ozæna , ou **rhinite atrophique fétide** , se caractérise par une atrophie de la muqueuse nasale, et parfois même des os cornets, et s'accompagne d'un écoulement muco-purulent et de la formation de croûtes ayant une odeur nauséabonde caractéristique, méconnaissable par l'organisme. le patient. Elle est généralement bilatérale et les chambres nasales, en raison de l'atrophie, sont très spacieuses. Elle peut être différenciée d'un état syphilitique tertiaire par l'absence d'ulcération et de nécrose osseuse, par l'odeur et par le fait qu'elle n'est pas influencée par un traitement antisyphilitique.

Diverses méthodes de traitement sont à la mode, mais une propreté minutieuse est le facteur le plus essentiel, et la meilleure façon d'y parvenir est de procéder régulièrement à des seringues. Le fait de boucher les narines avec du coton pendant une demi-heure avant de rincer le nez facilite grandement le décollement des croûtes. Une pinte de solution tiède contenant une cuillère à café de bicarbonate de soude ou de sel commun est ensuite utilisée avec une seringue de Higginson, le patient penché au-dessus d'une bassine et inspirant et expirant rapidement par la bouche ouverte. Le patient devra ensuite souffler avec force chaque narine tour à tour, l'autre étant obstruée avec le doigt, afin que la matière infectieuse puisse ainsi être expulsée sans risquer de pénétrer dans les trompes d'Eustache, comme cela peut arriver lorsque le mouchoir est utilisé de manière ordinaire. chemin. Des sprays antiseptiques, tels que du peroxyde d'hydrogène, et des pommades peuvent être appliqués sur la membrane muqueuse après le nettoyage.

Épistaxis. — Le saignement du nez peut être dû soit à des causes locales, soit à des causes générales. Parmi les premières, on peut citer les blessures résultant de l'introduction de corps étrangers, les coups sur la face, les fractures de la fosse antérieure du crâne, les ulcérations des maladies syphilitiques, tuberculeuses ou malignes. Parmi les affections générales dans lesquelles des hémorragies nasales peuvent survenir figurent la fièvre typhoïde, l'anémie et le purpura, les maladies cardiaques et rénales, la cirrhose du foie et la coqueluche. Un suintement prolongé de sang peut être un signe d'hémophilie. L'hémorragie nasale a généralement lieu à partir d'un ou plusieurs capillaires dilatés situés dans la partie antéro-inférieure du septum, près du vestibule, et dans de tels cas, le point de saignement est facilement détecté. Parfois, un saignement se produit à partir de l'une des veines ethmoïdales antérieures et, dans ces circonstances, le sang coule vers le bas entre le cornet moyen et le septum. Avant que des mesures ne soient prises pour arrêter le saignement, l'intérieur du nez doit, si possible, être inspecté et le point de saignement recherché. Avant l'utilisation d'applications locales, le nez doit être lavé avec une lotion boracique ou une solution saline pour éliminer tous les caillots de la cavité. Dans de nombreux cas, cela suffit pour arrêter le saignement. Si le saignement n'est pas très abondant, il peut être arrêté en saisissant le nez entre le doigt et le pouce, ou en pulvérisant de l'adrénaline dans la cavité nasale. Si le sang coule manifestement du sillon olfactif, une bande de gaze imbibée d'adrénaline, de térébenthine ou d'un autre styptique doit être placée entre le septum et le corps à cornet moyen. Si des hémorragies récurrentes ont lieu à la partie antérieure et inférieure du septum, l'application du cautère électrique à chaleur rouge sourde, ou de la bille d'acide chromique fondue sur une sonde, est la meilleure méthode de traitement. Le bouchage des narines postérieures est rarement nécessaire puisque, dans la majorité des cas, un bouchon antérieur suffit. Chez les hémorragies, l'administration de sérum de mouton par voie orale s'est révélée efficace.

Suppuration dans les sinus nasaux accessoires. — Comme nous l'avons déjà dit, la présence de pus dans le nez doit toujours attirer l'attention sur son origine possible dans un ou plusieurs sinus accessoires, surtout si l'écoulement est unilatéral. La maladie est généralement chronique et peut persister pendant des mois, voire des années, sans que le patient ne subisse beaucoup d'inconvénients, hormis la présence d'un écoulement.

Si à l'examen par rhinoscopie antérieure, du pus est observé dans le méat moyen, il faut suspecter son origine dans le sinus maxillaire, le sinus frontal ou les cellules ethmoïdales antérieures, toutes ces cavités communiquant avec ce canal. Si, en revanche, du pus est détecté dans le sillon olfactif, il faut prêter attention aux cellules ethmoïdales postérieures et au sinus sphénoïdal (Fig. 267). D'autres preuves de sa source dans ces dernières cavités peuvent être obtenues en trouvant du pus dans le méat supérieur au-dessus du cornet moyen lors d'un examen par rhinoscopie postérieure.

Comme le groupe antérieur des sinus est le plus fréquemment touché, et parmi ceux-ci le plus souvent le *sinus maxillaire*, il faut d'abord se tourner vers cette cavité. La douleur, la sensibilité en appuyant sur la fosse canine ou en tapotant les dents de la mâchoire supérieure et le gonflement de la joue sont rarement rencontrés, sauf en cas d'inflammation aiguë. La plainte d'une mauvaise odeur ou d'un mauvais goût, la réapparition de pus dans le méat moyen après l'avoir essuyé et avoir ordonné au patient de pencher la tête bien en avant, et une opacité à la transillumination de la cavité suspectée, sont des signes qui suggèrent fortement une affection. du sinus maxillaire.

L'élimination du pus par une ponction à travers la fine paroi externe du méat inférieur du nez avec un trocart fin et une canule établira le diagnostic.

Le *traitement* consiste à ouvrir et drainer le sinus. Si l'infection est due à une dent cariée, celle-ci doit être extraite, l'alvéole ouverte et un drainage établi à travers elle dans les cas récents. Si les dents sont saines et que le cas est de longue durée, le sinus est ouvert à travers la fosse canine et ses parois curées. Pour éviter tout risque de réinfection de la cavité buccale, une ouverture peut être pratiquée dans le nez en retirant une partie de la paroi nasale du sinus et une partie du cornet inférieur, après quoi l'incision de la muqueuse buccale est fermée. avec des sutures.

La suppuration dans le *sinus frontal* s'accompagne de céphalées frontales, de vertiges, en particulier en se baissant, et d'une sensibilité à la pression, en particulier au niveau de l'angle orbitaire interne, ou à la percussion sur la région frontale. Le pus s'échappe dans le méat moyen du nez et, s'il est essuyé, réapparaîtra si la tête reste droite pendant quelques minutes. Après l'ablation de l'extrémité antérieure du cornet moyen, il peut être possible de cathétériser le sinus et d'éliminer le pus de son intérieur. Le sinus malade peut présenter une ombre plus sombre que le sinus sain lors de la transillumination ou sur une photographie radiographique.

Le *traitement* consiste à exposer la paroi antérieure du sinus, à ciseler suffisamment d'os pour permettre l'élimination libre de tous les tissus infectés et à établir un drainage efficace à travers l'infundibulum (Fig. 267) dans le nez.

Les *cellules ethmoïdales antérieures* (Fig. 267) sont fréquemment atteintes en conjonction avec le sinus frontal et parfois avec le sinus maxillaire. La présence de polypes et de granulations, avec du pus suintant entre eux et augmentant après retrait de la sonde, ainsi que la détection d'os carieux sont significatifs d'une suppuration ethmoïdale.

Le *traitement* consiste à prolonger l'opération du sinus frontal ou maxillaire de manière à assurer le drainage des cellules ethmoïdales.

La suppuration du sinus sphénoïdal (Fig. 267) se caractérise dans de nombreux cas par la présence de symptômes oculaires. Le pus dans le sillon olfactif, sur la face supérieure du cornet moyen en arrière et sur la voûte du naso-pharynx, évoque une suppuration sphénoïdale. L'ablation du cornet moyen permet d'inspecter l'ostium sphénoïdal par rhinoscopie antérieure et de voir du pus s'échapper de l'orifice. Une sonde est ensuite introduite dans l'ostium et la paroi antérieure du sinus est retirée à l'aide d'une curette ou d'une pince-gouge.

Les *cellules ethmoïdales postérieures* (Fig. 267) sont fréquemment touchées ainsi que le sinus sphénoïdal. Les apparences nasales que nous venons de noter sont présentes, et si le sinus sphénoïdal peut être lavé et son ostium temporairement bouché, et si le pus réapparaît rapidement, son origine à partir de ces cellules est probable. L'opération de drainage du sinus sphénoïdal est prolongée par l'ablation de la paroi interne des cellules ethmoïdales postérieures.

Anomalies de l'odorat et du goût. — *Une anosmie* ou perte de l'odorat et une altération ou une perte du sens de la reconnaissance des saveurs peuvent suivre une fracture de la fosse antérieure accompagnée d'une lésion des nerfs olfactifs et constituent une séquelle courante de la grippe. Toute lésion qui empêche le passage des particules odoriférantes vers la région olfactive du nez interfère avec l'odorat. Chez l'ozæna également, le sens de l'odorat est perdu. *La parosmie* , ou sensation de mauvaise odeur, peut être d'origine fonctionnelle ; cela survient parfois après une grippe. Elle peut également être associée à une suppuration maxillaire.

Symptômes réflexes d'origine nasale. — Il suffit ici d'attirer l'attention sur la relation qui existe entre les affections du nez et l'asthme. Lorsqu'ils sont présents chez le sujet asthmatique, des polypes nasaux, une tuméfaction érectile des corps des cornets inférieurs, des épines de la cloison en contact avec le cornet inférieur ou des zones de la muqueuse qui, au sondage, produisent de la toux, nécessitent un traitement ayant pour objet de modifier l'asthme.

Obstruction post-nasale – végétations adénoïdes. — La cause la plus fréquente d'obstruction post-nasale est l'hypertrophie du tissu lymphoïde normal qui constitue l'amygdale nasopharyngée ou de Luschka. *Les végétations adénoïdes* forment une masse molle et veloutée, qui fait saillie de la voûte du nasopharynx et s'étend le long de ses parois postérieures et latérales, remplissant dans certains cas les fosses de Rosenmüller derrière les coussins d'Eustache. Ils ne poussent pas à partir des marges des narines postérieures. Les végétations adénoïdes sont fréquemment associées à une hypertrophie des amygdales fauves et le patient souffre souvent de pharyngite granuleuse et de catarrhe nasal chronique.

Ces excroissances se rencontrent parfois chez les nourrissons, mais sont plus fréquentes entre cinq et quinze ans, après quoi elles ont tendance à s'atrophier. Ils peuvent cependant persister jusqu'à l'âge adulte.

Caractéristiques cliniques. — Le symptôme le plus important dans la plupart des cas est une interférence avec la respiration nasale, de sorte que le patient est obligé de respirer par la bouche. Le faciès des végétations adénoïdes est caractéristique : la bouche est maintenue en partie ouverte, le visage paraît allongé, le nez est aplati par la chute des alae nasi, les angles internes des yeux sont tirés vers le bas, et les paupières s'affaissent, tandis que l'ensemble l'expression du visage est terne et stupide. À mesure que les difficultés respiratoires augmentent pendant le sommeil, le patient ronfle bruyamment et son sommeil est fréquemment interrompu par des terreurs nocturnes soudaines. En raison du sommeil perturbé, de l'oxygénation imparfaite du sang et des accès fréquents de catarrhe nasal et bronchique, l'alimentation de l'enfant est perturbée et il devient languissant et retardé dans ses leçons.

Lorsque les végétations adénoïdes empiètent sur les coussinets d'Eustache, le malade souffre de surdité, de fréquentes crises d'otites et parfois d'otites moyennes suppurées avec écoulement de l'oreille.

Parmi les affections les plus rares attribuées aux végétations adénoïdes figurent l'asthme, le stridor laryngé inspiratoire, la toux persistante, la chorée et l'énurésie nocturne.

Un *diagnostic* ne doit jamais être posé à partir des seuls symptômes ; il faut tenter d'examiner le nasopharynx par rhinoscopie postérieure et par examen digital. L'intérieur du nez doit toujours être examiné et toute autre cause d'obstruction exclue.

Traitement. — L'ablation complète est la seule méthode de traitement satisfaisante, et elle doit être pratiquée sous anesthésie générale. Les instruments suivants sont nécessaires : deux curettes adénoïdes de Gottstein, l'une munie d'un berceau et de crochets, l'autre sans, un couteau à anneau latéral de Hartmann et une paire de pinces adénoïdes - de Kuhn ou de Lœwenberg - un abaisse-langue, un bâillon et un ou deux éponges pour la gorge sur supports. Le malade ayant été anesthésié, sa tête sera tirée par-dessus le bout de la table. Un assistant debout sur le côté gauche insère le bâillon et le maintient en position. L'opérateur, se trouvant à droite du patient, enfonce la langue et insinue la curette munie de crochets derrière le palais mou, en la portant jusqu'au toit du nasopharynx entre la excroissance et le bord libre postérieur de la cloison nasale. Une pression ferme est alors exercée contre la voûte du nasopharynx, et la curette est portée en arrière et en bas dans le plan mésial et retirée avec la masse principale des végétations adénoïdes prise dans les crochets. La curette non protégée est alors introduite et plusieurs coups sont effectués avec, l'instrument étant porté de part et d'autre du plan mésial. Avec le bistouri latéral de Hartmann, la paroi nasopharyngée postérieure et les fosses de Rosenmüller sont curées. La curette ne doit pas être utilisée sur la paroi pharyngée latérale au cas où les orifices d'Eustache et les coussinets seraient endommagés. Le saignement cesse bientôt lorsque la tête est de nouveau élevée, et le malade doit être immédiatement étendu bien sur le côté, afin que le sang puisse s'échapper de la bouche.

Aucun post-traitement local n'est nécessaire et la pulvérisation ou la seringue peuvent s'avérer nocives. Le patient doit rester à la maison pendant cinq ou six jours. Si l'obstruction nasale est le symptôme marquant, des exercices respiratoires par le nez doivent être effectués pendant un temps considérable ; en revanche, si l'obstruction d'Eustache et la surdité ont été les principales caractéristiques du cas, une cure de gonflement Politzer doit être pratiquée après la cicatrisation de la plaie.

Tumeurs du Naso-Pharynx. — On rencontre parfois des tumeurs naissant de la muco-périoste du basi-sphénoïde et du basi-occipital, et dépassant de la voûte du nasopharynx : *tumeur nasopharyngée* ou polype rétro-pharyngé. Cela se produit généralement entre quinze et vingt ans et, bien qu'il puisse s'agir à l'origine d'un fibrome, il tend à prendre les caractères d'un fibro-sarcome et à présenter des tendances malignes. Au début, la tumeur est ferme, arrondie et de croissance lente, mais plus tard elle devient plus molle, plus vasculaire et se développe plus rapidement, s'étendant vers la cavité nasale et vers le bas vers le pharynx.

Caractéristiques cliniques. — Dans sa croissance, la tumeur bouche les narines, perturbe ainsi la respiration nasale et fait ronfler bruyamment le patient, surtout pendant son sommeil. Cela peut également faire gonfler le palais mou vers la bouche et interférer avec la déglutition. Dans certains cas, le visage s'aplatit et s'agrandit et les yeux sont poussés vers l'extérieur, donnant lieu à la déformation connue sous le nom de *visage de grenouille* . La surdité peut résulter d'une obstruction de la trompe d'Eustache. Le patient souffre d'un mal de tête frontal intense et d'un écoulement muqueux persistant et offensant du nez. Des saignements de nez abondants et récurrents sont un symptôme courant et le patient devient profondément anémique. La tumeur est généralement visible à l'examen au spéculum nasal ou par rhinoscopie postérieure, et sa taille et ses limites peuvent être reconnues par l'examen digital.

A moins d'être enlevées par opération, ces tumeurs s'avèrent mortelles par hémorragie, interférence avec la respiration ou par perforation de la base du crâne et donnant lieu à des complications intra-crâniennes.

Traitement. — Ces excroissances sont rarement reconnues avant qu'elles n'aient atteint des dimensions considérables, et du fait qu'elles sont traversées par de nombreux sinus veineux larges et à parois minces, leur élimination est accompagnée d'hémorragies redoutables. Les tentatives pour les retirer par le piège galvanique sont rarement satisfaisantes, car la base de la tumeur est laissée en place et une récidive est susceptible de se produire. Le traitement opératoire est décrit dans *Operative Surgery* , p. 153.

CHAPITRE XXVI
LE COU

- _Ostéome_ ;

- _Sarcome_ ;

- _Carcinome_

- — Le thymus

- — La glande carotide .

Anatomie chirurgicale. — Sur la ligne médiane, les structures suivantes peuvent être reconnues à la palpation : (1) l' _os hyoïde_ , situé au-dessous et en arrière du corps de la mâchoire inférieure, au niveau de la quatrième vertèbre cervicale ; (2) la _membrane hyo-thyréoïde_ , derrière laquelle se trouvent la base de l'épiglotte et l'ouverture supérieure du larynx ; (3) le _cartilage thyréoïde_ , à l'angle duquel les cordes vocales sont attachées vers son milieu ; (4) la membrane _crico-thyréoïde_ , à travers laquelle passent transversalement les branches crico-thyréoïdiennes des artères thyréoïdes supérieures ; (5) le _cartilage cricoïde_ , l'un des repères les plus importants du cou. Elle se trouve en face du disque entre la cinquième et la sixième vertèbre cervicale et, à ce niveau, l'artère carotide commune peut être comprimée contre le _tubercule carotide_ sur l'apophyse transverse de la sixième vertèbre cervicale. Le cricoïde marque également la jonction du larynx avec la trachée, et du pharynx avec l'œsophage ; à ce stade, il y a un étranglement dans le passage des aliments et des corps étrangers y sont fréquemment touchés. Au niveau du cartilage cricoïde, l'omo-hyoïdien traverse l'artère carotide, point important en rapport avec la ligature de ce vaisseau. Le ganglion cervical moyen du sympathique se situe en face du niveau du cricoïde. (6) Sept ou huit anneaux de la _trachée_ se trouvent au-dessus du niveau du sternum, mais ils ne peuvent être palpés individuellement. L' _isthme_ de la glande thyréoïde recouvre les deuxième, troisième et quatrième anneaux trachéaux. À mesure que la trachée descend dans le cou, elle s'éloigne progressivement de la surface jusqu'à ce qu'au niveau du sternum elle se trouve à environ un pouce et demi de la peau. L' artère _thyréoïde ima_ - une branche inconstante de l'anonyma (innommé) ou de l'aorte - s'étend devant la trachée jusqu'à l'isthme thyréoïde. Le plexus thyréoïde inférieur des veines se trouve également devant la trachée. Dans le fascia superficiel, les branches transversales entre les veines jugulaires antérieures traversent la ligne médiane.

Chez les enfants de moins de deux ans, le _thymus_ peut s'étendre sur une certaine distance dans le cou, devant la trachée et les vaisseaux carotidiens, sous le couvert des abaisseurs de l'os hyoïde.

Fascia cervical. — Ce fascia enveloppe complètement le cou et, depuis sa face profonde, deux processus puissants — les couches prévertébrales et prétrachéales — traversent transversalement le cou, le divisant en trois compartiments principaux. Le _compartiment_ postérieur ou vertébral contient les muscles de la nuque, la colonne vertébrale et son contenu, ainsi que les muscles prévertébraux. Ce compartiment est limité en haut par la base du crâne et en bas se poursuit dans le médiastin postérieur. Le *compartiment* moyen ou viscéral contient le pharynx et l'œsophage, le larynx et la trachée avec la glande thyréoïde, ainsi que la gaine carotide et son contenu. Ces différentes structures tirent leurs revêtements fasciaux particuliers des processus qui délimitent ce compartiment. Le compartiment médian s'étend jusqu'à la base du crâne et passe dans le médiastin antérieur jusqu'au péricarde. L'espace du tissu conjonctif autour des vaisseaux sous-claviers se poursuit jusqu'à l'aisselle. La loge antérieure ou *musculaire* contient le muscle sterno-mastoïdien et les muscles dépresseurs de l'os hyoïde. Il s'étend vers le haut jusqu'à l'os hyoïde et la base de la mandibule, et vers le bas jusqu'au sternum et à la clavicule. La disposition et les limites des différentes couches du fascia cervical expliquent l'évolution des produits inflammatoires et des nouvelles excroissances du cou.

Malformations du cou. —Diverses malformations congénitales résultent d'interférences avec les processus de développement qui se déroulent dans et autour de l'intestin antérieur. Ces malformations sont associées principalement à un développement imparfait des arcs et fentes viscérales ou branchiales, ou des diverticules hypoblastiques à partir desquels sont formées les glandes thyréoïde et thymus.

Le terme *oreillettes cervicales* s'applique aux petites excroissances composées de peau, de tissu conjonctif et de cartilage élastique jaune, que l'on trouve généralement le long du bord antérieur du sterno-mastoïdien. Ces appendices sont généralement unilatéraux et dérivent du deuxième arc viscéral. Parfois elles sont situées à proximité de l'orifice d'une fistule latérale. Lorsque, en raison de leur taille ou de leur situation sur une partie exposée du cou, ils donnent lieu à une défiguration, ils doivent être enlevés.

Kystes et fistules thyréo-glossaux. — *Le kyste* thyréo-glosse se développe en relation avec le tractus thyréo-glosse de His, qui, au début de la vie embryonnaire, s'étend du foramen caecum à la base de la langue jusqu'à l'isthme de la thyréoïde. Celles qui se forment dans la partie supérieure du tractus, par rapport à la base de la langue, ont déjà été décrites (p. 538). Ceux qui naissent de la partie inférieure forment une tuméfaction sur la ligne médiane du cou, généralement au-dessus, mais parfois en dessous de l'os hyoïde. Ils doivent être diagnostiqués à partir d'autres formes de kystes apparaissant dans la ligne médiane du cou – kystes sébacés et dermoïdes – et s'ils provoquent une défiguration, ils doivent être excisés.

Un tel kyste peut se rompre en surface, généralement à la suite d'une infection surajoutée, et donner naissance à une fistule *thyréo-glosse* ou *médiane du cou* . En règle générale, l'ouverture externe de la fistule se situe au-dessus de l'os hyoïde, seule la partie supérieure du canal étant restée perméable. Lorsque toute la longueur du canal a persisté, la fistule s'étend de la peau au foramen caecum, passant habituellement devant l'os hyoïde, mais parfois à travers sa substance. Parfois, la fistule ne s'étend que jusqu'à l'hyoïde.

FIG. 268. —Kyste branchial congénital chez une femme æt. 33.

(Au microscope, le kyste était tapissé d'épithélium pavimenteux et la paroi contenait du tissu rudimentaire des glandes salivaires.)

La partie du tractus proche de la langue est tapissée d' épithélium pavimenteux ; la partie inférieure par un épithélium colonnaire qui, au-dessous du niveau de l'hyoïde, est généralement cilié. Du tissu lymphoïde et des glandes muqueuses se trouvent dans sa paroi.

Le *traitement* consiste à exciser le canal et les connexions, et il est généralement nécessaire de réséquer la partie centrale de l'os hyoïde pour assurer une ablation complète.

La *fistule latérale du cou* , autrefois décrite comme une fistule branchiale, selon Weglowski, prend généralement son origine dans les restes du diverticule hypoblastique, qui naît de la partie pharyngée de la troisième fente viscérale et s'étend vers le bas pour former le thymus. L' ouverture interne est située dans la paroi latérale du pharynx dans la région de l'arc palatin postérieur proche de l'amygdale, et la fistule passe au-dessus du nerf hypoglosse et s'étend vers le bas et latéralement entre les carotides et le long du bord médial de la muscle sterno-mastoïdien. Lorsque la fistule est complète, l'ouverture externe est située à une courte distance au-dessus de l'articulation sterno-claviculaire. La partie inférieure du canal thymique persistant le plus souvent, la fistule externe incomplète est la forme la plus fréquemment rencontrée. Il est tapissé d'un épithélium cylindrique cilié.

La fistule peut être présente à la naissance ou résulter de la rupture d'une tuméfaction kystique infectée. Un liquide clair et visqueux en sort et, lorsque la fistule est complète et la lumière suffisamment large, des particules de nourriture peuvent s'échapper. La piste étant tortueuse, il est rarement possible d'y faire passer une sonde, mais son étendue et son tracé peuvent être reconnus en injectant une émulsion de bismuth et en prenant une photographie aux rayons X.

Le *traitement* consiste à exciser la fistule sur toute sa longueur, mais, en raison de son parcours long et tortueux et de ses relations avec des structures importantes, l'opération est fastidieuse et difficile. Des mesures moins radicales, comme gratter avec une cuillère pointue, cautériser ou emballer, sont rarement efficaces.

Côtes cervicales. — Les côtes surnuméraires ne sont pas rares à propos de la septième vertèbre cervicale, et dans la majorité des cas elles sont bilatérales. La côte supplémentaire peut être fine et pointue et faire saillie directement à partir de l'apophyse transverse se terminant par une extrémité libre, auquel cas, en passant au-dessus de l'artère sous-clavière et du plexus brachial, elle ne donne lieu à aucun problème. Dans d'autres cas, elle se cambre vers le bas et vers l'avant et est attachée par un tissu fibreux dense à la première côte thoracique à peu près au niveau du tubercule scalène, ou au sternum par du cartilage comme une côte ordinaire. Lorsqu'elle empiète sur le triangle postérieur, les muscles scalènes y sont attachés, et l'artère sous-clavière ainsi que le tronc inférieur et le cordon médial du plexus brachial passent dessus dans un sillon derrière le scalène antérieur. La plèvre peut atteindre le bord médial de la côte.

Caractéristiques cliniques. — Cette affection, plus fréquente chez les femmes que chez les hommes, est rarement reconnue avant l'âge de vingt ans et est souvent découverte accidentellement, par exemple après une maladie émaciante, ou par un collier serré provoquant des douleurs. Le diagnostic est établi par les radiographies.

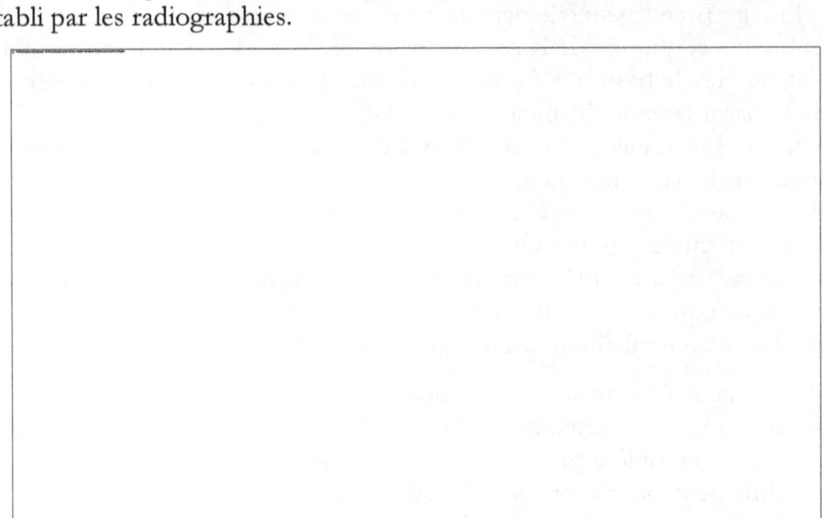

FIG. 269. —Côtes cervicales bilatérales ; celui de gauche est le mieux développé.

Lorsque des symptômes apparaissent, ils peuvent être liés soit à une pression sur l'artère, soit sur les racines nerveuses. Lorsque l'artère sous-clavière est déplacée vers le haut, elle peut être reconnaissable comme un gonflement pulsatile important, et comme la partie du vaisseau distale de la côte est parfois dilatée et produit un bruit systolique, elle peut simuler un anévrisme (Sir William Turner). Le pouls au-delà est affaibli lorsque le bras pend sur le côté, mais peut être rétabli en levant la main au-dessus de la tête. Une gangrène du bout des doigts a été observée dans de rares cas, mais elle est probablement d'origine nerveuse plutôt que vasculaire.

Les symptômes liés à la pression sur les racines nerveuses affectent généralement le bras droit et peuvent être de caractère névralgique ou paralytique (Wm. Thorburn). Dans le groupe névralgique, il existe des picotements, une sensation d'engourdissement et des sensations de froid dans le membre, plus marqués le long du bord ulnaire de l'avant-bras ; le bras est faible et sensible au froid. Cette condition peut être confondue avec une névrite brachiale ; on le soulage cependant en tenant le bras au-dessus de la tête, par exemple pendant le sommeil.

Dans le groupe paralytique, les symptômes de pression se réfèrent à la première racine dorsale ou à la première racine dorsale et à la huitième racine cervicale. La paralysie est plus marquée dans les muscles du pouce et s'atténue vers le côté ulnaire ; les muscles affectés s'atrophient, en particulier ceux formant l'éminence thénarienne, et les mouvements plus fins du pouce et des doigts sont altérés.

En cas de symptômes de pression, la côte supplémentaire doit être retirée par une incision qui expose suffisamment le triangle postérieur pour permettre l'excision de l'os et de son périoste, sans que des dommages soient infligés au plexus brachial, à l'artère sous-clavière ou à la plèvre.

Des caractéristiques cliniques similaires à celles de la côte cervicale peuvent être provoquées par un apophyse transverse proéminente de la première vertèbre thoracique et éliminées de la même manière par son ablation.

Les kystes branchiaux et les tumeurs branchiales sont décrits avec les tumeurs du cou (<u>p. 598</u>).

COL TORSADÉ OU TORTICOLIS. —Le terme torticolis ou torticolis s'applique à un état dans lequel la tête prend une attitude anormale, qui est généralement une combinaison de flexion latérale et de rotation.

La forme la plus importante est due à une action défectueuse des muscles cervicaux, et trois variétés de torticolis musculaire sont reconnues : (1) la forme aiguë ou transitoire ; (2) le chronique ou permanent; et (3) le spasmodique.

Le torticolis aigu ou passager , appelé « torticolis rhumatismal », apparaît soudainement, généralement après que le patient a été exposé à un courant d'air froid ou à l'humidité. Cette affection est communément connue sous le nom de « raideur de la nuque » et est probablement associée à une fibrosite des muscles affectés. Le sterno-mastoïdien, et souvent le trapèze, sont contractés et tirent la tête d'un côté, en tournant légèrement le visage vers le côté opposé (<u>Fig. 270</u>). Il y a une sensibilité en appuyant sur les muscles affectés, et parfois sur les épines vertébrales, et dans les lignes des nerfs cervicaux, et une douleur intense en essayant de bouger la tête. Habituellement, au bout de quelques jours, la maladie disparaît aussi soudainement qu'elle est apparue, mais dans certains cas, il s'ensuit une certaine atrophie des muscles affectés.

FIG. 270. — Le torticolis transitoire, qui apparaît soudainement après s'être assis dans un courant d'air, et disparaît complètement en quelques jours.

Dans le *diagnostic* de cette forme de torticolis, il est nécessaire d'exclure des affections telles que la cellulite, l'inflammation des glandes cervicales et les maladies de la colonne cervicale, dans lesquelles la tête peut adopter une attitude anormale, la position étant celle qui donne le le plus grand confort du patient.

Le *traitement* consiste à assurer la libre action des intestins et des reins, à provoquer une hyperhémie au moyen de la chaleur et à appliquer des massages doux. Les salicylates et médicaments similaires sont utiles pour soulager la douleur.

Le torticolis permanent ou véritable est dû à un raccourcissement organique du muscle sterno-mastoïdien. Le trapèze, le splénius, les scalènes et le muscle releveur de l'omoplate peuvent également subir un raccourcissement, ainsi que leurs gaines d'investissement dérivées du fascia cervical.

La tête sternale du sterno-mastoïdien est toujours nettement raccourcie et se détache comme un cordon serré ; parfois, la tête claviculaire est également proéminente.

Il est prouvé que dans la majorité des cas, la déformation résulte d'une certaine interférence avec le développement des muscles au cours de la vie intra-utérine. Il s'agit probablement de l'effet d'une pression excessive exercée sur le fœtus, diminuant l'apport artériel à la partie centrale du muscle, avec pour résultat une dégénérescence des fibres musculaires, suivie d'une sclérose et d'une contraction. Elle peut également résulter d'une contraction cicatricielle du muscle suite à la rupture de ses fibres lors de l'accouchement. Dans de tels cas, il existe des antécédents selon lesquels l'accouchement a été difficile, la présentation ayant été anormale ; et qu'un gonflement a été observé au niveau du sterno-mastoïdien peu après la naissance. Ce gonflement, *un hématome du sterno-mastoïdien*, est d'abord mou, puis s'amenuise et finit par disparaître. Au fil du temps, parfois des mois, parfois des années après la disparition du gonflement, le muscle se raccourcit et la déformation s'établit.

Caractéristiques cliniques. — Bien que l'affection soit généralement décrite comme « congénitale », il est courant dans la pratique que l'enfant ait atteint l'âge de sept à dix ans avant qu'un avis ne soit demandé. L'aspect du patient est caractéristique (Fig. 271). Le raccourcissement du sterno-mastoïdien tire la tête vers le côté affecté, généralement le droit, de sorte que l'oreille se rapproche de l'épaule. En même temps, la tête est tournée vers le côté opposé et légèrement inclinée vers l'arrière, de sorte que le menton est dirigé vers le côté opposé et est quelque peu relevé. Le sterno-mastoïdien raccourci ressort de manière proéminente et, lors de toute tentative de redressement de la tête, peut être ressenti comme une bande fibreuse ferme. La peau du côté affecté du cou peut être projetée en plis transversaux. Le patient est incapable de corriger la déformation, mais il est généralement possible de la diminuer par manipulation.

FIG. 271. —Wry-neck congénital chez un garçon æt. 14.

Si l'état n'est pas corrigé, toutes les structures du côté affecté du cou subissent un raccourcissement organique, ce qui entraîne une accentuation de la déformation. Dans les cas avancés, une courbure latérale, avec une convexité vers le côté normal, se produit dans la région cervicale, les vertèbres prenant la forme d'un coin d'un côté à l'autre, et une courbe compensatoire peut se développer dans la région thoracique (Fig. 272).

FIG. 272. —Wry-neck congénital vu de derrière pour montrer la scoliose.

Il existe également une asymétrie de la tête et du visage, le côté atteint étant le plus petit. L'œil de ce côté est plus bas et plus oblique que son voisin, la joue est aplatie et la bouche asymétrique. Au lieu que les sourcils et les lèvres forment des lignes parallèles, leurs axes convergent vers le côté des muscles et des fascias contractés.

Traitement. — Bien qu'il soit possible, lorsque la maladie est reconnue pendant l'enfance, de contrecarrer la tendance à la contraction et à la déformation par des manipulations, des massages et des exercices uniquement, il est généralement nécessaire de diviser les structures raccourcies avant les mesures orthopédiques.

La ténotomie sous-cutanée - autrefois la méthode de traitement préférée - a été entièrement remplacée par l' *opération ouverte* , qui permet de diviser complètement toutes les structures en cause, y compris le fascia cervical, sans risque de blesser d'autres structures du cou. Le résultat de la division des tissus raccourcis se manifeste immédiatement par une augmentation marquée de l'intervalle entre l'articulation sterno-claviculaire et l'apophyse mastoïde.

Comme pour les autres malformations, l'opération n'est qu'un préalable, quoique essentiel, au traitement par massages, mouvements et exercices qui doit être persévéré pendant des mois, et peut-être pendant des années. Lorsque l'attitude torticolis a été corrigée dans l'enfance, l'asymétrie du crâne disparaît.

Le cou tordu spasmodique est le terme appliqué à une condition dans laquelle les contractions cloniques de certains muscles produisent des secousses de la tête. Les muscles les plus fréquemment en cause sont le sterno-mastoïdien et le trapèze d'un côté, et les rotateurs postérieurs du côté opposé. Par ces muscles, la tête est tirée en position torsadée et est en même temps rétractée, et il y a des hochements de tête ou des secousses plus ou moins constants.

Cette affection se rencontre généralement chez les adultes névrotiques qui sont dans un état de santé dépressif et est due à une lésion, encore inconnue, du mécanisme nerveux des muscles affectés, très probablement dans leurs centres corticaux. Il semblerait que, dans certains cas, les secousses spasmodiques aient pour origine certains mouvements habituellement effectués par le malade au cours de son travail. Dans d'autres, à la suite de l'astigmatisme et d'autres erreurs de réfraction, le patient a pris l'habitude d'incliner la tête à plusieurs reprises pour lui permettre de voir clairement, et ces mouvements sont devenus continus et incontrôlables.

L'affection tend à s'aggraver progressivement jusqu'à ce que le patient soit incapable de travailler ou de se divertir. Le sommeil peut même être perturbé.

Traitement. — Dans des cas bien marqués, l'usage de médicaments, d'électricité ou d'appareils de contention n'est jamais curatif, mais ces mesures combinées au massage ont été temporairement bénéfiques dans des cas plus bénins.

Parmi les procédures opératoires, la résection de portions du nerf accessoire d'un côté et des divisions primaires postérieures des cinq premiers nerfs cervicaux du côté opposé semble offrir les meilleures chances de guérison. La simple section de ces nerfs ou la résection de l'accessoire seule ne se sont pas révélées curatives de façon permanente. La division ouverte des muscles incriminés sans interférer avec les nerfs a donné de bons résultats et constitue une opération beaucoup plus simple (Kocher).

Le torticolis spasmodique doit être distingué de la variété **hystérique** qui, après avoir duré des semaines ou même des mois, peut disparaître complètement, mais, comme les autres affections hystériques, est susceptible de récidiver.

Des déviations du cou simulant un torticolis peuvent survenir dans les caries cervicales et dans les luxations unilatérales de la colonne vertébrale.

La **contraction cicatricielle** du tégument du cou, résultant de brûlures étendues, d'abcès ou d'ulcères, peut provoquer des déformations inesthétiques et une fixation de la tête dans une attitude anormale, et nécessiter un traitement chirurgical. La contraction qui suit la disparition d'une gomme du sterno-mastoïdien peut aussi produire une déformation ressemblant à un col torsadé.

BLESSURES

La contusion du cou peut résulter d'un coup ou d'un écrasement, comme par exemple le passage d'une roue sur le cou, ou d'un étranglement, d'un étranglement ou d'une pendaison. Dans les cas médico-légaux, la répartition de la décoloration doit être soigneusement notée. En cas d'étranglement, les marques des doigts peuvent être reconnaissables et des empreintes d'ongles peuvent être présentes. Dans les cas d'étranglement, la marque de la corde passe tout droit autour du cou, tandis que dans les cas de pendaison suicidaire, elle est plus ou moins oblique et plus haute en arrière qu'en avant. Lorsqu'elle est due à un coup direct, par exemple d'un poing, la décoloration est limitée, alors qu'elle est généralement diffusée sur le cou lorsqu'elle est due au passage d'une molette sur la pièce.

L'importance clinique de ces blessures dépend des complications qui peuvent en découler ; par exemple, une extravasation de sang sous le fascia cervical peut exercer une pression sur les voies respiratoires et l'œsophage au point de provoquer des interférences avec la respiration et la déglutition ; le larynx ou la trachée peuvent être si gravement endommagés que la mort résulte immédiatement d'une suffocation, ou plus tard d'un œdème progressivement croissant provoquant une obstruction de la glotte. Si la membrane muqueuse des voies respiratoires ou l'apex du poumon et sa plèvre investissante sont déchirés, un emphysème du tissu conjonctif peut se développer et se propager largement dans tout le corps. Dans les contusions de la partie inférieure du cou, les cordons du plexus brachial peuvent être blessés.

Fractures de l'hyoïde, du larynx et de la trachée. — L' *os hyoïde* , à cause de sa mobilité et de la protection qu'il reçoit du corps de la mandibule, est rarement fracturé, sauf chez les personnes âgées chez lesquelles la grande corne s'est ossifiée au corps de l'os. Il est généralement brisé soit par un coup direct, soit par une pression transversale comme dans le garrottage. La fracture se situe presque toujours à la jonction de la grande corne avec le corps, et il y a un déplacement marqué des fragments, qui peut léser la muqueuse pharyngée.

Les *cartilages thyréoïde et cricoïde* sont également susceptibles d'être fracturés lors d'accidents par écrasement, notamment chez les personnes âgées après une calcification ou une ossification.

La *trachée* peut être lacérée, ou même complètement arrachée du larynx, par les mêmes formes de blessures qui produisent la fracture des cartilages laryngés.

Les *caractéristiques cliniques* communes à toutes ces blessures sont le gonflement et la décoloration ; et si la membrane muqueuse est déchirée, l'air peut s'échapper dans les tissus et produire un emphysème. Il y a toujours des difficultés respiratoires plus ou moins grandes, pouvant aller jusqu'à une véritable suffocation, et celles-ci peuvent survenir immédiatement ou au bout de quelques heures par un œdème de la glotte. Le sang peut passer dans les poumons et être craché. La déglutition est généralement difficile et douloureuse, notamment en cas de fracture de l'os hyoïde. Il y a aussi des douleurs en parlant, la voix est rauque et indistincte et une toux spasmodique est courante. Lorsque le sang pénètre dans les voies respiratoires, il existe un risque considérable de pneumonie septique.

Traitement. — Comme le risque mortel immédiat est dû à l'étouffement, il est généralement nécessaire de procéder immédiatement à une trachéotomie. En cas de fracture de l'hyoïde, les fragments peuvent être remplacés par manipulation buccale, après quoi la tête et le cou sont immobilisés par un collier poroplastique.

Blessures : coupe-gorge. — La variété la plus importante de blessures au cou rencontrées dans la pratique civile est celle connue sous le nom de « coupe-gorge », blessure habituellement infligée dans un but suicidaire, moins fréquemment dans une intention homicide.

Les blessures suicidaires sont généralement dirigées de gauche à droite (si le patient est droitier) et s'étendent plus ou moins obliquement de bas en haut à travers le cou ; la blessure étant la plus profonde vers son extrémité gauche, c'est là que l'arme entre, et s'amenuisant progressivement vers la droite. Dans la plupart des cas, le suicidé rejette la tête si loin en arrière au moment de infliger la blessure, que les vaisseaux principaux sont entraînés en arrière sous le couvert des muscles sterno-mastoïdiens tendus et échappent ainsi à la blessure. Le couteau peut même atteindre la colonne vertébrale sans endommager le contenu de la gaine carotidienne.

Les blessures homicides sont généralement plus directement transversales et sont partout de même profondeur. Les vaisseaux principaux sont généralement divisés, l'œsophage et la trachée ouverts, et dans certains cas le canal vertébral est ouvert et la moelle et ses membranes sont blessées.

Caractéristiques cliniques. — Les signes cliniques varient avec le niveau de la plaie et sa profondeur. Dans tous les cas, la contraction du platysma fait que la plaie est largement béante et que ses bords ont tendance à être rentrés.

Dans une grande proportion de tentatives de suicide, le patient ne réussit qu'à infliger une ou plusieurs blessures relativement superficielles sur le devant du cou. Dans de nombreux cas, l'hémorragie qui en résulte est insignifiante, mais si la jugulaire externe et d'autres grosses veines superficielles sont divisées, elle peut être assez abondante, bien qu'elle soit rarement immédiatement mortelle, à moins que le sang ne soit aspiré vers les voies aériennes blessées.

Parfois, mais rarement, la plaie est pratiquée *au-dessus de l'os hyoïde* et s'ouvre directement dans la bouche. Il peut alors y avoir une hémorragie aiguë de la base de la langue ou des artères linguales et maxillaires externes (faciales) ou de leurs branches dans la région sous-maxillaire, et une asphyxie peut résulter de la base de la langue et de l'épiglotte retombant et obstruant le larynx. .

La *membrane hyo-thyréoïdienne* est fréquemment divisée, et le pharynx ainsi ouvert. Comme les muscles dépresseurs de l'hyoïde sont divisés, il y a une interférence avec la déglutition et la phonation, mais la respiration n'est pas affectée. Dans de tels cas, la partie supérieure de l'épiglotte est souvent coupée et la base de la langue, l'amygdale ou le palais mou peuvent être blessés. Les artères linguale, maxillaire externe et thyréoïde supérieure ainsi que le nerf hypoglosse sont également susceptibles d'être sectionnés à ce niveau, mais les principaux vaisseaux du cou échappent généralement. Il y a de la douleur et des difficultés à avaler, et la nourriture et la salive ont tendance à s'échapper par la plaie. Des particules de nourriture peuvent passer dans les voies respiratoires et provoquer de violentes quintes de toux.

Dans les cas plus graves, le couteau pénètre dans le *larynx* ou la *trachée* . Parfois, le cartilage thyréoïde est divisé — en général seulement en partie — et les cordes vocales sont blessées ; dans d'autres cas, la trachée est ouverte ou elle peut être complètement sectionnée. Le saignement est grave, car les artères thyréoïdes supérieures sont généralement endommagées. Si la carotide commune et la veine jugulaire interne sont également blessées, l'hémorragie s'avère généralement mortelle. Le résultat mortel peut être dû au sang pénétrant dans les voies respiratoires et provoquant une asphyxie, ou à l'air aspiré dans les veines ouvertes et provoquant une embolie gazeuse. Les branches laryngées du vague peuvent être divisées et une paralysie du larynx s'ensuit.

Dans tous les cas, il existe une dyspnée plus ou moins importante et une toux persistante. La voix est rauque et le patient ne peut s'exprimer que par un murmure rauque. Il y a des difficultés à avaler et la nourriture peut pénétrer dans la trachée. Lorsque la plaie externe est petite, il peut y avoir un degré considérable d'emphysème du tissu cellulaire.

Le *pronostic* dépend en grande partie de l'état général du patient. La majorité de ceux qui tentent de se suicider sont en mauvaise santé à cause d'un excès d'alcool, de soucis mentaux, de privations ou d'autres causes, et beaucoup succombent même lorsque la blessure au cou est relativement légère. Le choc, la perte de sang, l'asphyxie due au sang pénétrant dans les voies respiratoires et l'œdème de la glotte sont les causes les plus fréquentes de décès peu après la blessure. La cellulite, l'inhalation, la pneumonie et le delirium tremens sont des complications ultérieures qui peuvent s'avérer mortelles.

Traitement. — La première indication est d'arrêter l'hémorragie, ce qui peut se faire en appliquant une compression digitale sur les points hémorragiques. Les vaisseaux hémorragiques sont ensuite recherchés et ligaturés, la plaie étant agrandie si nécessaire.

Si la nourriture et les voies respiratoires sont intactes, tous les muscles divisés doivent être suturés.

Lorsque l'épiglotte est sectionnée dans des plaies débouchant dans le pharynx, elle doit être unie, de préférence avec de fines sutures de soie, car le catgut est absorbé avant que la guérison n'ait le temps de s'opérer. La paroi du pharynx et les muscles doivent ensuite être suturés couche par couche.

Lorsque les voies aériennes sont ouvertes, il est généralement conseillé d'introduire une canule de trachéotomie (Fig. 273) et de l'entourer de gaze pour éviter tout risque d'œdème de la glotte et empêcher le sang de pénétrer dans les poumons. Les tissus mous peuvent alors être rapprochés couche par couche.

FIG. 273. —Récupération d'une coupe-gorge suicidaire après une trachéotomie et une gastrostomie faibles.

(Cas de MJM Graham.)

Dans tous les cas, la partie superficielle de la plaie doit être drainée et, lors de l'application du bandage, la tête doit être fléchie sur la poitrine pour soulager les points de suture. Le patient doit être maintenu sous surveillance constante, de peur qu'il n'interfère avec les pansements ou qu'il ne commette une nouvelle tentative d'assassinat. Dans certains cas, il est nécessaire de le nourrir par un tube introduit dans l'estomac, soit par la bouche, soit par le nez ; lorsque cela n'est pas possible, la nourriture doit être donnée par le rectum ou par une sonde de gastrostomie (Fig. 273).

Des plaies du canal thoracique ont été décrites avec des affections des lymphatiques (Volume I., p. 324), et *des plaies du plexus brachial* avec des lésions de nerfs individuels (Volume I., p. 360).

CONDITIONS INFECTIEUSES

La cellulite peut survenir dans n'importe quel plan cellulaire du cou, la forme la plus importante étant celle qui apparaît sous le fascia cervical, par exemple au cours de maladies infectieuses aiguës, telles que la scarlatine, la rougeole ou la pyémie. Le pus a tendance à se propager largement dans tout le cou, infiltrant les espaces du tissu conjonctif autour des vaisseaux sanguins, les voies respiratoires et l'œsophage. La densité et la tension du fascia cervical font que le pus s'enfouit vers les espaces médiastinaux du thorax, où il peut donner lieu à des complications telles qu'un empyème, une péricardite infectieuse ou une gangrène pulmonaire. Le pus peut également atteindre l'aisselle par propagation de l'infection le long des vaisseaux sous-claviers.

Une péri-adénite flegmoneuse aiguë survient parfois dans le tissu cellulaire lâche autour de la glande sous-maxillaire et se propage avec une grande rapidité à travers les plans cellulaires du cou. Cette affection, connue sous le nom d' *angine de Ludovici* , est généralement observée chez les adultes et semble provenir d'un foyer infectieux dans la bouche.

Caractéristiques cliniques. — Dans toutes les formes, le processus s'étend rapidement et le cou devient enflé, musclé et d'une couleur rouge sombre. La tête est fléchie vers le côté affecté et il y a une douleur au mouvement et à la palpation du gonflement. Le pus se forme tôt, mais comme il est soumis à une forte tension, ses fluctuations sont rarement détectées. La respiration peut être gênée par une pression sur les voies respiratoires ou par l'apparition d'un œdème de la glotte, et une trachéotomie peut être demandée en urgence. La déglutition peut également être affectée par la pression exercée sur le pharynx et l'œsophage. La pression sur les nerfs importants traversant le cou peut provoquer des symptômes irritants ou paralytiques. Les vaisseaux principaux peuvent devenir thrombosés ou érodés, notamment lorsque la cellulite est associée à la scarlatine, et dans ce dernier cas, une hémorragie abondante peut suivre l'incision de l'abcès.

Il y a toujours des troubles constitutionnels marqués, comme en témoignent des frissons, une température élevée, un pouls petit et rapide et un délire ; et la mort peut survenir en quelques jours par toxémie.

Traitement. — Dans les premiers stades, des fomentations chaudes ou de l'ichtyol et de la glycérine doivent être appliquées, mais si le processus ne commence pas à s'atténuer dans les vingt-quatre heures et si le gonflement devient musclé, une ou plusieurs incisions doivent être pratiquées à travers le fascia profond. où les signes d' inflammation sont les plus intenses et les plans les plus profonds du cou ouverts par dissection. Le drainage est assuré par des tubes ou des bandes de tissu en caoutchouc. En cas d'hémorragie abondante, il peut être nécessaire de ligaturer l'artère principale située plus bas dans le cou.

L'actinomycose se manifeste au niveau du cou par un gonflement diffus et indolore, qui s'infiltre lentement dans les structures superficielles, devenant par endroits musclés, et à d'autres se décomposant et formant des sinus d'où le champignon des rayons s'échappe dans l'écoulement.

Les furoncles et les anthrax apparaissent fréquemment sur la nuque, là où la peau est épaisse et grossière et est frottée par le col.

Les affections des *ganglions lymphatiques cervicaux* ont déjà été décrites (Volume I, p. 330).

TUMEURS

Tumeurs kystiques. — On rencontre une grande variété de tumeurs kystiques dans le cou.

Les kystes branchiaux sont formés par la distension d'une partie isolée et non oblitérée de l'une des fentes branchiales. Ils se forment ordinairement en relation avec la troisième fente, et se rencontrent dans la région de la grande corne de l'os hyoïde, à laquelle la paroi du kyste est presque toujours attachée. Plus rarement, ils prennent naissance dans la deuxième fente et se situent au-dessous de l'apophyse mastoïde, auquel cas le kyste est adhérent soit à la mastoïde, soit à l'apophyse styloïde. Dans certains cas, ces kystes se projettent vers le plancher buccal. Lorsqu'ils sont proches de la peau, ils ont la nature de *kystes dermoïdes* , tapissés d'épithélium pavimenteux et remplis de matière sébacée. Lorsqu'ils sont profondément placés, ils sont tapissés d'un épithélium cylindrique ou cilié et contiennent un liquide mucoïde glaireux.

Bien que d'origine congénitale, ces kystes n'attirent généralement l'attention que vers l'âge de la puberté, lorsqu'ils se présentent comme de petites tumeurs molles et fluctuantes sur lesquelles la peau se déplace librement. Ils grandissent lentement, mais peuvent atteindre de grandes dimensions. Le seul traitement qui donne des résultats satisfaisants est l'excision complète.

Le *lymphangiome kystique* , *hygroma* ou *hydrocèle du cou* (Fig. 274), a été décrit avec des affections lymphatiques (Volume I, p. 327) ; et *kystes thyréo-glossaux du cou* à la p. 583 .

FIG. 274. —Hygroma du cou.

(Photographie prêtée par MJW Dowden.)

Kystes sanguins. — Celles-ci peuvent provenir d'un diverticule d'une veine isolée ou d'un angiome caverneux ; ou bien elles peuvent être dues à une hémorragie ayant lieu dans un kyste branchial ou thyréo-glosse. Le diagnostic n'est souvent possible que par ponction exploratoire ; et le traitement consiste en une excision complète.

Bourses kystiques. — Une dégénérescence kystique peut survenir dans les bourses supra-hyoïdiennes et thyréo-hyoïdiennes, et donner lieu à une tuméfaction arrondie qui se déplace avec la thyréoïde lors de la déglutition et n'est gênante que par la défiguration qu'elle provoque. Elle est traitée par excision.

Les tumeurs solides , à part les élargissements communs des ganglions lymphatiques et les diverses formes de goitre, ne se rencontrent pas souvent dans le cou.

Le *lipome circonscrit* survient généralement au niveau de la nuque ou dans la région supra-claviculaire. Il peut atteindre une taille considérable et, à cause de son poids, devenir pédonculé et pendre sur le dos ou sur l'épaule.

La lipomatose diffuse débute généralement au niveau de la nuque et s'étend plus ou moins symétriquement jusqu'à entourer complètement le cou. Comme la graisse nouvellement formée n'est pas encapsulée, l'extirpation de la masse est difficile et rarement nécessaire.

FIG. 275. —Lympho-sarcome du cou.

(Cas de M. DM Greig.)

Le fibrome provenant du ligament nuchu, ou périoste des apophyses vertébrales, est de croissance lente, mais il peut atteindre une taille considérable, et en raison de ses attaches profondes, l'opération pour son ablation peut être difficile.

Des tumeurs mixtes, comme celle décrite comme se produisant au voisinage de la parotide et provenant de restes branchiaux, se rencontrent quelquefois dans la partie supérieure du triangle antérieur.

osseuses et *cartilagineuses* se développent parfois en relation avec les apophyses transverses des vertèbres cervicales inférieures.

Le sarcome et *le fibro-sarcome* à croissance lente peuvent se développer à partir de l'une des structures fasciales du cou ou du tissu conjonctif entourant les vaisseaux sanguins. Chez celles qui prennent leur origine sous le sterno-mastoïdien, il est difficile de les retirer complètement en raison de leurs attaches profondes, et lorsqu'on constate qu'elles s'infiltrent dans les tissus environnants, il faut abandonner la tentative. Cette règle peut être assouplie en raison de l'aide que peut apporter l'insertion d'un tube de radium, capable de rendre inertes les parties de la croissance qui ne peuvent pas être enlevées. Le sacrifice de l'artère carotide commune entraîne des risques d'hémiplégie et de ramollissement cérébral, surtout chez les personnes de plus de cinquante ans ; la résection d'une partie du canal vague est moins dangereuse pour la vie que la stimulation par irritation de ses fibres ; la résection de la veine jugulaire interne et du cordon sympathique cervical sont des facteurs qui ajoutent au choc opératoire mais n'entraînent pas de risque particulier.

Carcinome. — La forme la plus courante de cancer primitif est le *carcinome branchial*, un épithéliome squameux qui prend naissance en relation avec la deuxième fente viscérale (Fig. 276). Elle apparaît en règle générale sous le sterno-mastoïdien au niveau de l'os hyoïde, et s'étend vers la région sous-maxillaire, infiltrant les muscles et la gaine des vaisseaux.

FIG. 276. —Carcinome branchial—ensuite retiré par opération.

Elle est plus fréquente chez les hommes que chez les femmes, et il existe souvent des antécédents de petit gonflement présent depuis de nombreuses années, voire depuis la naissance. Vers le milieu de la vie, une croissance plus active commence, le gonflement devient plus fixe et est douloureux, et une fois qu'il commence à se développer, il augmente rapidement et peut atteindre en un mois ou deux la taille de la tête d'un enfant. Malgré sa taille, il provoque rarement des interférences avec la respiration ou la déglutition et a relativement peu d'effet sur la santé générale. Cliniquement, l'induration et la fixation de la tumeur suggèrent son caractère épithéliomateux, mais l'absence de croissance primaire dans la bouche ou le pharynx exclut qu'il s'agisse d'une métastase au niveau des ganglions lymphatiques.

À moins d'être complètement éliminée à un stade précoce, une récidive se produit inévitablement.

Un carcinome primitif peut également survenir dans une thyréoïde surnuméraire et dans les glandes para-thyréoïdes.

Nous avons rencontré un cas d' *épithéliome à la paraffine* sur le cou, et un type analogue d'épithéliome peut se rencontrer dans un lupus ou une brûlure ancienne.

La glande thymus. — Le thymus commence à diminuer de volume vers la fin de la deuxième année et, au moment de la puberté, il a entièrement disparu. Dans certains cas, cependant, le processus d'involution échoue et la glande peut même subir une hyperplasie et exercer une pression sur la trachée, les gros vaisseaux sanguins ou le nerf vague gauche et sa branche récurrente. L'hypertrophie du thymus peut faire partie d'une hyperplasie lymphatique générale, connue sous le nom d' *état lymphatique* .

Les effets de pression peuvent être entièrement imputables à la trachée - *sténose du thymus de la trachée* - donnant lieu à une dyspnée progressive accompagnée de stridor, avec des exacerbations paroxystiques au cours desquelles l'enfant devient asphyxié. Seule l'expiration est gênée, car à chaque effort inspiratoire la glande est aspirée vers le médiastin et libère ainsi les voies aériennes, tandis qu'à l'expiration elle remonte et, se coinçant dans l'orifice supérieur du thorax, exerce une pression. une pression sur la trachée et, lors de l'expiration, un léger gonflement est parfois reconnaissable dans l'échancrure épisternale. Les accès se produisent à intervalles irréguliers, et chacun d'eux peut s'avérer mortel. Dans certains cas, les symptômes semblent être associés à une pression sur les vaisseaux sanguins et les nerfs plutôt que sur les voies respiratoires, et dans ceux-ci il y a une distension des veines et une tendance aux crises de syncope.

La seule façon d'apporter un soulagement est d'exposer la glande et de la retirer de l'arrière du sternum en exerçant une traction sur sa capsule. Si la respiration ne s'améliore pas, la capsule doit être ouverte et la glande retirée.

Le terme *asthme thymique* a été appliqué à une autre forme de perturbation respiratoire due à un thymus volumineux, qui apparaît soudainement chez des nourrissons apparemment en bonne santé. Sans avertissement, l'enfant semble s'étouffer, a de grandes difficultés respiratoires, avec stridor inspiratoire et tirage sous-épigastre ; il devient rapidement cyanosé et, dans la majorité des cas, meurt en quelques minutes : *mort du thymus* . Aucune explication satisfaisante de l'apparition soudaine des symptômes n'est disponible, mais elle semble être associée à quelque chose qui rétrécit soudainement l'espace médiastinal, comme une courbure de la tête vers l'arrière ou un engorgement veineux du thymus. On rapporte des cas dans lesquels une crise s'est produite pendant l'administration d'une anesthésie générale ; dans certains cas, le patient a souffert d'un état lymphatique généralisé.

Tumeurs de la glande carotide ou Glomus Carotica (*tumeur du cou ressemblant à une pomme de terre*). — Dans des conditions normales, la glande carotide a à peu près la taille d'un grain de maïs et se trouve à la face postérieure de la bifurcation de la carotide. C'est parfois le siège d' *un endothéliome* . La tumeur a une capsule définie, est modérément ferme et élastique, augmente de taille lentement et graduellement pendant un certain temps, puis peut croître plus rapidement. Son rapport avec les vaisseaux est caractéristique : en grandissant, il enveloppe la carotide commune et ses branches, et devient adhérent à la veine jugulaire interne ; et cela peut arriver à impliquer les nerfs du cou, en particulier le vague et sa branche récurrente, et le sympathique cervical.

Elle donne lieu à peu de symptômes et, dans la majorité des cas, le chirurgien est consulté en raison de la défiguration résultant de la présence du gonflement du cou. Cette tuméfaction est ovoïde, lisse ou légèrement lobulée ; elle se situe au niveau de la bifurcation de la carotide et tend à croître vers le haut plutôt que vers le bas ; il est mobile d'un côté à l'autre, mais pas de haut en bas ; elle se situe sous le sterno-mastoïdien et la peau n'est pas impliquée. Il y a une pulsation transmise dans la tumeur, mais pas d'expansion.

Le diagnostic doit être posé à partir d'un lymphome, d'un adénome, de glandes tuberculeuses, d'un sarcome et d'un carcinome.

Dans une grande proportion des cas opérés, il a été nécessaire de ligaturer les carotides et d'exciser des parties de la veine jugulaire interne, et comme de graves symptômes cérébraux sont susceptibles de s'ensuivre, la mortalité a été jusqu'ici élevée. L'opération n'est donc à recommander que lorsque la croissance est rapide, ou que les symptômes sont devenus urgents.

CHAPITRE XXVII
LA GLANDE THYRÉOÏDE

- Anatomie chirurgicale

- — Hyperémie physiologique

- — Thyréoïdite aiguë

- — GOITRE

- — Variétés : *Parenchymateuses* ;

- *Adénomateux* ;

- *Kystique* ;

- *Malin* ;

- *Toxique* .

Anatomie chirurgicale. — La *glande thyréoïde* est constituée de deux lobes latéraux reliés par un isthme. Les lobes latéraux sont en contact avec le côté du larynx jusqu'au milieu du cartilage thyréoïde et avec les côtés des cinq ou six premiers anneaux de la trachée. L'isthme se trouve devant les deuxième, troisième et quatrième anneaux de la trachée, et à partir de là, un processus de tissu glandulaire - le *lobe pyramidal* - remonte dans la ligne médiane vers l'os hyoïde.

La glande se trouve sous les muscles superficiels du cou et est entourée par un processus du fascia cervical - la capsule thyréoïde externe de Kocher - qui la relie au larynx, à la trachée et à l'œsophage, de sorte qu'elle se déplace avec ces structures. en avalant. Dans cette capsule se trouvent de nombreuses veines ; et dans le sillon entre l'œsophage et la trachée passe le nerf récurrent (laryngé). La capsule proprement dite, qui entoure la substance de la glande, envoie des processus pour former son stroma fibreux. Les artères d'alimentation, les thyréoïdes supérieure et inférieure, sont très grandes pour la taille de la glande et y pénètrent par ses quatre coins. La thyréoïde ima, lorsqu'elle est présente, se dirige vers l'isthme. Des nodules isolés de tissu thyréoïde — *thyréoïdes accessoires* — se rencontrent parfois dans différentes parties du cou ; ils sont sujets aux mêmes maladies que la glande principale.

La sécrétion de la glande est absorbée dans la circulation générale par les veines ; il est constitué d'une substance colloïdale complexe qui contient une iode-albumine - l'iodothyrine - et joue un rôle important dans le maintien du métabolisme normal de l'organisme, en particulier des tissus nerveux centraux et cutanés chez l'adulte, et des os chez l'enfant. Les perturbations du fonctionnement de la glande thyréoïde participent à l'apparition des symptômes caractéristiques du myxœdème, du crétinisme et du goitre.

Les *glandes para-thyréoïdes*, généralement deux de chaque côté, se trouvent dans la capsule externe le long du bord postérieur des lobes de la thyréoïde. Ce sont des corps aplatis et elliptiques, mesurant en moyenne un quart de pouce de longueur et un huitième de pouce de largeur, de couleur brun clair, lisse et luisant en surface, et de consistance molle et flasque (WG MacCallum). Lorsque la tétanie suit des opérations pour goitre, elle est due à l'ablation de ces glandes.

Hyperémie physiologique. —La thyréoïde varie considérablement en taille, même dans les limites normales, et peut s'engorger et gonfler pour des causes physiologiques, en particulier chez la femelle. Avant le début des règles à la puberté, par exemple, la thyréoïde s'engorge fréquemment et cette hypertrophie peut réapparaître à chaque période pendant des mois, voire des années. Pendant la grossesse, la glande peut également enfler.

La thyréoïdite aiguë peut survenir dans une thyréoïde saine ou dans une thyréoïde siège d'un goitre, et peut se terminer en quelques jours par une résolution ou aller jusqu'à la suppuration. Cela est dû à une infection par des bactéries pyogènes, qui accèdent généralement à la glande par la circulation sanguine, comme par exemple dans la fièvre typhoïde, la pyémie, la grippe et d'autres maladies infectieuses aiguës. L'infection directe survient parfois à la suite d'un abcès, d'une cellulite ou d'une plaie infectée au cou ; il s'est également produit à partir d'un corps étranger inclus dans l'œsophage, ulcérant et perforant la glande.

Un lobe est généralement plus touché que l'autre, mais la pathologie peut être diffuse. Lorsque le pus se forme, il peut infiltrer le stroma de la glande ou être collecté en plusieurs petits foyers.

Caractéristiques cliniques. — Les signes habituels de l'inflammation sont présents ; il existe de graves maux de tête de nature congestive et parfois des vertiges. Le gonflement prend la forme de la thyréoïde et, bien que la peau ne soit pas rouge, les veines sous-cutanées sont dilatées. Dans les cas graves, il existe des douleurs, des difficultés à avaler et une dyspnée.

Lorsque la suppuration s'ensuit, tous les symptômes s'aggravent et des frissons répétés surviennent. Le pus peut éclater dans le tissu cellulaire du cou, ou dans les voies aériennes ou l'œsophage.

Traitement. — Au stade non suppuratif, on emploie le traitement ordinaire des affections inflammatoires aiguës ; si du pus se forme, l'abcès doit être ouvert et drainé.

Les affections tuberculeuses et syphilitiques de la thyréoïde sont très rares.

GOITRE PARENCHYMATEUX OU BRONCHOCÈLE

Le terme goitre est appliqué cliniquement à toute hypertrophie non inflammatoire de la glande thyréoïde.

Étiologie. — Le goitre parenchymateux, parfois appelé aussi goitre simple ou non toxique, est endémique dans certaines régions montagneuses d'Angleterre, notamment dans le Derbyshire et le Gloucestershire, et dans diverses régions d'Écosse. Elle est extrêmement commune dans certaines vallées de Suisse. On la rencontre moins fréquemment chez les hommes que chez les femmes, et elle survient principalement pendant la période de procréation. L'agent toxique qui cause le goitre a été attribué à certaines sources de montagne situées dans des régions goitreuses ; on a observé qu'un patient atteint de goitre peut, apparemment par contamination fécale, infecter les réserves d'eau, et que des conscrits, pour éviter le service militaire, ont bu avec succès aux sources goitreuses. Les enfants nés dans une région goitreuse sont susceptibles d'être crétins, tandis que si des parents goitreux déménagent dans une région saine, les enfants naissent en bonne santé. Si l'approvisionnement en eau d'une vallée goitreuse est remplacé par une source saine, le goitre et le crétinisme disparaissent. Une ébullition complète de l'eau la débarrasse de ses propriétés toxiques.

FIG. 277. —Goitre parenchymateux chez une fille æt. 15.

(Cas de M. DM Greig.)

Anatomie morbide. — Les éléments sécrétants et fibreux participent à l'hyperplasie, et la glande dans son ensemble s'agrandit et forme dans le cou une tuméfaction en forme de fer à cheval, de dimension modérée. Ce gonflement est mou et lisse en surface et est rarement tout à fait symétrique. Dans certains cas, l'hypertrophie touche principalement l'isthme. Dans d'autres cas, un lobule accessoire périphérique de tissu thyréoïde constitue l'essentiel du gonflement et peut s'étendre sur une distance considérable de la position de la thyréoïde normale, atteignant même derrière le sternum dans le thorax - goitre *infra-thoracique* ou *rétro-sternal* .

FIG. 278. —Larynx et trachée entourés de goitre.

Lorsque les éléments sécrétants augmentent de manière disproportionnée
par rapport au stroma, de nombreux espaces arrondis ou irréguliers remplis
d'une épaisse matière colloïdale jaune se forment dans la substance du goitre
- *goitre colloïde* . La majorité de ces espaces ne sont pas plus grands qu'un pois,
mais un ou plusieurs peuvent s'agrandir et former des kystes de taille
considérable : *goitre kystique* . Ces variétés, notamment la forme kystique,
atteignent des dimensions plus grandes que toute autre forme de goitre.

Lorsque le stroma fibreux est en excès important — *goitre fibreux* — le
gonflement est plus petit, plus ferme et montre une plus grande tendance à
contracter et à comprimer la trachée. Si la sclérose est extrême et que le tissu
sécrétoire s'atrophie, un myxœdème peut en résulter.

Dans certains cas, l'hyperplasie affecte principalement les vaisseaux sanguins
du *goitre thyréoïde-vasculaire* . Les capillaires, les veines et les artères augmentent
en taille et en nombre ; le gonflement palpite et augmente de volume lorsque
le patient fait un effort musculaire. Des kystes hémorragiques peuvent
également se développer dans la substance de ces goitres.

Effets sur la trachée. — La trachée peut être *déplacée latéralement* lorsque
l'élargissement de la glande affecte plus un lobe que l'autre ; ou bien il peut
être *comprimé et rétréci* d'un côté à l'autre - la *trachée du fourreau* - lorsque les deux
lobes sont à peu près également affectés et que l'élargissement s'étend vers
l'arrière de manière à presque entourer le passage aérien (Fig. 278 , 279). Le
troisième effet est celui du *ramollissement des anneaux cartilagineux* de la trachée,
de sorte que le tube à air, au lieu d'avoir un degré considérable d'élasticité
élastique, est mou et flasque et cède facilement à la pression. Dans ces
conditions, une modification de l'attitude du patient, de la position debout
ou assise à la position couchée, semblerait suffisante pour permettre une
compression de la trachée.

D'autres changements dans la trachée consistent en un catarrhe et un
engorgement des vaisseaux sanguins de sa membrane muqueuse,
accompagnés d'une sécrétion abondante de mucus qui, s'il s'accumule
derrière un segment rétréci de la trachée, peut encore empiéter sur la lumière.

Pression sur d'autres structures. —Le *nerf récurrent* peut être pressé par
intermittence, provoquant des spasmes et un étouffement, ou provoquant
continuellement une paralysie et un enrouement des ravisseurs.

L'œsophage est rarement comprimé ; si des difficultés marquées de
déglutition apparaissent, un facteur supplémentaire doit être suspecté,

notamment un carcinome à la jonction du pharynx et de l'œsophage. Les artères carotides sont déplacées latéralement sous les sterno-mastoïdes sans préjudice ; les veines superficielles, jugulaires antérieure et externe, sont fortement distendues dans les cas où le goitre se développe vers le bas, derrière le sternum.

Caractéristiques cliniques. — Les symptômes varient beaucoup selon les cas, et leur gravité n'est pas proportionnelle à l'étendue du goitre. La défiguration produite par le gonflement est souvent la seule cause de plainte. Dans certains cas, les symptômes sont dus à la pression de la thyréoïde hypertrophiée sur les structures environnantes. Dans d'autres cas, les effets toxiques, sous forme de troubles cardiaques, nerveux, musculaires et métaboliques généraux, prédominent et sont dus à l'absorption d'une sécrétion thyréoïde excessive ou anormale. Cette toxémie thyréoïde varie en degré ; dans les cas les plus légers, il s'agit simplement d'une nervosité ou d'une excitabilité qui peut rendre le patient inapte à l'occupation ; elle atteint son maximum dans l'état d'hyperthyréoïdie caractéristique du goitre exophtalmique ou de la maladie de Basedow (p. 614).

La peau recouvrant le goitre est librement mobile et la tumeur elle-même peut être déplacée transversalement, entraînant avec elle le larynx et la trachée, mais elle ne peut pas être déplacée verticalement. Il monte et descend avec le larynx lors de la déglutition, un point d'une grande valeur diagnostique. Parmi les symptômes mécaniques, la dyspnée est le plus constant. Il peut s'agir simplement d'un essoufflement à l'effort, ou bien le patient peut souffrir de crises dyspnéiques soudaines et sévères, surtout lorsqu'il est allongé sur le dos pendant le sommeil, et une telle crise peut s'avérer fatale. Cela peut être dû au poids de la tumeur appuyant sur la trachée, ramollie et déformée par le goitre, ou à une congestion et un engorgement temporaires de la membrane muqueuse des voies aériennes. Dans ces cas, il y a un stridor marqué à l'inspiration et à l'expiration, mais pas d'aphonie. Dans de rares cas, le goitre exerce une pression sur le nerf récurrent, provoquant une dyspnée spasmodique, un enrouement et une aphonie dus à une altération du mouvement des cordes vocales, et ces symptômes, surtout s'ils sont accompagnés de douleur, font suspecter une malignité. Une perturbation de l'action du cœur peut provoquer des palpitations et des crises soudaines de syncope ; et la pression sur les vaisseaux sanguins peut provoquer une sensation de plénitude dans la tête et des vertiges.

L'apparition d'une hémorragie dans la substance du goitre ou dans un kyste produit une brusque aggravation des symptômes.

Dans le goitre *intra-thoracique* ou *rétro-sternal,* la tumeur déplace et comprime la trachée et provoque une dyspnée, et il existe parfois des accès paroxystiques d'essoufflement, qui peuvent être confondus avec de l'asthme, d'autant plus que le patient est généralement également sujet à une bronchite et à un emphysème. Dans certains cas, le malade peut, par un violent effort expiratoire, tel que la toux, projeter le goitre vers le haut dans le cou. Lorsque le goitre est fixé au thorax, les signes cliniques sont ceux d'une tumeur médiastinale avec déplacement latéral de la trachée et engorgement des veines du cou.

Traitement. — Le malade doit changer de résidence pour un quartier non goitreux. Les preuves concernant le bénéfice tiré de l'administration interne d'extrait de thyréoïde ou de préparations de phosphore ou d'iode sont contradictoires.

Le traitement opératoire est indiqué en cas de symptômes liés à une pression sur les voies aériennes et en cas de goitres dont la taille augmente régulièrement. Kocher estime qu'il est conseillé d' opérer si le malade devient essoufflé en exerçant une pression latérale et latérale sur le goitre. La suspicion d'un goitre devenu malin est également une raison pour l'enlever chirurgicalement.

L'opération, *la thyréoïdectomie* , consiste à exciser la partie de la thyréoïde qui provoque les symptômes de pression, ce qui implique généralement l'ablation de la moitié de la glande. Le principal danger des opérations du goitre est l'insuffisance cardiaque, qui se manifeste par un rythme cardiaque perturbé, une baisse de la tension artérielle ou une dilatation des cavités cardiaques (Kocher).

Il est parfois conseillé de réaliser l'opération sous anesthésie locale. Une anesthésie générale est cependant préférée dans ce pays. L'injection de $1/6$ ème grain de morphine et $1/120$ ème grain d'atropine une demi-heure avant l' intervention, et l'administration d' éther par voie ouverte, ou par insufflation intra-trachéale, est sûre et satisfaisante.

Il y a des raisons de croire que l'absorption de la sécrétion thyréoïde extraite des surfaces divisées donne lieu à un état connu sous le nom de *thyréodisme aigu* au cours des premières heures suivant l'opération ; ses symptômes sont une élévation de la température, une augmentation du pouls (150-200), une respiration rapide avec dyspnée, des rougeurs au visage, des contractions musculaires et une excitation mentale. La manipulation douce de la tumeur et l'emploi d'un tube de drainage pendant les premières quarante-huit heures diminuent ce risque.

La tétanie , mise en évidence par l'apparition de contractions ressemblant à des crampes du pouce et des doigts, peut survenir quelques jours après l'opération si une ou plusieurs parathyréoïdes ont été retirées par inadvertance. Elle peut être contrôlée par de fortes doses de lactate de calcium. En aucun cas la totalité de la glande thyréoïde ne peut être enlevée, car cela entraînerait le développement de symptômes très ressemblants à ceux du myxœdème — *myxœdème opératoire* ou *cachexie strumipriva* .

Traitement de la dyspnée soudaine. —Lorsqu'une dyspnée survient brutalement et menace la vie, il est parfois possible de soulager la pression sur la trachée par une division ouverte de la peau, du fascia superficiel, du platysma et du fascia profond dans la ligne médiane du cou, de manière à relâcher la tension sur la partie médiane du cou. goitre. Si cela ne suffit pas, l'isthme peut être divisé. Si aucun soulagement ne suit, une trachéotomie doit être réalisée et un long tube ou un cathéter à gomme élastique de grande taille avec une ouverture terminale doit être passé le long de la trachée au-delà du siège de l'obstruction.

Adénome de la thyréoïde. — Dans cet état, le gonflement de la thyréoïde est dû à la croissance, dans sa substance, d'un ou plusieurs adénomes de dimension variable et entourés d'une capsule. Le reste de la glande peut être normal ou présenter un certain degré d'hyperplasie. Certaines sont solides, d'autres subissent une dégénérescence kystique, le tissu glandulaire étant remplacé par une quantité de liquide clair ou jaunâtre, parfois mêlé de sang. Les kystes ainsi formés peuvent être uniloculaires ou multiloculaires, et des végétations papillaires intra-kystiques se développent fréquemment à partir de leurs parois. Les parois des kystes peuvent être fines, molles et flasques, ou épaisses et fermes, ou même être calcifiées.

La thyréoïde est hypertrophiée, mais au lieu de l'élargissement uniforme qui caractérise le goitre parenchymateux, elle tend à être inégale, avec des saillies vallonnées correspondant aux kystes individuels (Fig. 280) et dans celles-ci des fluctuations peuvent être détectées. Il est à noter qu'il n'y a pas de symptômes toxiques dans l'adénome kystique.

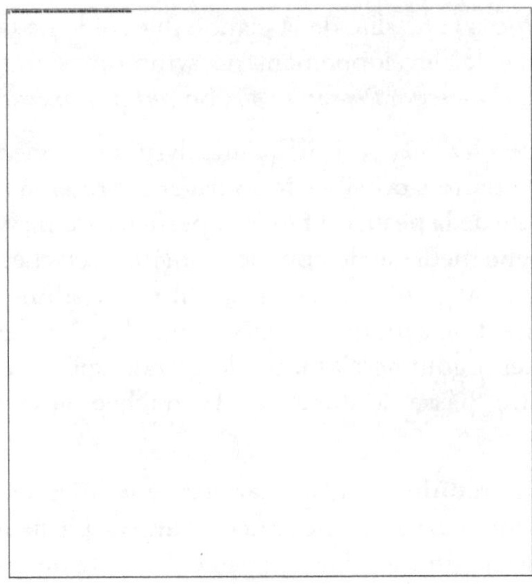

FIG. 280. —Adénomes multiples de la thyréoïde chez une femme æt. 50.

(Cas de M. DM Greig.)

FIG. 281. —Kyste du lobe gauche de la thyréoïde.

(Cas de M. DM Greig.)

Le traitement est nécessairement opératoire ; les tumeurs kystiques peuvent être saignées et injectées d'iode, mais la procédure la plus satisfaisante, tant pour les formes solides que kystiques, consiste à inciser librement le tissu thyréoïde sus-jacent et à énucléer la tumeur.

Maladie maligne de la thyréoïde. — Celle-ci, qu'elle soit sous forme de *carcinome* ou *de sarcome*, se développe habituellement dans une glande qui a été le siège du goitre depuis plusieurs années, bien qu'elle puisse débuter dans une glande auparavant saine.

Caractéristiques cliniques. — Les deux sexes, au-dessus de cinquante ans, sont affectés dans des proportions à peu près égales. Les traits caractéristiques sont que la tumeur subit une augmentation progressive de sa taille, qu'elle se fixe à son environnement, que sa surface tend à être inégale et nodulaire et sa consistance densément dure. La voix devient souvent rauque à cause de la paralysie des ravisseurs due à l'infiltration par la croissance, généralement du nerf récurrent gauche. Les effets sur la trachée sont plus prononcés et plus progressifs que dans le goitre parenchymateux ; il déplace et comprime la trachée et la recouvre fréquemment, de manière à enterrer complètement le passage aérien. Si le tissu tumoral a effectivement pénétré dans la trachée, l'expectoration est teintée de sang. La dysphagie est rarement un symptôme important. Les ganglions lymphatiques grossissent après que la tumeur éclate à travers la capsule ; et les métastases aux poumons et aux os, en particulier au crâne, au sternum et à la mandibule, sont fréquentes. Lorsque le goitre s'étend derrière le sternum — *forme maligne du goitre rétro-sternal* — les symptômes de pression sont dus à l'empiétement sur l'accommodation limitée de l'ouverture supérieure du thorax ; la trachée en souffre particulièrement, et la pression sur les veines provoque une distension des jugulaires antérieures et externes et de leurs affluents. Le patient est incapable de s'allonger ; il y a de violents paroxysmes de toux et une abondante expectoration mousseuse. La mort peut survenir subitement par asphyxie, par insuffisance cardiaque ou par déplacement d'un thrombus d'une des veines du cou.

Traitement. — Ce n'est qu'aux premiers stades qu'un goitre malin peut être éliminé avec succès. Aux stades ultérieurs, l'extirpation complète ne doit pas être tentée, car elle implique généralement l'ablation d'une partie de la trachée ou de l'œsophage, et l'opération comporte de graves risques pour la vie.

Cependant, une intervention chirurgicale est souvent nécessaire pour soulager la gêne respiratoire. *La trachéotomie* peut s'avérer une procédure difficile et dangereuse, car la trachée est enfouie sous le goitre et déplacée ou rétrécie par celui-ci, de sorte qu'il n'est pas facile de l'atteindre ou d'introduire un tube efficace au-delà du point d'obstruction. Une méthode plus sûre consiste à exposer le goitre par une incision comme pour la thyréoïdectomie, en enlevant rapidement une quantité suffisante de excroissance pour exposer la trachée et permettre l'introduction d'un tube. S'il existe un prolongement rétro-sternal comprimant la trachée à l'intérieur du thorax, il faudra peut-être faire passer un long tube flexible au-delà du site de compression avant de soulager la dyspnée. Le bénéfice est immédiat et décidé ; la sécrétion accumulée est crachée et après quelques respirations profondes, le patient est capable de s'allonger et s'endort généralement. Le stridor disparaît. Malheureusement , le soulagement n'est que temporaire et le malade succombe bientôt à une broncho-pneumonie ou à une hémorragie secondaire de la trachée.

Goitre toxique — Goitre exophtalmique — Maladie **de Basedow** ou **de Basedow** . — Ces termes s'appliquent à une variété de goitres dans lesquels les symptômes dus à l'absorption de la sécrétion thyréoïde — *thyréotoxicose* — prédominent. Le nom de « goitre exophtalmique » est trompeur, car dans certains cas l'hypertrophie de la thyroïde et dans d'autres les symptômes oculaires sont à peine appréciables, tandis que les symptômes généraux sont bien marqués. Le terme de goitre toxique ou *d'hyperthyréoïdie* , suggéré par CH Mayo, est préférable, car les manifestations de la maladie dépendent d'une action excessive ou anormale du tissu thyréoïde.

FIG. 282. —Goitre exophtalmique.

Cette pathologie se rencontre principalement chez les jeunes femmes adultes et peut se développer soudainement après un choc du système nerveux. L'intoxication affecte les fonctions cérébrales supérieures et provoque de la nervosité, de l'irritabilité et des tremblements ; les centres cardiaques et vasomoteurs, provoquant tachycardie et pâleur de la peau ; les fibres sympathiques à l'œil, provoquant une protrusion des globes oculaires, un regard fixe sans cligner des yeux, un rétrécissement de la fissure palpébrale, une dilatation de la pupille et un retard de la paupière supérieure, et parfois aussi de la paupière inférieure - von Graefe symptôme. Il peut y avoir de la diarrhée et des vomissements, une perte de poids et, dans le pire des cas, un délire nocturne. Au fil du temps, une insuffisance cardiaque se développe avec une dégénérescence des fibromes du myocarde. La coagulation du sang est retardée, et il y a une diminution marquée du nombre des leucocytes, notamment des neutrophiles, et une augmentation du nombre des lymphocytes (Kocher).

Dans les premiers stades, la thyréoïde est hypertrophiée et pulsatile, et des bruits peuvent être entendus dessus ; plus tard, ces symptômes vasculaires disparaissent et il ne reste qu'un gonflement ferme, diffus et uniforme impliquant toutes les parties de la glande.

Pronostic. — La durée de vie est incertaine car le patient offre peu de résistance aux affections intercurrentes telles que la grippe et la pneumonie. Si l'évolution moyenne de la maladie est représentée par une courbe, la plus grande hauteur est atteinte au cours de la seconde moitié de la première année puis descend. Au cours des deux à quatre années suivantes, elle fluctue avec des exacerbations occasionnelles des symptômes dues à la peur ou à l'inquiétude.

Traitement. — Les mesures médicales, ainsi que l'application externe de radium, la stricte observance du repos au lit à l'exclusion de toute forme d'excitation et d'inquiétude, l'administration de bromures, d'héroïne ou autres sédatifs, et de digitaliques ou autres toniques cardiaques, sont à prendre. être prescrit en premier lieu, et en tout état de cause, comme préparation souhaitable à l'opération.

Les mesures opératoires consistent en la *ligature* des vaisseaux et des nerfs à l'un ou l'autre pôle de la glande, généralement le supérieur d'un côté, suivie, si nécessaire, d'une *thyréoïdectomie partielle* .

Crile de Cleveland a organisé sa clinique de manière à ce que l'opération soit pratiquée sans que le patient sache qu'elle aura lieu — ce qu'il appelle « voler le goitre » —, à préparer minutieusement le patient à l'opération, à minimiser les risques. le risque de l'anesthésique par l'association locale de novocaïne et de protoxyde d'azote et d'oxygène ; et de diminuer le risque d'absorption de la sécrétion thyréoïde en remplissant la plaie (ouverte) d'une gaze essorée d'une solution de flavine.

Les opérations sur la corde sympathique cervicale ont été abandonnées.

La présence d'un goitre toxique peut influencer la question de l'intervention chirurgicale dans le traitement d'autres affections chirurgicales et peut déterminer le choix de l'une ou l'autre forme d'anesthésie.

CHAPITRE XXVIII
L'ŒSOPHAGE

Anatomie chirurgicale. — L'œsophage s'étend du niveau du cartilage cricoïde jusqu'à environ le niveau de l'extrémité inférieure du sternum. La distance entre les incisives supérieures et le début de l'œsophage est d'environ 5 ou 6 pouces, et l'œsophage mesure de 9 à 10 pouces. La distance totale depuis les dents jusqu'à l'estomac est donc de 14 à 16 pouces.

La partie cervicale de l'œsophage, s'étendant du cartilage cricoïde jusqu'au bord supérieur du sternum, mesure environ 2 pouces. Il se trouve derrière et à gauche de la trachée, et dans le sillon qui les sépare de chaque côté passe le nerf récurrent. La partie thoracique mesure environ 7 pouces de long et traverse le médiastin postérieur légèrement à gauche de la ligne médiane. Il est traversé par la bronche gauche, et en dessous de ce niveau se trouve le péricarde immédiatement devant lui. La plèvre gauche est étroitement liée à la face antérieure de l'œsophage, tandis que la plèvre droite passe derrière elle dans sa partie inférieure. Cela explique la fréquence à laquelle les excroissances de l'œsophage envahissent la plèvre. L'œsophage traverse le diaphragme à environ un pouce au-dessus de l'ouverture cardiaque de l'estomac.

Il y a trois points où l'œsophage présente un rétrécissement de la lumière : (1) au bord inférieur du cricoïde – la « bouche de l'œsophage » ; (2) là où il est traversé par la bronche gauche ; et (3) où il traverse le diaphragme. C'est à ces endroits que les corps étrangers ont tendance à être impactés. La membrane muqueuse de l'œsophage est insensible aux stimuli tactiles et douloureux, mais est sensible à la chaleur et au froid ainsi qu'aux contractions péristaltiques exagérées.

Méthodes d'examen. — Il est parfois possible de détecter par *la palpation* un corps étranger inclus, un diverticule distendu ou une nouvelle excroissance dans la partie cervicale de l'œsophage .

L'auscultation pendant que le patient boit aide parfois au diagnostic de sténose ; le stéthoscope est placé à différents points le long du côté gauche de la colonne vertébrale dorsale, et des sons anormaux peuvent être entendus lorsque le liquide heurte la sténose ou s'écoule à travers celle-ci.

Présentation des Bougies. —Les bougies œsophagiennes ou probangs sont utilisées à des fins de diagnostic en cas de suspicion de sténose et pour faciliter la détection de corps étrangers. Diverses formes sont employées, parmi lesquelles les plus généralement utiles sont la bougie à pointe ronde en gomme élastique ou en toile de soie, et la bougie métallique à tête olive, constituée d'une tige flexible en os de baleine, à laquelle est fixée l'une des séries graduées d'aluminium ou les ampoules en acier sont vissées. Pour certaines utilisations, comme pousser un bolus de nourriture impacté, le probang éponge, qui consiste en une petite éponge ronde fixée sur une tige en os de baleine, est à privilégier.

Avant de passer des bougies, il faut s'assurer que les symptômes ne sont pas dus à la pression d'un anévrisme sur l'œsophage, car on a enregistré des cas où un anévrisme à paroi mince a été perforé par une bougie. L'existence d'une ulcération ou d'un abcès appuyant sur l'œsophage contre-indique également l'emploi des bougies.

Pour le passage d'une bougie, le patient doit être assis sur une chaise, la tête renversée et soutenu par derrière par un assistant, et il doit prendre rapidement des respirations profondes et complètes. La bougie, lubrifiée avec du beurre ou de la glycérine, et tenue comme un stylo, est guidée avec l'index gauche. Dès que l'instrument s'engage dans l'ouverture de l'œsophage, le menton est ramené vers la poitrine, et si le patient est maintenant invité à avaler, l'instrument peut être transporté dans l'œsophage ou peut être transmis par une légère pression. Il faut faire preuve d'une grande douceur et ne pas tenter de forcer l'instrument à franchir une quelconque obstruction. L'instrument peut se coincer contre l'os hyoïde, ce qui peut être confondu avec une obstruction.

Il faut garder à l'esprit que, dans certains cas, le passage d'une bougie peut être accompagné d'un choc considérable, et l'on connaît des cas où cela s'est avéré mortel sans qu'aucune lésion grave n'ait été constatée après la mort.

L'intubation , ou le passage d'une canule à travers une sténose, sera évoquée plus tard.

Œsophagoscopie. — L' *œsophagoscope* — forme de spéculum qui permet d'éclairer l'œsophage par une lampe électrique — est employé pour la détection et l'élimination des corps étrangers, pour l'examen des ulcères, des diverticules et des rétrécissements du tube, et avec son aide il Il est possible de prélever une partie d'une excroissance pour un examen microscopique. La bouche, le pharynx et l'entrée de l'œsophage ayant été nettoyés et cocaïnisés, le patient est placé en position couchée ou assise et la sonde introduite. Pour les examens prolongés, une anesthésie générale est préférable.

L'embouchure de l'œsophage est fermée par l'action sphinctérienne des fibres inférieures du muscle constricteur inférieur, et la partie cervicale du tube apparaît comme une fente transversale, en raison de la pression vers l'arrière de la trachée. La partie thoracique est plus ouverte et peut contenir de l'air, de sorte qu'il est possible de voir jusqu'à l'extrémité inférieure, l'orifice cardiaque fermé apparaissant comme une fente oblique entourée d'un coussin de membrane muqueuse en forme de rosette. La pulsation de l'aorte est visible juste au-dessus de la proéminence formée par la bronche gauche.

Radiographie. —Les corps étrangers opaques peuvent être détectés par l'écran ou par un radiogramme ; et la position d'une sténose en faisant avaler au patient des gélules contenant du bismuth et en examinant avec l'écran. Pour déterminer la position et la taille d'un diverticule, une radiographie est prise après que le patient a avalé de la nourriture, comme de la bouillie mélangée à du bismuth.

Les blessures de l'œsophage infligées de l'extérieur, par exemple par coups de couteau, par coupe-gorge ou par balle, sont rares et s'accompagnent presque toujours de lésions d'autres structures importantes du cou, qui peuvent rapidement s'avérer mortelles. Il est plus fréquent de rencontrer des blessures infligées de l'intérieur, par exemple par l'ingestion de corps étrangers rugueux et de forme irrégulière, ou par des tentatives maladroites pour enlever ces corps ou pour faire passer des bougies le long de l'œsophage. La gravité de la lésion varie d'une égratignure de la muqueuse à une perforation du tube. Les blessures les moins graves s'accompagnent de douleurs à la déglutition et d'une sensation comme si quelque chose s'était logé dans l'œsophage. Dans les cas plus graves, il y a des saignements, suivis de crises de toux et d'expectoration de mucus taché de sang. Lorsque l'œsophage est perforé, une cellulite diffuse du cou ou du médiastin postérieur peut s'ensuivre. Dans le traitement de ces lésions, l'essentiel est de donner du repos à l'œsophage en nourrissant le malade entièrement par le rectum ou par une ouverture pratiquée dans l'estomac : gastrostomie.

Une rupture de l'œsophage est survenue lors de vomissements violents et lors de lavages. La déchirure est longitudinale et se situe généralement près de l'orifice cardiaque. Cela est probablement dû à une pression accrue dans l'œsophage. L'accident s'est généralement produit chez des alcooliques et s'est révélé mortel par l'apparition d'un empyème gauche ou d'une cellulite.

Ingestion de substances corrosives. — L'œsophage est endommagé par l'ingestion de produits chimiques puissants, tels que l'acide sulfurique, l'acide nitrique, l'acide carbolique ou la potasse caustique. Ces substances produisent leurs effets les plus graves aux deux extrémités de l'œsophage, mais dans certains cas, c'est toute la longueur du tube qui en souffre. La membrane muqueuse seule peut être détruite, ou les enveloppes musculaires et même fibreuses peuvent également être impliquées. Les tissus endommagés subissent une nécrose et, lorsque les escarres se séparent, des surfaces brutes subsistent et sont très lentes à guérir.

Si elles ne sont pas rapidement mortelles par choc et œdème de la glotte, ces blessures s'accompagnent généralement d'une douleur intense, d'une soif intense et de vomissements, le vomi contenant des lambeaux de muqueuse et de sang. Des complications, telles qu'une cellulite, une perforation de l'œsophage ou un abcès péri-œsophagien, peuvent s'ensuivre. Plus tard, une contraction cicatricielle a lieu au niveau des parties blessées, produisant la forme de sténose fibreuse la plus intraitable.

Le *traitement* consiste à administrer des solutions de carbonate de potasse, de soude ou de magnésie lorsqu'un acide a été avalé, ou de vinaigre dilué avec de l'eau s'il s'agit d'un alcali. Lorsque de l'acide carbolique a été avalé, une grande quantité d' huile d'olive doit être administrée. L'estomac doit être lavé à l'eau, le tube étant passé avec la plus grande douceur pour éviter de perforer la paroi œsophagienne ramollie. Ensuite, le patient doit être nourri par le rectum, mais dans la majorité des cas, une gastrostomie est nécessaire pour permettre au patient de se nourrir et de mettre l'œsophage au repos.

Dès que l'œsophage est guéri, disons au bout de trois ou quatre semaines, des bougies doivent être administrées tous les trois ou quatre jours pour éviter une contraction cicatricielle. À mesure que le calibre du tube est rétabli, les instruments peuvent être passés moins fréquemment, mais pendant quelques années, cela peut être pour le reste de la vie du patient, une bougie pleine grandeur doit être passée au moins une fois par mois.

Impaction de corps étrangers dans le pharynx et l'œsophage. — Il est intéressant de noter que des corps étrangers, même gros comme une fourchette, lorsqu'ils sont avalés intentionnellement, peuvent traverser le pharynx et l'œsophage et pénétrer dans l'estomac sans difficulté apparente. Lorsque le corps est avalé accidentellement, l'impaction est plus susceptible de se produire, probablement à cause du spasme provoqué par la peur et par des tentatives incoordonnées pour l'éjecter. Pour des raisons évidentes, l'accident est plus susceptible de se produire chez les enfants, les épileptiques et les personnes sous l'influence de l'alcool. Cela se produit également lors d'une anesthésie pour l'extraction de dents ou si le patient vomit des substances solides. Les aspects cliniques varient selon que l'objet est impacté au niveau du pharynx ou de l'œsophage.

Dans le pharynx. — Si un gros bol d'aliment non mastiqué est impacté dans le pharynx, il obstrue les ouvertures de l'œsophage et du larynx, et le malade peut, sans manifester les signes habituels d'étouffement, retomber subitement mort, et s'il se trouve être seul au moment de l'accident, la cause du décès risque d'être négligée à moins que le pharynx ne soit examiné lors de l'autopsie. La plupart des musées chirurgicaux contiennent des spécimens illustrant l'impaction d'un bolus de viande dans le pharynx ; cet accident mortel s'est produit surtout chez des hommes en état d'ébriété alcoolique.

Un objet de forme irrégulière, par exemple une grosse prothèse, est également plus susceptible de se loger dans le pharynx, obstruant les ouvertures de l'œsophage et du larynx et provoquant une suffocation. Le visage devient immédiatement bleu et engorgé, le patient reste sans voix et de violents efforts sont déployés pour éjecter l'objet en vomissant et en toussant. On peut le voir de la bouche et le toucher avec le doigt.

Dans le cas de petits corps pointus, comme les os de poisson, de gibier ou de mouton, l'urgence n'est pas la même et une recherche méthodique du corps étranger est effectuée. Même après l'élimination du corps étranger, le patient peut avoir la sensation qu'il est toujours présent. Cela peut être dû à une égratignure de la muqueuse ou à un spasme, auquel cas l'ingestion de quelques gouttes de solution de cocaïne fera disparaître la sensation.

Traitement. — En cas d'étouffement imminent, il faut forcer la bouche à s'ouvrir par un bâillon improvisé, passer le doigt au fond de la gorge et accrocher le corps. Si cela est impossible et si l'on ne dispose pas de pinces appropriées, il peut être nécessaire de procéder immédiatement à une laryngotomie, suivie d'une respiration artificielle, car, même si le patient peut paraître sans vie, le cœur continue de battre après l'arrêt de la respiration. Le corps étranger doit ensuite être retiré à l'aide d'une pince. La pharyngotomie sous-hyoïdienne, qui consiste à ouvrir le pharynx par une incision mésiale verticale pratiquée à travers la membrane hyo-thyréoïdienne, peut être demandée, comme dans le cas d'une prothèse dont les crochets ont pénétré dans la paroi du pharynx.

Dans l'Œsophage. — Les corps plus petits, tels que les pièces de monnaie, les os ou les épingles, pénètrent généralement dans l'œsophage et la grande majorité sont impactés au-dessus du niveau du manubrium sterni. Ceux qui descendent plus bas sont susceptibles de se coller là où le tube est rétréci au croisement de la bronche ou à l'ouverture du diaphragme. Chez les enfants, les pièces de monnaie prédominent et sont presque toujours arrêtées au niveau de l'extrémité supérieure du sternum ; chez les adultes, les prothèses dentaires sont les corps étrangers les plus courants et peuvent être touchés n'importe où.

Au moment de l'impaction, il y a une douleur qui prend le caractère d'une crampe due à un spasme de la tunique musculaire, et qui s'accentue à la tentative de déglutition, et des haut-le-cœur et une toux violents se produisent ; dans de nombreux cas, comme lorsque les corps sont touchés au niveau du pharynx, la détresse respiratoire est à nouveau la caractéristique prédominante. Si le passage est complètement obstrué, la nourriture et la salive, parfois tachées de sang, sont régurgitées avec des haut-le-cœur peu après avoir été avalées. Lorsque l'obstruction est incomplète, les liquides peuvent passer dans l'estomac tandis que les solides sont régurgités.

Si la membrane muqueuse est blessée, il y a de fortes douleurs lancinantes et des crises d'étouffement, toutes deux dues à des spasmes, parfois même après la mort du corps, et la douleur n'est pas toujours référée au siège de la blessure.

Le *diagnostic* est posé par l'anamnèse et par l'utilisation d'un écran fluorescent ou de photographies aux rayons X (Fig. 283 , 284). L'œsophagoscope est également d'une grande valeur, tant à des fins de diagnostic que pour faciliter l'ablation du corps touché. Les bougies sont à utiliser avec beaucoup de précautions, car elles risquent de pousser le corps étranger plus bas, ou de le coincer plus fermement dans l'œsophage, et les renseignements obtenus sont souvent trompeurs.

FIG. 283. —Radiogramme de la goupille de sécurité touchée dans
l'œsophage et perforant le larynx.

(Cas du professeur Annandale. Radiogramme du Dr Dawson Turner.)

FIG. 284. —Dentier impacté dans l'œsophage.

(Cas du professeur FM Caird.)

Il faut garder à l'esprit que les ivrognes peuvent souffrir d'une forme de spasme de l'œsophage, qui simule l'impaction d'un corps étranger ; Les dossiers hospitaliers montrent également que le patient a peut-être seulement rêvé qu'il avait avalé un corps étranger, généralement un dentier. Ces possibilités doivent toujours être exclues avant d'entreprendre d'autres procédures.

Traitement. —— En l'absence d'urgence, un examen minutieux est effectué, non seulement pour confirmer l'impaction d'un corps étranger, mais aussi son emplacement et son rapport avec la paroi de l'œsophage. Entre des mains expertes, le moyen le plus sûr et le plus sûr d'éliminer les corps étrangers inclus est l'œsophagoscope. Si cet appareil n'est pas disponible, d'autres mesures doivent être adoptées selon la nature du corps, sa localisation et le mode de son impaction.

Un bolus de nourriture, par exemple, ou un petit objet lisse susceptible de passer en toute sécurité le long du tube digestif, s'il ne peut être extrait avec une pince, peut être poussé dans l'estomac à l'aide d'un probang à tête bulbeuse ou en éponge. . Cela doit être fait avec douceur, surtout si le corps a été impacté pendant un certain temps, car le ramollissement inflammatoire de la paroi œsophagienne peut prédisposer à la rupture.

Les objets petits, pointus ou irréguliers, tels que des arêtes de poisson, des punaises ou des épingles, peuvent être délogeés par le « parapluie probang » – un instrument qui, après avoir été passé au-delà du corps étranger, se dilate sous la forme d'une brosse circulaire qui , au retrait, emporte le corps étranger entre ses poils.

Les pièces de monnaie se logent généralement sur le bord dans l'œsophage et sont mieux retirées au moyen d'un instrument appelé « attrape-pièces », qui passe au-delà de la pièce et, une fois retiré, l'attrape dans une bride articulée. En cas d'urgence, une boucle de fil d'argent solide, courbée de manière à former un crochet, constitue un excellent substitut à un attrape-pièces.

Dans les cas difficiles, l'élimination des objets solides est facilitée en effectuant les manipulations en chambre noire à l'aide des rayons X et de l'écran fluorescent.

Les corps irréguliers avec des bords saillants ou des crochets, tels que des plaques dentaires, ont tendance à s'accrocher dans la membrane muqueuse, et les tentatives de retrait par des pinces ou d'autres instruments sont susceptibles de provoquer une lacération de la paroi. Lorsqu'ils sont situés dans la partie cervicale de l'œsophage, ceux-ci doivent être retirés par l'opération d' *œsophagostomie* (*Chirurgie opératoire* , p. 195).

Si le corps étranger est logé près de l'extrémité inférieure de l'œsophage, il peut être nécessaire de pratiquer *une gastrostomie* (*Chirurgie opératoire* , p. 291), en faisant une ouverture dans la paroi antérieure de l'estomac suffisamment grande pour permettre l'admission de forceps appropriés ou, si il faut toute la main pour que le corps puisse être extrait par cette voie ; l'expérience montre qu'un corps touché s'extrait plus facilement par le bas, c'est-à-dire depuis l'estomac, que par le haut.

Lorsque le chirurgien ne parvient pas à retirer le corps par l'une ou l'autre de ces voies, *une gastrostomie* doit être réalisée à la fois pour nourrir le patient et pour mettre l'œsophage au repos. Les corps lisses peuvent rester latents pendant de longues périodes, mais ceux présentant des pointes ou des crochets endommagent la muqueuse, provoquent des ulcérations et des perforations avec risque d'érosion des vaisseaux et d'hémorragies secondaires ou de cellulite du cou ou du médiastin et d'empyème.

D'autres complications comprennent une broncho-pneumonie septique due à des lésions des voies respiratoires et une thyréoïdite suppurée.

Les affections infectieuses dues à une infection à pyogènes (*œsophagite* et *péri-œsophagite*) sont rares.

Une *forme chronique d'œsophagite* est parfois rencontrée chez le sujet alcoolique, donnant lieu à des symptômes simulant ceux d'un corps étranger impacté, ou d'un rétrécissement.

Dans les lésions *tuberculeuses,* les symptômes sont des douleurs, une dysphagie et une régurgitation d'aliments mêlés de sang, et l'affection peut être confondue avec un ulcère gastrique ou un cancer de l'œsophage.

Les affections syphilitiques de l'œsophage sont rares.

Les varices situées à l'extrémité inférieure de l'œsophage peuvent donner lieu à une hématémèse et être confondues avec un ulcère gastrique. Des saignements des veines dilatées peuvent suivre l'utilisation de bougies ou de l'œsophagoscope.

CONDITIONS CAUSANT DES DIFFICULTÉS À AVALER

Les difficultés de déglutition peuvent provenir d'une grande variété de causes qu'il convient d'examiner ensemble.

L'impaction de corps étrangers a déjà été discutée et l'attention a été attirée sur l'importance de l'histoire racontée par le patient et sur les diverses sources d'erreur ou de tromperie : chez les enfants, il peut s'agir d'une réticence astucieuse ou d'une fausse déclaration, chez les adultes, de la possibilité de cauchemar et de rêves.

Compression de l'œsophage par l'extérieur. — L'une quelconque des nombreuses structures en relation avec l'œsophage peut, lorsqu'elle est agrandie à la suite d'une maladie, donner lieu à un rétrécissement de sa lumière, par exemple un lymph-sarcome à la racine du poumon, ou à toute hypertrophie de la thyréoïde ou des ganglions lymphatiques médiastinaux. La possibilité d'un anévrisme doit toujours être gardée à l'esprit en raison du risque lié au passage d'instruments à des fins de diagnostic.

Spasme de la tunique musculaire. — Comme dans d'autres structures tubulaires contenant des fibres musculaires circulaires, une contraction soudaine ou un spasme peut survenir dans l'œsophage et provoquer un rétrécissement de la lumière, accompagné de difficultés de déglutition. Cette dysphagie spasmodique comprend des affections aussi variées que le « globus hystérique » des femmes neurasthéniques, le spasme des alcooliques chroniques et l'affection connue sous le nom de *cardiospasme* ou « œsophagisme hiatal ».

Contrairement à d'autres affections entraînant des difficultés de déglutition, la dysphagie spasmodique a généralement un début soudain et inexpliqué, l'évolution des symptômes est irrégulière et erratique, tandis que la rémission des symptômes communs à toutes les affections de l'œsophage et l'influence des impressions mentales, telles que car l'excitation, la précipitation en présence d'étrangers sont exagérées.

En testant le calibre de l'œsophage, on constate qu'à un moment donné, une bougie de taille normale peut passer facilement et être complètement arrêtée à un autre moment.

Outre le traitement de la névrose à l'origine de la dysphagie, on compte sur la dilatation de la partie de l'œsophage affectée.

Le cardiospasme est le nom donné à « une interférence récurrente avec la déglutition par contraction spasmodique de l'extrémité inférieure de l'œsophage ». Comme il n'existe pas de mécanisme musculaire ou nerveux à l'extrémité cardiaque de l'œsophage formant un véritable sphincter, le terme « œsophagospasme » serait plus précis (DM Greig).

Selon HS Plummer, qui a eu une expérience de 130 cas, il y a trois étapes dans le développement de cette maladie. Au stade initial, la première attaque survient soudainement et de manière inattendue ; une sensation d'étouffement est ressentie à un moment donné dans l'œsophage, généralement à son extrémité inférieure. Les crises d'étouffement avec difficulté à avaler surviennent principalement lors des repas, mais on sait également qu'elles surviennent en dehors de la prise de nourriture. À ce stade, le péristaltisme de l'œsophage est suffisant pour forcer la nourriture à travers le cardia.

Dans un deuxième temps, le péristaltisme de l'œsophage situé au-dessus n'étant plus en mesure de surmonter la contraction, il y a une régurgitation de la nourriture, qui est d'abord renvoyée à la bouche immédiatement après avoir été avalée, mais, à mesure que l'œsophage se dilate, elle est retenue pendant périodes plus longues.

Au troisième stade, l'œsophage se dilate de plus en plus, la nourriture s'y accumule et est régurgitée à intervalles irréguliers. Le patient se plaint d'une sensation de poids et d'inconfort dans la partie basse de la poitrine, et parfois de régurgitations alimentaires dans les voies nasales pendant le sommeil.

Un cardiospasme doit être suspecté comme cause de difficultés à avaler si un tube en caoutchouc ne peut pas être introduit dans l'estomac alors qu'un tube solide le peut. Lorsqu'il est impossible de passer un instrument solide de la manière ordinaire, on peut toujours le passer sur un fil de soie comme guide. Le patient doit avaler 6 mètres de fil de soie, la moitié dans l'après-midi et le reste le lendemain matin. La première portion forme un grondement dans l'œsophage ou l'estomac qui passe dans l'intestin pendant la nuit ; l'extrémité proximale est fixée à la joue par une bande de plâtre. Les têtes d'olive des bougies sont percées pour être enfilées de la pointe vers un côté de la base.

Le *traitement* consiste à dilater les segments contractés par une bougie. Les résultats sont immédiats et des plus frappants, les malades étant presque invariablement capables de prendre n'importe quel type d'aliment au repas suivant, et la prise de poids et de force est rapide. Dans une petite proportion de cas, la dilatation ne parvient pas à soulager et on a recours à l'anastomose de l'extrémité inférieure de l'œsophage dilaté et ensaché avec l'estomac.

Paralysie de l'œsophage. — Comme le passage de la nourriture le long de l'œsophage dépend entièrement du péristaltisme musculaire, lorsque la tunique musculaire est paralysée, comme cela peut être le cas après la diphtérie, par exemple, le patient est incapable d'avaler et les matières alimentaires sont régurgitées, avec pour conséquence une perte. de chair et de force. La difficulté peut être surmontée pendant un certain temps en s'alimentant à l'aide d'un tube en caoutchouc, mais il ne faut pas oublier que, chez les enfants, avoir du mal à résister au passage du tube peut mettre à rude épreuve un cœur déjà menacé par les toxines de la diphtérie.

Diverticules ou poches de l'œsophage. — Un diverticule consiste en la saillie des tuniques muqueuse et sous-muqueuse à travers un défaut ou une partie faible de la tunique musculaire ; il s'agit donc d'une hernie et non d'une dilatation localisée de la trompe dans son ensemble. Anatomiquement, il existe un tel point faible dans la paroi postérieure opposée au cartilage cricoïde, connu sous le nom de *fossette pharyngée*, entre les fibres circulaires et obliques du muscle crico-pharyngé. À mesure que la taille de la pochette augmente sous l'effet de la pression exercée de l'intérieur, elle s'étend généralement vers le bas et vers la gauche. Cette poche est décrite comme un *diverticule de pression ou de pulsion* car la saillie herniaire est attribuée à une augmentation de la pression dans le pharynx, non seulement l'augmentation normale provoquée par l'acte de déglutition, mais aussi une pression anormale due à la déglutition ou à la libération trop rapide d'aliments imparfaitement mastiqués. matériaux.

FIG. 285. — Radiographie, après avoir avalé un repas opaque, chez un homme souffrant d'un rétrécissement malin de l'extrémité inférieure de l'œsophage.

Les *signes cliniques* ne sont pas aussi caractéristiques d'une difficulté à avaler qu'on pourrait s'y attendre. Le malade, généralement un homme de plus de quarante ans, se plaint d'une sécheresse de la gorge et d'une sensation comme celle d'un corps étranger ; plus tard, il y a des régurgitations de salive et de nourriture avec des étouffements occasionnels. Dans environ un tiers des cas, il existe une plénitude, ou une tumeur palpable au niveau du cou, environ trois fois plus souvent du côté gauche que du côté droit, qui peut augmenter de volume après un repas, et une pression sur laquelle peut s'exercer une pression. provoquer un gargouillis et, éventuellement, une régurgitation de nourriture.

Cela suggère une poche, si le patient régurgite des aliments qui peuvent être identifiés comme ayant été avalés plusieurs jours auparavant, les groseilles étant peut-être les plus faciles à reconnaître et à retenir.

Les diverticules se rencontrent également à un niveau inférieur, jaillissant de l'œsophage au niveau ou au-dessous de l'ouverture supérieure du thorax ; la distension de la poche contenant des matières alimentaires exerce une pression sur l'œsophage avec un effet plus grave, allant même jusqu'à une obstruction complète et une émaciation rapide qui en résulte. Chez les hommes de plus de cinquante ans, la ressemblance avec un carcinome peut être très proche.

Dans ce cas, comme dans tous les cas de difficulté à avaler, l'accent doit être mis principalement sur les aspects radiologiques après l'administration d'un repas opaque ; une pochette se présente comme une ombre sphérique uniforme d'un à deux pouces de circonférence.

Le traitement est influencé par la manière dont le patient a peut-être appris à surmonter la difficulté d'introduire de la nourriture dans son estomac : Lord Jeffrey, qui possédait la poche pharyngée illustrée à la Fig. 286 , avait l'habitude de la vider, après un repas, au moyen d'une longue cuillère en argent. Certains patients apprennent à se nourrir grâce à un tube en caoutchouc souple.

FIG. 286. —Diverticule de l'œsophage à sa jonction avec le pharynx.

(Musée anatomique, Université d'Édimbourg.)

Si une *opération* est décidée, et pour cela il est indispensable que la poche soit accessible par le cou, l'état général est amélioré par une alimentation par sonde gastrique et par des solutions salines rectales et sous-cutanées. L'opération consiste à exposer et isoler la poche par une dissection du côté gauche du cou, et soit à l'exciser comme s'il s'agissait d'une tumeur ou d'un kyste, soit si le risque d'infection des plans profonds du tissu cellulaire est considéré avec appréhension. , la poche peut être *repliée* dans la lumière de l'œsophage, ou l'excision peut être réalisée en deux *étapes* . Dans un premier temps, la poche est isolée et mise en rotation sur son pédicule, condition dans laquelle elle est fixée par des sutures ; après un intervalle de dix à quatorze jours, on l'excise.

Si le diverticule est inaccessible depuis le cou et que la difficulté de déglutition s'accompagne d'une émaciation progressive, *une gastrostomie* peut être nécessaire pour éviter la mort par faim.

Les diverticules de traction sont dus à la contraction du tissu cicatriciel extérieur à l'œsophage, comme par exemple celui résultant des glandes tuberculeuses du médiastin postérieur ; elles sont rarement accompagnées de symptômes et présentent plutôt un intérêt pathologique que chirurgical.

Sténose innocente ou sténose cicatricielle de l'œsophage. — La sténose innocente ou fibreuse fait suite à l'ingestion de substances corrosives, généralement par inadvertance, parfois avec une intention suicidaire. Après s'être remis des premiers effets de l'agent corrosif, le patient souffre de difficultés croissantes à avaler, d'abord avec des solides, puis avec des liquides. Il existe une variation ou une intermittence habituelle des symptômes qui accompagnent toutes les affections provoquant des difficultés de déglutition, les exacerbations étant dues à un spasme surajouté de la tunique musculaire et à une congestion de toutes les tuniques. A mesure que l'œsophage se dilate au-dessus de la sténose, il se produit une accumulation croissante de ce qui a été avalé, et le patient régurgite par intervalles ; ceci est généralement décrit comme un « vomissement », mais le matériau éjecté ne montre aucun signe de digestion gastrique. Il y a des douleurs référées à l'épigastre ou entre les omoplates, le patient souffre de faim et de soif et peut présenter un degré extrême d'émaciation.

Le *diagnostic* est évoqué par l'anamnèse, et est confirmé par l'œsophagoscope ou par les radiographies après un repas opaque. L'usage des bougies a pris une place secondaire depuis l'introduction de ces méthodes d'examen, mais, lorsqu'on ne dispose pas d'autres moyens, le passage de bougies comportant un fût en os de baleine et une série de têtes métalliques en forme d'olive, peut donner des renseignements utiles. concernant l'emplacement, le nombre et la taille des rétrécissements à traiter.

Traitement. — Si le malade se trouve dans un état critique dû à la famine, une gastrostomie doit être pratiquée pour lui permettre de se nourrir ; sinon, il est préparé au traitement de la sténose par le repos au lit, des sédatifs et des liquides appropriés ou des aliments solides pour améliorer son état général et éliminer les spasmes musculaires et la congestion déjà mentionnés. Si le passage des bougies dans le but de dilater la sténose est difficile ou impossible, il peut être rendu plus facile ou possible en faisant passer un fil de soie à travers la sténose. Le patient avale plusieurs mètres d'un fil de soie fiable un jour ou deux avant de procéder à la dilatation proposée ; le fil est censé traverser le rétrécissement de l'estomac et pénétrer sur une certaine distance dans l'intestin grêle ; la tête métallique de la bougie, qui est canalisée dans son grand axe, est « enfilée » sur la soie, et cette dernière agissant comme un guide, la bougie passe en toute sécurité et en toute confiance à travers le rétrécissement. Des têtes plus grosses en forme d'olive sont passées à intervalles jusqu'à ce que le calibre normal de l'œsophage soit dépassé, après quoi il est généralement facile de passer un instrument ordinaire de grande taille à des intervalles d'environ un mois.

En cas d'échec, il faut recourir à la gastrostomie et, par l'estomac, il peut être possible de dilater la sténose par voie « rétrograde ». Dans les cas aggravés, l'ouverture de la gastrostomie doit être conservée afin d'éviter la mort par faim.

Sténose maligne : carcinome de l'œsophage. — On le rencontre sous deux formes qui présentent des caractères pathologiques et cliniques très différents.

Le cancer de la partie *cervicale* affecte l'œsophage à sa jonction avec le pharynx et, pour une raison inexpliquée, il est beaucoup plus fréquent chez les femmes et à un âge relativement précoce, entre trente et cinquante ans. Le cancer de la partie *thoracique* affecte l'extrémité inférieure de l'œsophage et se rencontre presque exclusivement chez les hommes de plus de cinquante ans.

Cancer de la partie cervicale. — Des difficultés à avaler peuvent survenir soudainement ; le plus souvent, elle est lente et progressive sur une période de plusieurs mois et, dans certains cas, même de plusieurs années. La douleur à la déglutition n'est pas une caractéristique constante ou importante ; il peut être référé au site de la lésion ou à une ou aux deux oreilles. Dans un nombre considérable de cas, les plaintes du patient se rapportent au larynx ; toux, avec expectorations muqueuses abondantes perturbant le repos nocturne, enrouement, voire perte de la voix, symptômes dus soit à un envahissement direct du larynx, soit à une atteinte de l'un ou l'autre nerf récurrent ; pour la même cause, des difficultés respiratoires peuvent survenir, quelquefois de nature à rendre impérative la trachéotomie. Un gargouillis lors de la déglutition et des régurgitations alimentaires sont parfois observés.

La palpation du cou, et particulièrement du larynx et de la trachée, doit être pratiquée dans tous les cas présentant les symptômes décrits ; et en ce qui concerne la question opératoire, il faut rechercher une hypertrophie des ganglions lymphatiques cervicaux et de la thyréoïde ; le cancer de la thyréoïde est parfois secondaire à une atteinte de la jonction pharyngo-œsophagienne.

Un examen laryngoscopique direct et indirect est ensuite réalisé ; si le miroir laryngé ne révèle rien d'anormal, la laryngoscopie en suspension, qui donne une vue plus étendue de la partie du pharynx située derrière le larynx, peut être utilisée, ou l'œsophagoscope peut être préféré. Une partie de la croissance peut être prélevée pour examen microscopique.

L'utilisation de la bougie œsophagienne comme agent diagnostique doit être déconseillée ; il ne donne aucune explication satisfaisante de la cause de l'obstruction, et son emploi en cas d'ulcération maligne n'est pas exempt de risques sérieux pour le patient (Logan Turner).

Traitement. —Le chirurgien dépend de l'aide du laryngologue non seulement pour diagnostiquer la maladie le plus tôt possible, mais aussi pour connaître son étendue, notamment en ce qui concerne l'atteinte du larynx.

L'œsophagectomie , ou résection du segment cancéreux de l'œsophage, dans les cas appropriés, même si elle ne permet pas une guérison permanente, non seulement prolonge la vie, mais soulage la patiente de ses symptômes les plus pénibles. Il est rarement possible de réaliser une anastomose bout à bout, mais l'alimentation au moyen d'un tube introduit dans l'extrémité ouverte de l'œsophage est plus satisfaisante et les symptômes laryngés sont soulagés plus efficacement que par l'une ou l'autre des opérations purement palliatives. . Mais dans la majorité des cas, seules les mesures palliatives de *l'œsophagostomie* ou *de la gastrostomie* peuvent être adoptées. L'œsophagostomie présente l'avantage qu'en exposant la partie cervicale de l'œsophage, l'opérateur est en mesure d'étudier l'étendue de la maladie et de réviser son avis sur la faisabilité de son ablation si nécessaire. Dans les cas avancés, lorsque la maladie s'est largement répandue dans le cou et a touché, par exemple, la thyréoïde et le larynx, seule la gastrostomie peut permettre de soulager la détresse urgente du patient. *Une trachéotomie* peut également s'avérer nécessaire en raison de la propagation du cancer à l'intérieur du larynx.

Cancer de l'extrémité inférieure de l'œsophage. — La préférence remarquable de cette localisation du cancer de l'œsophage pour le sexe masculin a déjà été signalée ; elle affecte le même type de patients de sexe masculin que ceux qui sont sujets à un épithéliome squameux dans d'autres parties du corps. Autant que nous l'avons observé, son association avec une irritation chronique de la muqueuse d'où elle prend son origine, ni avec aucune affection précancéreuse, n'a pas été démontrée.

Les *caractéristiques cliniques* ressemblent à celles d'un rétrécissement cicatriciel ; la difficulté de déglutition est généralement d'apparition progressive, elle concerne d'abord les solides, puis les semi-solides comme la bouillie ou le pain et le lait, et enfin les liquides. Comme dans d'autres formes d'obstruction œsophagienne, la difficulté de déglutition varie de façon tout à fait remarquable de temps à autre, probablement à cause de variations dans le degré de congestion de la muqueuse et de spasmes de la tunique musculaire, mais aussi de simple nervosité, le patient ayant une plus grande émotion. difficulté lorsqu'on est pressé, comme dans une buvette ferroviaire, ou gêné par la présence d'étrangers.

À mesure que la lumière de l'œsophage se rétrécit, les matières alimentaires s'accumulent au-dessus de l'obstruction et la dilatation qui en résulte de l'œsophage au-dessus de la sténose explique la grande quantité qui peut être régurgitée et le patient la décrivant comme un vomissement. En plus des aliments, il y a de la salive en abondance et, si le cancer s'est ulcéré, du pus et du sang. Contrairement à ce que l'on pourrait attendre, les plaintes de faim sont rares, voire inexistantes, malgré la famine progressive et l'émaciation qui en résultent inévitablement.

La mort survient environ un an après l'apparition des symptômes, généralement due à la famine, mais l'issue fatale peut être précipitée par une ulcération et une perforation de l'œsophage dans un gros vaisseau sanguin ou dans le sac pleural gauche ; dans ce dernier cas, il s'ensuit un *empyème basal* qui peut contenir des gaz et des matières alimentaires.

Diagnostic. — Dans la majorité des cas, l'histoire est si caractéristique qu'il n'y a guère de doute sur le diagnostic ; la corroboration la plus fiable, avec le moins de risque et de détresse pour le patient, est obtenue par examen radiographique après un repas opaque ; l'aspect de l'œsophage dilaté est celui d'un boudin allongé, parallèle à la colonne vertébrale et se terminant brusquement à l'endroit du rétrécissement (Fig. 285). Une ombre filiforme et tortueuse du bismuth peut se poursuivre vers le bas et faire apparaître la lumière du rétrécissement. L'usage de l'œsophagoscope et des bougies est déconseillé car non exempt de risques.

Traitement. — L'extrémité inférieure de l'œsophage est l'une des parties du corps les plus inaccessibles et, bien qu'elle ait été enlevée par opération, les chances de succès sont si faibles qu'elle n'est pas considérée à l'heure actuelle comme justifiable.

Parmi *les mesures palliatives* , on peut citer *l'intubation* de la sténose en vue d'augmenter la quantité de nourriture pouvant être avalée ; un tube en forme d'entonnoir, comme celui de Symonds ou de Hill, est introduit dans la lumière du rétrécissement au moyen d'une bougie ou à l'aide de l'œsophagoscope. Le tube est ancré à une prothèse, ou au moyen d'un fil de soie à la joue par collage-plâtre. Notre expérience de l'intubation est qu'elle sert simplement à aider le patient à surmonter une période critique de famine, afin qu'il puisse retrouver un peu de force pour toute autre procédure qui pourrait être indiquée.

L'intérêt de pratiquer une fistule dans l'estomac – *gastrostomie* – pour nourrir le patient est une question sur laquelle les opinions sont très divergentes, tant parmi les patients que parmi les chirurgiens. De nombreux patients affirment qu'ils préféreraient mourir plutôt que de prolonger une existence précaire en étant nourris par sonde ; certains chirurgiens voient l'opération avec défaveur, car ils doutent qu'elle prolonge même la vie, et elle est souvent suivie d'une pneumonie qui s'avère rapidement mortelle. La variation des résultats de la gastrostomie observée par les différents chirurgiens est en partie due aux différences dans le stade de la maladie auquel l'opération est réalisée, et probablement dans une plus grande mesure à la confusion entre les cas d'épithéliome épidermoïde à croissance lente de l'extrémité inférieure de l'os. de l'œsophage et des cas de carcinome glandulaire de l'extrémité cardiaque de l'estomac, regroupés sous l'appellation clinique de « sténose maligne de l'extrémité inférieure de l'œsophage ». D'après notre expérience, les cas d'épithéliome de l'œsophage (au sens strict du terme) bénéficient grandement d'une gastrostomie dès que la pathologie est reconnue. Dans un cas opéré par Thomas Annandale, le patient a survécu à l'opération pendant trois ans et quelques mois.

Radiation. — L'introduction d'un tube de radium dans la sténose et son maintien à cet endroit, le fil de soie attaché au tube étant fixé à la joue par une bande de plâtre, est décrit par Hill et Finzi comme la mesure palliative la plus précieuse jamais connue jusqu'à présent. été employé dans le cancer de l'œsophage; la capacité de déglutition peut être retrouvée dans une large mesure. L'emploi du radium est rendu plus facile et plus efficace s'il est précédé d'une gastrostomie.

L'opération Roux. — Ceci consiste à fabriquer un nouveau œsophage pour remplacer celui qui est obstrué ; l'abdomen est ouvert et une anse du jéjunum est isolée ; son extrémité inférieure est anastomosée bout à côté à l'estomac ; l'intestin est remonté vers le haut à travers un tunnel aménagé à cet effet entre la peau et le sternum, et l'extrémité supérieure est ressortie et fixée à la peau, dans l'échancrure supra-sternale. Elle n'a guère dépassé le stade expérimental.

- Examen du larynx

- — SYMPTÔMES CARDINAUX DES AFFECTIONS LARYNGÉES :

- (1) Interférence avec la voix :

- *Enrouement* ;

- *Aphonie*

- — (2) Dysphagie

- — (3) Interférence avec la respiration :

- *Laryngite diphtérique* ;

- *Œdème aigu du larynx* ;

- *Intubation du larynx* ;

- *Trachéotomie* ;

- *Paralysie bilatérale des ravisseurs* ;

- *Affections syphilitiques* ;

- *Tuberculose*

- — Tumeurs :

- *Papillome* ;

- *Épithéliome* ;

- *Sarcome*

- — Corps étrangers dans les voies aériennes :

- *Dans le pharynx* , *le larynx* , *la trachée* , *les bronches* .

[7] Révisé par le Dr Logan Turner.

Examen du larynx. — À cette fin, l'examinateur a besoin d'un réflecteur laryngé avec fixation frontale, d'un miroir laryngé d'une ou deux tailles, d'un chiffon pour la langue et des moyens permettant d'obtenir un bon éclairage. La source de lumière doit être de préférence placée à l'opposé et sur le même plan horizontal que l'oreille gauche du patient. Le réflecteur frontal est placé sur l'œil droit de l'observateur afin qu'il puisse regarder à travers l'ouverture centrale, tout en projetant en même temps un bon cercle de lumière dans la bouche du patient. Le patient doit être assis avec la tête légèrement renversée ; la langue est saillante et recouverte du tissu, et tenue légèrement mais fermement entre le doigt et le pouce de la main gauche. Un miroir grandeur nature, chauffé de manière à empêcher la condensation du souffle sur lui, est inséré avec la surface réfléchissante tournée vers le bas et pressé doucement contre le palais mou de manière à pousser cette structure vers le haut. Le manche de l'instrument est porté vers l'angle gauche de la bouche, et en modifiant légèrement le plan de la surface réfléchissante du miroir, les différentes parties du larynx sont à leur tour mises en évidence. Les mouvements des cordes vocales doivent être observés pendant la respiration et la phonation, et dans ce dernier cas, le patient doit être invité à prononcer la voyelle « hein ».

Dans la partie supérieure du miroir, l'épiglotte apparaît généralement en premier : elle est de couleur jaune rosé et présente une fine marge libre bien définie. Devant l'épiglotte se trouvent les plis glosso-épiglottiques médian et latéral passant en avant jusqu'à la base de la langue et entourant les deux vallécules. S'étendant vers l'arrière et vers le bas à partir des marges latérales de l'épiglotte se trouvent les deux plis ary-épiglottiques qui atteignent les cartilages aryténoïdes en arrière. Entre les deux couches de muqueuse dont sont composés les plis ary-épiglottiques se trouvent les cartilages de Wrisberg et de Santorin. Dans l'intervalle entre les deux cartilages aryténoïdes se trouve le pli inter-aryténoïde de la membrane muqueuse, qui forme le bord supérieur de la paroi postérieure du larynx. L'ouverture supérieure du larynx est délimitée par l'épiglotte en avant, les plis ary-épiglottiques latéralement et le pli inter-aryténoïde en arrière. À l'intérieur du larynx, les cordes vocales (vraies cordes vocales) forment les caractéristiques les plus saillantes, se présentant sous la forme de deux bandes blanches et plates, qui forment la limite de la rima glottidis ou fente glottique. Au-dessus de chaque vrai cordon, et parallèlement à celui-ci, le pli ventriculaire ou faux cordon est évident sous la forme d'un pli rose de la membrane muqueuse. Entre le pli ventriculaire et la corde vocale de chaque côté se trouve un intervalle linéaire qui indique l'entrée du ventricule du larynx.

Laryngoscopie directe. — Le larynx peut aussi être examiné par la méthode directe au moyen des spatules de Jackson ou de Killian. Après cocaïnisation de la base de la langue, du palais mou et de la face postérieure de l'épiglotte, le malade est assis sur un tabouret bas et sa tête soutenue par un assistant. La lumière est obtenue à partir d'une petite lampe située dans le manche de l'instrument ou réfléchie par un miroir frontal. La spatule est chauffée et introduite sous le guidage de l'œil, son extrémité étant passée sur l'épiglotte, et une pression exercée de manière à tirer cette dernière structure vers l'avant. Chez les enfants, une anesthésie générale est nécessaire et l'examen se fait la tête pendante au bout de la table. La « laryngoscopie en suspension » de Killian constitue la meilleure méthode d'examen du larynx chez les jeunes enfants.

Trachéoscopie et Bronchoscopie. — L'examen direct de la trachée et des grosses bronches peut être effectué de la même manière, en passant par des tubes métalliques de la bouche et du larynx, selon la méthode imaginée par Killian. Cette procédure est décrite comme une trachéoscopie supérieure directe et une bronchoscopie. L'examen peut également être réalisé à travers une plaie de trachéotomie – trachéoscopie inférieure directe. Ces procédés se sont révélés d'un grand service dans la reconnaissance des corps étrangers dans les voies aériennes inférieures et dans leur extraction ; dans le diagnostic de sténose de la trachée et d'anévrisme appuyant sur la trachée.

SYMPTÔMES CARDINAUX DES AFFECTIONS LARYNGÉES

Les symptômes cardinaux des affections laryngées sont des interférences avec la voix et la respiration, et des douleurs à la déglutition. Une toux laryngée à caractère croupy ou aboyant peut être présente et est généralement associée à une lésion de la paroi postérieure ou du sillon inter-aryténoïde. L'hémoptysie est rarement d'origine laryngée et, à moins que le point de saignement ne soit visible dans le miroir, la source du saignement est beaucoup plus susceptible de se trouver dans les bronches ou les poumons.

Interférence avec la voix. — *L'enrouement* résulte de quelque affection des cordes vocales : il peut s'agir d'une simple laryngite, de quelque cause spécifique, comme la tuberculose ou la syphilis, ou de quelque affection qui empêche le bon rapprochement des cordes vocales, comme dans les tumeurs et certaines formes de paralysie. Une voix rauque survenant chez une personne d'âge moyen, durant une période considérable et sans aucun autre symptôme local ou constitutionnel, devrait toujours éveiller le soupçon d'une maladie maligne et nécessiter un examen du larynx. Si cela révèle un état encombré d'une corde vocale, associé à une certaine infiltration, et si la mobilité de la corde est altérée, la suspicion du caractère malin de l'affection est encore accrue. L'enrouement dans ces cas est parfois plus grand que ce que les apparences locales semblent expliquer.

L'aphonie , ou perte de la voix, d'origine soudaine et parfois passagère, survient plus souvent chez la femme et est généralement de nature fonctionnelle ou hystérique. Bien que la patiente soit incapable de parler, elle est tout à fait capable de tousser. Dans ces cas, il y a une paralysie bilatérale des muscles adducteurs, de sorte que les cordes ne se rapprochent pas lors d'une tentative de phonation ; ou les tenseurs internes peuvent être parétiques, laissant un espace elliptique entre les cordes lors d'une tentative de phonation. Si le muscle aryténoïde seul est paralysé, un intervalle triangulaire est laissé entre les cordons en arrière. Il n'y a aucune inflammation ou autre signe de maladie locale.

Le *traitement* de l'aphonie fonctionnelle doit être général et local ; des toniques tels que la strychnine, le fer et l'arsenic doivent être administrés ; l'application intra-laryngée d'électricité provoque généralement une guérison soudaine. Dans les cas obstinés, l' usage du bain-douche et des douches froides, l'administration de chloroforme et même l'hypnose peuvent être tentés.

Un examen des poumons doit être effectué dans tous les cas de paralysie des adducteurs, car cette condition fonctionnelle peut être rencontrée dans une tuberculose pulmonaire précoce.

Dysphagie. — Les douleurs à la déglutition, dues à des causes provenant du larynx, sont généralement associées à une ulcération de la membrane muqueuse recouvrant l'épiglotte, les plis ary-épiglottiques ou les cartilages aryténoïdes, c'est-à-dire en relation avec les parties avec lesquelles la nourriture est introduite. contact direct.

Les causes les plus fréquentes de ces ulcérations sont la tuberculose, la syphilis et les maladies malignes. Le diagnostic différentiel est souvent difficile à partir de la seule inspection locale. Le test de Wasserman, les antécédents, l'état des poumons et des crachats ainsi que les résultats du traitement antisyphilitique peuvent éclaircir la situation.

Le *traitement* de la dysphagie, outre celui de la maladie qui lui est associée, se résout par l'utilisation d'applications sédatives locales, telles qu'un spray faible de cocaïne ou d'eucaïne avant les repas, des insufflations d'acétate de morphine et d'acide boracique, et l'utilisation d'un spray mentholé. L'une des meilleures applications anesthésiques est la poudre orthoforme, introduite au moyen de l'insufflateur laryngé ordinaire. Son action est plus prolongée que celle de tous les autres, et dure souvent de vingt-quatre à quarante-huit heures.

Injection du nerf laryngé supérieur à 60 pour cent. la solution d'alcool s'est avérée satisfaisante là où d'autres moyens ont échoué.

Interférence avec la respiration. — Il suffit ici de se référer aux causes d'interférence avec la respiration qui peuvent nécessiter un traitement chirurgical.

Les principales formes de *laryngite* à envisager en relation avec la production de dyspnée sont la laryngite membraneuse ou diphtérique et l'œdème inflammatoire aigu.

La diphtérie du larynx est décrite à la p. 110, tome I.

Œdème aigu du larynx. — L'œdème du larynx peut être d'origine inflammatoire ou non inflammatoire. La première est la plus courante et peut survenir en relation avec une maladie du larynx, telle que la tuberculose ou la syphilis, ou elle peut être secondaire à des affections infectieuses aiguës à la base de la langue, ou dans la gorge ou le pharynx ; plus rarement, elle résulte d'états infectieux du tissu cellulaire ou des glandes du cou. La forme non inflammatoire peut être une hydropisie locale dans une maladie rénale ou cardiaque, peut être induite par une pression sur les grosses veines cervicales, et dans certains cas elle semble suivre l'administration d'iodure de potassium dans le traitement des affections laryngées.

L'œdème consiste en une exsudation dans le tissu aréolaire sous-muqueux lâche, qui peut être de caractère séreux simple ou devenir séro-purulente. Les situations principalement concernées sont les fosses glosso-épiglottiques entre la base de la langue et l'épiglotte, les plis ary-épiglottiques (Fig. 287) et les fausses cordons. Si le processus infectieux commence devant l'épiglotte, cette structure devient gonflée et rigide, et souvent de couleur livide, points qui se distinguent facilement à l'examen avec le miroir, ou même sans son aide dans certains cas. Le malade se plaint de grandes douleurs à la déglutition et a la sensation d'un corps étranger dans la gorge. Si l'œdème s'étend aux plis ary-épiglottiques, soit depuis l'intérieur du larynx, soit depuis la gorge et le pharynx, la dyspnée devient un symptôme important et grave. Le malade peut rapidement devenir cyanosé, les inspirations prendre un caractère bruyant et strident, et une grande détresse et une suffocation imminente surviennent. Si un examen laryngoscopique est possible, les plis ary-épiglottiques peuvent être très gonflés et l'ouverture supérieure du larynx partiellement obstruée. L'examen numérique peut révéler l'état gonflé des pièces. L'urine doit être examinée à la recherche d'albumine et de moulages en tube.

FIG. 287. —Larynx provenant d'un cas de mort subite, due à un œdème des plis ary-épiglottiques, a, a.

(D'après un dessin prêté par le Dr Logan Turner.)

Traitement. — Dans les formes les plus bénignes, la succion de glace, l'inhalation de vapeur médicamenteuse ou la pulvérisation d'une solution d'adrénaline et l'application de cataplasmes sur le cou peuvent suffire à soulager l'affection. Une scarification de l'épiglotte et des plis ary-épiglottiques au couteau, suivie d'une hémorragie libre, peut apporter un soulagement complet. Les traitements diaphorétiques et purgatifs ne doivent pas être négligés. Si l'étouffement est imminent, une trachéotomie ou une intubation est nécessaire.

Lors de **la trachéotomie** , un oreiller à rouleau est placé sous le cou pour étirer les parties, et une incision est pratiquée à partir du bord inférieur du cartilage cricoïde vers le bas sur environ 2 pouces. Les sterno-hyoïdes et les sterno-thyréoïdes sont séparés ; la branche transversale entre les veines jugulaires antérieures et toutes autres veines rencontrées, fixée avec des pinces avant d'être divisée ; et la trachée exposée en divisant transversalement la couche de fascia profond qui passe du cricoïde à l'isthme de la thyréoïde. Si l'isthme ne peut pas être suffisamment tiré vers le bas, il peut être divisé sur la ligne médiane. Tout saignement actif ayant été arrêté, le larynx est stabilisé en insérant un crochet pointu dans le bord inférieur du cartilage cricoïde, et la trachée est ouverte en enfonçant un couteau court et large à travers les anneaux exposés. Le dos du couteau doit être dirigé vers le bas et l'ouverture de la trachée doit être suffisamment élargie vers le haut pour permettre le passage du tube de trachéotomie. Chez l'enfant, il est parfois nécessaire de diviser le cricoïde à cet effet (*laryngo-trachéotomie*). La fente dans la trachée est ensuite ouverte avec un dilatateur trachéal et le tube externe inséré et fixé en position avec des bandes. La chambre à air n'est pas fixée, de sorte qu'elle peut être crachée si elle est obstruée, et qu'elle peut être fréquemment retirée et nettoyée par l'infirmière. Le tube doit être jeté dès que le patient est capable de respirer par le canal naturel.

Intubation du larynx. — Ce procédé est employé en remplacement de la trachéotomie, notamment chez les enfants atteints de formes membraneuses et œdémateuses de laryngite. Comme il faut de l'expérience pour réussir les manipulations, et que son emploi comporte certains risques qui nécessitent que le chirurgien soit constamment à portée de main, l'opération est plus adaptée à l'hôpital qu'à la pratique privée. L'appareil d'O'Dwyer est celui le plus généralement employé. L'opération consiste à introduire par la glotte, au moyen d'un guide spécialement construit, un petit tube métallique ou vulcanite muni d'une épaule qui s'appuie contre les fausses cordes vocales. La partie du tube qui dépasse les véritables cordes vocales est bombée pour éviter qu'elle ne soit crachée.

En cas d'urgence, un cathéter à gomme élastique avec une ouverture terminale peut être inséré, comme recommandé par Macewen et Annandale.

Paralysie des ravisseurs bilatéraux. — Les deux nerfs récurrents peuvent être gênés par des affections telles qu'une hypertrophie de la thyroïde, une tumeur de l' œsophage ou une tumeur intra-thoracique, ou par des blessures au cours d'opérations pour le goitre. Il se développe une dyspnée inspiratoire graduellement croissante, qui ne s'aperçoit d'abord qu'à l'effort, lorsque le désir d'air s'accroît ; plus tard, il devient permanent, et même pendant le sommeil, le stridor peut être marqué. L'étouffement peut devenir imminent. Lorsqu'on examine le larynx avec le miroir, on voit les cordes vocales rapprochées les unes des autres, et à l'inspiration leur rapprochement est encore plus grand.

Le *traitement* vise à éliminer la cause de la pression sur les nerfs. Dans la majorité des cas, une trachéotomie est nécessaire et la sonde doit être portée en permanence.

Affections syphilitiques du larynx. — Des manifestations *syphilitiques secondaires* , sous forme de congestion de la muqueuse, de plaques muqueuses ou de condylomes, se rencontrent parfois et donnent lieu à un rauquement de la voix. Ces affections disparaissent généralement rapidement sous traitement antisyphilitique.

Dans *la syphilis tertiaire* , qu'elle soit héréditaire ou acquise, la lésion la plus fréquente est une infiltration gommeuse diffuse, qui tend à se transformer en ulcération et à conduire à une destruction généralisée des tissus. Elle s'attaque généralement à l'épiglotte, aux aryténoïdes et aux replis ary-épiglottiques, mais peut se propager et impliquer toutes les structures du larynx. Les ulcères syphilitiques sont généralement uniques, profonds et cratériformes ; la base est recouverte d'une sécrétion blanche sale et la muqueuse environnante présente un aspect rouge vif. Lorsque le périchondre est envahi, une nécrose du cartilage est susceptible de se produire.

L'enrouement, la dyspnée et, lorsque l'épiglotte est atteinte, la dysphagie, sont les symptômes les plus marquants.

Une contraction cicatricielle conduisant à une sténose peut s'ensuivre et provoquer une dyspnée persistante.

traitement habituel de la syphilis tertiaire est employé, mais à cause de la tendance de l'iodure de potassium à augmenter l'œdème du larynx, ce médicament doit d'abord être utilisé avec prudence. L'intubation ou la trachéotomie peuvent être nécessaires en raison d'une dyspnée urgente soudaine ou d'une sténose croissante. La sténose est ensuite traitée par une dilatation graduelle avec des bougies qui, si une trachéotomie a été pratiquée, peuvent être commodément passées de bas en haut. Une sténose annulaire provoquant une occlusion peut être excisée et les extrémités de la trachée suturées.

Tuberculose. — Le larynx est rarement le siège primaire du tubercule. Dans la majorité des cas, le patient souffre de phtisie pulmonaire et la muqueuse laryngée est infectée par les crachats. La maladie peut prendre la forme de nodules isolés au voisinage des cartilages aryténoïdes, d'ulcérations superficielles des cordes vocales et des parties adjacentes, ou encore d'une infiltration tuberculeuse diffuse de toutes les structures délimitant l'ouverture supérieure du larynx. La muqueuse devient œdémateuse et semi-translucide. Les nodules fusionnent et se désagrègent, conduisant à la formation de multiples ulcères superficiels. Les parties adjacentes aux ulcères sont de couleur pâle. Une périchondrite peut survenir et être suivie d'une nécrose du cartilage et de la formation d'abcès dans le tissu sous-muqueux du larynx ou dans le tissu cellulaire du cou.

La voix devient rauque ou peut être perdue, il y a une toux persistante et intraitable et, dans certains cas, une dyspnée survient. Lorsque l'épiglotte est atteinte, il y a des douleurs et des difficultés à avaler.

En présence d'une phtisie pulmonaire avancée, le traitement est principalement palliatif, mais si la maladie pulmonaire se prête au traitement et que la lésion laryngée est limitée, le cautère électrique peut être utilisé. Une trachéotomie peut être demandée en cas de dyspnée urgente.

Tumeurs. — La forme la plus courante de tumeur simple rencontrée dans le larynx est le *papillome* . Cela peut survenir à tout âge et est relativement fréquent chez les enfants. Il jaillit le plus souvent des cordes vocales et des parties adjacentes, formant une masse molle, pédonculée, ressemblant à un chou-fleur, de couleur rose ou rouge, qui peut former une frange suspendue au bord de la corde (Fig. 288), ou peut s'étendre jusqu'à ce qu'il remplisse presque le larynx. Chez les enfants, les excroissances sont souvent multiples et présentent une tendance marquée à récidiver après l'ablation. Ils disparaissent parfois spontanément vers la puberté.

FIG. 288. —Papillome du larynx.

(D'après un dessin prêté par le Dr Logan Turner.)

Les symptômes les plus marquants sont l'enrouement, l'aphonie et la dyspnée, qui peuvent être paroxystiques chez l'enfant.

Le *traitement* consiste à retirer la excroissance au moyen de pinces laryngées ou du collet, sous anesthésie à la cocaïne et à l'adrénaline. Pour l'ablation des papillomes multiples, l'ablation des excroissances par les trompes de Killian ou par laryngoscopie en suspension a désormais remplacé l'opération externe chez les enfants. Dans un certain nombre de cas, on a constaté que la tumeur disparaît après que le larynx ait été mis au repos par l'opération de trachéotomie.

Cancer. — *L'épithéliome* du larynx est presque toujours primitif et survient habituellement chez les hommes âgés de quarante à soixante-dix ans. Il est important de distinguer les cas où la croissance apparaît d'abord à l'intérieur du larynx - sur les cordes vocales, les bandes ventriculaires ou dans la cavité sous-glottique (*cancer intrinsèque*) - et ceux où elle attaque l'épiglotte. , les plis ary-épiglottiques, ou la face postérieure du cartilage cricoïde (*cancer extrinsèque*).

Caractéristiques cliniques. — Dans la grande majorité des cas de cancer *intrinsèque*, le premier symptôme, et pendant plusieurs mois le seul symptôme, est une voix rauque, qui peut aller jusqu'à une aphonie complète avant que d'autres symptômes ne se manifestent. Lorsque le larynx est examiné à un stade précoce, la présence d'une petite excroissance verruqueuse sur la partie postérieure d'une corde vocale, ou d'une frange papillaire étendue le long du bord libre de la corde, doit faire suspecter une tumeur maligne, surtout si la zone touchée est atteinte. le cordon est encombré et se déplace moins librement que son homologue. Un diagnostic précoce est essentiel dans le cancer intrinsèque, et l'absence d'hypertrophie des ganglions lymphatiques, ou de fœtor et de cachexie, ne doit en aucun cas empêcher le chirurgien de poser un diagnostic de malignité. La mobilité réduite de la moelle affectée est un point important pour déterminer la nature maligne de la croissance.

Le cancer intrinsèque peut se propager au-delà des limites supérieures du larynx et devenir *extrinsèque*, ou la maladie peut être extrinsèque dès le départ.

Dans les cas de cancer *extrinsèque*, les premiers symptômes sont beaucoup plus marqués, la douleur et la difficulté à avaler, ainsi que la sécrétion de mucus mousseux et taché de sang étant parmi les premières manifestations. Les glandes cervicales sont infectées tôt, parfois même avant l'apparition de symptômes de maladie laryngée. La difficulté à respirer est également un symptôme précoce en raison de la croissance obstruant l'entrée de l'air. Une trachéotomie peut donc être nécessaire. À d'autres égards, l'évolution et les terminaisons sont similaires à celles du cancer intrinsèque.

Lorsque la croissance se propage dans les tissus du cou, les souffrances du patient sont considérablement accrues. L'œsophage peut être envahi, entraînant une dysphagie ; les troncs nerveux peuvent être pressés, provoquant d'intenses douleurs névralgiques ; les ganglions lymphatiques s'infectent et se décomposent, et la croissance se propage à travers la peau. L'état de santé général se détériore et la mort résulte généralement d'une pneumonie septique provoquée par le passage de particules alimentaires dans les voies aériennes, par absorption de toxines ou par hémorragie. La durée de cette forme de la maladie varie de un à trois ans.

Le *traitement* consiste à retirer la croissance. Dans les formes précoces et limitées de cancer intrinsèque, la laryngo-fissure (thyréotomie) donne de bons résultats ; dans les cas plus avancés, il faut retirer tout le larynx — *laryngectomie complète* — et en même temps, ou après un intervalle, les ganglions lymphatiques associés sont retirés du triangle antérieur du cou des deux côtés.

Dans les cas où l'excision est impraticable, les souffrances du patient peuvent être soulagées en pratiquant une trachéotomie basse et en l'alimentant par sonde gastrique ou par lavements nutritifs. Dans certains cas, la difficulté d'alimenter le patient peut nécessiter la réalisation d'une gastrostomie.

Le sarcome du larynx donne lieu aux mêmes symptômes que le cancer et peut rarement être diagnostiqué avant une opération.

Corps étrangers dans les passages aériens. — Les corps étrangers touchés *dans le pharynx* sont généralement constitués de morceaux de viande non mastiqués ou de grandes plaques dentaires, et ils obstruent à la fois la nourriture et les voies aériennes, provoquant fréquemment une mort subite. On les considère avec des affections du pharynx.

Les corps les plus fréquemment touchés *au niveau du larynx* sont les petites plaques dentaires chez les adultes et les boutons, perles, bonbons, pièces de monnaie et portions de jouets chez les enfants. Ceux-ci sont aspirés de la bouche dans les voies aériennes lors d'un effort inspiratoire soudain, par exemple en riant ou en éternuant. Si la glotte est complètement bloquée, une asphyxie rapidement mortelle s'ensuit. Si l'obstruction est incomplète, le patient éprouve une douleur intense, des difficultés respiratoires et une sensation terrifiante d'étouffement. L'irritation du corps étranger provoque une toux spasmodique et des haut-le-cœur, et peut induire un spasme de la glotte, avec menace d'étouffement.

De petits corps ronds peuvent se loger dans l'ouverture supérieure ou dans l'un des ventricules et donner lieu à un enrouement et à des crises répétées de dyspnée et de toux spasmodique. Où que se trouve le corps, les symptômes peuvent devenir brusquement urgents à cause de son déplacement dans la glotte, ou à partir de l'apparition d'un œdème. La position du corps peut souvent être déterminée grâce aux rayons X.

Traitement. — Si les symptômes sont urgents, il faut immédiatement procéder à une laryngotomie, qui consiste à ouvrir le larynx au-dessous de la glotte en divisant la membrane crico-thyréoïdienne, ou à une trachéotomie, et ensuite tenter d'enlever le corps étranger. Dans les cas moins graves, chez l'adulte, il faut asperger la gorge de cocaïne et examiner le larynx avec un miroir ; chez l'enfant, la méthode directe doit être employée. Dans les deux cas, il faut tenter d'extraire le corps par la méthode directe. Ces manipulations étant susceptibles de provoquer des spasmes brusques de la glotte, il faut disposer des moyens permettant de réaliser une trachéotomie. S'il s'avère impossible de retirer le corps par la bouche, une laryngotomie ou une trachéotomie doit être pratiquée et le corps doit être extrait par la plaie ou poussé vers le haut dans le pharynx et retiré par cette voie. Dans le cas de petits corps, un brin de gaze poussé depuis la plaie de trachéotomie, à travers le larynx et hors de la bouche, attrape le corps étranger et l'emporte (Walker Downie).

Les corps étrangers les plus susceptibles d'être touchés *dans la trachée* sont les plaques dentaires avec des crochets saillants et les petites pièces de monnaie. La position du corps étranger peut être déterminée à l'aide du trachéoscope de Killian ou au moyen des rayons X. Si le corps reste mobile dans la trachée, il est susceptible de se déplacer lorsque le patient bouge ou tousse, et il peut être poussé vers le haut et être impacté dans la glotte, provoquant de violentes crises de toux et une dyspnée spasmodique.

La trachéotomie doit être pratiquée immédiatement et les bords de la plaie trachéale doivent être maintenus largement ouverts avec des écarteurs, le patient étant inversé ou en toussant en chatouillant la muqueuse avec une plume. Le corps étranger est généralement expulsé, mais il peut être inhalé dans l'une des bronches. L'une des sondes trachéales de Killian peut être introduite à travers la plaie de trachéotomie et le corps extrait au moyen d'une pince appropriée.

Corps étrangers dans les bronches. — Les objets arrondis, qui traversent le larynx, tombent ordinairement dans l'une ou l'autre des bronches, ordinairement la droite, qui est la plus verticale et légèrement la plus grande. Le corps peut agir comme un clapet à bille, permettant à l'air de s'échapper lors de l'expiration, mais empêchant son entrée lors de l'inspiration, avec pour résultat que la partie du poumon alimentée par la bronche s'effondre. Les signes physiques d'effondrement d'une partie ou de la totalité du poumon peuvent être reconnus à l'examen de la poitrine. Dans certains cas, le corps est délogé et poussé vers le larynx, provoquant de graves crises dyspnéiques et des spasmes de toux. L'irritation provoquée par le corps étranger dans la bronche peut provoquer une bronchite ou une pneumonie et un abcès du poumon peut survenir. Cela a souvent suivi l'entrée d'une dent extraite dans les voies respiratoires, et il peut s'écouler un temps considérable avant l'apparition de symptômes pulmonaires. Parfois, la dent finit par cracher et les symptômes disparaissent. Dans certains cas, les signes physiques simulent étroitement ceux de la phtisie pulmonaire.

Le *traitement* consiste à retirer le corps à l'aide d'un tube de Killian ou de Jackson passé par la bouche. Si cela ne réussit pas, une trachéotomie basse est réalisée et le tube est passé à travers l'ouverture de trachéotomie.